CB037757

Desafios em
ENDOCRINOLOGIA
CASOS CLÍNICOS COMENTADOS

Desafios em ENDOCRINOLOGIA
CASOS CLÍNICOS COMENTADOS

EDITOR
Lucio Vilar
Professor Associado e Coordenador da Disciplina de Endocrinologia do Departamento de Medicina Clínica, Universidade Federal de Pernambuco (UFPE).

Chefe do Serviço de Endocrinologia do Hospital das Clínicas da UFPE (HC-UFPE), Recife-PE.

Doutor em Ciências pela Universidade de Brasília (UnB), Brasília-DF.

Fellowship em Endocrinologia e Diabetes no Oxford Centre for Diabetes, Endocrinology and Metabolism, Universidade de Oxford, Inglaterra.

COEDITORES
Fabiano Marcel Serfaty
Especialista em Endocrinologia pela Sociedade Brasileira de Endocrinologia Metabólica (SBEM).

Mestre em Endocrinologia pela Universidade Federal do Rio de Janeiro (UFRJ).

Preceptor da Residência e Professor da Pós-Graduação em Endocrinologia do Instituto Estadual de Diabetes e Endocrinologia Luiz Capriglione (IEDE-RJ).

Coordenador dos Ambulatórios de Endocrinologia Feminina, Andrologia e Doenças Osteometabólicas do IEDE-RJ.

Patrícia Sampaio Gadelha
Médica Assistente do Serviço de Endocrinologia do HC-UFPE.

Preceptora e Supervisora da Residência Médica em Endocrinologia do HC-UFPE, Recife-PE.

Mestre em Ciências da Saúde pela UFPE.

Maria da Conceição Freitas
Endocrinologista do Hospital Getúlio Vargas (HGV), Secretaria de Saúde de Pernambuco.

Preceptora da Residência Médica em Clínica Médica do HGV, Recife-PE.

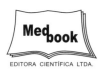

Medbook
EDITORA CIENTÍFICA LTDA.

Desafios em Endocrinologia – Casos Clínicos Comentados
Direitos exclusivos para a língua portuguesa
Copyright © 2015 by MEDBOOK – Editora Científica Ltda.

NOTA DA EDITORA: Os editores desta obra verificaram cuidadosamente os nomes genéricos e comerciais dos medicamentos mencionados; também conferiram os dados referentes à posologia, objetivando informações acuradas e de acordo com os padrões atualmente aceitos. Entretanto, em função do dinamismo da área da Saúde, os leitores devem prestar atenção às informações fornecidas pelos fabricantes, a fim de se certificarem de que as doses preconizadas ou as contraindicações não sofreram modificações, principalmente em relação a substâncias novas ou prescritas com pouca frequência. Os editores e a Editora não podem ser responsabilizados pelo uso impróprio nem pela aplicação incorreta de produto apresentado nesta obra. Apesar de terem envidado o máximo de esforço para localizar os detentores dos direitos autorais de qualquer material utilizado, os autores e a Editora desta obra estão dispostos a acertos posteriores caso, inadvertidamente, a identificação de algum deles tenha sido omitida.

Editoração Eletrônica: REDB – Produções Gráficas e Editorial Ltda.

CIP-BRASIL. CATALOGAÇÃO NA PUBLICAÇÃO
SINDICATO NACIONAL DOS EDITORES DE LIVROS, RJ

D484

Desafios em endocrinologia : casos clínicos comentados / Editor Lucio Vilar ... [et.al]. - 1. ed. - Rio de Janeiro : MedBook, 2015.
464 p. : il. ; 24 cm.

ISBN 978-85-8369-005-4

1. Endocrinologia. I. Vilar, Lucio.

14-14815	CDD: 616.4
	CDU: 616.4

07/08/2014   13/08/2014

Reservados todos os direitos. É proibida a duplicação ou reprodução deste volume, no todo ou em parte, sob quaisquer formas ou por quaisquer meios (eletrônico, mecânico, gravação, fotocópia, distribuição na Web, ou outros), sem permissão expressa da Editora.

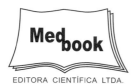

Rua Professora Ester de Melo, 178 – Benfica.
20930-010 – Rio de Janeiro – RJ
Telefones: (21) 2502-4438 e 2569-2524
contato@medbookeditora.com.br – medbook@superig.com.br
www.medbookeditora.com.br

Colaboradores Internacionais

Alessia Cozzolino
Fellow em Endocrinologia, Departamento de Endocrinologia Clínica e Molecular, Universidade Federico II de Nápoles, Itália.

Annamaria Colao
Professora de Endocrinologia, Departamento de Endocrinologia Clínica e Molecular, Universidade Federico II de Nápoles, Itália.

Chiara Simeoli
Fellow em Endocrinologia, Departamento de Endocrinologia Clínica e Molecular, Universidade Federico II de Nápoles, Itália.

Gilberto J. Paz-Filho
Chefe do Grupo de Endocrinologia Translacional, John Curtin School of Medical Research, The Australian National University, Camberra, Austrália.

Liana Chicea
Professora Associada, Universidade Lucian Blaga, Faculdade de Medicina, Sibiu, Romênia.

Lorena Vanesa Tarascio
Fellow do Serviço de Endocrinologia e Nutrição no Hospital Ángel C. Padilla, Tucumán, Argentina.

Lucia Ferreri
Fellow em Endocrinologia, Departamento de Endocrinologia Clínica e Molecular, Universidade Federico II de Nápoles, Itália.

Ludovica F. S. Grasso
Fellow em Endocrinologia, Departamento de Endocrinologia Clínica e Molecular, Universidade Federico II de Nápoles, Itália.

Marcos Manavela
Médico Especialista Universitário em Endocrinologia. Serviço de Endocrinologia, Hospital de Clínicas, Universidade de Buenos Aires, Argentina.

María Elena Surraco
Especialista em Endocrinologia. Chefe do Serviço de Endocrinologia do Hospital San Roque, Córdoba, Argentina. Diretora da Residência em Endocrinologia, Centro Formador Hospital San Roque, Ministério da Saúde da Província de Córdoba, Argentina. Docente Autorizado da Universidade Nacional de Córdoba, Argentina.

Maria Eugenia Marquez
Especialista em Endocrinologia. Médica Assistente do Serviço de Endocrinologia do Hospital San Roque, Córdoba, Argentina. Coordenadora Docente da Residência em Endocrinologia, Centro Formador Hospital San Roque, Córdoba, Argentina.

María Fernanda Garcia Leonardi
Fellow do Serviço de Endocrinologia e Nutrição no Hospital Ángel C. Padilla, Tucumán, Argentina.

Maria Fleseriu
Professora do Departamento de Medicina e Cirurgia Neurológica; Diretora do Northwest Pituitary Center, Oregon Health & Science University, Portland, Oregon, EUA.

Mariela del Valle Luna
Endocrinologista. Doutora em Medicina. Médica Assistente do Serviço de Endocrinologia e Nutrição do Hospital Ángel C. Padilla, Tucumán, Argentina.

Márta Korbonitz
Professora de Endocrinologia, Hospital Saint Bartholomew, Londres, Inglaterra.

Moisés Mercado
Chefe do Serviço de Endocrinologia e Unidade de Endocrinologia Experimental no Hospital de Especialidades, Centro Médico Nacional, Cidade do México, México.

Nicole Lemaitre Mastrolorenzo
Endocrinologista. Médica Assistente e Preceptora da Residência Médica, Serviço de Endocrinologia e Nutrição do Hospital Ángel C. Padilla, Tucumán, Argentina.

Oscar Domingo Bruno
Professor Titular de Medicina e Consultor do Serviço de Endocrinologia, Hospital de Clínicas, Faculdade de Medicina, Universidade de Buenos Aires, Argentina.

Renata S. Auriemma
Médica Assistente e Pesquisadora, Departamento de Endocrinologia Clínica e Molecular, Universidade Federico II de Nápoles, Itália. Chefe da Endocrinologia, Departamento de Medicina e Ciências da Saúde, Universidade de Molise, Campobasso, Itália.

Rosario Pivonello
Professor de Endocrinologia, Departamento de Endocrinologia Clínica e Molecular, Universidade Federico II de Nápoles, Itália.

Colaboradores Nacionais

Alberto José S. Ramos
Professor de Endocrinologia do Curso de Medicina da Universidade Federal de Campina Grande (UFCG). Preceptor da Pós-graduação em Endocrinologia do Hospital Universitário Alcides Carneiro, Campina Grande-PB. Mestre em Medicina pela Universidade Federal da Bahia. Doutorando em Saúde Pública pelo CPqAM-Fiocruz.

Alexander Augusto L. Jorge
Professor Associado da Disciplina de Endocrinologia e Metabologia da Faculdade de Medicina da Universidade de São Paulo (FMUSP). Médico endocrinologista e pesquisador do Hospital das Clínicas da FMUSP, São Paulo-SP. Responsável pela Unidade de Endocrinologia-Genética (LIM25) e pesquisador da Unidade de Endocrinologia do Desenvolvimento (LIM42).

Aline Maria C. Siqueira
Médica Residente do Serviço de Endocrinologia do Hospital das Clínicas da UFPE, Recife-PE.

Amanda Athayde
Diretora do Departamento de Endocrinologia Feminina e Andrologia da SBEM. Professora Adjunta da UFRJ e Professora Associada da Pontifícia Universidade Católica – PUC-RJ.

Amaro Gusmão Guedes
Médico Assistente e Preceptor do Serviço de Endocrinologia do Hospital das Clínicas da UFPE, Recife-PE.

Ana Rosa P. Quidute
Médica Assistente Endocrinologista do Serviço de Endocrinologia e Diabetes, Hospital Universitário Walter Cantídio, Universidade Federal do Ceará (SED-HUWC-UFC). Médica Endocrinologista e Preceptora do Serviço de Clínica Médica do Hospital Geral Dr. César Calls, Secretaria da Saúde do Ceará (HGCC-SESA-CE). Doutora em Farmacologia Clínica – Departamento de Fisiologia e Farmacologia da UFC.

Ana Virgínia Gomes
Médica Residente do Serviço de Endocrinologia do Hospital das Clínicas da UFPE, Recife-PE.

André M. Faria
Especialista e Doutor em Endocrinologia pelo Hospital das Clínicas da Faculdade de Medicina da Universidade de São Paulo, São Paulo-SP.

Ane Daliane P. Sousa
Endocrinologista do Hospital Universitário Onofre Lopes (HUOL), Universidade Federal do Rio Grande do Norte (UFRN), Natal-RN.

Bárbara Sales Gomes
Médica Assistente da Unidade de Endocrinologia Pediátrica do Hospital das Clínicas da UFPE, Recife-PE

Carolina Aguiar M. Kulak
Médica Assistente da Unidade de Metabolismo Ósseo do Serviço de Endocrinologia e Metabologia da Universidade Federal do Paraná (SEMPR), Curitiba-PR. Professora do Departamento de Clínica Médica da UFPR, Curitiba-PR. Doutora em Endocrinologia pela Universidade do Paraná (UFPR)/Universidade de Columbia, EUA.

Carolina M. Feckinghaus
Médica Residente do Serviço de Endocrinologia e Metabologia da Universidade Federal do Paraná (SEMPR), Curitiba-PR.

Cesar Luiz Boguszewski
Professor Associado II de Endocrinologia do Departamento de Clínica Médica da Universidade Federal do Paraná (UFPR). Chefe da Unidade de Neuroendocrinologia do Serviço de Endocrinologia e Metabologia do Hospital de Clínicas da UFPR (SEMPR). Doutor em Endocrinologia pela Universidade de Gotemburgo, Suécia.

Claudio Elias Kater
Professor Associado de Medicina, Chefe da Unidade de Adrenal e Hipertensão e Corresponsável pelo Laboratório de Esteroides da Disciplina de Endocrinologia e Metabologia, Departamento de Medicina da Universidade Federal de São Paulo (UNIFESP), São Paulo-SP.

Daniel L. San Martin
Graduando do Curso de Medicina da Universidade Federal da Bahia (UFBA). Bolsista PIBIC do Instituto de Ciências da Saúde & Laboratório de Estudo da Tireoide/UFBA, Salvador-BA.

Daniela Fiorin
Médica Residente do Serviço de Endocrinologia e Metabologia do Hospital de Clínicas da Universidade Federal do Paraná (SEMPR), Curitiba-PR.

Danielle Pessôa Pereira
Mestranda em Processos Interativos em Órgãos e Sistemas – Instituto de Ciências da Saúde, UFBA, Salvador-BA.

Denise B. F. Mendes Leite
Endocrinologista do Hospital Universitário Onofre Lopes (HUOL), Universidade Federal do Rio Grande do Norte (UFRN), Natal-RN.

Denise P. Momesso
Especialista em Endocrinologia e Metabologia pela SBEM. Médica Assistente do IEDE. Doutoranda e Mestre em Endocrinologia pela UFRJ, Rio de Janeiro-RJ. *Fellowship* in Thyroid Cancer at the Memorial Sloan Kettering Cancer Center, New York. *Clerkship* at the Endocrinology and Diabetes Division of the University of Texas Health Science Center.

Durval Damiani
Professor Livre-Docente. Chefe da Unidade de Endocrinologia Pediátrica do Instituto da Criança, Hospital das Clínicas da FMUSP, São Paulo-SP.

Colaboradores Nacionais

Eveline Gadelha P. Fontenele
Médica Assistente Endocrinologista do SED-HUWC-UFC. Pesquisadora da Unidade de Farmacologia Clínica do Departamento de Fisiologia e Farmacologia da Universidade Federal do Ceará (UNIFAC/UFC), Fortaleza-CE. Doutora em Biotecnologia pela Rede Nordeste de Biotecnologia (RENORBIO/UFC).

Fabiano Marcel Serfaty
Especialista em Endocrinologia pela SBEM. Mestre em Endocrinologia pela UFRJ. Preceptor da Residência Médica e Professor da Pós-graduação em Endocrinologia do IEDE. Coordenador dos ambulatórios de Endocrinologia Feminina, Andrologia e Doenças Osteometabólicas do IEDE, Rio de Janeiro-RJ.

Fábio Moura
Especialista em Endocrinologia pela SBEM. Mestre em Ciências da Saúde pela UFPE. Médico Assistente do Hospital Oswaldo Cruz, Recife-PE.

Fábio Rogério Trujilho
Especialista em Endocrinologia pela SBEM. Professor de Endocrinologia e Metabologia da Faculdade de Medicina FTC. Preceptor da Residência Médica em Endocrinologia e Metabologia do Centro de Diabetes e Endocrinologia do Estado da Bahia (CEDEBA), Salvador-BA.

Felipe Henning Gaia Duarte
Doutor em Endocrinologia pela Faculdade de Medicina da USP. Especialista em Endocrinologia e Metabologia pela Sociedade Brasileira de Endocrinologia e Metabologia – SBEM.

Fernanda Vaisman
Doutora em Endocrinologia pela UFRJ, Rio de Janeiro-RJ. Médica Endocrinologista do Instituto Nacional do Câncer do Rio de Janeiro.

Flávia Regina P. Barbosa
Especialista em Endocrinologia. Mestre e Doutora em Endocrinologia pela UFRJ. Endocrinologista da Universidade Federal do Rio de Janeiro (UNIRIO), Rio de Janeiro-RJ.

Francisco Antônio H. Fonseca
Professor Afiliado Livre-Docente da Disciplina de Cardiologia da Universidade Federal de São Paulo. Presidente da Sociedade de Cardiologia do Estado de São Paulo (SOCESP) – Biênio 2014-2015.

Frederico Rangel A. Filho
Médico Residente do Serviço de Endocrinologia do Hospital das Clínicas da UFPE, Recife-PE.

Gabriela A. Vasques
Médica Endocrinologista formada pela Faculdade de Medicina da Universidade de São Paulo. Doutoranda da Disciplina de Endocrinologia da Faculdade de Medicina da Universidade de São Paulo na área de Genética do Crescimento.

Gabriela P. Gonçalves
Endocrinologista do Hospital Universitário Onofre Lopes (HUOL), Universidade Federal do Rio Grande do Norte (UFRN), Natal-RN.

George Robson Ibiapina
Pós-graduando do Serviço de Endocrinologia do Hospital das Clínicas da UFPE, Recife-PE. Coordenador do Internato e Residência em Clínica Médica da Faculdade de Medicina Nova Esperança-FAMENE, Bayeux-PB.

Giulliana N. Guimarães
Pós-graduanda do Serviço de Endocrinologia do Hospital das Clínicas da UFPE, Recife-PE.

Gustavo Caldas
Médico Assistente da Unidade de Diabetes e Endocrinologia do Hospital Agamenon Magalhães, Secretaria de Saúde de Pernambuco, Recife-PE.

Hans Graf
Chefe da Unidade de Tireoide do Serviço de Endocrinologia do Hospital de Clínicas da Universidade Federal do Paraná, Curitiba-PR. Diretor da LATS (Sociedade Latinoamericana de Tireoide).

Helton E. Ramos
Professor-Adjunto do Departamento de Biorregulação, Instituto de Ciências da Saúde, UFBA, Salvador-BA. Doutor em Endocrinologia e Metabologia pela Universidade Federal de São Paulo, UNIFESP-EPM, São Paulo-SP. Pós-Doutor em Endocrinologia, INSERM, Universidade de Sorbonne, Paris, França.

Herivaldo Ferreira da Silva
Médico Hematologista Coordenador da área de Hematologia do Serviço de Clínica Médica do HGCC-SESA-CE, Fortaleza-CE. Doutor em Hematologia pela USP.

Hermelinda C. Pedrosa
Coordenadora do Programa de Educação e Controle de Diabetes do Distrito Federal. Coordenadora do Projeto Salvando o Pé Diabético, Brasília (FHDF). Pós-Graduação – *Fellowship* em Diabetes Melito, Radcliffe Infirmary, Oxford, Inglaterra. Preceptora da Residência Médica em Clínica Médica – FHDF, Brasília-DF.

Jacqueline Araújo
Coordenadora da Unidade de Endocrinologia Pediátrica do Hospital das Clínicas da UFPE, Recife-PE. Mestre e Doutora pela UFPE.

Jacy Maria Alves
Médica Residente do Programa de Endocrinologia e Metabologia do Hospital de Clínicas da Universidade Federal do Paraná (SEMPR), Curitiba-PR.

Janaína S. Martins
Professora do Departamento de Medicina da Universidade Estadual de Maringá, Maringá-PR.

Joaquim Custódio da Silva Júnior
Especialista em Endocrinologia pela SBEM. Médico Endocrinologista do Hospital Português (Salvador-BA). Mestrando em Processos Interativos em Órgãos e Sistemas – Instituto de Ciências da Saúde, UFBA, Salvador-BA.

Colaboradores Nacionais

José Ítalo S. Mota
Professor de Medicina da Universidade de Fortaleza (UNIFOR). Coordenador do Ambulatório de Neuroendocrinologia do Hospital Geral de Fortaleza (HGF). Chefe do Serviço de Endocrinologia do HGF, Fortaleza-CE.

José Luciano Albuquerque
Médico Assistente do Serviço de Endocrinologia do HC-UFPE, Recife-PE. Especialista em Endocrinologia. Mestre em Neuropsiquiatria pela UFPE.

José Maria C. Lima e Silva
Professor Assistente-Mestre de Endocrinologia e Metabologia da Universidade Federal do Piauí, Teresina-PI. Especialista em Endocrinologia e Metabologia pelo HCFMUSP, São Paulo-SP.

Josemberg M. Campos
Professor-Doutor do Departamento de Cirurgia da UFPE, Recife-PE. Cirurgião e Endoscopista da Neogastro, Recife-PE. Vice-presidente da Sociedade Brasileira de Cirurgia Bariátrica e Metabólica (SBCBM).

Josivan Gomes de Lima
Professor da Disciplina de Endocrinologia da Universidade Federal do Rio Grande do Norte (UFRN), Natal-RN. Especialização em Endocrinologia no Hospital Agamenon Magalhães, Recife, e no City Hospital, Nottingham, Inglaterra.

Joyce S. Paiva
Médica Endocrinologista Preceptora do Serviço de Clínica Médica do HGCC-SESA-CE.

Jucimar Brasil de Oliveira
Médico Especialista em Endocrinologia pela SBEM. Responsável e Coordenador do setor de Andrologia do IEDE, Rio de Janeiro.

Karoline F. Viana
Médica Residente do Serviço de Endocrinologia do Hospital das Clínicas da UFPE, Recife-PE.

Larissa P. Savi
Médica Residente do Serviço de Endocrinologia e Metabologia da Universidade Federal do Paraná (SEMPR), Curitiba-PR.

Leiliária M. L. Macedo
Médica Assistente do Serviço de Endocrinologia do HGF, Fortaleza-CE.

Lúcia Helena C. Lima
Endocrinologista do Hospital Getúlio Vargas (HGV). Preceptora da Residência em Clínica Médica do HGV, Recife-PE.

Lúcia Helena C. Nóbrega
Médica Endocrinologista do Hospital Universitário Onofre Lopes, UFRN, Natal-RN. Especialização em Endocrinologia no Hospital Agamenon Magalhães, Recife, e no City Hospital, Nottingham, Inglaterra.

Lúcia Helena O. Cordeiro
Endocrinologista do Hospital Barão de Lucena (HBL). Preceptora da Residência em Clínica Médica do HBL, Recife-PE. Mestre em Medicina Interna e Doutoranda em Cirurgia pela UFPE.

Luciana A. Naves
Professora Associada de Endocrinologia da Faculdade de Medicina da Universidade de Brasília (UnB). Chefe do Serviço de Endocrinologia do Hospital Universitário de Brasília. Mestre em Endocrinologia pela Universidade de Lyon, França. Doutorado em Ciências da Saúde pela UnB.

Lucília Domingues Casulari da Motta
Ex-Professora Associada de Obstetrícia e Ginecologia da Faculdade de Medicina da UnB. Editora Geral da *Brasília Médica*. Doutora em Ciências Endocrinológicas e Metabólicas pela Università degli Studi di Milano, Milão, Itália.

Lucio Vilar
Professor Associado-Doutor e Coordenador da Disciplina de Endocrinologia do Departamento de Medicina Clínica da UFPE, Recife-PE. Chefe do Serviço de Endocrinologia do Hospital das Clínicas da UFPE. *Fellowship* em Endocrinologia e Diabetes no Oxford Centre for Diabetes, Endocrinology and Metabolism, Oxford University, Inglaterra.

Lucyana Baptista
Médica Residente da Clínica Médica do HBL, Secretaria de Saúde de Pernambuco, Recife-PE.

Luiz Augusto Casulari
Doutorado em Dottorato di Ricerche in Scienze Endocrinologiche – Universita Degli Studi di Milano, Milão, Itália. Orientador dos Cursos de Pós-graduação em Ciências Médicas e Ciências da Saúde da UnB, Brasília-DF. Editor-Chefe da *Brasília Médica*.

Luiz Claudio Castro
Pediatra, Endocrinologista Pediatra. Professor do Departamento de Pediatria da Faculdade de Medicina da UnB. Coordenador da Unidade de Osteometabolismo Pediátrico do Hospital Universitário de Brasília. Doutorando em Ciências da Saúde pela UnB.

Luiz de Gonzaga G. Azevedo Junior
Professor Assistente e Coordenador da Disciplina de Endocrinologia da Universidade Federal do Vale do São Francisco, Petrolina-PE.

Luiz Griz
Professor-Doutor do Departamento de Medicina Clínica da Faculdade de Ciências Médicas-UPE, Recife-PE. Médico Assistente da Unidade de Endocrinologia e Diabetes do Hospital Agamenon Magalhães, Secretaria de Saúde de Pernambuco, Recife-PE.

Madson Q. Almeida
Doutor em Endocrinologia e Médico Assistente da Unidade de Suprarrenal do Serviço de Endocrinologia do Hospital das Clínicas e da Divisão de Oncologia Endócrina do Instituto do Câncer do Estado de São Paulo, Faculdade de Medicina da Universidade de São Paulo.

Maíra Melo da Fonseca
Médica Residente do Serviço de Endocrinologia do Hospital das Clínicas da UFPE, Recife-PE.

Colaboradores Nacionais

Manoel Ricardo Martins
Professor-Adjunto do Departamento de Medicina Clínica da Universidade Federal do Ceará. Pesquisador da Unidade de Farmacologia Clínica do Departamento de Fisiologia e Farmacologia da Universidade Federal do Ceará (UNIFAC/UFC).

Manuel Faria
Professor Associado-Doutor da Disciplina de Endocrinologia da Universidade Federal do Maranhão, São Luís-MA.

Manuela G. Marcondes Rocha Braz
Doutoranda em Endocrinologia na Universidade de São Paulo (USP). Médica Colaboradora da Unidade de Doenças Osteometabólicas do Serviço de Endocrinologia do Hospital das Clínicas da Faculdade de Medicina da USP, São Paulo-SP.

Marcello Delano Bronstein
Professor Livre-Docente da FMUSP. Chefe da Unidade de Neuroendocrinologia, Disciplina de Endocrinologia e Metabologia, Hospital das Clínicas da FMUSP, São Paulo-SP.

Margaret Cristina Boguszewski
Professora Associada do Departamento de Pediatria da UFPR, Curitiba-PR. Doutora em Endocrinologia Pediátrica pela Universidade de Gotemburgo, Suécia.

Maria Cristina O. Izar
Professora Afiliada – Livre-Docente da Disciplina de Cardiologia da Universidade Federal de São Paulo/Escola Paulista de Medicina – UNIFESP/EPM, São Paulo-SP.

Maria da Conceição Freitas
Endocrinologista do HGV. Preceptora da Residência em Clínica Médica do HGV, Recife-PE.

Maria Heloísa B. S. Canalli
Professora da Universidade Federal de Santa Catarina, Florianópolis-SC.

Milena Coelho F. Caldato
Professora-Adjunta-Doutora do Curso de Medicina da Universidade do Estado do Pará (UEPA) e do Centro Universitário do Pará (CESUPA), Belém-PA.

Monique Santos
Médica Residente da Clínica Médica do Hospital Barão de Lucena, Secretaria de Saúde de PE, Recife-PE.

Ney Cavalcanti
Ex-Professor Regente da Disciplina de Endocrinologia da Faculdade de Ciências Médicas da Universidade de Pernambuco, Recife-PE. Coordenador de Pesquisas Clínicas do Instituto de Endocrinologia de Pernambuco. *Felllow* em Endocrinologia e Diabetes pelo Oxford Centre for Diabetes, Endocrinology and Metabolism, Oxford University, Inglaterra.

Nina Rosa Musolino
Doutora em Endocrinologia pela FMUSP. Médica Assistente da Unidade de Neuroendocrinologia da Divisão de Neurocirurgia do Hospital das Clínicas da FMUSP, São Paulo-SP. Presidente da SBEM, Biênio 2013-2014.

Orivaldo A. Barbosa
　Médico Internista Preceptor do Serviço de Clínica Médica do HGCC-SESA-CE, Fortaleza-CE.

Patrícia de Fátima S. Teixeira
　Doutora em Endocrinologia pela UFRJ. Professora Permanente da Pós-graduação em Endocrinologia da Faculdade de Medicina da UFRJ. Médica do Serviço de Endocrinologia do Hospital Universitário Clementino Fraga Filho, Rio de Janeiro-RJ.

Patrícia Sampaio Gadelha
　Médica Assistente do Serviço de Endocrinologia do Hospital das Clínicas da UFPE (HC-UFPE), Recife-PE. Mestre em Ciências da Saúde pela UFPE. Preceptora e Supervisora do Programa de Residência Médica em Endocrinologia do HC-UFPE.

Paulo Augusto C. Miranda
　Professor de Farmacologia e Endocrinologia, Medicina Uni-BH. Assistente da Clínica de Endocrinologia e Metabologia da Santa Casa de Belo Horizonte, Belo Horizonte-MG.

Pedro Weslley Souza do Rosário
　Doutor em Medicina pela Santa Casa de Belo Horizonte. Coordenador da Residência Médica e dos Ambulatórios de Neuroendocrinologia e Câncer de Tireoide da Santa Casa de Belo Horizonte, Belo Horizonte-MG.

Raquel S. Jallad
　Médica Assistente da Unidade de Neuroendocrinologia, Hospital das Clínicas da FMUSP, São Paulo-SP.

Renan M. Montenegro
　Professor-Adjunto-Doutor do Departamento de Medicina Clínica da Faculdade de Medicina – UFC, Fortaleza-CE.

Renan M. Montenegro Junior
　Endocrinologista. Professor-Adjunto-Doutor da Faculdade de Medicina da UFC, Fortaleza-CE.

Renata de Oliveira Campos
　Médica Assistente e Preceptora do Serviço de Endocrinologia do Hospital das Clínicas da UFPE, Recife-PE.

Ricardo de Andrade Oliveira
　Mestre em Endocrinologia pela UFRJ. Médico do IEDE e da UFRJ, Rio de Janeiro-RJ.

Rosângela Meira R. Cisneiros
　Coordenadora do Ambulatório de Endocrinologia do Hospital Universitário da Universidade Federal do Vale do São Francisco (UNIVASF). Preceptora do Internato e da Residência em Clínica Médica da UNIVASF, Petrolina-PE. Mestre em Saúde Materno-Infantil.

Rosita Gomes Fontes
　Médica Assistente do IEDE. Professora Colaboradora da Pontifícia Universidade Católica do Rio de Janeiro (PUC/RJ). Endocrinologista da Diagnóstico da América As (DASA).

Ruy Lyra
Mestre e Doutor pela UFPE. Coordenador de Pesquisas Clínicas do Instituto de Endocrinologia de Pernambuco. *Felllow* em Endocrinologia e Diabetes pelo Oxford Centre for Diabetes, Endocrinology and Metabolism, Oxford University, Inglaterra. Presidente da SBEM (Biênio 2007-2008). Presidente da Federação Latinoamericana de Endocrinologia – FELAEN (Biênio 2013-2014).

Sara Cristina Rebouças
Graduanda do Curso de Enfermagem da Universidade Federal da Bahia. Bolsista PIBIC do Instituto de Ciências da Saúde & Laboratório de Estudo da Tireoide – UFBA, Salvador-BA.

Saulo Cavalcanti da Silva
Professor de Endocrinologia da Faculdade de Ciências Médicas de Minas Gerais. Coordenador dos Setores de Obesidade, Diabetes e Crescimento da Clínica de Endocrinologia da Santa Casa de Belo Horizonte-MG.

Taise Lima O. Cerqueira
Doutoranda do Curso de Pós-graduação em Biotecnologia e Medicina Investigativa – Centro de Pesquisa Gonçalo Muniz, Fundação Oswaldo Cruz – FIOCRUZ.

Tatiana Munhoz R. L. Costa
Mestranda da Pós-graduação de Medicina Interna do Setor de Ciências da Saúde da UFPR. Médica Assistente do Serviço de Endocrinologia e Metabologia da Universidade Federal do Paraná (SEMPR), Curitiba-PR.

Tayane Muniz Fighera
Médica da Unidade de Metabolismo Ósseo do SEMPR, Curitiba-PR.

Thaísa D. G. Trujilho
Especialista em Endocrinologia pela SBEM. Mestrado em Medicina Interna pela UFBA. Professora de Endocrinologia da Faculdade de Medicina FTC, Salvador-BA. Preceptora de Residência Médica em Endocrinologia no CEDEBA (Centro de Diabetes e Endocrinologia da Bahia).

Vera Maria Santos G. Ferreira
Professora Assistente-Mestre da Disciplina de Endocrinologia do Departamento de Medicina Clínica da UFPE, Recife-PE.

Victória Zeghbi C. Borba
Médica Assistente da Unidade de Metabolismo Ósseo do Serviço de Endocrinologia e Metabologia da UFPR (SEMPR). Professora do Departamento de Clínica Médica da UFPR, Curitiba-PR.

Vinícius L. Câmara
Especialista em Clínica Médica pela Universidade Federal de São Paulo. Especialista em Endocrinologia e Metabologia pela Faculdade de Medicina da Universidade de São Paulo.

Virna S. Lima
Graduanda do Curso de Medicina da UFBA. Bolsista PIBIC do Instituto de Ciências da Saúde & Laboratório de Estudo da Tireoide/UFBA.

Viviane Canadas
Médica Assistente do Serviço de Endocrinologia do HC-UFPE, Recife-PE. Mestre em Ciências da Saúde pela UFPE.

Yanne R. Ramos
Graduanda do Curso de Medicina da UFBA. Bolsista PIBIC do Instituto de Ciências da Saúde & Laboratório de Estudo da Tireoide/UFBA, Salvador-BA.

Yolanda Schrank
Médica Assistente do IEDE. Endocrinologista da Diagnóstico da América As (DASA), Rio de Janeiro-RJ.

Prefácio

A Endocrinologia, indubitavelmente, representa uma das especialidades médicas mais fascinantes, em virtude, sobretudo, das inúmeras dificuldades diagnósticas e terapêuticas que enfrentamos no cotidiano.

Desafios em Endocrinologia – Casos Clínicos Comentados tem como público-alvo jovens endocrinologistas, pós-graduandos, médicos residentes e estudantes de graduação da área médica. Nosso objetivo maior é proporcionar-lhes um instrumento que possibilite, ao mesmo tempo, testar e aprimorar os conhecimentos em Endocrinologia e Metabologia. Para isso, selecionamos 270 casos sobre tópicos diversos, distribuídos em nove capítulos, que suscitem dúvidas quanto ao diagnóstico e ao tratamento.

Na elaboração deste livro contamos com a competente e inestimável colaboração de quase uma centena de especialistas das principais instituições acadêmicas brasileiras e de 19 eminentes endocrinologistas de outros países, que nos enviaram casos clínicos comentados, abordando temas sobre os quais têm larga experiência. A todos, nossos sinceros agradecimentos. Somos também muito gratos à Editora MedBook, pelo fundamental apoio.

Esperamos que *Desafios em Endocrinologia – Casos Clínicos Comentados* atinja plenamente seus objetivos e possa ser de grande utilidade àqueles que o adquirirem.

Lucio Vilar
Fabiano Marcel Serfaty
Patrícia Sampaio Gadelha
Maria da Conceição Freitas

Sumário

- **CAPÍTULO 1**   Neuroendocrinologia 1

    Lucio Vilar, Maria Fleseriu, Renata S. Auriemma, Annamaria Colao, Rosario Pivonello, Márta Korbonits, Alessia Cozzolino, Chiara Simeoli, Ludovica F. S. Grasso, Lucia Ferreri, Liana Chicea, Moisés Mercado, Marcos Manavela, Oscar D. Bruno, Nina R. Musolino, Felipe H. Gaia Duarte, Luciana A. Naves, Cesar Luiz Boguszewski, Jacy M. Alves, Daniela Fiorin, José Ítalo S. Mota, Leiliária M. L. Macedo, Mariela del Valle Luna, Nicole Lemaitre Mastrolorenzo, María Fernanda Garcia Leonardi, Lorena Vanesa Tarascio, Flávia Regina P. Barbosa, Raquel S. Jallad & Marcello D. Bronstein

- **CAPÍTULO 2**   Doenças da Tireoide 55

    Pedro Weslley S. Rosário, Hans Graf, Gilberto J. Paz-Filho, Patrícia Sampaio Gadelha, Fabiano Marcel Serfaty, Fernanda Vaisman, Denise P. Momesso, Helton E. Ramos, Gustavo Caldas, Fábio Moura, George Robson Ibiapina, Patrícia de Fátima S. Teixeira, Aline Maria C. Siqueira, Luiz de Gonzaga G. Azevedo Jr., Ana Rosa P. Quidute, Joyce S. Paiva, Herivaldo F. da Silva, Yanne R. Ramos, Virna S. Lima, Taise Lima O. Cerqueira, Daniel L. San Martin & Lucio Vilar

- **CAPÍTULO 3**   Distúrbios das Adrenais 101

    Lucio Vilar, Claudio E. Kater, Patrícia Sampaio Gadelha, Milena Coelho F. Caldato, Maria da Conceição Freitas, Luiz de Gonzaga G. Azevedo Jr., Orivaldo A. Barbosa, Joyce S. Paiva, André M. Faria, Madson Q. Almeida & Ana Rosa P. Quidute

- **CAPÍTULO 4**   Distúrbios Endócrinos em Crianças e Adolescentes 149

    Margaret C. Boguszewski, Jacqueline Araújo, Lucio Vilar, Bárbara Gomes, Durval Damiani, Luiz Claudio Castro, Helton E. Ramos, Cesar Luiz Boguszewski, Gabriela A. Vasques, Alexander Augusto L. Jorge, Maria Heloísa B. S. Canalli, Sara Cristina Rebouças, Danielle P. Pereira & Claudio E. Kater

- **CAPÍTULO 5**   Doenças Osteometabólicas 191

    Carolina A. M. Kulak, Rosita Gomes Fontes, Victória Zeghbi C. Borba, Lucio Vilar, Tayane Muniz Fighera, Tatiana Munhoz R. L. Costa, Janaína S. Martins, Renata O. Campos, Viviane Canadas, Yolanda Schrank, Fábio R. Trujilho, Thaísa D. G. Trujilho, Joaquim Custódio da Silva Júnior, Patrícia Sampaio Gadelha, Ana Virgínia Gomes, Vinícius L. Câmara, Manuela G. M. Rocha Braz & Luiz Griz

■ **CAPÍTULO 6 Distúrbios Gonadais** **241**

Fabiano Marcel Serfaty, Luiz Augusto Casulari, Amanda Athayde, Lucio Vilar, Lucília Domingues C. Motta, Paulo Augusto C. Miranda, Fábio Moura, Viviane Canadas, André M. Faria, Madson Q. Almeida, Vinícius L. Câmara, Giulliana N. Guimarães, Jucimar Brasil de Oliveira & Ricardo A. Oliveira

■ **CAPÍTULO 7 Dislipidemia e Obesidade** **283**

Maria Cristina O. Izar, Francisco A. H. Fonseca, Lucio Vilar, Josivan G. Lima, Lúcia Helena C. Nóbrega, Ane Daliane P. Sousa, George Robson Ibiapina, Ricardo A. Oliveira, Lúcia Helena C. Lima, Vera Maria Santos G. Ferreira, Ruy Lyra, Fábio R. Trujilho, Thaísa D. G. Trujilho, Fabiano Marcel Serfaty, Patrícia Sampaio Gadelha, Renan M. Montenegro, Josemberg M. Campos & Ney Cavalcanti

■ **CAPÍTULO 8 Doenças do Pâncreas Endócrino** **321**

Lucio Vilar, Maria da Conceição Freitas, Patrícia Sampaio Gadelha, Josivan G. Lima, Alberto José S. Ramos, Rosângela Meira R. Cisneiros, Saulo Cavalcanti, Amaro Gusmão, Lúcia Helena C. Nóbrega, Gabriela P. Gonçalves, Denise B. F. Mendes Leite, Hermelinda C. Pedrosa, Renan M. Montenegro Jr., Lúcia Helena O. Cordeiro, Lucyana Baptista, Monique Santos, José Maria C. Lima e Silva & Ruy Lyra

■ **CAPÍTULO 9 Distúrbios Endócrinos e Metabólicos Variados** **357**

Lucio Vilar, Claudio E. Kater, Márta Korbonitz, Ana Rosa P. Quidute, Frederico Rangel A. Filho, Orivaldo A. Barbosa, Manoel R. Martins, Joyce S. Paiva, Herivaldo F. da Silva, Eveline Gadelha P. Fontenele, Alberto José S. Ramos, Renan M. Montenegro Jr., Fabiano Marcel Serfaty, Patrícia Sampaio Gadelha, Fábio Moura, María Elena Surraco, Maria Eugenia Marquez, Karoline F. Viana, Maíra Melo da Fonseca, Rosângela Meira R. Cisneiros, José Luciano Albuquerque, Manuel Faria, Carolina A. M. Kulak, Larissa P. Savi, Carolina M. Feckinghaus & Luciana A. Naves

■ **REFERÊNCIAS** **411**

■ **ÍNDICE REMISSIVO** **435**

Desafios em ENDOCRINOLOGIA
CASOS CLÍNICOS COMENTADOS

Neuroendocrinologia

Lucio Vilar, Maria Fleseriu, Renata S. Auriemma,
Annamaria Colao, Rosario Pivonello, Márta Korbonitz,
Alessia Cozzolino, Chiara Simeoli, Ludovica F. S. Grasso, Lucia Ferreri,
Liana Chicea, Moisés Mercado, Marcos Manavela, Oscar D. Bruno,
Nina R. Musolino, Felipe H. Gaia Duarte, Luciana A. Naves,
Cesar Luiz Boguszewski, Jacy M. Alves, Daniela Fiorin,
José Ítalo S. Mota, Leiliária M. L. Macedo, Mariela del Valle Luna,
Nicole Lemaitre Mastrolorenzo, María Fernanda Garcia Leonardi,
Lorena Vanesa Tarascio, Flávia Regina P. Barbosa,
Raquel S. Jallad & Marcello D. Bronstein

■ CASO 1

Paciente de 17 anos de idade, sexo masculino, iniciou há 6 meses um quadro de poliúria, polidipsia, astenia, náuseas, cefaleia, inapetência e emagrecimento de 11 kg. História médica pregressa sem particularidades. Recebeu diagnóstico de diabetes insípido (DI) em outro serviço, e há 1 semana iniciou tratamento com acetato de desmopressina (DDAVP) intranasal, na dose de 10 µg duas vezes ao dia. O *exame físico* era normal, exceto pela presença de hipotensão postural. A *avaliação hormonal* inicial revelou: testosterona total = 11 ng/dL (valor de referência [VR]: 166-877); cortisol = 1,80 µg/dL (VR: 3,7-19,4); FSH = 0,05 mUI/mL (VR: 1,6-8,0); LH = 0,03 mUI/mL (VR: 1,5-9,3); prolactina (PRL) = 56,6 ng/mL (VR: 2,1-17,7); IGF-1 = 142 ng/mL (VR: 193-731); ACTH = 14,6 pg/mL (VR: até 46); T_4 livre = 1,32 ng/dL (VR: 0,7-1,48).

A ressonância magnética (RM) mostrou lesão envolvendo a haste hipofisária e o recesso hipotalâmico do terceiro ventrículo, além de outra lesão ocupando a cisterna pineal (Fig. 1.1).

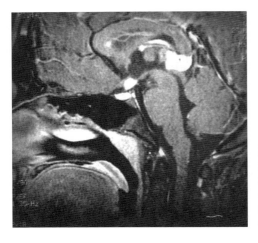

Figura 1.1 RM da sela túrcica, corte sagital: lesão homogênea de 1 cm envolvendo a haste hipofisária e o recesso hipotalâmico do III ventrículo, associada a outra lesão de 1,9 cm, que ocupa a cisterna pineal, e dois focos nodulares na face ependimária do corpo caloso, projetando-se em direção aos cornos frontais.

■ **Qual dos exames a seguir seria importante na sequência da investigação diagnóstica?**

a) Tomografia computadorizada da região selar.
b) Cintilografia óssea.
c) PET-CT *scan*.
d) Provas de atividade inflamatória.
e) Punção liquórica.

Comentários:

A concomitância de lesão hipotalâmica e pineal nesse caso é sugestiva de tumor de células germinativas (TCG) ou germinoma. Embora bastante raros, os TCG cerebrais primários são os mais comuns na região pineal, podendo comprometer também a região suprasselar ou estar presentes em múltiplos locais no sistema nervoso central. Em 15% a 25% dos casos, surgem simultaneamente nas regiões pineal e suprasselar, embora lesões bifocais, como a do caso apresentado, sejam consideradas locorregionais e não doença disseminada. Cerca de 90% dos pacientes têm menos de 20 anos e a idade média na apresentação é de 10 a 12 anos. As manifestações clínicas dependem da idade do paciente, da localização e do tamanho do tumor, e incluem hidrocefalia, distúrbios de crescimento e da puberdade, DI e alterações oftalmológicas.

Diante de suspeita clinicorradiológica, deve ser feita dosagem no sangue e no líquor ou líquido cefalorraquidiano (LCR) de alfafetoproteína (AFP) e β-gonadotrofina coriônica humana (β-hCG), sendo a determinação liquórica mais sensível e confiável para o diagnóstico. Se elevados, o diagnóstico de TCG secretor está estabelecido; contudo, germinomas puros costumam ser não secretores e, nesses casos, as dosagens são negativas. O exame do LCR é útil, também, para realização de citologia oncótica nos casos em que há dúvida no diagnóstico diferencial com lesões neoplásicas primárias ou metastáticas.

☑ **Resposta: E.**

Referências: 1 e 2.

Ainda em relação ao caso anterior, as dosagens de AFP e β-hCG foram negativas tanto no sangue como no LCR. Também foi realizada RM de todo o eixo cranioespinhal, que não demonstrou qualquer alteração. Foi então realizada biópsia de lesão pineal, cujo resultado histológico foi compatível com germinoma.

■ **Diante desse diagnóstico, qual seria a conduta terapêutica?**

a) Cirurgia transcraniana.
b) Agonistas dopaminérgicos.
c) Radioterapia e/ou quimioterapia.
d) Análogos da somatostatina.
e) Temozolomida.

Comentários:

A biópsia é importante para diferenciar os germinomas dos tumores não germinomatosos, uma vez que estes últimos costumam ter comportamento distinto e pior resposta ao tratamento. Nosso paciente recebeu tratamento quimioterápico com cisplatina, etoposida e bleomicina, seguido por radioterapia externa com 30,6 Gy em região ventricular, mais reforço de 50,4 Gy no sítio tumoral. A RM realizada após o tratamento demonstrou regressão completa da lesão. Os TCG são bastante radiossensíveis e, por isso, a radioterapia tem papel primordial no tratamento.

Atualmente, na doença localizada, a quimioterapia seguida de radioterapia é sugerida como tratamento de escolha, resultando em mais de 90% de cura. O fundamento para a quimioterapia prévia é que ela reduz a lesão e permite empregos de doses menores de radiação. Contudo, alguns autores recomendam radioterapia isolada direcionada à lesão primária em algumas situações, como nos tumores < 2 cm, com marcadores negativos no LCR e sem evidência de doença metastática.

☑ **Resposta: C.**

Referências: 1 e 2.

■ **CASO 2**

Homem de 24 anos de idade chega à consulta referindo quadro clínico de emagrecimento, tremores no corpo, astenia e ansiedade, iniciados 2 meses antes. História médica pregressa e familiar sem dados relevantes. O exame físico evidenciou apenas taquicardia (frequência cardíaca [FC] = 110 bpm) e tireoide discretamente aumentada de tamanho e de consistência fibroelástica. Os *exames laboratoriais* iniciais mostraram: TSH = 2,3 µUI/mL (VR: 0,4-4,0); T_4 livre = 2,1 ng/dL (VR: 0,7-1,4); anticorpo antitireoperoxidase (ATPO) = 145 UI/mL (VR: < 35). Diante desses resultados, foram solicitados novos exames, que revelaram: TSH = 3,1 µUI/mL; T_4 livre = 2,5 ng/dL; T_3 total = 350 ng/dL (VR: 60-159).

■ Diante desses achados, poderíamos pensar que:

I – Os exames estão errados e os resultados são incompatíveis. O paciente deve ser orientado a repetir os exames em outro laboratório.

II – O quadro é compatível com hashitoxicose e uma cintilografia com baixa captação do ^{131}I elucidaria o diagnóstico.

III – O paciente está iniciando um quadro de doença de Graves e, nessa fase da doença, é comum que o TSH seja detectável.

IV – Estaria indicada a realização de RM da sela túrcica.

V – O quadro laboratorial é compatível com resistência hipofisária aos hormônios tireoidianos.

    a) Todas as afirmativas são falsas.
    b) Todas as afirmativas são verdadeiras.
    c) Há mais alternativas verdadeiras do que falsas.
    d) Há mais alternativas falsas do que verdadeiras.
    e) Apenas uma alternativa é verdadeira.

Comentários:

Esta é uma das armadilhas que podem ser encontradas nos exames de função tireoidiana, e não se trata de erro laboratorial, especialmente com a repetição dos exames confirmando os achados laboratoriais iniciais. Portanto, o item I não é verdadeiro. Nosso paciente representa um exemplo clássico em que se impõe o diagnóstico diferencial entre adenoma hipofisário produtor de TSH (TSHoma) e resistência hipofisária aos hormônios tireoidianos (RHT). Nem sempre é possível a distinção entre essas duas condições com base apenas em dados clínicos e exames de função tireoidiana. Obviamente, uma história familiar de RHT auxilia o diagnóstico, mas ela raramente estará presente. Os achados clínicos costumam sobrepor-se, variando desde casos com sintomas leves até tireotoxicose franca, arritmias cardíacas e bócio. Laboratorialmente, ambos os quadros se caracterizam por elevação dos níveis séricos dos hormônios tireoidianos (T_3 e T_4) associada a valores normais ou discretamente elevados de TSH (portanto, o item V está correto!). Deve-se estar atento para evitar um erro bastante comum, que é o de insistir no diagnóstico de hipertireoidismo primário, seja por doença de Graves, seja hashitoxicose, não valorizando a falta de supressão do TSH. Não são raros os casos em que o paciente com TSHoma ou RHT é erroneamente submetido à ablação tireoidiana com iodo radioativo. Portanto, os itens II e III não se justificam. O item IV está correto. A presença de lesão hipofisária em exame de imagem, especialmente se > 6 mm, sugere o diagnóstico de TSHoma e constitui uma importante etapa na abordagem desse caso. Lesões menores devem ser interpretadas com mais cautela, pois poderiam representar incidentalomas hipofisários num paciente com RHT. Por outro lado, uma proporção dos pacientes com TSHomas têm lesões muito pequenas e não facilmente visualizadas na RM, dificultando o diagnóstico diferencial. Nesses casos, a demonstração de níveis séricos elevados da subunidade alfa dos hormônios hipofisários glicoproteicos pode ser útil, assim como o aumento < 1,5 vez nos níveis séricos de TSH numa prova de estímulo com TRH, condições que sugerem o diagnóstico de TSHoma.

A RM do nosso paciente revelou um macroadenoma hipofisário que foi abordado cirurgicamente com ressecção completa do tumor e restauração do eutireoidismo. A imuno-histoquímica foi positiva para TSH. Os TSHomas podem também responder à terapia com análogos da somatostatina. Além disso, nosso paciente apresentava tireoidite de Hashimoto concomitante, o que acarreta dificuldades adicionais no diagnóstico diferencial. A associação de TSHoma ou RHT com tireoidite de Hashimoto é bem reconhecida na literatura e pode influenciar os níveis hormonais em ambas as condições, com níveis de T_4 e T_3 não tão elevados (e até mesmo dentro da faixa de referência, algumas vezes). Nesses casos, deve se suspeitar de doença hipofisária quando não se consegue supressão do TSH com doses suprafisiológicas de levotiroxina.

☑ **Resposta: D.**

Referências: 3 e 4.

■ CASO 3

Homem de 20 anos de idade refere que, durante exame admissional numa empresa, foi detectada redução da acuidade visual à esquerda. O paciente relatava que desde os 15 anos de idade apresentava cefaleia holocraniana, às vezes associada a náuseas, epigastralgia e vômitos. Também referiu que não teve desenvolvimento puberal normal nem desenvolvimento de caracteres sexuais secundários.

Exames de imagem: a RM mostrou lesão expansiva heterogênea, lobulada, medindo 5,5 × 5,5 × 4,0 cm e ocupando as regiões selar, suprasselar e parasselar direita, com extensão para o seio cavernoso direito, exercendo compressão no terceiro ventrículo, ventrículos laterais e quiasma óptico (Fig. 1.2).

Exames laboratoriais: PRL = > 1.000 ng/mL (confirmando o diagnóstico de macroprolactinoma); TSH, T_4L, cortisol, ACTH e IGF-1 normais.

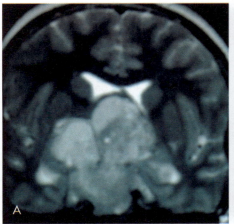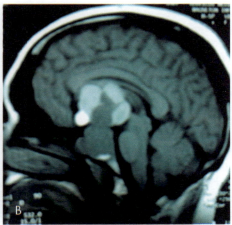

Fig 1.2 RM cranioencefálica, corte coronal (**A**) e sagital (**B**), demonstrando lesão expansiva heterogênea, lobulada, medindo 5,5 × 5,5 × 4,0 cm e ocupando as regiões selar, suprasselar e parasselar direita, com extensão para o seio cavernoso direito. Também exerce compressão sobre o III ventrículo, os ventrículos laterais e o quiasma óptico.

■ Diante desses achados, assinale a alternativa correta:

a) O paciente deve ser imediatamente encaminhado à cirurgia transesfenoidal para descompressão.
b) O paciente deve ser imediatamente encaminhado à cirurgia transcraniana para descompressão, seguida de radioterapia.
c) O paciente deve iniciar tratamento com doses habituais de agonistas dopaminérgicos.
d) O paciente deve iniciar tratamento com altas doses de agonistas dopaminérgicos.
e) O paciente deve iniciar tratamento com temozolomida.

Comentários:

O tratamento inicial dos prolactinomas gigantes é medicamentoso, utilizando-se doses habituais de agonistas dopaminérgicos. A cirurgia como terapia inicial está indicada somente nos casos de apoplexia hipofisária com sintomas clínicos graves e/ou hipertensão intracraniana. A cirurgia também poderá ser útil nos casos em que haja resposta parcial aos agonistas dopaminérgicos e persistência de efeito de massa tumoral ao longo do tratamento. Alguns tumores exibem comportamento mais agressivo e recorrente e, nesses casos, pode ser necessária radioterapia ou tentativa de controle do crescimento tumoral com temozolomida.

Nos prolactinomas, o hipogonadismo pode ser secundário à hiperprolactinemia e reverter-se completamente com a normalização dos níveis hormonais e o controle do tumor. Entretanto, o hipogonadismo também pode ser decorrente de lesão do eixo gonadotrófico pelo efeito de massa. Nesses casos, o controle da hiperprolactinemia e a remoção do tumor não serão suficientes para a reversão do hipogonadismo, que deverá ser adequadamente tratado com reposição hormonal.

Nosso paciente fez tratamento com 2 mg semanal de cabergolina e apresentou progressiva redução dos níveis de PRL até 32 ng/mL e controle do efeito de massa (Fig. 1.3).

☑ **Resposta: C.**

Referência: 5.

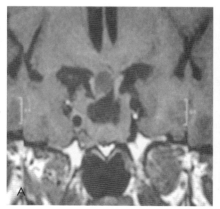 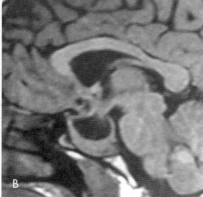

Fig. 1.3 RM cranioencefálica, corte coronal (**A**) e sagital (**B**), demonstrando redução significativa do macroadenoma 12 meses após tratamento com CAB (2 mg/semana).

■ CASO 4

Mulher de 46 anos de idade procurou serviço de endocrinologia para segunda opinião, pois o clínico geral lhe havia indicado tireoidectomia. Relatava queixas de tremor fino de extremidades, taquicardia e sudorese há cerca de 6 meses com perda de 4 kg de peso. Não relatava uso de medicamentos ou queixas digestivas. Durante o *exame físico* foi evidenciado bócio difuso, sem a percepção de nódulos à palpação; índice de massa corpórea (IMC) = 22,1 kg/m^2; pressão aterial (PA) = 110 × 80 mmHg; FC = 96 bpm; tremores finos de extremidades e mãos discretamente úmidas.

Exames de imagem: a ultrassonografia (US) revelou uma tireoide tópica, com contornos levemente irregulares, textura homogênea e volume total da glândula estimado em 18 cm^3 (normal: < 15 cm^3).

Exames laboratoriais: TSH = 4,11 μUI/mL (VR: 0,4-4,5); T$_4$ livre (T$_4$L) = 2,56 ng/dL (VR: 0,7-1,5); tireoglobulina (Tg) = 56,2 ng/mL (VR: 1,4-78) e anticorpos antitireoperoxidase (ATPO) e anticorpo antirreceptor do TSH (TRAb) negativos.

■ Diante dos dados apresentados, qual a possibilidade diagnóstica?

a) Doença de Graves.
b) Hashitoxicose.
c) Bócio multinodular tóxico.
d) Tireotoxicose central.
e) Uso sub-reptício de hormônios tireoidianos para perda de peso.

Comentários:

A base da avaliação clínica do caso consiste no achado de T$_4$L elevado com TSH inapropriadamente normal. Este achado praticamente exclui a possibilidade de tireotoxicose de origem tireoidiana, uma vez que o TSH deveria estar suprimido. Abre-se exceção apenas para eventuais alterações agudas da tireoide, nas quais a produção/liberação de hormônios deu-se rapidamente, ainda não havendo tempo para reequilíbrio dos valores do TSH. Desse modo, a não supressão do TSH e a ausência do TRAb excluem a doença de Graves. O aspecto homogêneo da tireoide, em conjunto com ausência dos ATPO e antitireoglobulina (anti-Tg), também exclui a possibilidade de hashitoxicose.

O uso de fórmulas para emagrecer contendo hormônios tireoidianos (HT) deve ser sempre considerado em mulheres acima do peso ou com desejo de emagrecer. No entanto, doses elevadas de HT invariavelmente levam à supressão do TSH, a valores reduzidos da Tg e, eventualmente, à redução do volume da tireoide. Desse modo, o diagnóstico a ser considerado é o de tireotoxicose central, que pode ser devido a duas causas: tireotropinoma ou resistência hipofisária aos hormônios tireoidianos (RHHT). Dessa maneira, foi solicitada uma RM que evidenciou lesão hipofisária medindo 1,8 × 1,5 × 1,3 cm (Fig. 1.4). Como somente 10% dos casos de resistência hipofisária aos HT apresentam achados incidentais em hipófise, geralmente compatíveis com microadenomas, a hipótese inicial mais provável para o caso é de um tireotropinoma.

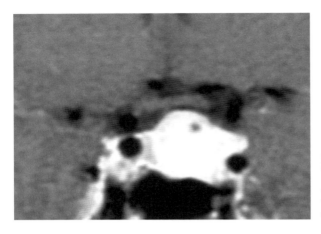

Fig. 1.4 Imagem de RM, corte coronal em T1, com contraste, mostrando lesão expansiva selar, suprasselar e parasselar à direita, medindo 1,8 × 1,5 × 1,3 cm, compatível com macroadenoma hipofisário.

☑ **Resposta: D.**

Referências: 4 e 6.

■ **A respeito deste caso, qual a opção terapêutica inicial?**
a) Cirurgia hipofisária por via transesfenoidal.
b) Terapia medicamentosa com cabergolina.
c) Terapia medicamentosa com análogos da somatostatina (octreotida ou lanreotida).
d) Radioterapia hipofisária.
e) Agentes antitireoidianos (metimazol ou propiltiouracil).

Comentários:

O tratamento de escolha para os tumores hipofisários produtores de TSH (TSHomas) é a remoção cirúrgica. No entanto, deve-se procurar normalizar os valores hormonais antes da cirurgia, visando reduzir o número de complicações. Trabalhos publicados com agonistas dopaminérgicos demonstraram pouca efetividade no controle dos TSHomas. A radioterapia é sempre a última opção para tumores hipofisários e, neste caso, teria a limitação adicional da proximidade do quiasma óptico. Agentes antitireoidianos poderiam ser uma opção, porém, devido à sensibilidade parcial desses tumores ao *feedback* hormonal, poderia haver o crescimento da lesão com comprometimento do quiasma (efeito Nelson-símile). Em geral, como os TSHomas apresentam alta densidade de receptores SSTR-2, podem ser muito sensíveis aos análogos da somatostatina. Assim, o uso dessa classe de medicamentos seria a primeira escolha para a normalização hormonal previamente à cirurgia hipofisária. Neste caso, o objetivo é a normalização do T_4L, independentemente dos valores do TSH.

☑ **Resposta: A.**

Referências: 4 e 6.

CASO 5

M.M.F., sexo feminino, 34 anos de idade, foi encaminhada ao serviço de endocrinologia com suspeita de acromegalia. Na ocasião, queixava-se de mãos inchadas, sudorese nas mãos, artralgia moderada e sonolência diurna excessiva. Apresentava histórico de duas gravidezes normais e mantinha ciclo menstrual regular devido ao uso de um anticoncepcional oral (ACO). Tinha antecedente de hipotireoidismo primário, com uso irregular de levotiroxina (100 μg/dia). Ao *exame físico*, não apresentava características físicas típicas de acromegalia.

Exames laboratoriais: hormônio do crescimento (GH) basal = 12,1 ng/mL (VR: até 8,0); nadir do GH no teste oral de tolerância à glicose (TOTG) = 1,2 ng/mL; IGF-1 = 102 ng/mL (VR: 94-252); PRL = 38 ng/mL (VR: 2-15); TSH = 23,6 μUI/mL (VR: 0,4-4,5); T_4 livre = 0,56 ng/dL (VR: 0,7-1,5); FSH = 2,6 UI/L; LH = 1,6 UI/L; cortisol = 22,3 μUI/dL (VR: 5-25).

Sobre a possibilidade do diagnóstico de acromegalia, é correto afirmar que:

a) Não se trata de acromegalia, pois o IGF-1 está muito baixo.
b) Deve-se realizar imediatamente a RM, pois o nadir do GH no TOTG está elevado.
c) Deve-se repetir as dosagens hormonais após 30 dias com uso regular da levotiroxina e sem o uso de um ACO.
d) A hipótese de prolactinoma deve ser considerada, pois a PRL está elevada.
e) Duas ou mais alternativas estão corretas.

Comentários:

Na análise laboratorial dos hormônios hipofisários, em especial do eixo somatotrófico, deve-se levar sempre em consideração o *status* tireoidiano e adrenal. A produção de GH sofre influência direta dos níveis de cortisol e dos hormônios tireoidianos. O hipotireoidismo primário está associado à diminuição da geração hepática de IGF-1, podendo ocasionar valores falsamente normais ou baixos em pacientes descompensados com pouco hormônio circulante. Do mesmo modo, durante o hipotireoidismo ocorre aumento da produção hipotalâmica de TRH, o que pode ocasionar valores elevados de PRL. O uso de ACO contendo estrogênio, especialmente em dosagens mais altas, pode levar a aumentos discretos da prolactinemia. Ademais, durante a primeira passagem hepática, o estrogênio pode determinar redução da produção hepática de IGF-1. Ambas as situações (hipotireoidismo descompensado e uso de ACO por via oral) podem propiciar redução dos valores de IGF-1. Além disso, no caso do uso de ACO, pode acontecer, também, aumento discreto da produção de GH por diminuição do *feedback* do IGF-1. Em paralelo, em indivíduos normais, ocorrem picos de secreção de GH ao longo das 24 horas; desse modo, valores elevados isolados de GH não estabelecem o diagnóstico de acromegalia.

Exames de imagem hipofisários (RM e TC) devem sempre ser reservados para uma avaliação secundária, após a confirmação do excesso de hormônios circulantes ou quando há indicação muito forte de doença hipotalâmico-hipofisária. Como 10% da população podem apresentar incidentalomas hipofisários em exames de imagem, a realização prévia deste exame pode levar à confusão diagnóstica.

Desse modo, a resposta correta consiste em realizar novamente a determinação dos hormônios após a correção dos níveis séricos de T_4L e após, pelo menos, 20 dias sem o uso de ACO.

☑ **Resposta: C.**

Referências: 7 e 8.

CASO 6

M.P.S., 24 anos de idade, sexo feminino, IMC de 27,9 kg/m², tem ciclos menstruais irregulares e hirsutismo desde a menarca. Ela foi encaminhada ao endocrinologista levando os seguintes resultados de exames: PRL = 180 ng/mL (VR: 2,8-29,2) e 24,5 ng/mL (após precipitação com polietilenoglicol [PEG]); adenoma de 1,2 cm intrasselar à RM; glicemia, função tireoidiana, cortisol, ACTH, IGF-1 e campimetria visual normais.

I – Qual a causa mais provável para a elevação da PRL?

a) Pseudoprolactinoma.
b) Macroprolactinoma.
c) Macroprolactinemia.
d) Síndrome dos ovários policísticos (SOP).
e) Macroprolactinemia + pseudoprolactinoma.

II – Como esta paciente deveria ser tratada?

a) Cirurgia transesfenoidal.
b) Cabergolina (CAB).
c) Nenhum tratamento se faz necessário.
d) Mudanças do estilo de vida (MEV) + repetição da RM após 6 meses.
e) MEV + cabergolina (CAB).

Comentários:

A paciente tem macroprolactinemia (recuperação da PRL < 30% após precipitação com PEG) e a PRL monomérica está normal (24,5 ng/mL). Adicionalmente, ela tem sobrepeso, SOP e um adenoma hipofisário clinicamente não funcionante (ACNF). Portanto, deve ser orientada a seguir MEV, com intuito de perder peso. Como o tumor é intrasselar e a campimetria está normal, não há indicação para cirurgia no momento. Repetição da RM após 6 meses seria apropriada. Existem limitadas evidências de que CAB pode ser útil para reduzir o risco de crescimento de remanescentes tumorais após a cirurgia em indivíduos com ACNF. Contudo, não há respaldo científico para seu uso como tratamento primário desses tumores.

☑ **Respostas: (I) C e (II) D.**

Referências: 9 e 10.

CASO 7

B.B.A., sexo masculino, 18 anos de idade, procurou assistência médica com história de cefaleia há 6 anos, de caráter latejante, para a qual foram prescritos sintomáticos. Recentemente, apresentou episódio mais intenso de cefaleia noturna, associada a náuseas, vômitos e epistaxe. Foi solicitada RM de encéfalo, que revelou lesão expansiva heterogênea, predominantemente sólida, medindo 6,6 × 6,1 × 4,6 cm, com epicentro selar/parasselar e extensão para fossa média e posterior à direita, além de compressão ipsilateral do lobo temporal, ponte e mesencéfalo. Notava-se, ainda, compressão do hipotálamo e do assoalho do III ventrículo, bem como dilatação dos ventrículos laterais.

Ao *exame físico*: PA = 110/80 mmHg; peso = 80 kg; altura = 1,54 cm (< percentil 5); IMC = 29,6 kg/m^2; estadiamento puberal: G2 P2; ginecomastia bilateral.

Exames laboratoriais: PRL = 6.800 ng/mL (VR: < 25); cortisol sérico às 8 h = 4,95 μg/dL (VR: 5,0-25,0); FSH = 0,3 μUI/mL (VR: 1-12); LH = 0,1 μUI/mL (VR: 1-10); testosterona = 15,6 ng/dL (VR: 300-800); GH = 1,21 ng/dL (VR: até 5,0); TSH = 0,28 μUI/mL (VR: 0,3-5,0); T$_4$ livre = 0,88 ng/dL (VR: 0,8-1,7); cálcio total = 10 mg/dL (VR: 8,6-10,3); glicemia, hemograma e ionograma normais.

Foi iniciada terapia com CAB, na dose de 1 mg/semana, aumentada progressivamente até 3 mg/semana, com redução tumoral e da PRL para 120 ng/mL. Após 3 meses, a paciente retornou com piora da cefaleia, febre e meningismo.

■ **Sobre o caso, podemos comentar que:**

a) O paciente apresentou cefaleia como efeito adverso da CAB.
b) O tratamento cirúrgico se impunha desde o início em virtude da agressividade do quadro.
c) Trata-se de resistência à terapia com CAB.
d) O paciente apresentou uma rara complicação da terapia, provavelmente uma fístula liquórica.
e) O quadro é típico de apoplexia hipofisária.

Comentários:

O tratamento dos prolactinomas é, *a priori*, medicamentoso, mesmo em casos de tumores volumosos com compressão quiasmática. A piora da cefaleia no contexto de melhora clínica do tumor e da hiperprolactinemia, associada a menigismo, chama atenção para uma complicação rara da terapia dos prolactinomas, a comunicação espaço subaracnoide-seio esfenoide-cavidade nasal, que acontece após necrose dos grandes tumores induzida pela terapia medicamentosa, levando à fístula liquórica. Nessa situação, está indicada a terapia cirúrgica para correção da fístula e mantém-se a terapia medicamentosa do prolactinoma.

☑ **Resposta: D.**

Referências: 11 e 12.

CASO 8

Uma mulher de 40 anos de idade foi encaminhada ao hospital com história de 6 meses de acne, galactorreia, oligomenorreia e ganho de peso. O *exame clínico* revelou hipertensão arterial e excesso de peso. Características cushingoides típicas, como giba de búfalo, pletora facial, estrias violáceas, fraqueza muscular e obesidade no tronco, não foram observadas, mas a paciente apresentava acne, fadiga, atrofia da pele, acantose nigricante e galactorreia. Três anos antes, ela fora operada por abordagem transesfenoidal, com o diagnóstico de ACNF. O estudo imuno-histoquímico foi positivo para ACTH em 20% das células. O seguimento pós-operatório anual com RM mostrou um tumor residual estável.

O cortisol livre urinário (UFC) de 24 horas mostrou-se elevado (426 µg/24 h; VR: 10-90), a exemplo do ACTH plasmático (127 pg/mL; VR: < 46). O cortisol sérico matinal, após supressão noturna com 1 mg de dexametasona, estava em 28,1 µg/dL (VR: < 1,8). Outros resultados: PRL = 27,8 ng/mL (VR: 3-26); TGO = 85 UI/L (VR: 6-25); TGP = 69 UI/L (VR: 6-25).

O *exame oftalmológico* mostrou quadrantopsia temporal direita. A RM revelou recrescimento do tumor hipofisário com extensão suprasselar e compressão quiasmática.

Qual seria a melhor opção de tratamento?
a) Cetoconazol.
b) Radioterapia convencional.
c) Cabergolina (CAB).
d) Uma nova cirurgia transesfenoidal.
e) Radioterapia esterotáxica.

Comentários:

O tratamento ideal para a doença de Cushing é a remoção cirúrgica do tumor hipofisário. No entanto, enquanto a taxa de cura com esse procedimento é de cerca de 80% a 90% para microadenomas, isso equivale apenas a um máximo de 50% para os macroadenomas. As chances de cura em uma segunda cirurgia são inferiores às da primeira. Pacientes cuja condição não é controlada pela cirurgia são encaminhados para irradiação da hipófise – com a qual é possível conseguir o controle de hipercortisolemia em aproximadamente 50% a 60% dos pacientes dentro de 3 a 5 anos – ou para adrenalectomia bilateral. Tratamento medicamentoso prolongado da doença de Cushing também pode ser uma opção em casos selecionados, geralmente realizado com medicamentos bloqueadores da esteroidogênese adrenal. Devido aos efeitos adversos hepáticos causados pelo cetoconazol e à elevação das transaminases, essa opção foi descartada.

A CAB foi iniciada com uma dose semanal de 0,5 mg e em seguida, com base na evolução dos valores de UFC, ajustada para 1,5 mg/semana. O UFC caiu para valores normais e, 6 meses depois, uma RM de controle mostrou retração significativa do macroadenoma (Fig. 1.5). Durante os 5 anos seguintes, sob terapia com CAB, a paciente manteve-se assintomática, com o tamanho do adenoma hipofisário estabilizado à RM e a excreção urinária de cortisol dentro da normalidade.

A CAB é um agonista do receptor dopamininérgico D2. Pivonello et al. demonstraram a expressão do receptor D2 em, aproximadamente, 80% dos tumores hipofisários corticotróficos, juntamente com a eficácia da administração em CAB no controle a curto prazo da hipersecreção de cortisol. Posteriormente, foi relatado que a CAB é capaz de normalizar o UFC em 27,5% a 40% dos pacientes não curados pela cirurgia.

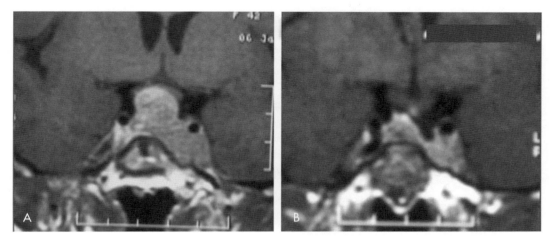

Fig. 1.5 Imagem de RM hipofisária, antes (**A**) e após (**B**) 6 meses de tratamento com CAB (1,5 mg/semana).

☑ **Resposta: C.**

Referências: 13 a 16.

■ CASO 9

Homem de 64 anos de idade, previamente hígido, procurou a emergência devido a quadro de cefaleia intensa, de caráter latejante, associada a estrabismo convergente e ptose palpebral à esquerda. No interrogatório sintomatológico, referia cefaleia leve iniciada há 3 meses, sem outras queixas. Ao *exame físico*, apresentava comprometimento de III e VI pares cranianos; nos demais sistemas, nada digno de nota.

Avaliação hormonal: PRL = 16 ng/mL (VR: 4-15); GH = 0,9 ng/mL (VR: 0,06-7); IGF-1 = 160 ng/mL (67-195); testosterona = 354 ng/dL (VR: 280-800); LH = 8,93 mUI/mL (VR: 1,7-8,6); TSH = 0,9 µUI/mL (VR: 0,27-4,2); T_4 livre = 0,85 ng/dL (VR: 0,93-1,71); cortisol sérico às 8 h (em uso de hidrocortisona) = 53 µg/dL (VR: 5-25).

Exames de imagem: a tomografia computadorizada (TC) de crânio mostrou lesão expansiva em região selar com 3,2 × 2,5 cm e calcificação interna. A RM de sela túrcica evidenciou lesão expansiva heterogênea com hipossinal em T1 e hipersinal em T2, que media 4,0 × 2,5 × 3,0 cm, era pouco captante do contraste e rechaçava superiormente o parênquima hipofisário (Fig. 1.6).

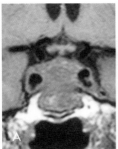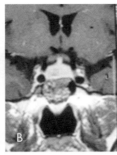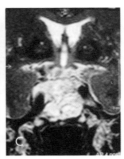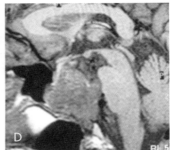

Figura 1.6 RM da hipófise evidenciando lesão de 4,0 × 2,5 × 3,0 cm: cortes coronal T1 (**A**), coronal T1 + contraste (**B**), coronal T2 (**C**) e sagital T1 (**D**).

- **Diante desses achados, pode-se afirmar que:**

I – Trata-se de um craniofaringioma por ser uma lesão selar com calcificações.
II – No diagnóstico diferencial das lesões selares calcificadas temos como possibilidades: craniofaringioma, cordoma, glioma, germinoma, teratoma, aneurisma e adenoma hipofisário (raramente), dentre outras.
III – Pelas características da lesão na RM, cordoma é uma hipótese diagnóstica provável.
IV – O paciente apresentou clínica compatível com síndrome do seio cavernoso.
  a) Somente o item IV está correto.
  b) Apenas os itens I e IV estão corretos.
  c) Somente os itens II, III e IV estão corretos.
  d) Somente os itens III e IV estão corretos.
  e) Somente os itens II e IV estão corretos.

Comentários:

Lesões selares com extensão parasselar podem levar à síndrome do seio cavernoso e manifestar-se por cefaleia, diplopia, alteração da musculatura extrínseca do olho (por compressão de III, IV e VI nervos cranianos) e, raramente, por dor trigeminal ou parestesia em face, em razão do acometimento dos ramos V1 e V2 do trigêmeo.

Os craniofaringiomas são neoplasias da região hipotálamo-hipofisária com padrão de distribuição bimodal: primeiro pico na infância (5 a 10 anos) e segundo pico em adultos de 50 a 70 anos. À RM apresentam-se, geralmente, como lesão suprasselar heterogênea de aparência cística, com componente sólido e calcificações (mais bem vistas na TC). Contudo, quando acometem adultos, podem apresentar-se como massa sólida sem calcificações.

Como citado no item II, várias lesões selares podem apresentar calcificações em exames de imagem, sendo, às vezes, difícil o diagnóstico presuntivo pré-cirúrgico. Nesta situação, o histopatológico e a imuno-histoquímica se fazem necessários para a definição diagnóstica.

Cordoma é um tumor raro, originário do remanescente da notocorda, cujas características principais são: invasividade local, destruição óssea e alta recorrência de recidiva pós-cirurgia. Localiza-se mais comumente no clívus, porém, quando se situa na região selar, pode ser confundido com adenoma. Na RM, apresenta-se com sinal intermediário em T1 e hipersinal em T2, com realce heterogêneo pós-contraste. Cursa também com destruição óssea e calcificações internas na maioria dos casos, a exemplo do observado no caso descrito.

☑ **Resposta: C.**

Referências: 17 e 18.

■ CASO 10

Mulher de 28 anos de idade procurou um novo neurologista com história de crises convulsivas há vários anos, estando em uso crônico de levetiracetam. A paciente apresentava, também, histórico de apneia do sono, síndrome do túnel do carpo e hipertensão, o que acreditava estar relacionado com seu excesso de peso. Ela tem observado, nos últimos 2 a 3 anos, ciclos menstruais irregulares, cefaleia, bem como crescentes fadiga, ansiedade, piora da memória, sudorese profusa, poliartralgias e adiposidade central. Ela também notou que precisou comprar novos anéis e que seus sapatos estavam ficando apertados ou não cabendo mais. O exame físico revelou mãos e pés grandes, prognatismo significativo, fonte proeminente, uma grande língua e dentes separados. Foi solicitada avaliação completa, que incluiu imagens do cérebro com RM, que revelaram uma massa selar acidental que media 2,5 × 2,6 × 2,3 cm e invadia os seios cavernosos bilateralmente, além de comprimir o quiasma óptico, sendo sugestiva de um macroadenoma hipofisário.

■ **Com base na sintomatologia da paciente, seus achados clínicos, e na presença de um adenoma hipofisário, que teste laboratorial seria de maior utilidade para o diagnóstico de sua doença?**

a) Dosagem da prolactina (PRL).
b) Dosagem do IGF-1.
c) Dosagem do cortisol e ACTH.
d) Dosagem do GH ao acaso.
e) As alternativas "b" e "d" estão corretas.

Comentários:

Esta paciente tem um adenoma secretor de GH e acromegalia. Os níveis de IGF-1 ajustados para idade e sexo estão elevados em quase todos os pacientes com acromegalia, o que os torna um excelente teste de rastreamento. Um único valor aleatório do GH não é um método de triagem confiável, devido à pulsatilidade da secreção hipofisária de GH. Além da determinação do IGF-1, muitos pacientes vão necessitar da avaliação do GH após sobrecarga oral com 75 g de glicose anidra (TOTG) para confirmação diagnóstica. Falha em suprimir o GH para < 1,0 ou < 0,4 ng/mL (quando avaliado por ensaios mais modernos) confirma o diagnóstico de acromegalia. No entanto, diante de valores de IGF-1 inquestionavelmente elevados, a dosagem do GH durante o TOTG torna-se desnecessária.

A PRL deve ser avaliada em todos os tumores da hipófise, mas não é diagnóstica nesta paciente. Elevação da PRL é vista em um terço dos casos de acromegalia, sendo usualmente discreta (< 100 ng/mL). Ela resulta de compressão da haste ou cossecreção tumoral. Nesta última situação, excepcionalmente, os valores de PRL podem estar muito elevados (p. ex., > 2.000 ng/mL), simulando a presença de um macroprolactinoma. O cortisol salivar no final da noite (entre 23 h e meia-noite) é um teste de triagem muito acurado para doença de Cushing, mas a suspeita clínica geral para hipercortisolismo é muito baixa neste caso. Do mesmo modo, o hipotireoidismo poderia explicar parcialmente alguns sintomas da paciente; contudo, suas características clínicas apontam de maneira esmagadora para acromegalia.

☑ **Resposta: B.**

Referências: 19 e 20.

A avaliação laboratorial do caso anterior confirmou o diagnóstico de acromegalia, evidenciada por acentuada elevação do IGF-1 (1.499 ng/mL, o que correspondia a 4,53 vezes o limite superior da normalidade [LSN] para idade e sexo). O GH aleatório também estava elevado (40,4 ng/mL). A PRL estava minimamente aumentada (duas vezes o LSN). Avaliações bioquímicas adicionais mostraram hipotireoidismo e hipogonadismo secundários, enquanto a reserva adrenal estava intacta. A paciente foi submetida à cirurgia transesfenoidal que possibilitou a retirada parcial do tumor e a descompressão do quiasma.

O estudo imuno-histoquímico revelou que a grande maioria das células do adenoma eram positivas para GH. A citoqueratina CAM5.2 mostrou-se com extensa coloração justanuclear, sugerindo a presença de corpos fibrosos, consistentes com um tumor esparsamente granulado. O SSTR2 era positivo em aproximadamente 50% das células tumorais, enquanto P53 foi negativo na grande maioria delas. O índice proliferativo do Ki-67 foi < 2%.

Três meses após a cirurgia, uma RM mostrou, como esperado, tumor residual persistente em ambas as áreas dos seios cavernosos. Os valores do IGF-1 estavam em 937 ng/mL (VR: 53-331) e os do GH, 18,5 ng/mL. Nessa ocasião, foi iniciada lanreotida autogel, um análogo da somatostatina (SSA) *depot*, em injeções subcutâneas profundas de 120 mg a cada 28 dias. O tratamento foi bem tolerado, exceto pela ocorrência de náuseas e diarreia 24 h após a injeção. A cefaleia e a sudorese melhoraram, mas não desapareceram. Após 4 meses, o IGF-1 diminuiu para 740 ng/mL e o GH aleatório, para 8,8 ng/mL.

- **Diante dos dados expostos, qual seria a melhor conduta agora?**
    a) Submeter a paciente a uma nova cirurgia.
    b) Continuar a terapia com lanreotida, mas reduzir a dose para 90 mg, visando diminuir a diarreia e as náuseas que têm ocorrido após as injeções.

c) Adicionar cabergolina (0,25 mg duas vezes por por semana).
d) Adicionar pegvisomanto (20 mg/dia SC).
e) Há mais de uma alternativa correta.

Comentários:

Os objetivos da terapia da acromegalia são normalizar os níveis de GH e IGF-1, limitar as comorbidades e reduzir a morbidade e a mortalidade reconhecidamente aumentadas, associadas ao excesso persistente de GH e IGF-1. A repetição da cirurgia poderá ser indicada se houver tumor residual cirurgicamente acessível e existir probabilidade significativa de cura cirúrgica, ou se houver efeito de massa persistente sobre o quiasma óptico. Neste caso, cirurgia adicional não estaria indicada devido ao tumor residual nos seios cavernosos, área não cirurgicamente acessível. Optou-se, então, pelo tratamento medicamentoso (TM).

Os SSA têm sido considerados a pedra angular do TM da acromegalia. Controle do excesso de GH e IGF-1 tem sido relatado em 30% a 65% dos pacientes sem TM anterior, enquanto redução tumoral clinicamente significativa (> 20%) ocorre em até 75% dos pacientes tratados com SSA.

O subtipo esparsamente granulado representa um tumor maior, mais invasivo e menos responsivo aos SSA, em comparação aos tumores com padrão densamente granulado ou padrão misto. Os SSA comercialmente disponíveis em nosso meio (octreotida e lanreotida) se ligam a receptores somatostatínicos (SSTR) das células tumorais, mais especificamente o subtipo 2 (SSTR-2). Continuar lanreotida nesta paciente (tumor esparsamente granulado com IGF-1 significativamente elevados após 4 meses de dose máxima) não permitirá a obtenção do controle bioquímico, muito menos se a dose for reduzida, como proposto na alternativa "b".

A adição de CAB aos SSA tem demonstrado ser eficaz, mesmo em doses relativamente baixas, na normalização hormonal em pacientes parcialmente responsivos aos SSA, independentemente da existência ou não de hiperprolactinemia ou da cossecreção tumoral de PRL. No entanto, esse efeito é visto especialmente naqueles com valores de IGF-1 leve a moderadamente elevados (p. ex., até 2,2 vezes o LSN) e GH até 5 ng/mL. Além disso, a dose proposta de CAB na alternativa "c" (0,25 mg, duas vezes por semana) é muito baixa. De fato, em cinco estudos recentes, os que responderam à adição de CAB necessitaram de uma dose média de 2,1 mg/semana.

Análogo de GH obtido por engenharia genética, o pegvisomanto (PEG-V) inibe a ação do GH por evitar a dimerização funcional e, consequentemente, a produção de IGF-1. Em contraste com os SSA, o PEG-V não reduz a secreção de GH pelo tumor da hipófise, mas bloqueia efetivamente os efeitos sistêmicos do GH, sendo o agente mais eficaz em normalizar o IGF-1 (em até 97% dos casos). Contudo, estudos observacionais, que estão mais próximos dos cenários da vida real, têm mostrado que o percentual de normalização do IGF-1 com esse fármaco fica em torno dos 70%. Além disso, o PEG-V melhora a tolerância à glicose e a sensibilidade à insulina. Após a adição de PEG-V (20 mg/dia SC), o IGF-1 atingiu um valor normal (131 ng/mL; VR: 53-331).

Em geral, a terapia de combinação é bem tolerada. Outra vantagem é que ela possibilita o uso de doses mais baixas de ambos os fármacos, com a minimização dos efeitos colaterais associados a doses mais elevadas, e melhora do controle bioquímico. Os efeitos da terapia combinada na redução do tumor exigem um estudo mais aprofundado. O tratamento combinado tem o potencial de aumentar a adesão e reduzir os custos, bem como reduzir o impacto de um possível crescimento de rebote do tumor após interrupção dos SSA.

☑ **Resposta: D.**
Referências: 19 a 22.

■ CASO 11

Um homem de 46 anos de idade, com diagnóstico prévio de doença de Cushing, foi submetido a duas cirurgias transesfenoidais malsucedidas. Subsequentemente, ele foi medicado com cetoconazol, mas teve de parar de tomá-lo em virtude de efeitos colaterais gastrointestinais. Ele foi levado a um serviço de emergência com queixas de fadiga generalizada, mal-estar, náuseas e fraqueza. Trazia exames laboratoriais recentes, onde se notava elevação do cortisol sérico às 8 h (28 µg/dL; VR: 5-25), do cortisol livre urinário (120 µg/dia; VR: até 43) e do ACTH (53 pg/mL; VR: até 46). Há 3 meses, uma RM não mostrara evidência de resíduo tumoral hipofisário. O paciente tem diabetes melito tipo 2 mal controlado (HbA1c de 9,3%), a despeito do uso de metformina e glimepirida, bem como hipertensão relativamente bem controlada com bloqueador dos canais de cálcio. Por isso, foi-lhe prescrita mifepristona, com doses progressivas de 300 a 1.200 mg/dia. Desde então, ele perdeu 6 kg e a glicemia diminuiu significativamente. Uma semana atrás, a terapia com hipoglicemiantes orais e anti-hipertensivos foi descontinuada.

Os resultados dos novos *exames laboratoriais* mostraram: sódio = 134 mEq/L (VR: 135-145), potássio = 2,6 mEq/L (VR: 3,5-5,0); glicemia = 68 mg/dL; creatinina = 0,9 mg/dL; cálcio = 9,8 mg/dL (VR: 8,6-10,2); cortisol = 40 µg/dL (VR: 5-25); ACTH = 140 pg/mL (VR: até 46).

Ao *exame físico*, o paciente parecia levemente letárgico e estava afebril. A PA era de 90/60 mmHg e a frequência do pulso, 120 batimentos/min. Foram-lhe administradas solução salina isotônica e suplementação de potássio e solicitado o parecer da endocrinologia.

■ Qual dos seguintes seria o melhor próximo passo no cuidado deste paciente?

a) Administrar dexametasona, 2 a 4 mg, a cada 8 h.
b) Reiniciar cetoconazol, 200 mg três vezes ao dia (após as refeições).
c) Iniciar a infusão endovenosa de etomidato.
d) Iniciar cabergolina (1 mg, duas vezes por semana).
e) Solicitar RM da sela túrcica com urgência.

Comentários:

A mifepristona é um antagonista do receptor da progesterona que tem atividade antagonista dos receptores dos glicocorticoides (GC) em concentrações mais elevadas.

A mifepristona se liga ao receptor dos GC com uma afinidade quatro vezes mais elevada do que a da dexametasona. Demonstrou-se que a mifepristona melhora as manifestações clínicas e os distúrbios metabólicos associados ao hipercortisolismo endógeno, já tendo sido aprovada pela FDA para tratamento da hiperglicemia associada à síndrome de Cushing. O antagonismo dos GC diminui o *feedback* negativo em nível hipotalâmico-hipofisário, o que ocasiona aumento da produção de ACTH e cortisol em pacientes com doença de Cushing.

Os efeitos adversos mais comumente relatados em pacientes que receberam mifepristona são náuseas, fadiga, dor de cabeça, artralgias, vômitos e diminuição do apetite. Naturalmente, alguns desses sintomas podem ser manifestações da retirada do glicocorticoide, mas também podem estar relacionados com a atividade glicocorticoide inadequada ou insuficiência adrenal (IA). Neste paciente, as náuseas, assim como a redução significativa na PA com taquicardia, devem aumentar a preocupação quanto à possibilidade de IA. Como os níveis de cortisol geralmente sofrem aumento substancial durante a terapia com mifepristona, a elevação do cortisol salivar (CS) no final da noite e do cortisol livre urinário não exclui IA.

A identificação de IA em pacientes sob terapia com mifepristona deve ser feita com base em aspectos clínicos; assim, a presença de fadiga, náuseas e diminuição da PA deve ser considerada evidência de IA. Nessa situação, deve-se interromper a mifepristona e administrar dexametasona. Um estudo anterior sugeriu que 1 mg de dexametasona diária irá competir com aproximadamente 400 mg de mifepristona; no entanto, alguns médicos recomendam a administração de 2 mg de dexametasona para cada 300 mg de mifepristona, de modo a garantir o tratamento adequado de IA.

Cetoconazol é um derivado imidazólico que inibe várias enzimas da esteroidogênese adrenal, diminuindo, assim, a síntese de cortisol. Além disso, o cetoconazol não pode ser usado num paciente tomando um antagonista receptor dos GC, em virtude das interações medicamentosas. O etomidato é uma medicação parenteral eficaz para manejo do hipercortisolismo endógeno, particularmente nos casos com distúrbio bioquímico significativo, sepse e outras complicações sérias, como psicose grave, assim como a instabilidade pré-operatória. A cabergolina é um agonista dopaminérgico que se tem mostrado eficaz, isoladamente ou associada ao cetoconazol, no manejo de alguns pacientes com doença de Cushing. Seu uso não está recomendado em casos de IA.

Há preocupação teórica quanto à possibilidade de crescimento do tumor hipofisário, visto que a mifepristona atenua o *feedback* negativo dos GC, mas progressão do tumor corticotrófico raramente tem sido descrita durante o tratamento. Embora a repetição de RM hipofisária nesse paciente pudesse ser uma abordagem razoável mais tarde, ela certamente não precisaria ser feita neste momento, antes do tratamento da IA.

☑ **Resposta: A.**

Referências: 23 a 25.

■ CASO 12

Um homem de 55 anos de idade foi diagnosticado com melanoma metastático 2 anos antes da consulta atual. Nesse período, ele se submeteu a diversos esquemas de quimioterapia, todos malsucedidos. Recentemente, foi-lhe prescrito ipilimumabe (10 mg/kg), um novo anticorpo monoclonal contra o antígeno-4 associado ao linfócito T citotóxico (CTLA-4). Quatro semanas após a dose inicial, o paciente desenvolveu cefaleia frontal progressiva, com dor nos olhos, profunda astenia, anorexia, náuseas, labilidade do humor, insônia e sensações subjetivas de febre e calafrios. Ele negava vômitos, dor abdominal, poliúria, polidipsia, tonturas, palpitações ou constipação intestinal. A avaliação laboratorial revelou TSH baixo (previamente normal) e foi-lhe prescrito levotiroxina (L-T_4), na dose de 25 μg/dia. O paciente recebeu dois ciclos adicionais de terapia. Ele também foi encaminhado para oftalmologia, em razão de sintomas visuais vagos, e a campimetria revelou hemianopsia bitemporal. Posteriormente, foi orientado a procurar o endocrinologista.

Uma avaliação mais completa da função hipofisária foi realizada pelo endocrinologista, a qual revelou resultados consistentes com pan-hipopituitarismo (Quadro 1.1). A reposição hormonal com hidrocortisona (20 mg pela manhã e 10 mg à noite) e L-T_4 (125 μg/dia) resultou em rápida melhora dos sintomas. Além disso, RM revelou lesão expansiva intrasselar, que media 2,5 cm em seu maior diâmetro e se prolongava para a cisterna suprasselar, comprimindo o quiasma óptico (Fig. 1.7).

Quadro 1.1 Dados laboratoriais do paciente antes e após o ipilimumabe

	Exames laboratoriais	
	Antes do ipilimumabe	Após o ipilimumabe
TSH (μUI/mL)	3,1	< 0,01 (VR: 0,34-5,60)
T_4L (ng/dL)	n/d	0,2 (VR: 0,6-1,6)
ACTH (pg/mL)	28	< 5
Cortisol (μg/dL)	n/d	< 1 (VR: 5-25)
Prolactina (ng/mL)	n/d	6
IGF-1 (ng/mL)	n/d	Normal para idade e sexo

n/d: não disponível.

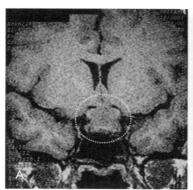
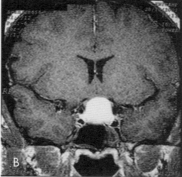

Fig. 1.7 Sela túrcica alargada, ocupada por lesão expansiva de 2,5 cm no maior diâmetro (*círculo*), homogênea, com isossinal em T1 (**A**) e discreto hipersinal em T2 (**B**), intensamente captante de contraste. Prolonga-se até a cisterna suprasselar, afastando e comprimindo o quiasma óptico contra as artérias cerebrais anteriores.

Qual é o diagnóstico mais provável?

a) Melanoma metastático para a sela túrcica.
b) Hiperplasia hipofisária em virtude de hipotireoidismo de longa data.
c) Hipofisite e hipopituitarismo secundários à terapia anti-CTLA-4.
d) Abscesso hipofisário e hipopituitarismo secundário à terapia anti-CTLA-4.
e) Apoplexia hipofisária.

Comentários:

Neste contexto, os achados da RM e os achados laboratoriais foram mais consistentes com hipofisite autoimune e pan-hipopituitarismo secundário ao uso do ipilimumabe. Este último é um anticorpo monoclonal que bloqueia o CTLA-4, uma molécula inibidora normalmente expressa nas células T. O bloqueio de CTLA-4 induz a ativação global de células T, incluindo uma resposta antitumoral imunomediada. Infelizmente, essa larga estimulação das células T também causa eventos adversos relacionados com o sistema imunológico (irAEs), como dermatite, colite, hepatite e hipofisite. Hipofisite linfocítica tem sido relatada em até 17% dos pacientes com melanoma e carcinoma de células renais tratados com ipilimumabe.

Pacientes submetidos a este tratamento que venham a desenvolver sinais e sintomas de IA e hipofisite, como cefaleia nova ou grave, distúrbios visuais, poliúria, polidipsia, náuseas, vômitos, dor abdominal ou ortostase, devem ser submetidos a avaliação médica imediata. Dada a rapidez com que a hipofisite autoimune pode ocorrer no tratamento, os testes laboratoriais e a avaliação clínica devem ser considerados dentro das primeiras 1 a 2 semanas de tratamento e, posteriormente, de maneira intermitente.

Tratamento precoce empírico com a reposição de GC pode ser considerado, aumentando-se a dose caso o diagnóstico seja confirmado. Os intervalos de vigilância e protocolos ideais permanecem indefinidos. Rastreamento laboratorial a cada 3 a 4 semanas durante o tratamento parece razoável e deve incluir dosagens matinais de cortisol, T_4L, TSH e sódio sérico. A determinação de ACTH no contexto de valores baixos de cortisol pode ajudar a diferenciar IA primária da secundária. RM pode dar o suporte ao diagnóstico e está recomendada em caso de suspeita clínica.

Terapia com alta dose de prednisona (60 mg/dia) foi iniciada neste paciente e, posteriormente, reduzida lentamente até 10 mg/dia, ao longo de aproximadamente 3 meses. O acompanhamento por RM revelou a resolução completa dos achados da síndrome inflamatória. Embora a biópsia não tenha sido realizada para confirmar o diagnóstico, o quadro clínico do paciente era consistente com hipofisite.

Os sintomas do paciente continuaram a melhorar com doses ligeiramente suprafisiológicas de prednisona (10 mg/dia) e doses de substituição (até 100 µg/dia) de L-T_4. Exames recentes indicaram a persistência da IA secundária, determinando a continuação da reposição de GC. A reposição de L-T_4 foi interrompida após a normalização dos testes de função tireoidiana.

Melanoma metastático da sela poderia explicar a hemianopsia bitemporal. Contudo, o padrão de perda hormonal é frequentemente diferente em tumores (perda da secreção de GH, seguida por LH e FSH, TSH e, por último, ACTH), quando comparados à hipofisite. Este paciente tem IGF-1 normal, mas IA e hipotireoidismo graves. Enquanto um envolvimento metastático não possa ser totalmente excluído, este não é o diagnóstico mais provável.

Hiperplasia hipofisária pode também explicar o padrão de perda visual. De fato ela é encontrada algumas vezes em pacientes com hipotireoidismo primário de longa duração. No entanto, este paciente tem hipotireoidismo central.

☑ **Resposta: C.**

Referências: 26 e 27.

■ CASO 13

Mulher de 33 anos de idade, com queixa de amenorreia há 8 meses e cefaleia ocasional, faz uso de carbonato de lítio em razão de transtorno bipolar. Nega uso de outras drogas. *Exame físico* normal, exceto por galactorreia discreta bilateral à expressão mamilar. *Exames laboratoriais*: PRL = 96 ng/mL (VR: 1,2-29,9); função tireoidiana, LH e FSH, normais; β-hCG negativo. RM mostrou volumosa massa selar com extensão supra- e parasselar, medindo 6,2 × 2,9 cm (Fig. 1.8) À campimetria visual, hemianopsia bitemporal.

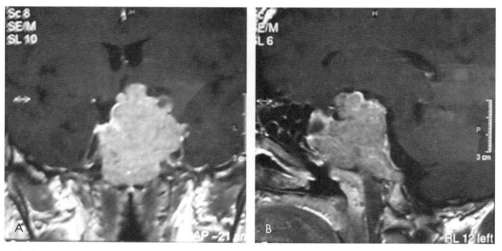

Fig. 1.8 Prolactinoma gigante (6,2 cm em seu maior diâmetro); cortes coronal (**A**) e sagital (**B**) em T1 com contraste.

■ Com relação a abordagem deste caso, qual a conduta mais adequada?

a) Suspender de imediato o carbonato de lítio.
b) Submeter a paciente a uma cirurgia transesfenoidal.
c) Iniciar de imediato o tratamento com CAB.
d) Descartar o efeito gancho na dosagem da PRL antes da decisão terapêutica.
e) De preferência, deve-se repetir a RM após 3 a 6 meses.

Comentários:

O efeito gancho consiste em valores falsamente baixos de PRL, sendo observado em casos de prolactinomas volumosos associados a marcante elevação da PRL. Ele pode ser desmacarado pela repetição do exame após diluição do soro a 1:100. Uma nova dosagem da PRL após a diluição do soro confirmou o efeito gancho (PRL = 6.450 ng/mL). A paciente foi tratada com CAB (2,0 mg/semana), o que resultou, após 6 meses, em normalização da PRL e marcante redução (> 80%) no volume tumoral (Fig. 1.9). O efeito gancho deve ser considerado em todo macroadenoma hipofisário volumoso associado a níveis de PRL < 200 ng/mL.

O carbonato de lítio não eleva a PRL. Seu uso causa DI nefrogênico (causa mais comum), hipotireoidismo primário e hiperparatireoidismo primário.

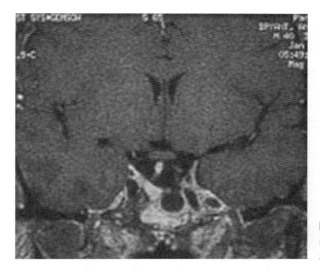

Fig. 1.9 Marcante redução no volume tumoral, com surgimento de sela parcialmente vazia, após 6 meses de tratamento com CAB.

☑ **Resposta: D.**

Referências: 10 e 28 a 30.

■ CASO 14

Mulher de 45 anos de idade foi encaminhada ao serviço de endocrinologia para investigação de DI. Está sem menstruar há 2 meses. Quatro anos antes ela tivera o diagnóstico de câncer de mama, tendo sido submetida a cirurgia e quimioterapia. Ao exame físico: IMC = 25,2 kg/m^2; PA = 140/90 mmHg; cintura abdominal = 82 cm. *Exames laboratoriais*: glicemia = 88 mg/dL; creatinina = 0,9 mg/dL; sódio = 146 mEq/L (VR: 135-145); TSH = 0,2 μUI/L (VR: 0,3-5); T$_4$L = 0,72 μg/dL (VR: 0,7-1,8); cortisol = 12,2 μg/dL (VR: 5-25); PRL = 66 ng/mL (VR: 1,8-29,2); IGF-1 = 95 ng/mL (VR: 94-252); LH = 1,2 UI/L; FSH = 1,1 UI/L; estradiol = 26 pg/mL; sumário de urina com densidade de 1002 (VR: 1005-1025). A RM mostrou massa suprasselar de 1,5 × 1,2 cm (Fig. 1.10).

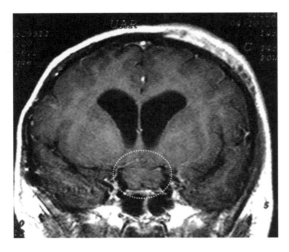

Fig. 1.10 Massa suprasselar (*círculo*) medindo 1,6 × 1,2 cm.

■ Quanto a este caso, analise os itens abaixo:

I – A possibilidade de metástase hipotalâmica deve ser fortemente considerada.
II – A paciente deve ser encaminhada à cirurgia.
III – Sarcoidose e disgerminoma são outras possíveis etiologias para o DI.
IV – Deve-se tentar biopsiar a lesão suprasselar.
  a) Todos os itens estão corretos.
  b) Apenas o item I está correto.
  c) Apenas os itens I e III estão corretos.
  d) Somente o item IV está incorreto.
  e) Somente o item II está incorreto.

Comentários:

DI como manifestação inicial de lesão suprasselar deve levar às possibilidades diagnósticas de metástase, disgerminoma, sarcoidose, histiocitose, tuberculose, hipofisite/infundibulite, bem como craniofaringioma. A imagem, nesses casos, pode sugerir algumas das hipóteses, mas frequentemente não é discriminatória do diagnóstico. Devido às dificuldades inerentes à cirurgia nessa região, a tentativa de diagnóstico utilizando outras ferramentas é a primeira opção. Nesta linha de raciocínio, a procura por outras lesões metastáticas ou lesões sugestivas de histiocitose pode ser feita por exame clínico cuidadoso e exames de imagem (p. ex., tórax, abdome, pelve, calota craniana). Exames diagnósticos para sarcoidose, tuberculose e marcadores tumorais, de mama, por exemplo, também podem ser indicados. A imagem de encéfalo à procura de outra lesão, seja metastática ou em pineal, também poderia auxiliar o diagnóstico diferencial de metástase ou disgerminoma, respectivamente. Na ausência de qualquer outra pista para o diagnóstico diferencial, a possibilidade de metástase é fortemente sugestiva tanto pela história prévia como pela idade que depõe contra disgerminoma. As dosagens hormonais sugerem que, além do DI, a paciente apresenta hipotireoidismo central. Pelo valor do IGF-1 no limite inferior da normalidade, e por ser a deficiência do eixo somatotrófico a mais comum, é possível que tenha também deficiência do GH. A concentração sérica de cortisol, embora normal, não afasta o hipocortisolismo, mas nossa experiência e a literatura sugerem que concentrações basais > 12 ou 13 µg/dL se relacionam com resposta normal aos testes de estímulo. Os valores baixos de estradiol, associados à amenorreia, apontam para deficiência gonadotrófica. A discreta elevação da PRL vista neste caso é a esperada para lesões suprasselares e usualmente resulta de depleção de dopamina e/ou comprometimento da haste hipofisária.

Em relação ao tratamento, a reposição de desmopressina e L-T$_4$ estará indicada, independentemente do diagnóstico. A cirurgia para ressecção da lesão não trará nenhum benefício, já que não há relato de perda visual ou outro efeito de massa, e não há expectativa de melhora hormonal com o procedimento; ao contrário, o risco seria de maior dano à função hipofisária com ressecção da lesão que, provavelmente, tem relação íntima com a haste e o hipotálamo. Na ausência de outras alterações auxiliares para o diagnóstico, a biópsia da lesão pode ser muito útil para avaliação de prognóstico e indicação de tratamento, já que radioterapia, quimioterapia ou uso de glicocorticoide poderiam ser indicados, dependendo do diagnóstico etiológico.

☑ **Resposta: E.**

Referências: 17, 18 e 30.

Ainda com relação à paciente do caso anterior, optou-se por iniciar a reposição com Levotiroxina e DDAVP e fazer nova avaliação posterior. A paciente retornou após 6 meses, com melhora do quadro poliúrico, mas referia intensa astenia e menstruações a cada 2 meses. Ao *exame físico*: IMC = 25,9 kg/m²; PA = 130/80 mmHg (em uso de losartana); cintura abdominal = 86 cm. *Exames laboratoriais*: glicemia = 102 mg/dL; creatinina = 1,2 mg/dL; sódio = 140 mEq/L (VR: 135-145); T$_4$L = 1,6 µg/dL (VR: 0,7-1,8); cortisol = 14,4 µg/dL (VR: 5-25); IGF-1 = 73 ng/mL (VR: 94-252); LH = 1,1 UI/L; FSH = 0,9 UI/L; estradiol = 30 pg/mL; sumário de urina com densidade de 1012 (VR: 1005-1025). Em nova RM, a massa suprasselar media 1,8 × 1,3 cm.

■ **Quanto à conduta para este caso, analise sobre os itens abaixo:**

I – Deve-se iniciar de imediato o GH recombinante humano (rhGH).
II – O emprego da radiocirurgia deve ser fortemente considerado.
III – O uso do rhGH seria útil, mas implicaria risco aumentado de crescimento da massa suprasselar.
IV – Cirurgia transcraniana para ressecção da massa seria imprescindível.
   a) Todos os itens estão corretos.
   b) Apenas os itens II e III estão corretos.
   c) Apenas os itens I e III estão corretos.
   d) Somente o item IV está incorreto.
   e) Somente o item III está correto.

Comentários:

A paciente evoluiu com quadro clínico de piora metabólica que poderia ser decorrente da deficiência de GH: piora da glicemia, aumento da cintura e pequeno ganho de peso. Houve, também, irregularidade menstrual, sugestiva de alteração do eixo gonadotrófico. Na ausência de definição diagnóstica, o tratamento com reposição de GH está contraindicado em virtude da possibilidade de crescimento da lesão, dependendo de sua etiologia.

A ressecção da lesão por cirurgia poderia ser tentada para diagnóstico, mas continua não tendo indicação para resolução dos sintomas, já que não apresenta efeito de massa descrito (visual) e não será resolutiva para o quadro endocrinológico. No entanto, a indicação de radiocirurgia sem diagnóstico etiológico também não parece adequado. Cirurgia ou biópsia, dependendo dos riscos inerentes de cada procedimento, pode ainda estar indicada.

☑ **Resposta: E.**

Referências: 17, 18 e 30.

■ CASO 15

Mulher de 35 anos de idade foi diagnosticada como tendo acromegalia em setembro de 2010 (adenoma de 1,8 cm; GH = 4,8 ng/mL; IGF-1 = 777 ng/mL [VR: 109-284]). Seis meses após a cirurgia, a paciente foi reavaliada, tendo referido melhora de sintomas como astenia, hiperidrose e dores articulares, além de retorno da menstruação. *Exames laboratoriais*: glicemia = 97 mg/dL; creatinina = 0,9 mg/dL; T_4L = 0,82 µg/dL (VR: 0,7-1,8); cortisol = 13,2 µg/dL (VR: 5-25); GH basal = 0,59 ng/mL; nadir do GH no TOTG = 0,7 ng/mL; IGF-1 = 385 ng/mL; estradiol = 56 pg/mL. A RM mostrou massa intrasselar de 1,3 cm que invade o seio cavernoso à esquerda (Fig. 1.11).

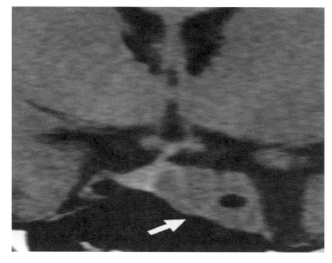

Fig. 1.11 RM 5 meses após cirurgia transesfenoidal: massa intrasselar residual (1,3 cm em seu maior diâmetro), a qual invadia o seio cavernoso à esquerda (*seta*).

Quanto a este caso, analise os itens abaixo:

I – A paciente não está curada e a radiocirurgia deve ser logo considerada.
II – Deve-se iniciar o tratamento com octreotida LAR ou lanreotida autogel.
III – Pegvisomanto seria uma opção terapêutica segura e eficaz.
IV – Deve-se submeter a paciente à nova cirurgia se o IGF-1 permanecer elevado.
  a) Todos os itens estão corretos.
  b) Apenas o item II está correto.
  c) Apenas os itens II e III estão corretos.
  d) Somente o item IV está incorreto.
  e) Somente o item I está correto.

Comentários:

Os exames hormonais e a RM, realizados 6 meses após a cirurgia, sugerem que a paciente não está curada: o GH não suprimiu para valor < 0,4 no TOTG e o IGF-1 está 1,35 vez acima do LSN; além disso, existe resíduo tumoral que invade o seio cavernoso. Tumor nesta localização raramente é curável; portanto, uma nova cirurgia, neste momento, não estaria indicada. A radiocirurgia, que pode ser tratamento eficaz para a acromegalia, leva a hipopituitarismo frequente, e a paciente é jovem e com função hipofisária normal. Assim, os riscos do procedimento parecem ser desproporcionais aos riscos da doença neste momento.

A terapia medicamentosa desponta, pois, como a melhor opção terapêutica no momento. Neste contexto, os SSA são os mais eficazes, visto que promovem a normalização do IGF-1 em cerca de 50% dos casos. Adicionalmente, podem reduzir o volume tumoral. Uma alternativa aos SSA seria a CAB, porém sua eficácia é maior em casos de cossecreção tumoral de PRL e em pacientes com elevação discreta do IGF-1. A terceira opção seria o pegvisomanto, antagonista do receptor do GH. Trata-se de fármaco mais eficaz em normalizar o IGF-1. Seus principais inconvenientes são os fatos de ser muito caro, exigir injeções subcutâneas diárias e não reduzir o volume do tumor, que eventualmente pode aumentar após a retirada do SSA. Sua maior utilidade seria no uso associado a um dos SSA.

☑ **Resposta: B.**

Referências: 19 a 21 e 31.

CASO 16

Um homem de 19 anos de idade apresentou-se com astenia, hipotensão, hiponatremia e hipercalemia progressivamente desenvolvidas ao longo dos últimos meses. A história médica revelou diagnóstico prévio de hipercortisolismo endógeno devido à doença de Cushing, 2 anos antes. Para essa condição, o paciente foi submetido a uma neurocirurgia hipofisária, seguida de tratamento com cetoconazol, adrenalectomia bilateral e radioterapia (RxT) hipofisária. Após a adrenalectomia, o tratamento de reposição com acetato de cortisona foi iniciado, resultando em normalização completa dos parâmetros clínicos e hormonais. A RM, realizada 6 meses após RxT, foi negativa. No entanto, 12 meses após RxT, o paciente evoluiu com hiperpigmentação da pele, e a investigação bioquímica do-

Quadro 1.2 Níveis de ACTH plasmático, cortisol sérico e cortisol livre urinário durante o seguimento

	Ao diagnóstico	Antes da CAB	Após 6 meses de CAB	Após 12 meses de CAB	Após 18 meses de CAB	3 meses após a retirada da CAB	3 meses após o reinício da CAB
ACTH plasmático às 8 h (pg/mL)	376	365	113	22	10	119	40,4
UFC (µg/24 h)	130*	295**	85*	60*	87*	105*	88*
Cortisol sérico às 8 h (µg/dL)	20,5*	118,5**	56*	44,2*	67*	89*	72,2*

CAB: cabergolina.
* Terapia de reposição com 62,5 mg/dia de acetato de cortisona.
** Terapia de reposição com 87,5 mg/dia de acetato de cortisona.

cumentou aumento dos níveis plasmáticos de ACTH (376 ng/L; VR: até 46), enquanto os valores do cortisol urinário se mantinham dentro da faixa normal (Quadro 1.2).

Para excluir uma reposição insuficiente com acetato de cortisona, a dose do fármaco foi aumentada de 62,5 mg/dia para 87,5 mg/dia, porém, 1 mês depois, o exame físico revelou edema facial, hiperpigmentação persistente da pele e hipertensão leve, enquanto investigações bioquímicas mostraram hipernatremia moderada. Os níveis de ACTH permaneceram significativamente elevados, ao passo que os níveis séricos e urinários de cortisol estavam acima da faixa normal (Quadro 1.2), sugerindo que o tratamento de reposição estava excessivo. Por isso, a dose do acetato de cortisona foi reduzida para 62,5 mg/dia. A RM revelou microadenoma hipofisário (5 mm) no lado direito.

■ **Qual o diagnóstico mais provável?**
a) Síndrome de Nelson.
b) Recidiva da doença de Cushing.
c) Tumor ectópico secretor de ACTH.
d) Tumor ectópico secretor de CRH.
e) Existe mais de uma alternativa correta.

Comentários:

Com base nos achados clínicos, bioquímicos e radiológicos, o paciente foi diagnosticado como tendo a síndrome de Nelson (SN), 15 meses após a RxT. SN é uma complicação potencialmente fatal da adrenalectomia bilateral total (ABT), realizada para o tratamento da doença de Cushing, e sua abordagem permanece difícil. A SN costuma se caracterizar por um quadro de hiperpigmentação cutânea e níveis bastante elevados de ACTH (a despeito da terapia com glicocorticoides), associados a rápida e progressiva expansão do adenoma hipofisário preexistente, o qual pode comprimir o quiasma óptico, invadir o seio cavernoso ou até mesmo, ocasionalmente, provocar metástases.

A incidência relatada de SN após ABT para tratamento da DC varia de 8% a 43% em adultos e de 25% a 66% em crianças. Essa ampla variação na incidência provavelmente está relacionada com diferenças na definição da SN. Há também uma grande diferença na latência entre a ABT e o diagnóstico da SN, variando de poucos meses a 24 anos, ou mesmo mais. Em geral, a SN surge no período de 3 a 8 anos após a ABT. De acordo com alguns estudos, a RxT hipofisária profilática após ABT pode reduzir em cerca de 50% o risco para SN; contudo, no presente caso, ela não teve um efeito benéfico.

☑ Resposta: A.

Referências: 32 a 35.

Obs: este caso foi publicado, e o artigo está disponível no PubMed (Pivonello R et al. J Endocrinol Invest 1999; 22:860-5).

Ainda em relação ao caso anterior, foi proposta ao paciente uma nova cirurgia transesfenoidal, mas ele não se mostrou muito receptivo à ideia.

■ Diante da recusa do paciente à cirurgia, entre as opções terapêuticas abaixo, qual deveria ser prioritariamente empregada?

a) Octreotida LAR ou lanreotida autogel.
b) Pasireotida LAR.
c) Cabergolina (CAB).
d) Temozolomida.
e) Existe mais de uma alternativa correta.

Comentários:

Tem havido um grande interesse na farmacoterapia para SN, com o objetivo de controlar o ACTH plasmático e o crescimento do tumor. Infelizmente, além de relatos de casos isolados, não existe, até o momento, nenhum medicamento que, de modo consistente, tenha possibilitado alcançar esses fins. Resultados decepcionantes ou variáveis foram descritos com os SSA atualmente licenciados (octreotida e lanreotida). Estes últimos atuam sobretudo no SSTR-2, enquanto nos corticotropinomas há predomínio do SSTR-5. O SSA multiligante pasireotida, que atua sobre SSTR-1, SSTR-2, SSTR-3 e SSTR-5, tem-se mostrado benéfico em cerca de 25% dos casos de doença de Cushing. Recentemente, Katznelson relatou o primeiro caso em que se usou a pasireotida LAR (60 mg a cada 28 dias IM) na SN. Trata-se de uma paciente que se apresentava com dor ocular, paralisia do terceiro nervo craniano e tumor com crescimento suprasselar, a despeito de várias cirurgias e RxT. A terapia com pasireotida LAR resultou em redução do componente suprasselar, redução marcante do ACTH (de 42.710 pg/mL [VR: 5-27] para 4.272 pg/mL) e melhora progressiva da hiperpigmentação. A glicemia de jejum se elevou de 98 para 124 mg/dL. Hiperglicemia tem sido relatada em até cerca de 70% dos pacientes com DC tratados com pasireotida (Colao et al., 2012).

O paciente foi tratado com CAB, na dose inicial de 1 mg/semana. Avaliações seriadas posteriores revelaram diminuição progressiva dos níveis de ACTH (Fig. 1.12) e diminuição notável da hiperpigmentação da pele. No entanto, uma vez que os níveis de ACTH não foram normalizados após 6 meses (Fig. 1.12), a dose de CAB foi aumentada para 2 mg/semana. Um ano depois, a hiperpigmentação da pele desapareceu, os níveis de ACTH plasmáticos estavam normais (22 ng/L); (Quadro 1.2) e a RM hipofisária documentou o desaparecimento completo do tumor na hipófise (Fig. 1.13). A fim de investigar o potencial efeito direto do tratamento com CAB na remissão da SN, CAB foi retirada. Três meses mais tarde, os níveis de ACTH no plasma aumentaram (Fig. 1.12) e o tratamento foi reiniciado, aumentando gradualmente a dose de 2 mg/semana. No último acompanhamento, as concentrações de ACTH no plasma estavam normais (Fig. 1.12). Nenhum efeito colateral ocorreu durante o tratamento com CAB.

Resultados similares foram mais recentemente relatados por dois grupos (Casulari et al. e Shraga-Slutzky et al.) em pacientes com SN não responsivos à bromocriptina (BRC), na dose de 1 a 1,5 mg/semana. Em estudos recentes, CAB tem-se mostrado eficaz no tratamento a longo prazo de 25% a 40% dos pacientes com doença de Cushing persistente ou recorrente.

As maiores afinidade e especificidade da CAB para o receptor dopaminérgico D2, além de sua maior meia-vida e melhor tolerabilidade, poderiam explicar sua maior eficácia na doença de Cushing e na SN, em comparação à BRC.

Finalmente, a temozolomida poderia ser considerada em casos de SN não responsivos a outras modalidades terapêuticas. Trata-se de um agente alquilante que se tem mostrado efetivo em alguns poucos tumores hipofisários agressivos. Moyes et al. recentemente relataram que o uso dessa medicação em um homem de 64 anos com SN resultou em redução tumoral significativa e diminuição do ACTH de 2.472 para 389 pg/mL.

Considerando seu baixo custo, administração por via oral e potencialmente boa eficácia, a CAB deve, a priori, ser o agente de escolha no manejo da SN.

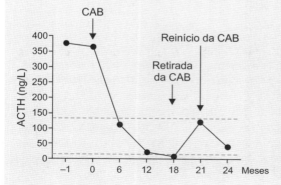

Fig. 1.12 Níveis de ACTH pela manhã no momento do diagnóstico da síndrome de Nelson (–1), antes de iniciar o tratamento com CAB (0), depois de 6 meses com CAB (6), depois de 12 meses com CAB (12), depois de 18 meses com CAB (18), 3 meses após a retirada da CAB (21) e 3 meses após o reinício da CAB (24). As linhas cinzentas limitam a faixa normal.

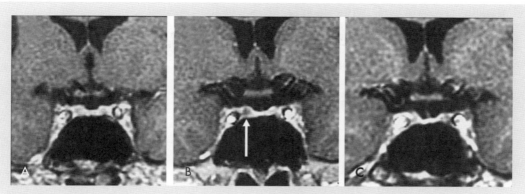

Fig. 1.13 RM hipofisária ao diagnóstico da doença de Cushing (**A**), ao diagnóstico da síndrome de Nelson (**B**) e após 12 meses de tratamento com CAB (**C**).

☑ **Resposta: C.**
Referências: 33 a 35 e 37 a 42.

■ CASO 17

Mulher de 40 anos de idade foi submetida, por um cirurgião experiente, à cirurgia transesfenoidal (CTE) para retirada de adenoma clinicamente não funcionante (ACNF), que media 2,4 × 1,6 cm. A imuno-histoquímica foi positiva para LH e FSH. Cinco meses após a CTE, uma nova RM mostrou massa intrasselar de 1,3 cm em seu maior diâmetro, a qual invadia o seio cavernoso à esquerda (Fig. 1.14). *Exames laboratoriais*: glicemia = 86 mg/dL; creatinina = 0,9 mg/dL; sódio = 138 mEq/L (VR: 135-145); T_4 livre = 0,82 µg/dL (VR: 0,7-1,8); cortisol = 12,5 µg/dL (VR: 5-25); IGF-1 = 182 ng/mL (VR: 94-252); LH = 1,2 U/L; FSH = 1,1 U/L; estradiol = 28 pg/mL.

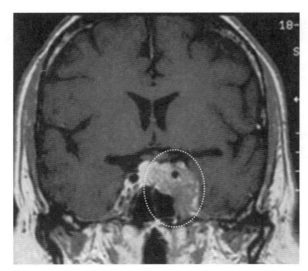

Fig. 1.14 A RM mostrou massa intrasselar de 1,3 cm em seu maior diâmetro, a qual invadia o seio cavernoso à esquerda (*círculo*).

■ Quanto à conduta ideal para este caso, analise os itens abaixo:

I – A paciente pode ser encaminhada à cirurgia.
II – Radioterapia estereotáxica (RxTE) deve ser fortemente considerada.
III – Deve-se, de imediato, iniciar CAB, com o intuito de prevenir crescimento do remanescente tumoral.
IV – A paciente deveria ser seguida apenas com RM periódicas (p. ex., a cada 6 a 12 meses).
V – Deve-se considerar RxTE ou o uso de CAB, caso ocorra crescimento do remanescente tumoral.

a) Existe apenas um item incorreto.
b) Apenas o item III está correto.
c) Apenas os itens II e III estão corretos.
d) Apenas os itens I e II estão corretos.
e) Somente os itens IV e V estão corretos.

Comentários:

A imagem mostra que não há compressão de quiasma e que o tumor invade o seio cavernoso, sem chance, portanto, de cura cirúrgica. A RxTE, ainda que efetiva em prevenir crescimento tumoral, apresenta risco importante de hipopituitarismo; neste caso, como a função hipofisária está normal, isso seria indesejável. Embora não haja correlação bem estabelecida entre a imuno-histoquímica e o comportamento do tumor, a presença de Ki-67 > 3% ou positividade para ACTH, por exemplo, poderiam sugerir uma conduta mais agressiva, como, por exemplo, indicar RxTE de imediato.

A terapia com agonistas dopaminérgicos, sobretudo com a CAB, para os ACNF pode resultar em estabilização e redução tumorais. No entanto, o mecanismo de ação ainda é desconhecido. Gagliano et al. recentemente mostraram que CAB reduz a viabilidade celular em ACNF por inibir a secreção do fator de crescimento do endotélio vascular (VEGF).

Embora promissora no manejo dos ACNF, ainda carece de dados prognósticos para indicação do tratamento de rotina com CAB em pacientes com lesão residual pós-cirúrgica. Vários motivos devem ser considerados: (1) o ACNF residual pode permanecer estável ou, mesmo, reduzir espontaneamente, em percentual significativo dos pacientes; (2) não é conhecida a dose de cabergolina que deveria ser utilizada, já que não há marcador sérico para ser controlado; (3) não há, ainda, correlação de resultado do tratamento clínico com a presença de receptor para dopamina, e a pesquisa de receptor não é realizada de rotina; (4) não está estabelecido, tampouco, qual o tempo de tratamento necessário para avaliação da resposta à CAB, já que os ACNF são, habitualmente, de crescimento lento.

Portanto, a melhor conduta para este caso poderia ser apenas observação, realizando-se RM a cada 6 a 12 meses. Caso aconteça crescimento do tumor, deve ser discutido com a paciente a possibilidade de radioterapia, já que o tumor no seio cavernoso não seria curado por nova cirurgia. Como alternativa, a CAB poderia ser tentada.

☑ **Resposta: E.**

Referências: 43 e 44.

■ CASO 18

Homem de 55 anos de idade, previamente hígido, deu entrada no Serviço de Emergência queixando-se de cefaleia holocraniana intensa há 2 dias. Nega febre, náusea, vômitos ou déficits visuais. Ao *exame físico*: PA = 120/70 mmHg; FC = 90 bpm, sem rigidez de nuca. Após ser submetido à tomografia computadorizada (TC), de crânio e à punção lombar, foram descartadas hemorragia subaracnóidea e meningite. Uma RM de encéfalo identificou formação nodular em região suprasselar, com reforço pós-contraste, sugestivo de aneurisma. Foi então submetido à arteriografia, que se mostrou normal. Uma RM de sela túrcica detectou lesão em região selar com extensão suprasselar, medindo 1,5 × 1,0 cm, com intensa captação pós-contraste, e que comprimia o quiasma óptico, sugestivo de adenoma de hipófise, associado a coleção cística no seio esfenoidal (Fig. 1.15).

Exames laboratoriais: glicemia, hemograma e creatinina normais; sódio = 122 mEq/L (VR: 135-145); TSH = 1,3 µUI/L (VR: 0,5-5); T_4L = 0,4 ng/dL (VR: 0,7-1,5), cortisol às 8 h < 1,0 µg/dL. Iniciou-se a reposição de levotiroxina e prednisona.

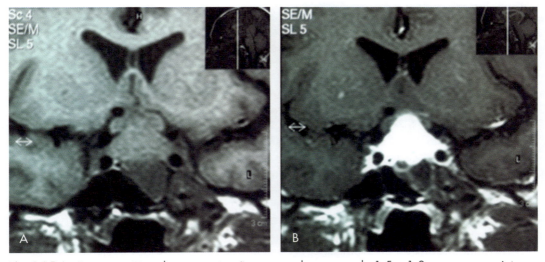

Fig. 1.15 Lesão em região selar com extensão suprasselar que mede 1,5 × 1,0 cm, expressa intensa captação pós-contraste e comprime o quiasma óptico. Nota-se ainda coleção cística no seio esfenoidal. **A.** Imagem em T1 sem contraste. **B.** Imagem em T1 com contraste.

■ Com relação a este caso, podemos afirmar que:

a) Trata-se de adenoma hipofisário, e se impõe a hipofisectomia transesfenoidal.
b) Estão indicados tratamento conservador do macroadenoma e seguimento com RM periódicas.
c) Hipofisite linfocítica é o diagnóstico mais provável, e biópsia da lesão confirma a suspeita.
d) Hipofisite inflamatória deve ser suspeitada pelos achados à RM.
e) Incidentaloma é o diagnóstico, e controle semestral com RM deve ser feito.

Comentários:

A hipercaptação da hipófise na fase do contraste sugere hipofisite. Na avaliação pré-operatória pela otorrinolaringologia, foi indicada antibioticoterapia para tratamento da sinusite esfenoidal. O paciente teve alta hospitalar e foi reinternado 2 meses após para hipofisectomia. Nessa ocasião, repetiu-se a RM no pré-operatório, na qual não mais foi detectada lesão evidente (Fig. 1.16), sendo cancelado o procedimento. O paciente permaneceu com hipotireoidismo e insuficiência adrenal, estando em tratamento de reposição até o momento. O diagnóstico definitivo foi de hipofisite inflamatória por contiguidade de uma sinusite esfenoidal.

☑ **Resposta: D.**

Referências: 17, 18 e 45 a 47.

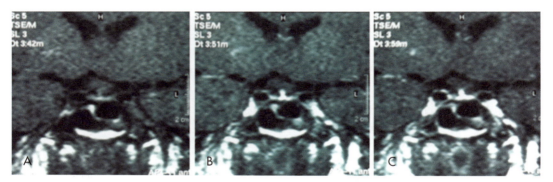

Fig. 1.16 RM de hipófise em T2 após tratamento, revelando uma sela parcialmente vazia.

■ CASO 19

Um macroprolactinoma intrasselar, com 1,6 × 1,2 cm, foi diagnosticado em uma mulher de 30 anos de idade. O uso de cabergolina (0,5 mg, duas vezes por semana) por 1 ano resultou em normalização da PRL, retorno das menstruações e redução de 70% nas dimensões tumorais. A paciente não pretende engravidar no momento.

■ Diante disso, pode-se afirmar que:

I – O método anticoncepcional ideal para esta paciente seria o dispositivo intrauterino (DIU) ou o uso de preservativos.

II – Anticoncepcionais contendo estrogênio, mesmo em baixas doses, devem ser evitados, devido ao risco de crescimento tumoral.

III – Entre os agentes anticoncepcionais, aqueles contendo apenas progestagênios seriam a opção de escolha.

IV – A paciente deve evitar engravidar em uso de CAB.

a) Todas as afirmativas estão corretas.
b) Apenas os itens I e III estão corretos.
c) Apenas o item I está correto.
d) Somente o item III está correto.
e) Existe apenas um item incorreto.

Comentários:

O uso de esteroides sexuais por pacientes portadoras de prolactinomas sempre foi visto como potencialmente deletério, uma vez que existem evidências, experimentais e clínicas (p. ex., gravidez) de que os estrogênios induzem crescimento tumoral e elevação da PRL. Por isso, a contracepção mecânica sempre foi advogada para pacientes portadoras tanto de micro- como de macroprolactinomas. Com o passar dos anos, a experiência adquirida com prolactinomas durante a gravidez mostrou que, em microprolactinomas, essa situação raramente leva a crescimento tumoral. Desse modo, o uso de esteroides anticoncepcionais passou a ser liberado para pacientes com microprolactinomas, ainda mais se os níveis de PRL estiverem controlados. Adicionalmente, existem evidências de que os progestagênios poderiam ter efeito benéfico no controle do tumor e da hiperprolactinemia, tanto em associação com estrogênios como em uso isolado.

Como a paciente em questão apresenta um macroprolactinoma, mesmo controlado do ponto de vista hormonal e de massa, a precaução com o uso de anticoncepcionais contendo estrogênios é maior, já que o risco de crescimento dos macroprolactinomas é relevante na gestação. Embora possamos, com acompanhamento rigoroso, indicar anticoncepcionais combinados nessa situação, eles devem, se possível, ser evitados, sendo a contracepção por barreira ou o uso de progestagênios isolados as melhores opções. Finalmente, caso ocorra gravidez em vigência de CAB, isso não deve ser motivo de preocupação. De fato, embora o número de gestações induzidas por bromocriptina ainda seja muito superior, existem evidências crescentes, com um número substancial de casos, de que a CAB não é deletéria para o feto.

☑ **Resposta: B.**

Referências: 48 e 49.

■ CASO 20

Mulher de 30 anos de idade retornou ao endocrinologista no segundo mês de gestação em uso de cabergolina (CAB), 1,5 mg/semana. Há cerca de 3 anos, um macroprolactinoma medindo 1,8 × 1,2 cm fora diagnosticado e a paciente medicada com CAB. Esse tratamento resultou em normalização da PRL, restauração dos ciclos menstruais normais e redução > 70% no volume tumoral (lesão de 0,6 cm, intrasselar), de acordo com RM realizada 6 meses antes.

■ Qual a melhor conduta para este caso?

a) Suspender a CAB de imediato e apenas introduzir bromocriptina (BCR) se houver crescimento tumoral.

b) Trocar CAB por BCR e mantê-la durante toda a gestação.
c) Manter a CAB até o final da gestação.
d) Não administrar CAB ou BCR durante a amamentação.
e) Há mais de uma resposta correta.

Comentários:

> Nas pacientes portadoras de macroprolactinomas cuja gravidez foi induzida apenas com agonistas dopaminérgicos (AD), sem cirurgia ou radioterapia prévias, o risco de crescimento sintomático, durante a gestação, é de 15,5% a 37%, dependendo da casuística. Esse risco é significativamente menor quando a duração do tratamento é > 12 meses e ocorre redução da massa tumoral para dentro dos limites da sela túrcica. Nessa situação, o classicamente recomendado é a suspensão do tratamento, uma vez detectada a gravidez. Caso aconteça reexpansão tumoral, reintroduz-se o AD. A maioria dos *experts* têm dado preferência à BCR (em virtude da maior experiência com esse medicamento), porém, muito possivelmente, CAB é igualmente segura e, indubitavelmente, muito mais bem tolerada. É importante salientar que a elevação dos níveis de PRL ocorre normalmente durante a gestação e, portanto, não é um parâmetro fidedigno como preditor de crescimento do prolactinoma.
>
> Em caso de resposta adequada aos AD (principalmente quando ocorrer apoplexia hipofisária), cirurgia hipofisária transesfenoidal estaria indicada, de preferência no segundo trimestre da gestação. Uma outra alternativa seria a antecipação do parto, se possível.
>
> A amamentação não está contraindicada, a não ser em casos de antecipação do parto por complicações decorrentes da expansão tumoral.

☑ **Resposta: A.**

Referências: 49 e 50.

■ CASO 21

Uma mulher de 27 anos de idade foi atendida no pronto-socorro com cefaleia intensa generalizada e duração de 12 horas, acompanhada de náuseas, vômitos e diminuição da acuidade visual. Ela havia dado à luz uma menina saudável, 6 meses antes, e amamentou por 3 meses; depois, começou a tomar contraceptivos orais. Após a chegada ao pronto-socorro, ela se mostrava sonolenta, com mucosas secas. A PA estava em 90/60 mmHg quando deitada e caía para 70/50 mmHg na posição sentada. Seu pulso era regular (75 bpm) e ela apresentava dificuldade respiratória leve. O exame cardiopulmonar era normal e seu abdome era difusamente doloroso, mas sem sinais de irritação peritoneal. A paciente foi reidratada com solução fisiológica (SF) a 0,9% e sua condição geral melhorou. Ela teve alta hospitalar em uso de ciprofloxacino. Três dias depois, foi readmitida à sala de emergência com crise convulsiva generalizada. Nesse momento, ela se apresentava hipotensa e desorientada. Após ter recuperado a consciência, ao exame neurológico era notável uma hemianopsia bitemporal, mas sem outros sinais focais aparentes. Ela foi novamente tratada com SF a 0,9% e hiponatremia grave (sódio: 122 mEq/L) foi detectada no ionograma.

Em razão da persistência da cefaleia e da alteração de campo visual, uma RM encefálica foi realizada (Fig. 1.17), visualizando massa hipofisária com 25 × 15 × 15 mm, simétrica, que se estendia superiormente e comprimia o quiasma óptico. A massa captava o gadolínio de forma homogênea. Uma avaliação hormonal mostrou evidências de pan-hipopituitarismo, afetando os eixos corticotrófico, gonadal e tireotrófico (Quadro 1.3). Os níveis de prolactina eram de 37 ng/mL (VR: 2,8-29,2). Hidrocortisona endovenosa (EV) foi imediatamente administrada à paciente e, logo depois, seu estado geral melhorou.

Quadro 1.3 Niveis dos hormônios hipofisários antes do diagnóstico e após 2 meses de tratamento com prednisona

	Ao diagnóstico	Após 2 meses de tratamento com prednisona
TSH (mUI/L)	0,51	1,3
T$_4$L (ng/dL)	0,70	1,2
Cortisol (μg/dL)	5,0	16,8
ACTH (pg/mL)	11,2	34,3
FSH (UI/L)	2,59	10,14
LH (UI/L)	0,47	26,37
Estradiol (pg/mL)	5,8	151
Progesterona (ng/mL)	–	0,96
Prolactina (ng/mL)	40	17,5

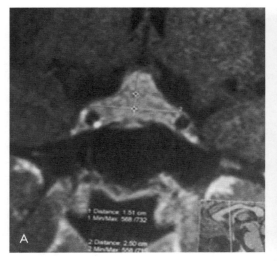 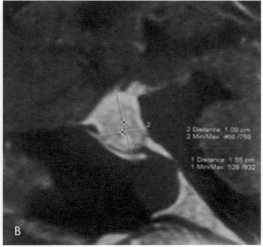

Fig. 1.17 Imagens coronal (**A**) e sagital (**B**) em T1 da RM, realçadas com gadolínio, mostrando massa hipofisária com 25 × 15 × 15 mm, que captava o contraste de maneira homogênea. Ela se estendia superiormente e comprimia o quiasma óptico.

- **Qual é o diagnóstico mais provável?**
  a) Adeno-hipofisite linfocítica.
  b) Apoplexia hipofisária.
  c) Infundíbulo-neuro-hipofisite linfocítica.
  d) Adenoma clinicamente não funcionante.
  e) Existem duas opções corretas.

Comentários:

Esta jovem apresentou-se, 6 meses após o parto, com cefaleia aguda, defeito do campo visual, hipotensão, pan-hipopituitarismo sem DI e massa hipofisária simétrica e homogênea. Neste cenário, o diagnóstico diferencial deve trazer à mente as condições alternativas que não o habitual adenoma hipofisário. Entre as condições alternativas, a hipofisite linfocítica (LYH) deve ser seriamente considerada.

Atualmente, a expressão hipofisite linfocítica inclui pelo menos duas variantes: adeno-hipofisite linfocítica (LAH), quando o processo inflamatório está limitado à glândula hipófise anterior, e infundíbulo-neuro-hipofisite linfocítica (LINH), quando ela se restringe à hipófise posterior e ao infundíbulo.

LAH ocorre mais frequentemente em mulheres em idade fértil, geralmente (60% dos casos) no período periparto. Apesar de poucos casos terem sido relatados durante o segundo trimestre, a maioria é diagnosticada no final da gestação ou no primeiro ano após o parto. Como no nosso caso, as manifestações clínicas mais comuns são cefaleia e sintomas de efeito de massa, hipopituitarismo e hiperprolactinemia. A cefaleia é intensa e aguda no início, uma característica que distingue LAH do adenoma hipofisário normal sem apoplexia. Anormalidades visuais são relatadas em 40% dos casos, sendo hemianopsia temporal e quadrantopsias as mais comuns. Deficiências de hormônios hipofisários anteriores são descritas em quase todos os pacientes. Ao contrário do que geralmente é visto em adenomas hipofisários, a incidência de hipopituitarismo não está relacionada com o tamanho da massa, e o hormônio mais comumente afetado é o ACTH (65% dos casos). As deficiências de TSH, gonadotrofinas, GH e PRL ocorrem em 47%, 42%, 36% e 33% dos casos, respectivamente. A incidência de hiperprolactinemia é de 20% a 40%. Embora possa ser atribuída à gravidez ou ao período pós-parto, diminuição do tônus dopaminérgico pela massa inflamatória também desempenha papel importante na elevação dos níveis de PRL.

Na LINH, a manifestação clínica mais proeminente é o DI central, e sintomas de efeitos de massa são limitados a cefaleia e letargia. A função hipofisária anterior está intacta. Uma condição ainda mais infrequente, que ocorre principalmente em crianças e adolescentes, é a infundíbulo-pan-hipofisite linfocítica, em que a participação ampla de ambas, a hipófise anterior e a posterior, é vista histologicamente. Esses pacientes apresentam DI e pan-hipopituitarismo, assim como sintomas de efeito de massa.

A base autoimune da LYH é apoiada por sua frequente associação com outras doenças autoimunes, sua incidência aumentada em mulheres no período pós-parto, o impressionante infiltrado linfocítico encontrado histologicamente e a presença de autoanticorpos circulantes contra antígenos hipofisários. Doença autoimune da tireoide é encontrada em > 25% dos casos de LYH. Adrenalite autoimune, anemia perniciosa, lúpus eritematoso sistêmico e artrite reumatoide também têm sido relatados. Autoanticorpos séricos contra uma proteína citosólica pituitária com 49 kd, que parece ser a enzima glicolítica α-enolase, e contra um antígeno hipofisário não identificado com 29 kd, foram encontrados em casos de LYH.

☑ **Resposta: A.**
Referências: 51 e 52.

- **Como deveria ser tratada a paciente deste caso?**
    a) Cirurgia transesfenoidal.
    b) Pulsoterapia com metilprednisolona.
    c) Azatioprina.
    d) Prednisona.
    e) Existe mais de uma opção correta.

Comentários:

A paciente em questão foi tratada inicialmente com prednisona (75 mg/dia) e reposição do hormônio tireoidiano (L-tiroxina [L-T$_4$], 50 μg/dL), enquanto o contraceptivo oral foi interrompido. Dois meses depois, ela estava assintomática e seu defeito de campo visual havia desaparecido. O acompanhamento com RM mostrou decréscimo de 80% da massa hipofisária e o quiasma óptico estava completamente livre (Fig. 1.18). A prednisona foi

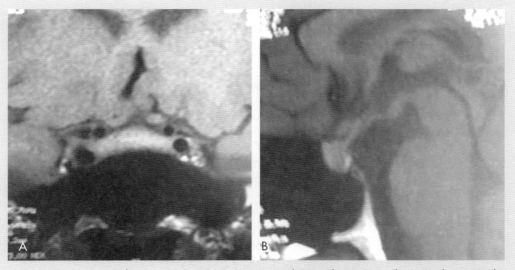

Fig. 1.18 O acompanhamento com RM mostrou que houve decréscimo de 80% da massa hipofisária e que o quiasma óptico estava completamente livre após 2 meses de tratamento com prednisona.

reduzida ao longo das próximas 4 semanas e a L-T₄ foi interrompida. Duas semanas depois, a avaliação hormonal revelou estarem inctactos os hormônios da hipófise (Quadro 1.3). Oito meses após, a paciente engravidou novamente.

Muitos pacientes com LYH são submetidos à cirurgia transesfenoidal com diagnóstico pré-operatório de adenoma hipofisário, e a natureza inflamatória da doença só é encontrada no exame histopatológico da amostra cirúrgica. Quando o diagnóstico de LYH é considerado e não há sinais de deficiência visual progressiva ou hipertensão intracraniana, a maioria das autoridades recomenda uma abordagem conservadora. Embora o papel da terapia com altas doses de glicocorticoides (GC) permaneça controverso, há evidências que sugerem que o tratamento com prednisona (50 a 75 mg/dia) ou a pulsoterapia com metilprednisolona resultam em redução da massa e recuperação de deficiências dos hormônios hipofisários, como foi documentado em nosso caso. Os GC funcionam melhor em pacientes com doença de curta duração, e a redução do volume hipofisário pode ser observada dentro de 6 semanas a 6 meses após o tratamento. Outras formas de imunossupressão com metotrexato, azatioprina e ciclosporina têm sido tentadas com resultados variáveis.

☑ **Resposta: E.**

Referências: 51 e 52.

■ CASO 22

Paciente de sexo masculino, de 52 anos de idade, com antecedentes de hipertensão, tabagismo, osteopenia de quadril e cirurgia por macroadenoma hipofisário, em dezembro de 2005, retorna a nosso serviço em novembro de 2007 para controle, com pan-hipopituitarismo em tratamento substitutivo com hidrocortisona, L-T₄, testosterona, cálcio e vitamina D.

Exames laboratoriais: T_4 livre = 1,2 ng/dL (VR: 0,8-2); PRL = 14 ng/mL (VR: 2-15); IGF-1 = 27 ng/mL (VR: 70-350); FSH = 3,8 mUI/mL (VR: 1-15); LH = 2,1 mUI/mL (VR: 1,5-20); testosterona livre = 5,1 pg/mL (VR: 49-113); cortisol livre urinário (UFC) = 75 µg/24 h (VR: até 150).

Ressonância magnética: lesão intrasselar de 20 × 19 × 15 mm que produz compressão e deslocamento do quiasma óptico e da carótida interna direita (Fig. 1.19).

Campimetria visual: escotoma absoluto nasal < 10 mm e perda da sensibilidade nasal superior de moderada a grave; mácula parcialmente comprometida no olho direito; setor temporal inferior do olho esquerdo com perda da sensibilidade moderada.

Densitometria óssea: osteoporose em coluna lombar (escore-Z de –2,93 DP) e osteopenia no quadril (escore-Z de –1,31 DP).

Neuroendocrinologia

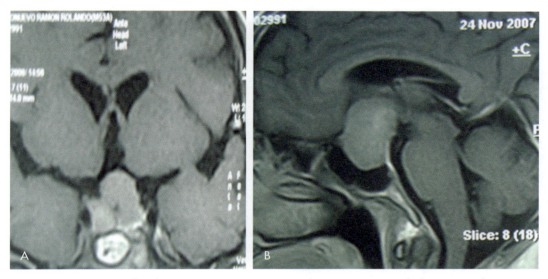

Fig. 1.19 Lesão intrasselar de 20 × 19 × 15 mm que produz compressão e deslocamento do quiasma óptico e da carótida esquerda interna direita.

- **Qual seria o diagnóstico correto?**
  a) Craniofaringioma.
  b) Metástase.
  c) Meningioma.
  d) Adenoma clinicamente não funcionante (ACNF).
  e) Disgerminoma.

Comentários:

Craniofaringioma (CFG) não seria o diagnóstico mais provável, já que esses tumores predominam na infância e adolescência, embora possam surgir em qualquer idade. Além disso, a maioria dos CFG se apresenta como massas císticas suprasselares com calcificações floculares ou convexas intrasselares ou suprasselares, mais bem visualizadas à TC. Essas calcificações, encontradas na maioria das crianças (70% a 90% dos casos) e em 40% a 60% dos adultos, são importantes para o diagnóstico diferencial com outras lesões, como adenomas e aneurismas, que também podem apresentar calcificações, embora com outras características.

As metástases hipofisárias (MTH) representam importante diagnóstico a ser considerado em pacientes com lesões selares. Trata-se, contudo, de condição rara, com prevalência de 1% entre 3.000 cirurgias transesfenoidais. Afetam, principalmente, pacientes > 50 anos de idade. Cânceres de mama (em mulheres) e pulmão (em homens) são as neoplasias primárias mais comuns (dois terços dos casos), sendo seguidos pelos de próstata (6%) e do trato gastrointestinal (5%). No entanto, teoricamente, qualquer neoplasia maligna pode metastatizar para a hipófise. Em geral, existem outros sítios metastáticos ao diagnóstico. Contudo, numa compilação de 190 casos, MTH foram a primeira manifestação detectável da neoplasia extra-hipofisária em torno de 44% dos casos. As MTH costumam localizar-se na hipófise posterior, devido, provavelmente, à intensa vascularização dessa área. Por isso, DI é o sintoma mais comum (visto em 45% dos casos).

Os meningiomas (MNG) são tumores benignos, originários das células meningoendoteliais aracnóideas. Representam 25% dos tumores cerebrais, predominam no sexo feminino e são mais comuns entre os 40 e os 50 anos de idade. Meningiomas selares e parasselares correspondem a 20% de todos os meningiomas. Os MNG que se projetam para dentro da sela podem simular um adenoma. Alguns aspectos clínicos são importantes na diferenciação entre esses tumores. Os meningiomas provocam graves alterações visuais, sem alterações endócrinas equivalentes. A princípio, pode haver alteração visual apenas unilateral e insidiosamente, progredindo até a cegueira bilateral. Ocorre cefaleia na região frontal ou periorbital, ao passo que a alteração endócrina mais frequente é a hiperprolactinemia (até 50% dos casos). Hipopituitarismo e DI são mais raros (5% dos casos). Também pode ocorrer um quadro sugestivo de síndrome de seio cavernoso, incluindo ptose palpebral, em MNG parasselares que invadem o seio cavernoso.

Os germinomas são tumores malignos intracranianos com pico de incidência em crianças e adolescentes. Sua localização mais comum é nas estruturas da linha média do sistema nervoso central, principalmente a glândula pineal. Três padrões foram descritos: (1) germinomas do hipotálamo ventral, associados a germinoma da região pineal; (2) germinomas no III ventrículo anterior, que podem, por extensão, envolver a fossa hipofisária; e (3) germinomas intrasselares, que podem simular um adenoma hipofisário. O DI é a manifestação mais comum, observada em mais de 80% dos casos, seguido de distúrbios visuais e obesidade. Outras possíveis manifestações são retardamento de crescimento, hipopituitarismo e, mais raramente, puberdade precoce. Níveis elevados de β-hCG no soro ou no LCR são encontrados em 5% dos casos e em cerca de 30% dos tumores que contêm outros componentes malignos. A concomitância de lesão hipotalâmica e lesão em pineal é sugestiva de germinoma.

Portanto, o diagnóstico mais provável é o de ACNF, que representa a causa mais frequente de macroadenoma hipofisário. Os ACNF compreendem um grupo heterogêneo de tumores que engloba os tumores clinicamente silenciosos, como os secretores de glicoproteínas (FSH, LH, subunidade α e TSH) ou outros hormônios peptídeos, além dos de *null cells* e dos oncocitomas. Cerca de 80% a 86% dos ACNF produzem gonadotrofinas intactas ou as subunidades α ou β. Quanto à evolução natural, cerca de 50% irão progredir dentro de 5 anos de observação. A taxa de recorrência, após a cirurgia, varia entre 6% e 46%. Tumores com expressão de Ki-67 são mais agressivos e têm maior probabilidade de progressão. No caso de nosso paciente, a cirurgia transesfenoidal foi realizada novamente, sendo a anatomia patológica e a imuno-histoquímica indicativas de gonadotropinoma com Ki-67 de 3%.

☑ **Resposta: D.**

Referências: 1, 2 e 30.

■ CASO 23

Paciente de 37 anos de idade, portadora de acromegalia, foi submetida a adenomectomia transesfenoidal por um cirurgião sem grande experiência com esse procedimento. Como não foi conseguida a normalização hormonal, a paciente foi medicada com octreotida LAR (30 mg, a cada 28 dias). Ela vem menstruando regularmente, porém, após 3 anos de tratamento, permanece com níveis elevados de GH e IGF-1. Últimos *exames hormonais*: IGF-1 = 388 ng/mL (VR: 106-277); GH = 13,6 ng/mL (VR: até 8,0); PRL = 25,2 ng/mL (VR: 2,8-29,2); função tireoidiana normal. À RM, observa-se resíduo tumoral intrasselar (1,6 × 0,6 cm), sem invasão dos seios cavernosos.

■ **Qual a melhor conduta para este caso?**

a) Aumentar a dose do octreotida LAR para 40 mg a cada 28 dias.
b) Adicionar cabergolina (CAB).
c) Submeter a paciente à radiocirurgia.
d) Nova cirurgia transesfenoidal.
e) Há mais de uma opção terapêutica correta.

Comentários:

SSA são os fármacos mais eficazes no tratamento da acromegalia, propiciando normalização do IGF-1 em cerca de 50% dos casos e redução tumoral > 20% em aproximadamente 70% dos pacientes tratados. No Brasil, atualmente, são comercializados a octreotida LAR (OCT-LAR) e a lanreotida autogel (LAN).

Em mãos de cirurgiões experientes, a taxa de "cura" da acromegalia fica em torno de 50%. Uma segunda cirurgia pode ser tentada, sobretudo quando o primeiro procedimento foi realizado por um profissional menos qualificado e o tumor residual é passível de ser retirado, pelo menos parcialmente. Existem evidências de que a remoção adicional da massa tumoral, mesmo que não curativa, poderia melhorar a resposta aos SSA.

A paciente mostrou-se parcialmente resistente à OCT-LAR (redução sem normalização do IGF-1), na dose de 30 mg a cada 28 dias. Embora na literatura existam relatos de melhor resposta, nesses casos, à dose de 40 mg, esta não tem sido a experiência de muitos *experts*. Alternativamente, a OCT-LAR poderia ser trocada pela LAN (120 mg a cada 28 dias). Ainda que não existam estudos controlados que apoiem essa abordagem, há relatos isolados de pacientes que se beneficiaram de um dos fármacos, mas não do outro.

Sabe-se que a dopamina é capaz de inibir a secreção de GH no somatotrofo tumoral, ao contrário do que ocorre com as células normais produtoras de GH. Desse modo, agonistas dopaminérgicos, principalmente a CAB, são capazes de controlar a secreção de GH/IGF-1 em cerca de 30% dos casos, principalmente naqueles com níveis de GH e IGF-1 pouco elevados, com aumento significativo desse percentual quando ocorre cossecreção de PRL. Adicionalmente, existem claras evidências de que a adição da CAB ao tratamento de pacientes parcialmente resistentes aos SSA pode potencializar a resposta terapêutica, independentemente da cossecreção ou coexpressão de PRL pelo tumor somatotrófico. De fato, estudos recentes mostraram que a adição da CAB (na dose de 1 a 3,5 mg/semana) à OCT-LAR ou à LAN proporcionou normalização do IGF-1 em 37% a 56% dos pacientes. As melhores respostas foram vistas em pacientes com níveis de IGF-1 leve a moderadamente elevados (até 2,2 vezes o limite superior da normalidade).

Um novo fármaco usado para tratamento de acromegalia é o pegvisomanto, antagonista do receptor do GH e agente mais eficaz em induzir normalização do IGF-1. Pode ser usada em monoterapia, mas a tendência maior, atualmente, é a de empregá-la em associação com OCT-LAR, LAN ou, mesmo, CAB. Seus principais inconvenientes são o custo excessivo e a ausência de efeito redutor sobre o volume tumoral.

Finalmente, em caso de falha das opções terapêuticas supramencionadas, poderia ser utilizada radioterapia (RxT), preferencialmente estereotáxica, em aplicação única (radiocirurgia) ou sessões múltiplas (conformacional). Os efeitos colaterais da RxT estereotáxica, embora sejam potencialmente menos intensos do que os da RxT convencional, ainda não estão claramente definidos. No entanto, hipopituitarismo parece ser igualmente frequente após as duas modalidades de RxT.

Assim, embora várias opções terapêuticas estejam disponíveis para esta paciente, a menos apropriada inicialmente seria a RxT, levando em conta que se trata de uma paciente jovem, sem hipopituitarismo. Optou-se por uma nova cirurgia, que tampouco foi curativa. Em seguida, decidiu-se, então, pela combinação de OCT-LAR e CAB, que resultou na normalização do IGF-1.

☑ Resposta: E.

Referências: 27 a 31.

■ CASO 24

Mulher de 26 anos de idade procurou a ginecologista em razão de amenorreia há 4 meses. Ao ser questionada, referiu galactorreia à expressão mamilar. Negava uso de qualquer medicamento e a possibilidade de gravidez. Ao *exame físico*: bom estado geral, sem alterações fisionômicas características (Fig. 1.20); 54 kg; 1,59 m; IMC = 21,4 kg/m^2; PA = 120/70 mmHg; FC = 72 bpm; tórax e abdome sem alterações. Tireoide palpável, sem nódulos.

Exames laboratoriais: hemograma normal; glicemia de jejum = 92 mg/dL; creatinina = 0,7 mg/dL; β-hCG negativo; estradiol = 15,2 pg/mL; LH = 2,5 UI/L; FSH = 2,8 UI/L; função tireoidiana normal; PRL = 145 ng/mL (VR: 2,8-29,2). A RM revelou adenoma hipofisário, com 2,5 cm no maior diâmetro que comprimia o quiasma óptico (Fig. 1.21).

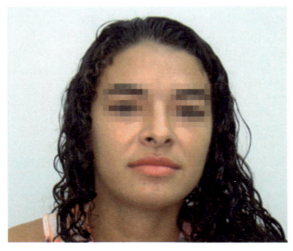

Fig. 1.20 Paciente de 26 anos de idade com amenorreia e hiperprolactinemia, sem alterações fenotípicas características.

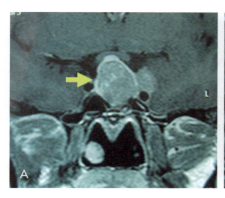
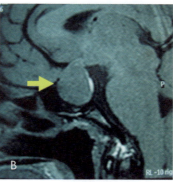

Fig. 1.21 Adenoma hipofisário (*setas*), com 2,5 cm × 1,3 cm, que comprimia o quiasma óptico.

A paciente foi diagnosticada como se tivesse um prolactinoma e tratada com cabergolina (CAB) em doses progressivas de até 2 mg/semana por 6 meses. Este tratamento resultou em normalização da PRL (22,6 ng/mL) e retorno às menstruações regulares. Contudo, não houve modificação da lesão hipofisária. Por isso, a paciente foi encaminhada ao endocrinologista.

■ **Que conduta tomar?**

a) Aumentar a dose da CAB para 3 mg/semana.
b) Trocar CAB por bromicriptina (BCR).
c) Encaminhar a paciente à cirurgia.
d) Dosar GH e IGF-1.
e) Existe mais de uma opção correta.

Comentários:

A acromegalia deve ser investigada em qualquer paciente com macroadenoma hipofisário, mesmo que não estejam presentes as características fenotípicas da doença, como é o caso de nossa paciente. A avaliação laboratorial adicional mostrou elevação dos níveis de IGF-1 (680 ng/mL; VR: 130-280) e GH (8,5 ng/mL [VR: até 5]; nadir do GH no TOTG = 3,5 ng/mL), confirmando o diagnóstico. A paciente foi submetida à cirurgia transesfenoidal, que resultou em queda do IGF-1 para valores normais (253 ng/mL). A imuno-histoquímica revelou positividade nas células tumorais para GH, FSH e LH, mas não para PRL.

Hiperprolactinemia é observada em até um terço dos casos de acromegalia. Pode resultar de cossecreção tumoral de GH e PRL, porém, na maioria dos casos, se deve à compressão da haste hipofisária. Assim, os níveis de PRL geralmente são < 100 ng/mL. No entanto, valores maiores podem ser encontrados. Além disso, em pacientes com tumores cossecretores de GH e PRL, os valores da PRL, excepcionalmente, podem estar muito elevados (p. ex., > 5.000 ng/mL). No Estudo Multicêntrico Brasileiro sobre Hiperprolactinemia, os níveis de PRL variaram entre 28 e 275 ng/mL (média, 99,3 ± 57,4) em pacientes com acromegalia (Vilar et al., 2008).

☑ **Resposta: D.**

Referências: 10, 59 e 60.

CASO 25

Na investigação de cefaleia, homem de 45 anos de idade foi submetido a RM de crânio, que mostrou lesão intrasselar de 0,6 cm. O paciente não apresentava outras queixas, além de tonturas ocasionais. Ao *exame físico*, não há estigmas de hipersecreção hormonal.

■ Que outro(s) exame(s) deveria(m) ser prioritariamente solicitado(s)?

a) Apenas prolactina (PRL).
b) PRL e cortisol salivar à meia-noite (CSaMN).
c) PRL, CSaMN e IGF-1.
d) PRL, CSaMN, IGF-1 e T_4 livre.
e) PRL, CSaMN, IGF-1, FSH, LH, testosterona, TSH e T_4L.

Comentários:

De acordo com as diretrizes da Endocrine Society, recomenda-se avaliação inicial de todos os pacientes com incidentaloma de hipófise com triagem laboratorial para hipersecreção hormonal, independentemente da presença ou não de sintomas. Nos pacientes com microincidentalomas, a recomendação atual, e considerada a mais custo-efetiva, consiste em dosar apenas a PRL sérica, na ausência de suspeita clínica de qualquer síndrome de hipersecreção hormonal. Entretanto, ainda existem controvérsias em relação à triagem com dosagem sérica de IGF-1 e de CSaMN ou testes de estímulo.

A avaliação de hipopituitarismo nos microincidentalomas não se faz necessária em virtude de sua raridade nessa situação, exceto em casos de microincidentalomas grandes (> 8 a 9 mm) e macroincidentalomas. Nesses casos, existam ou não sintomas, uma triagem inicial de rotina para hipopituitarismo deve ser realizada por meio da dosagem de IGF-1, cortisol e T_4L, além de testosterona (em homens). Em mulheres, a dosagem dos hormônios sexuais só se faz necessária nos casos de irregularidade menstrual.

☑ **Resposta: A.**

Referências: 61 e 62.

■ Considerando que o(s) hormônio(s) testado(s) no caso anterior se mostre(m) sem anormalidade(s), qual seria a melhor conduta para esse caso?

a) Encaminhar o paciente à cirurgia, em razão do risco elevado de crescimento tumoral.
b) Iniciar cabergolina (1 mg/semana).
c) Submeter o paciente à radiocirurgia, devido ao baixo risco de hipopituitarismo.
d) Seguir o paciente por RM periódicas (a cada 6 a 12 meses) e encaminhá-lo à cirurgia se houver crescimento tumoral.
e) Existe mais de uma alternativa correta.

Neuroendocrinologia

Comentários:

Para pacientes com microincidentalomas, a chance de crescimento tumoral é pequena (< 10%). O seguimento dos incidentalomas hipofisários está indicado naqueles casos em que a avaliação clínica e os testes funcionais não fecham critério para remoção cirúrgica do tumor.

Os pacientes com microadenoma e síndrome clínica relacionada com a hipersecreção hormonal devem ser tratados apropriadamente, seja com ressecção cirúrgica (acromegalia, doença de Cushing e tireotropinoma), seja com agonista dopaminérgico (prolactinoma).

Nos casos de microincidentalomas não funcionantes, o seguimento deve ser realizado por meio de RM de sela túrcica e dosagem de PRL após 6 meses ou 1 ano. Uma nova RM deve ser repetida em 2 anos e subsequentemente a intervalos maiores (após 5 anos). Recomenda-se a abordagem cirúrgica caso ocorra crescimento tumoral. Outras indicações para cirurgia seriam: (1) macroincidentalomas não funcionantes com compressão de quiasma óptico; (2) apoplexia hipofisária com anormalidades visuais; (3) presença de significativa extensão suprasselar, mesmo sem compressão quiasmática, principalmente em mulheres que desejam engravidar; (4) hipopituitarismo; e (5) cefaleia intratável.

☑ **Resposta: D.**

Referências: 61 e 62.

■ CASO 26

Mulher de 34 anos de idade procura o ginecologista com história de galactorreia e oligomenorreia há 2 anos. Nessa ocasião, a avaliação laboratorial revelou PRL de 91 ng/mL (VR: até 24) e a RM mostrou lesão selar com 13 × 10 mm (Fig. 1.22A). Recebeu diagnóstico de prolactinoma e foi-lhe prescrita cabergolina (CAB), que ela vem usando regularmente desde então, sem efeitos colaterais. No seguimento, houve resolução da galactorreia, e as dosagens

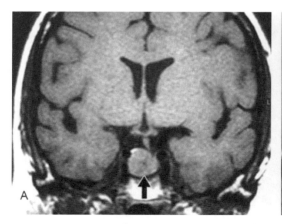
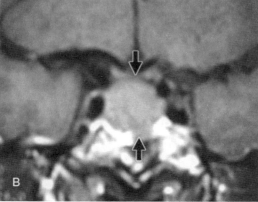

Fig. 1.22A. RM inicial pré-tratamento mostrando massa selar medindo 13 × 10 mm (*seta*). **B.** RM após 3 anos de tratamento com CAB, mostrando crescimento da massa selar (16 × 12 mm), com evidente extensão suprasselar (*setas*).

de PRL sempre se mantiveram normais. Contudo, foi solicitada avaliação do endocrinologista porque o tumor cresceu de tamanho no exame de imagem feito após 3 anos de terapia, passando para 16 × 12 mm e com extensão suprasselar, aproximando a lesão do quiasma óptico (Fig. 1.22B). A *avaliação hormonal* empreendida pelo endocrinologista mostrou: PRL = 17,2 ng/mL; GH = 1,9 ng/mL; IGF-1 = 253 ng/mL (VR: 101-303); cortisol = 15,4 µg/dL (VR: 5-25); T_4L e TSH, normais; FSH = 63,1 mUI/mL; subunidade alfa = 1,09 mUI/mL (VR: 0,05-0,9).

- **No que se refere a este caso, qual é a alternativa correta?**
    a) Trata-se de prolactinoma maligno, que deve ser tratado com radioterapia.
    b) Não é um prolactinoma, e a paciente deve ser encaminhada para cirurgia transesfenoidal.
    c) Deve-se checar a aderência ao tratamento e aumentar a dose do agonista dopaminérgico.
    d) Trata-se de resistência à CAB, que deve ser imediatamente trocada por bromocriptina.
    e) Deve-se iniciar terapia de reposição hormonal com estrogênio, pois o aumento da lesão decorre de hiperplasia hipofisária da menopausa.

Comentários:

Nos prolactinomas, os níveis séricos de PRL são geralmente proporcionais ao tamanho tumoral. Nesse sentido, o valor de PRL inicial de nossa paciente, pouco elevado para um macroadenoma, deveria servir de alerta para a possibilidade de que a lesão selar fosse um "pseudoprolactinoma", causando hiperprolactinemia por compressão da haste hipofisária, e não um macroprolactinoma. Quando há esse tipo de dúvida ao diagnóstico, a dosagem de PRL em amostras diluídas pode ser útil para afastar um eventual efeito gancho na dosagem de PRL num caso de macroprolactinoma. Contudo, no presente caso, essa abordagem seria de pouca valia para decisão terapêutica.

A dissociação entre a resposta clínico-hormonal e radiológica apresentada pela paciente na vigência do tratamento, com crescimento suprasselar preocupante da lesão, também enfatiza a importância do diagnóstico diferencial entre prolactinoma e "pseudoprolactinoma". Má aderência ao tratamento dificilmente explicaria o crescimento substancial do tumor ante a normalização clínica e laboratorial. Da mesma maneira, nos prolactinomas resistentes aos agonistas dopaminérgicos ou nos prolactinomas malignos, o crescimento tumoral normalmente se acompanha de elevação nos níveis de PRL. Além disso, o aumento do FSH e da subunidade alfa no contexto clínico de nossa paciente (41 anos, histerectomizada e sem qualquer sintoma climatérico) sugere que o tumor seja um gonadotropinoma clinicamente silencioso, justificando-se a dissociação da resposta terapêutica pelo efeito da medicação sobre os lactotrofos normais. As células desses tumores, por sua vez, não apresentam receptores D2 e não respondem ao tratamento farmacológico, explicando o crescimento do tumor. Não há, portanto, fundamento para aumento de dose ou para troca de agonista dopaminérgico. Obviamente, a terapia estrogênica também não teria qualquer efeito sobre o tumor.

O tratamento radioterápico deve ser considerado nos adenomas hipofisários com comportamento agressivo e não responsivos à terapia cirúrgica e/ou medicamentosa. A paciente foi encaminhada à cirurgia transesfenoidal, e o exame imuno-histoquímico do tumor foi positivo para LH, FSH e TSH, mas negativo para PRL, GH e ACTH, confirmando a suspeita clínica.

☑ **Resposta: B.**

Referências: 10, 17, 18 e 28.

■ CASO 27

Mulher de 37 anos de idade teve macroprolactinoma (2,8 × 1,8 cm, com extensão suprasselar e parasselar direita) diagnosticado em 2010. A paciente está em uso de CAB desde então. Atualmente, o medicamento é tomado na dose de 1,0 mg/semana. A paciente menstrua regularmente, não tem galactorreia, e os últimos exames revelaram níveis de PRL de 9,3 ng/mL (VR: 2,8-29,2). Um resíduo tumoral de 0,5 cm, intrasselar, foi visualizado à RM realizada no mês anterior.

■ Sobre este caso, podemos afirmar que:

I – A CAB deveria ser suspensa e reintroduzida caso a PRL voltasse a se elevar.
II – O risco de reexpansão tumoral seria muito alto se a CAB vier a ser suspensa.
III – Seria prudente manter a CAB indefinidamente, já que o tumor original era um macroprolactinoma invasivo.
IV – O mais recomendável seria manter a CAB até a menopausa.
   a) Apenas o item I está correto.
   b) Apenas os itens II e III estão corretos.
   c) Os itens II e IV estão corretos.
   d) Os itens I e III estão corretos.
   e) Somente o item IV está correto.

Comentários:

Uma vez interrompida a administração dos agonistas dopaminérgicos (DA), tende a ocorrer recidiva da hiperprolactinemia, que geralmente não se acompanha de reexpansão tumoral (vista em menos de 10% dos casos). No entanto, um subgrupo de pacientes pode permanecer com níveis normais de PRL. Em cerca de 20% dos pacientes com prolactinomas, os níveis de PRL permanecem normais quando se suspende o uso da BCR após 12 a 24 meses de tratamento. O percentual de pacientes com normoprolactinemia persistente após a interrupção da terapia com CAB, em quatro estudos, variou de 35% a 70%. Na série de Vilar et al. (2011), persistente normoprolactinemia foi mais frequente com CAB de que com BCR (35% vs. 25,5%), mas essa diferença não atingiu significância estatística (p = 0,24). Uma recente revisão sistemática e meta-análise demonstrou que a proporção de pacientes com normoprolactinemia persistente após a retirada dos DA foi de apenas 21%, com sucesso maior em casos de hiperprolactinemia idiopática (32%), em comparação com microprolactinomas (21%) e macroprolactinomas (16%). A probabilidade de sucesso do tratamento foi maior quando CAB foi utilizada durante pelo menos 2 anos.

As diretrizes da Endocrine Society recomendam que se considere a interrupção dos DA após 2 anos de tratamento, desde que a PRL esteja normal e a RM mostre ausência de tumor hipofisário ou resíduo tumoral mínimo.

☑ **Resposta: A.**

Referências: 60, 63 a 65.

■ CASO 28

S.R.L.V., 49 anos de idade, foi diagnosticado como portador de acromegalia há 5 anos, causada por macroadenoma hipofisário secretor de GH (2,2 × 1,3 cm), tendo sido submetido a uma cirurgia transesfenoidal (CTE) malsucedida. O paciente se encontra em uso de OCT-LAR há 3 anos (no momento, na dose de 30 mg a cada 28 dias IM). Não faz uso de outras medicações, exceto losartana (100 mg/dia), para tratamento de hipertensão (bem controlada). Ele regressou ao neuroendocrinologista trazendo os seguintes *exames laboratoriais*: glicemia = 97 mg/dL; PRL = 12,7 ng/mL (VR: até 20); GH = 1,8 ng/mL; nadir do GH no TOTG = 0,4 ng/mL; IGF-1 = 201 ng/mL (VR: 94-252); cortisol = 12,9 µg/dL (VR: 5-25); T_4 livre e TSH normais. Exames realizados 6 e 12 meses antes revelaram resultados similares. Trouxe, também, RM em que se via um resíduo tumoral, de 0,6 cm, no lado direito da hipófise, invadindo o seio cavernoso ipsilateral.

■ Sobre este caso, podemos afirmar que:

I – Poder-se-ia suspender a OCT-LAR e reintroduzi-la, caso o GH e o IGF-1 voltassem a se elevar.

II – O tratamento com OCT-LAR deve ser mantido indefinidamente, a menos que o paciente se submeta à radioterapia ou sofra uma apoplexia hipofisária.

III – Uma nova CTE deveria ser considerada.

IV – Submeter o paciente à radiocirurgia seria seguro e eficaz.

    a) Apenas o item I está correto.
    b) Apenas os itens I e III estão corretos.
    c) Os itens III e IV estão corretos.
    d) Apenas o item III está correto.
    e) Somente o item IV está correto.

Comentários:

Os análogos da somatostatina (SSA) são os agentes de escolha para os acromegálicos não curados pela cirurgia ou que apresentem tumores não ressecáveis que não estejam próximos do quiasma óptico. Sua eficácia em normalizar o IGF-1, em pacientes não selecionados, varia de 30% a 65%. Uma vez iniciado, o tratamento com SSA necessita, *a priori*, ser mantido por tempo indeterminado. Contudo, de acordo com estudos preliminares recentes, um subgrupo de pacientes muito bem controlados do ponto de vista endócrino, metabólico, cardiovascular e neuro-oftalmológico, previamente tratados por pelo menos 2 anos, poderia ser manter bem controlado após a suspensão do SSA. Na série de Vilar et al. (2013), quatro pacientes (20%) permaneceram sem clínica e evidência bioquímica/neurorradiológica de recorrência da doença após 12 a 18 meses de seguimento. Em contraste, 16 pacientes (80%) recidivaram bioquimicamente no prazo de 9 meses após a retirada do medicamento e voltaram a usar a OCT-LAR na mesma dose anterior. Em quatro estudos anteriores, totalizando 58 pacientes, a proporção de pacientes que se mantiveram em remissão variou de 14% a 42%.

Estudos com número maior de pacientes se fazem necessários. Contudo, os dados disponíveis dão o suporte para que eventualmente se considere suspender o tratamento com SSA em pacientes cronicamente tratados que se mostrem muito bem controlados.

Como o tumor residual invade o seio cavernoso direito, ele não seria cirurgicamente ressecável. A radiocirurgia teria, como inconveniente maior, o alto risco para o desenvolvimento de pan-hipopituitarismo a médio e longo prazos. Assim, interromper a OCT-LAR e seguir o paciente com avaliações periódicas seria a melhor opção no momento.

☑ **Resposta: A.**

Referências: 19 a 21, 66 e 67.

■ CASO 29

Em avaliação oftalmológica de rotina, foi encontrada lesão da retina com suspeita de melanoma em uma mulher de 55 anos de idade. A RM mostrou aspectos normais da órbita, porém uma hipófise homogeneamente alargada. A paciente tinha marcantes traços acromegálicos e icterícia ao exame. Ela não tinha cefaleia e, no exame dos campos visuais, não havia nada digno de nota. *Exames laboratoriais*: PRL = 18,2 ng/mL (VR: 2,8-29,2); T_4L = 1,4 ng/dL (VR: 0,7-1,8); TSH = 0,92 mUI/L (VR: 0,3-5,0); cortisol = 15,6 µg/dL (VR: 5-25); FSH = 68 UI/L (VR: > 25), LH = 22 UI/L (VR: > 16); estradiol = 14 pg/mL; IGF-1 = 868 ng/mL (VR: 81-225); GH = 9 µg/L (basal) e 3,7 µg/L (nadir no TOTG).

Seus antecedentes mórbidos incluíam síndrome de Gilbert e uma lobectomia no pulmão direito há 22 anos, após a descoberta de uma massa pulmonar que a histologia confirmou ser um tumor carcinoide. As transaminases estavam normais e as bilirrubinas, aumentadas (bilirrubina total = 3,2; bilirrubina direta = 2,2 mg/dL). À ultrassonografia havia múltiplas lesões hepáticas hipervasculares, indicativas de metástases, mas que pareciam incompatíveis com o sítio primário de tão pequena lesão ocular. Não havia outros sítios primários óbvios no exame, e uma radiografia de tórax confirmou a perda de volume do hemitórax direito após prévia lobectomia.

A tomografia computadorizada (TC) abdominal mostrou múltiplas metástases hepáticas hipervasculares, consistente com tumor neuroendócrino. A cintilografia óssea revelou lesões escleróticas em suas costelas, vértebras e pelve óssea. A biópsia hepática confirmou uma neoplasia altamente vascular, favorecendo um tumor neuroendócrino (NET) primário de pulmão, com baixa fração de proliferação (Ki-67 < 1%).

■ Sobre este caso, podemos afirmar que:

I – A paciente deve ser tratada com cirurgia transesfenoidal e depois encaminhada ao oncologista.
II – Pegvisomanto seria a melhor opção para controle dos níveis de GH e IGF-1 nesta paciente.
III – A dosagem do GHRH teria importância fundamental no manuseio deste caso.
IV – Octreotida LAR (OCT-LAR) ou lanreotida autogel seriam a medicação a ser tentada inicialmente.
   a) Existe apenas um item incorreto.
   b) Apenas os itens II e III estão corretos.
   c) Apenas o item IV está correto.
   d) Somente o item I está correto.
   e) Somente os itens III e IV estão corretos.

Comentários:

Secreção ectópica de GHRH causando acromegalia é situação bastante rara, respondendo por menos de 1% dos casos de acromegalia. No entanto, é um importante diagnóstico que deve ser considerado em novas apresentações de acromegalia, uma vez que seu tratamento visa controlar a fonte ectópica. "Acromegalia ectópica" é clinicamente indistinguível da acromegalia hipofisária, e dados que apontam para a primeira devem incluir: (1) presença de outras raras condições ou sintomas endócrinos e (2) uma hipófise homogeneamente alargada em vez de um tumor hipofisário à RM.

Carcinoides brônquicos podem recidivar muitos anos depois de uma aparente remissão que, neste caso, teria sido de mais de 20 anos. Manifestações oculares secundárias em pacientes com tumores carcinoides são relativamente comuns e foram vistas em 15% dos pacientes em uma série de casos no Reino Unido (Isidori et al., 2002). O valor de uma história completa e cuidadosa, juntamente com o exame físico, neste caso identificando as características da acromegalia em conjunto com rubor e uma história prévia de tumor carcinoide de pulmão, não pode ser exagerado e não deve ser negligenciado em favor de investigações complexas e caras. Deve-se sempre considerar o princípio de que a explicação mais simples e abrangente seja provavelmente a correta. Com isso em mente, a acromegalia da paciente estaria mais provavelmente ligada à secreção de GHRH/GH por seu carcinoide brônquico de que a um distúrbio hipofisário primário, na presença de distintas entidades patológicas, como melanoma de retina e carcinoide brônquico.

Os níveis de GHRH foram dosados e estavam em 8.316 ng/mL (VR < 30, normal; > 300, sugestivo de secreção ectópica). A paciente tem, portanto, um tumor carcinoide pulmonar primário que recidivou após cerca de 20 anos com metástases oculares, hepáticas e ósseas, causando hiperplasia somatotrófica e acromegalia, devido à secreção ectópica de GHRH. Trata-se de uma condição bastante rara e, até 2012, havia apenas 74 casos relatados na literatura.

As opções terapêuticas para a acromegalia incluem cirurgia, radioterapia e tratamento medicamentoso, incluindo análogos da somatostatina (SSA), agonistas dopaminérgicos e antagonistas do receptor do GH. Neste caso, como não existe tumor focal para tratar, a cirurgia e a radioterapia não são terapias de primeira linha. As opções de tratamento intervencionista para as NET incluem cirurgia, ablação por radiofrequência e embolização da artéria hepática, mas esta paciente tem uma carga tumoral extensa, incluindo as metástases ósseas. Quimioterapia e/ou tratamento com SSA também são possíveis alternativas.

Neste caso, a terapia com OCT-LAR foi iniciada e a dose foi aumentada para a dose máxima mensal, juntamente com o tratamento mensal com pamidronato. Durante 18 meses, a paciente apresentou grande melhora dos sintomas e sinais de acromegalia. Houve redução no tamanho da hipófise, e os níveis de IGF-1 caíram de 768 para 302 ng/mL e os da cromogranina A, de 904 para 262 pmol/L. Sua massa de tumor carcinoide manteve-se estável em TC seriadas. No entanto, posteriormente, seu IGF-1 voltou a se elevar. Nesta situação, as opções de terapia seriam o pegvisomanto (antagonista do receptor de GH) e a octreotida radiomarcada. A adição do pegvisomanto possibilitou a normalização do IGF-1. Deve ser lembrado que, em virtude de sua ação apenas periférica, o pegvisomanto não reduz os níveis de GH, que podem até aumentar.

☑ **Resposta: E.**

Referências: 68 e 69.

■ CASO 30

Homem de 40 anos de idade teve o diagnóstico de macroprolactinoma (tumor de 2,2 × 1,3 cm) há 3 anos. Desde então, segue em uso de CAB, tomada, há alguns meses, na dose de 2 mg/semana. Não faz uso de nenhum outro tipo de medicação. O paciente retorna à consulta com queixas de disfunção erétil e de que sua mulher vem tentando engravidar há alguns meses, sem sucesso. Traz uma RM de sela túrcica que mostra resíduo tumoral de 0,6 cm no lado direito da hipófise. *Exames laboratoriais*: PRL = 15,8 ng/mL (VR: 2,6-18,1); TSH = 1,8 µUI/mL (VR: 0,35-5,5); T_4L = 1,2 ng/mL (VR: 0,7-1,8); creatinina = 1,2 mg/dL (VR: 0,7-1,3); glicemia = 92 mg/dL; HbA1c = 5,5%; LH = 1,2 ng/mL (VR: 0,6-12,1); FSH = 4,2 ng/mL (VR: 1,4-13,6); testosterona total = 260 ng/dL (VR: 280-800); testosterona livre = 4,5 ng/dL (VR: 2,67-18,3).

■ Qual das seguintes condutas seria a mais indicada para melhorar as queixas do paciente e restaurar sua fertilidade?

a) Enantato de testosterona (200 mg a cada 21 dias IM).
b) Undecilato de testosterona (1.000 mg a cada 3 meses IM).
c) Testosterona em gel.
d) Citrato de clomifeno.
e) Existe mais de uma opção correta.

Comentários:

Prolactinomas causam hipogonadismo hipogonadotrófico em ambos os sexos. O tratamento com DA corrige a hiperprolactinemia, diminui o tamanho do tumor e restaura a função gonadal na maioria dos pacientes. Contudo, 30% a 50% dos pacientes do sexo masculino com prolactinomas em tratamento com DA, seja com PRL normal ou elevada, ainda permanecem hipogonádicos. O hipogonadismo persistente nesses pacientes é tratado com reposição de testosterona, na maioria das vezes com injeções intramusculares que exigem aplicações frequentes e induzem grandes flutuações nos níveis séricos de testosterona, com flutuações correspondentes na energia, na libido, no desempenho sexual e no humor dos pacientes. Esses inconvenientes são minimizados com o uso IM do undecilato de testosterona (a cada 3 meses) ou preparações em gel ou na forma de adesivos, quando se obtêm níveis mais estáveis de testosterona. Contudo, a reposição de testosterona tem um efeito inibitório sobre a espermatogênese e a fertilidade, o que é indesejável em pacientes que desejam ter filhos.

O citrato de clomifeno é um modulador específico do receptor estrogênico, que aumenta a secreção de gonadotrofina via sua ação no nível do hipotálamo e da hipófise. Ele tem sido amplamente usado na avaliação do eixo gonadotrófico e na indução da ovulação. Clomifeno também se mostrou útil para reverter hipogonadismo hipogonadotrófico em várias condições, como anemia falciforme, uremia, alcoolismo e uso abusivo de esteroides, bem como para estimular a secreção de gonadotrofina em pacientes com hiperprolactinemia ou supressão de gonadotrofinas induzidas pela sulpirida. Em pacientes com prolactinonas com hipogonadismo persistente, a despeito do uso de DA, o clomifeno, na dose de 50 mg/dia, mostrou-se eficaz em melhorar a fertilidade e a função erétil, elevando LH, FSH e testosterona, além de aumentar a motilidade dos espermatozoides. Na série de Ribeiro et al., 10 de 14 (71%) pacientes com prolactinomas responderam favoravelmente ao clomifeno.

☑ **Resposta: D.**

Referências: 48, 60 e 70.

Doenças da Tireoide

2

Pedro Weslley S. Rosário, Hans Graf, Gilberto J. Paz-Filho,
Patrícia Sampaio Gadelha, Fabiano Marcel Serfaty, Fernanda Vaisman,
Denise P. Momesso, Helton E. Ramos, Gustavo Caldas, Fábio Moura,
George Robson Ibiapina, Patrícia de Fátima S. Teixeira,
Aline Maria C. Siqueira, Luiz de Gonzaga G. Azevedo Jr.,
Ana Rosa P. Quidute, Joyce S. Paiva, Herivaldo F. da Silva, Yanne R. Ramos,
Virna S. Lima, Taise Lima O. Cerqueira, Daniel L. San Martin & Lucio Vilar

■ CASO 1

Em mulher de 28 anos de idade um carcinoma papilífero foi diagnosticado em nódulo tireoidiano de 2 cm na 22ª semana de gestação. Não há história familiar de câncer tireoidiano. A avaliação da função tireoidiana mostrou-se normal, bem como os níveis de calcitonina. Tampouco foram visualizados linfonodos cervicais à ultrassonografia (US).

■ Qual seria a melhor conduta para este caso?

a) Encaminhar imediatamente a paciente para cirurgia.
b) Encaminhar a paciente para cirurgia logo após o parto.
c) Encaminhar a paciente para cirurgia de 4 a 6 meses após o parto.
d) Encaminhar a paciente para cirurgia quando se decidir pela suspensão da amamentação.
e) Existe mais de uma opção correta.

Comentários:

> Primeiro, nesta situação (carcinoma papilífero não volumoso [2 cm] e aparentemente não metastático ou invasivo), não há dados sugerindo que o atraso da terapia por alguns

meses possa comprometer a chance de cura. Também não está demonstrado que a gestação interfira negativamente na progressão natural desses tumores.

Segundo, é conhecido que a tireoidectomia durante a gravidez apresenta riscos; no primeiro trimestre, aumenta a chance de abortamento e, no terceiro trimestre, de parto prematuro. No caso em questão, em virtude do período gestacional (22ª semana), o risco seria menor.

Assim, considerando improvável prejuízo em adiar o tratamento para depois do parto, somado ao risco de complicações, postergar a tireoidectomia neste caso (tumor bem diferenciado, 2 cm, aparentemente não agressivo) seria a melhor opção.

Quando a citologia é maligna (carcinoma papilífero), embora não haja estudos mostrando o benefício especificamente nesta situação, a supressão do TSH (< 0,5 mUI/L) com levotiroxina, que é segura na gestação, é interessante enquanto as pacientes aguardam a cirurgia.

As alternativas "b" e "c" estariam corretas. Optando-se por esta última, além da supressão do TSH, é necessário um acompanhamento com US, indicando-se prontamente a tireoidectomia caso ocorra aparente progressão tumoral (crescimento do nódulo e/ou aparecimento de linfonodos).

☑ **Resposta: E.**
Referências: 71 a 74.

■ CASO 2

J.P.S., 40 anos de idade, sexo masculino, tem nódulo sólido de 2,8 × 2,2 cm no lobo esquerdo da tireoide, hipoecoico, sem calcificações e com fluxo sanguíneo aumentado difusamente ao Doppler. A função tireoidiana estava normal. O paciente foi submetido, em um período de 15 meses, a três punções aspirativas com agulha fina (PAAF) guiadas por US, mas todas as amostras citológicas foram insatisfatórias.

■ Qual seria a melhor conduta para este caso?

a) Manter o paciente sob terapia supressiva com levotiroxina indefinidamente.
b) Manter o paciente sob terapia supressiva com levotiroxina e repetir PAAF após 12 meses.
c) Encaminhar imediatamente o paciente para cirurgia.
d) Encaminhar o paciente para cirurgia, na dependência dos marcadores moleculares (BRAF, galectina etc.).
e) Existe mais de uma opção correta.

Comentários:

Inicialmente, analisemos se alguma investigação adicional poderia ser útil neste caso.
Há estudos mostrando o papel da elastografia em nódulos com citologia "não diagnóstica". Malignidade é rara quando esses nódulos exibem alta elasticidade (valor preditivo ne-

gativo [VPN] > 95%). Elastografia já está sendo realizada em muitos locais; se disponível, seria interessante obtê-la neste paciente. Cintilografia não é recomendada, considerando o fato de a citologia ter sido "insatisfatória" e a função tireoidiana estar normal. Embora um estudo tenha encontrado VPN de 100% para o FDG-PET-CT *scan* em nódulos sólidos > 1 cm com citologia "não diagnóstica", exatamente como no caso em questão, a utilidade desse método de imagem está mais bem estudada em nódulos com citologia indeterminada (folicular), e o custo ainda é uma limitação.

Em relação aos marcadores moleculares (mutações [BRAF, RET-PTC, RAS] ou rearranjo [PAX-8/PPAR-γ], expressão de genes [RNAm], microRNA, imunocitoquímica [galectina-3, HBME-1, CK-19]), em nosso meio, no momento, somente a imunocitoquímica encontra-se disponível em laboratórios comerciais, embora já existam *kits* fora do Brasil para pesquisa de mutações/rearranjo e avaliação da expressão de genes (RNAm) que sugerem benignidade ou malignidade. Além disso, um resultado negativo seria pouco útil pois, ainda que o teste realizado tenha comprovado VPN elevado, neste caso especificamente, poder-se ia tratar de um falso-negativo pela escassez celular. Somente um resultado positivo (sugerindo malignidade) seria útil, mas a ocorrência deste nesta situação ("celularidade insuficiente") é incomum.

Embora em nosso meio não seja comum em lesões da tireoide, a biópsia de fragmento (*core biopsy*) pode definir a natureza do nódulo em muitos casos, quando as citologias são "insatisfatórias", e poderia ser o próximo passo.

Passando à terapia, radioiodo não é uma opção interessante em nódulos que não são hipercaptantes e cuja malignidade ainda não foi excluída. Por esta última razão, também não seria recomendada a alcoolização do nódulo. Terapia com levotiroxina (L-T$_4$) com objetivo de suprimir o TSH e, por meio disso, obter não progressão e mesmo regressão da doença nodular, não tem sido indicada: (a) sua efetividade é controvertida, (b) seria necessário mantê-la em longo prazo, e (c) efeitos adversos (cardiovasculares e ósseos) podem ocorrer. Além disso, terapia supressiva com L-T$_4$ tem sua indicação discutida em nódulos benignos, não naqueles com citologia "não diagnóstica". A resposta a essa terapia não deve ser usada para definir a natureza dos nódulos (ou seja, crescimento se maligno e redução se benigno).

Portanto, neste caso clínico, caberia definir entre cirurgia e conduta expectante. Para essa decisão, deve-se avaliar o risco de malignidade. Para estimativa desse risco, devemos considerar dados clínicos (história pessoal de câncer de tireoide ou exposição a radiação ionizante ou radioterapia cervical na infância ou adolescência, história familiar de câncer de tireoide em parente de primeiro grau) e as informações da US (suspeita de invasão ou linfonodos acometidos e características do nódulo). Embora não pareça haver correlação entre tamanho do nódulo e risco de malignidade, este parâmetro é importante quando se considera a repercussão de um eventual atraso da terapia caso o nódulo seja maligno. Atrasar o tratamento de um microcarcinoma não parece ter impacto no prognóstico, mas para tumores maiores isso é possível. Assim, seguimento é bastante apropriado para nódulos < 1 cm, mas em nódulos > 2 cm e, principalmente, > 4 cm, é exigida maior certeza da natureza benigna para que se opte pela não intervenção (cirurgia). No caso concreto, apesar da história clínica negativa, como o nódulo é sólido e hipoecoico, > 2 cm, e as citologias persistentemente "não diagnósticas", a cirurgia seria a melhor conduta.

☑ **Resposta: C.**

Referências: 74 a 78.

■ CASO 3

W.S.C., 42 anos de idade, sexo masculino, tem nódulo sólido de 4,8 cm no lobo esquerdo da tireoide, hipoecoico, sem calcificações e com fluxo sanguíneo aumentado difusamente ao Doppler. A função tireoidiana está normal. Foi submetido, em um período de 18 meses, a três PAAF guiadas por US, mas todas as amostras citológicas mostraram-se insatisfatórias.

■ Qual seria a melhor conduta para este caso?

a) Manter o paciente sob terapia supressiva com levotiroxina (L-T$_4$) indefinidamente.
b) Submeter o paciente a uma nova PAAF guiada por US.
c) Encaminhar imediatamente o paciente para cirurgia, devido ao potencial impacto negativo do atraso do tratamento de um eventual carcinoma > 4 cm.
d) Encaminhar imediatamente o paciente para cirurgia, devido ao comprovado aumento no risco para malignidade em nódulos sólidos > 4 cm.
e) Submeter o paciente à cirurgia na dependência dos achados do PET-CT *scan*.

Comentários:

Em nódulos > 4 cm, em razão do impacto que pode ter o atraso do tratamento de um eventual carcinoma com esta dimensão, a cirurgia não seria recomendada somente caso a probabilidade de malignidade fosse muito baixa, o que necessariamente exige que a citologia seja benigna. Como no caso em questão as citologias foram repetidamente "insatisfatórias", a cirurgia é a melhor opção. Em nódulos grandes, as investigações adicionais discutidas no caso anterior dificilmente são capazes de dispensar a tireoidectomia; portanto, após a confirmação de citologia "não diagnóstica", um paciente com nódulo > 4 cm deve ser encaminhado à cirurgia.

A opção "d" não estaria correta, pois não há evidências de correlação significativa entre tamanho do nódulo e risco de malignidade. Mesmo quando a citologia é benigna, há muita controvérsia se a taxa de falso-negativo é realmente maior em nódulos > 4 cm.

☑ **Resposta: C.**

Referências: 74, 78 e 79.

■ CASO 4

Mulher de 38 anos de idade teve o diagnóstico de carcinoma papilífero em 2009, sendo submetida à tireoidectomia total e à radioiodoterapia (100 mCi). A pesquisa de corpo inteiro (PCI) pós-dose revelou captação do radioisótopo apenas no leito tireoidiano. Foi prescrita terapia supressiva com levotiroxina (125 µg/dia) e a paciente evoluiu bem, com níveis de tireoglobulina (Tg) < 1 ng/mL. No entanto, desde 2011, a Tg vem apresentando elevação progressiva e no momento encontra-se em 46,7 ng/mL. A US cervical foi normal, enquanto a PCI e a TC toracoabdominal mostraram-se inconclusivas.

■ Qual seria a melhor conduta para este caso?

a) Manter a paciente sob terapia supressiva com L-T$_4$ e acompanhar a paciente com US cervical e PCI periódicas.
b) Manter a paciente sob terapia supressiva com L-T$_4$ e acompanhá-la com US cervical e TC ou resssonância magnética (RM) toracoabdominais periódicas.
c) Administrar dose empírica de ^{131}I (100 mCi).
d) Utilizar a radioiodoterapia apenas se o PET-CT *scan* não revelar metástases.
e) Existe mais de uma opção correta.

Comentários:

Além do valor absoluto da Tg, sua elevação progressiva é forte indício de recidiva tumoral. Nessa situação, deve-se iniciar a propedêutica com a US cervical, pois metástases linfonodais no pescoço são o sítio mais frequente de recorrência e a US é um método não invasivo com alta sensibilidade para detectá-las. A investigação é completada com a TC de tórax, para pesquisa de metástases pulmonares e mediastinais. Para estas últimas, o uso de contraste melhora a sensibilidade da TC. PCI diagnóstica é um método de imagem pouco sensível e sua realização tem sido cada vez menos frequente. De qualquer modo, no caso em questão, US, TC e PCI diagnóstica não revelaram metástases.

A administração de uma atividade empírica de ^{131}I, com obtenção da PCI pós-dose, em pacientes com Tg elevada sem doença aparente, durante muito tempo foi usada para detecção de metástases. Com o advento do FDG-PET-CT *scan*, isso mudou. Primeiro, sabe-se que, quando as metástases captam fluor-desoxiglicose (FDG), elas não captam e/ou não respondem ao ^{131}I, devendo ser tratadas de outras maneiras. Daí a recomendação atual de primeiro se obter o FDG-PET-CT *scan*, e somente na ausência de metástases neste exame seria considerada a administração empírica de ^{131}I. Recentemente, alguns estudos têm questionado a terapia empírica mesmo quando o FDG-PET-CT *scan* não revela tumor, mostrando que a PCI pós-dose raramente exibe captação ectópica em pacientes que já apresentam US, TC e FDG-PET-CT *scan* negativos, combinação de elevada sensibilidade, e que tenham uma PCI pós-dose anterior também negativa (geralmente obtida na ablação).

Nesta paciente, que já apresenta US, TC e PCI diagnóstica sem metástases, o próximo passo seria realizar o FDG-PET-CT *scan*. Se este for positivo, outras terapias que não o ^{131}I devem ser realizadas. Caso o FDG-PET-CT *scan* seja negativo, uma atividade empírica de ^{131}I pode ser tentada, pois, apesar da PCI pós-dose anterior negativa (no momento da ablação), houve grande progressão da Tg, sendo possível que agora haja metástases que não existiam naquela ocasião inicial. Portanto, a alternativa "d" é a mais adequada.

☑ **Resposta: D.**

Referências: 80 a 82.

■ CASO 5

Uma mulher de 38 anos de idade, após PAAF, teve citologia positiva para carcinoma papilífero em nódulo único de 2 cm em lóbulo esquerdo da tireoide. Nega passado de tratamento radioterápico em região cervical, bem como história familiar de doença neoplásica da tireoide. Após tireoidectomia total, o histopatológico traz o seguinte resultado: carcinoma papilífero de tireoide de 2 cm em seu maior diâmetro, sem evidência de invasão vascular, neural, linfática ou extratireoidiana.

- **Qual seria a melhor conduta para este caso?**
    a) Iniciar supressão com L-T$_4$ no pós-operatório, realizar US 12 semanas após o ato operatório para determinar remanescente tireoidiano e, caso o remanescente seja < 2 g, indicar ablação com 30 mCi de ^{131}I, após estímulo com TSH, sob hipotireoidismo ou após TSH recombinante (Thyrogen®).
    b) Não iniciar supressão com L-T$_4$ no pós-operatório e indicar imediatamente ablação com 100 mCi de ^{131}I após estímulo com TSH em hipotireoidismo.
    c) Iniciar supressão com L-T$_4$ no pós-operatório e indicar imediatamente ablação com ^{131}I, 100 mCi, após o uso do TSH recombinante.
    d) Iniciar supressão com L-T$_4$ no pós-operatório, realizar US 12 semanas após o ato operatório e, caso o remanescente seja > 2 g, indicar ablação com 30 mCi de ^{131}I, após estímulo com TSH, sob hipotireoidismo ou após o TSH recombinante.
    e) Iniciar supressão com L-T$_4$ no pós-operatório, realizar US 12 semanas após o ato operatório para determinar remanescente tireoidiano e, caso o remanescente seja < 2 g, não indicar ablação com ^{131}I, apenas seguir com US semestral e dosagem de tireoglobulina sob supressão.

Comentários:

Em pacientes de baixo risco para doença persistente ou recorrente, desde que a tireoidectomia total tenha sido adequadamente realizada, 30 mCi de [131]I são suficientemente eficazes para a ablação de remanescentes tireoidianos, com baixa taxa de recidiva em médio e longo prazos. Na indicação do ^{131}I, também devem ser considerados o custo da terapia e seus potenciais efeitos adversos, como alterações transitórias da função gonadal, sialoadenite aguda, adiantamento da menopausa, xerostomia e xeroftalmia persistentes. Por tanto, quanto menor a dose aplicada, mais benefícios terá a paciente, além do menor risco de um segundo câncer.

Dois grandes estudos randomizados, com 438 e 756 pacientes, respectivamente, merecem destaque. Ambos mostraram claramente que a eficácia da atividade de 30 mCi foi a mesma que 100 mCi para ablação, independentemente do preparo usado, se suspensão da L-T$_4$ ou uso do TSH recombinante.

Em caso de dúvida quanto ao tamanho do remanescente tireoidiano, avaliação de seu volume pela US (≤ 2 g), captação em leito tireoidiano ≤ 2% ou tireoglobulina pós-operatória podem ser usadas como parâmetros para prescrição da atividade de 30 mCi.

☑ **Resposta: A.**

Referências: 74 e 83 a 86.

■ CASO 6

Paciente do sexo feminino, de 32 anos de idade, na oitava semana de sua primeira gestação, foi encaminhada ao endocrinologista por diagnóstico de hipertireoidismo subclínico. Nega doenças tireoidianas prévias na história pessoal, bem como na história familiar, etilismo e tabagismo. Refere um aborto espontâneo, de primeiro trimestre, 5 anos atrás. Na revisão dos sistemas, relata que há 2 semanas notou prostração, episódios de lipotimia, náuseas e vômitos frequentes. Ao *exame físico*: tireoide discretamente aumentada (< 2 vezes), difusamente, sem frêmito ou nódulos palpáveis; ausência de oftalmopatia; pressão arterial (PA) = 90 × 60 mmHg (sentada) e 75 × 50 mmHg (em pé); frequência cardíaca (FC) = 100 bpm. *Exames laboratoriais*: TSH = 0,01 µUI/mL (VR: 0,4-4,0); T_4 livre (T_4L) = 1,9 ng/dL (VR: 0,8-1,9) e anti-TPO negativo.

■ Levando em conta o quadro clínico, podemos afirmar que:

a) Hipertireoidismo transitório da gestação é a principal hipótese diagnóstica, e a dosagem de anticorpos antirreceptor do TSH (TRAb) se faz necessária.
b) Deve-se iniciar um agente antitireoidiano.
c) A possibilidade de hiperêmese gravídica com desidratação deve ser aventada.
d) As opções "a" e "c" estão corretas.
e) Todas as opções estão corretas.

Comentários:

No caso em questão, é importante o diagnóstico diferencial entre o hipertireoidismo primário e o hipertireoidismo transitório (fisiológico) da gestação, que é a causa mais comum de hipertireoidismo no primeiro trimestre da gestação, acometendo de 1% a 3% das gestantes. O hipertireoidismo transitório gestacional surge como consequência dos níveis séricos elevados de gonadotrofina coriônica (hCG) e tem evolução autolimitada, com resolução espontânea no segundo trimestre. O quadro clínico de tireotoxicose é de leve intensidade e não necessita de tratamento com agente antitireoidiano, mas não é incomum associação com a hiperêmese gravídica e suas manifestações, como vômitos, desidratação, perda de peso e cetonúria. Favorecem o diagnóstico do hipertireoidismo transitório gestacional: ausência de oftalmopatia, bócio pequeno (< 2 vezes), níveis normais ou pouco elevados de T_4L e ausência de anticorpos antitireoidianos (anti-TPO e TRAb).

No caso em questão, a pesquisa negativa do TRAb corroboraria o diagnóstico. A US da tireoide pode demonstrar leve aumento do volume glandular, podendo haver aumento da vascularização difusa do parênquima, porém sem incremento significativo da velocidade de pico sistólico da artéria tireoidiana anterior. A ecogenicidade preservada do parênquima também reforça o diagnóstico, diminuindo a chance de causa autoimune para o hipertireoidismo.

Dentre as causas do hipertireoidismo transitório gestacional estão diversas adaptações do eixo hipotálamo-hipófise-tireoide. Estas adaptações são decorrentes do aumento na demanda ao funcionamento tireoidiano imposto pela gestação. Essa demanda é decorrente de elevações nos níveis séricos de hCG, do *clearance* renal de iodo e da globulina transportadora da tiroxina (TBG), além da ação de desiodases placentárias.

Com frequência, as gestantes apresentam, no primeiro trimestre, níveis séricos de TSH menores do que a população geral, podendo situar-se abaixo dos valores de referência para uma população não gestante. Existe uma correlação negativa entre os níveis séricos de TSH e os de hCG, e em situações nas quais os níveis de hCG são > 400.000 UI/L há supressão do TSH em 100% dos casos. Condições em que frequentemente os títulos de hCG são mais elevados cursam mais frequentemente com supressão do TSH, como na hiperêmese gravídica e na mola hidatiforme. Essa elevação nos níveis do hCG estimula a síntese e a secreção tireoidiana de T_4 por sua similaridade estrutural com o TSH. Isso justifica, por *feedback* negativo, a redução nos níveis séricos de TSH.

☑ **Resposta: D.**
Referências: 87 a 89.

■ CASO 7

Uma paciente de 35 anos de idade procura o ambulatório de endocrinologia referindo nódulo tireoidiano. Nega história de neoplasia ou doença tireoidiana na família, bem como tratamento com radioterapia ou contato com radiação. No exame físico, constata-se um nódulo móvel em lobo direito da tireoide, não aderido a planos profundos e sem presença de gânglios palpáveis. Na US, solicitada por ginecologista, vê-se um nódulo hipoecoico, margens regulares, diâmetro anteroposterior menor que o transverso, vascularização periférica no Doppler, bem como 2,0 cm em seu maior diâmetro em lobo direito da tireoide. Traz também um TSH de 0,8 mUI/L (VR: 0,3-5,0) e T_4 livre de 1,5 ng/dL (VR: 0,7-1,8). Foi indicada PAAF, que revelou, ao exame citológico, atipias e lesões foliculares de significado indeterminado (categoria III de Bethesda).

■ Diante do exposto, indique a conduta mais adequada para este caso:

a) Tireoidectomia total em virtude da presença de atipias celulares e das características de malignidade à US.
b) Nova PAAF com intervalo de 3 a 6 meses. Caso o resultado se mantenha, pode-se fazer seguimento de maneira conservadora devido às características benignas do nódulo à US e ao fato de seu tamanho ser apenas de 2 cm.
c) Nova PAAF com intervalo de 3 a 6 meses. Caso o resultado se mantenha, deve-se indicar tireoidectomia total imediatamente, mesmo com as características benignas do nódulo à US e seu tamanho de 2 cm.
d) Nova PAAF com intervalo de 12 meses. Caso o resultado se mantenha, deve-se indicar tireoidectomia total imediatamente, devido às características indeterminadas do nódulo à US e ao seu tamanho de 2 cm.
e) Seguimento anual com US e nova PAAF, caso o crescimento do nódulo seja > 20% ou surjam características de malignidade ao exame físico ou à US.

Comentário:

O National Cancer Institute (NCI, EUA) promoveu uma conferência multidisciplinar em que foi estabelecido que o resultado da citopatologia deve refletir, de modo sucinto e claro, a impressão diagnóstica do citopatologista, não permitindo confusões interpretativas. A classificação proposta é conhecida como Sistema Bethesda.

Essa classificação descreve seis tipos citopatológicos distintos, são eles: (I) amostra não diagnóstica, (II) benigno, (III) atipias e lesões foliculares de significado indeterminado, (IV) suspeito ou neoplasia folicular, (V) suspeito para malignidade e (VI) maligno. A importância dessa classificação está em determinar condutas para cada subtipo. Por exemplo, o tipo I necessitará de nova punção em 3 a 6 meses; o tipo II indica apenas seguimento ultrassonográfico; o tipo IV, cirurgia, se TSH não estiver suprimido e/ou cintilografia não mostrar nódulo hiperfuncionante; os tipos V e VI, cirurgia imediata, em razão dos riscos de malignidade, que variam de 66% a 99%, respectivamente.

Se a citologia revelar lesão folicular ou atipia de significado indeterminado (categoria III de Bethesda), recomenda-se a repetição da PAAF com intervalo de 3 a 6 meses. Caso esse resultado persista, a cirurgia está indicada em pacientes com alta suspeita clínica, aspectos ultrassonográficos de malignidade ou nódulo > 2 cm. Devem ser acompanhados os pacientes com nódulo ≤ 2 cm e baixa suspeita clínica e ultrassonográfica para câncer.

☑ **Resposta: B.**

Referências: 74 e 90 a 92.

■ CASO 8

Paciente do sexo feminino, de 28 anos de idade, com hipotireoidismo em consequência à terapia com iodo radioativo para doença de Graves na adolescência, procura atendimento médico. Refere amenorreia há 2 meses e suspeita de gestação planejada. Último TSH realizado há 3 meses tinha valor de 2,3 µUI/mL (VR: 0,30-5,0). Encontra-se em dose estável de L-tiroxina (L-T$_4$) há mais de 1 ano (100 µg/dia).

■ Com relação à melhor conduta para este caso, analise os itens a seguir:

I – Confirmada a gestação, a dose da L-T$_4$ deve ser aumentada para 125 µg/dia, independentemente do novo resultado do TSH, que deve ser solicitado imediatamente para ajuste adicional.

II – O aumento da dosagem da L-T$_4$ deverá ser feito somente após o resultado do novo TSH, para evitar o risco de hipertireoidismo na gestação.

III – A dosagem do TRAb deve ser realizada neste caso.

IV – Confirmada a gravidez, deve-se almejar manter o TSH a ≤ 2,5 µUI/mL no primeiro trimestre e ≤ 3 µUI/mL no segundo e terceiro trimestres.

a) Apenas os itens I e III estão corretos.
b) Apenas o item I está correto.

c) Apenas o item II está incorreto.
d) Apenas os itens II e III estão corretos.
e) Apenas os itens I e IV estão corretos.

Comentários:

Existem evidências de que o hipotireoidismo não tratado adequadamente na gestação, além da deficiência de iodo, associa-se a desfechos obstétricos e neonatais desfavoráveis, bem como a redução nos resultados dos testes intelectuais aplicados aos filhos. Entre os desfechos obstétricos relacionados com o hipotireoidismo materno destacam-se: aborto espontâneo, descolamento prematuro da placenta, parto prematuro, hipertensão gestacional, pré-eclâmpsia e hemorragia pós-parto. Entre os desfechos fetais desfavoráveis incluem-se baixo peso, prematuridade e morte fetal.

Sabendo que durante a gestação ocorre aumento importante da demanda ao funcionamento da tireoide e que é comum na paciente com hipotireoidismo primário em tratamento a evolução para níveis de TSH acima dos níveis recomendados, recomenda-se um aumento empírico da dosagem de L-T$_4$ em 25% a 50%, uma vez confirmada a gestação. Idealmente, a dose da L-T$_4$ deve ser ajustada ainda na pré-concepção, para garantir que no diagnóstico de gestação os níveis de TSH estejam na faixa adequada (≤ 2,5 μUI/mL). Após alcançadas as metas de tratamento, deve-se monitorizar o TSH a cada 6 a 8 semanas e programar redução para níveis da pré-gestação após o parto.

Por outro lado, como alternativa ao aumento empírico da dose da L-T$_4$ no diagnóstico de gestação tem sido proposta a manutenção dos níveis de TSH <1,2 μUI/mL na pré-concepção, com monitoramento dos níveis séricos de TSH ao longo da gestação. Isso se deve aos resultados de um estudo os quais demonstram que gestantes com níveis de TSH < 1,2 μUI/mL na pré-concepção raramente evoluíram com elevações nos níveis de TSH para valores > 2,5 μUI/mL.

Um algoritmo proposto para o ajuste da dosagem de L-T$_4$, baseado no título de TSH, encontra-se disponível no Quadro 2.1.

Quadro 2.1 Recomendações para ajuste nas dosagens de L-T$_4$ na gestação, de acordo com o nível sérico de TSH

TSH sérico (μUI/mL)	Titulação da dose de L-T$_4$
TSH > 2,5* < 10	Adicionar 25 a 50 μg/dia
TSH ≥ 10 < 20	Adicionar 50 a 75 μg/dia
TSH ≥ 20	Adicionar 75 a 100 μg/dia

*2,5 μUI/mL para o primeiro trimestre e 3,0 μUI/mL para o segundo e terceiro trimestres.

☑ **Resposta: C.**

Referências: 93 a 95.

CASO 9

Paciente do sexo feminino de 36 anos de idade, com diagnóstico de um nódulo de tireoide em ultrassonografia (US) "de rotina". O nódulo era sólido, hipoecoico, de 14 mm, com margens irregulares e hipervascularizado. A amostra citológica obtida por PAAF, guiada por US, foi classificada como "lesão folicular de significado indeterminado" (Bethesda III).

Sobre este caso, podemos afirmar que:

a) Esta paciente tem indicação de tireoidectomia total, em virtude da alta probabilidade de ter uma neoplasia maligna.
b) Marcadores moleculares auxiliam a definição da natureza do nódulo tireoidiano com citologia indeterminada.
c) Esta paciente deve ser submetida a uma nova PAAF e US de tireoide no prazo de 12 meses.
d) Uma cintilografia de tireoide poderá definir a natureza benigna ou maligna da lesão.
e) A paciente não deveria ser submetida a uma PAAF, a ser indicada apenas para nódulos tireoidianos a partir de 15 mm de diâmetro.

Comentários:

Em lesões de citologia indeterminada (Bethesda III – "Atipia ou lesão folicular de significado indeterminado" – ou Bethesda IV – "Neoplasia folicular ou suspeita de neoplasia folicular"), vários marcadores moleculares têm sido avaliados. Marcadores proteicos como galectina 3, HBME e CK 19 podem ser feitos de rotina na imunocitoquímica. A presença de mutações em genes específicos (como *BRAF V600E* e *RAS*), ou rearranjos gênicos (como *RET/PTC* e *PAX8-PPARγ*) também podem ser úteis na definição de malignidade. Outros marcadores, como os microRNA, também estão em estudo. Recentemente, um novo teste destinado a descartar malignidade alcançou elevado valor preditivo negativo (95%) em nódulos com citologia indeterminada. Lobectomia é considerada suficiente na doença nodular unilateral e esporádica se o nódulo tem ≤ 4 cm com citologia indeterminada e baixa suspeita clínica e ultrassonográfica de malignidade.

Como o risco de malignidade pode ser modificado se forem avaliados os marcadores moleculares, a extensão da cirurgia recomendada anteriormente pode ser modificada a depender dos resultados desses exames. Se a citologia revela lesão folicular de significado indeterminado (categoria III de Bethesda), recomenda-se a repetição da PAAF com intervalo de 3 a 6 meses. Se este resultado persiste, a cirurgia está indicada em pacientes com alta suspeita clínica ou ultrassonográfica de malignidade ou nódulo > 2 cm. Pacientes com nódulo ≤ 2 cm e baixa suspeita clínica e ultrassonográfica para câncer devem ser acompanhados. A cintilografia de tireoide não tem valor diagnóstico nesta situação (Bethesda III). Ela pode estar indicada na suspeita de nódulo funcionante (TSH suprimido) ou em algumas lesões com citologia sugestiva de neoplasia folicular (Bethesda IV). Nódulos sólidos hipoecoicos devem ser puncionados quando o diâmetro for > 10 mm; diante de nódulos sólidos iso ou hiperecoicos, PAAF está indicada quando o diâmetro for >15 mm.

☑ **Resposta: B.**

Referências: 74 e 96 a 100.

Ainda em relação ao caso anterior, 6 meses após a avaliação inicial, evidenciou-se crescimento nodular (diâmetro > 2,4 cm) e uma nova PAAF guiada por US foi realizada. O laudo citopatológico foi de neoplasia folicular. A paciente foi submetida a uma tireoidectomia total. O laudo anatomopatológico (AP) foi de carcinoma papilífero de tireoide (CPT), variante clássica, com 2,5 cm de diâmetro, único, com ausência de invasão angiolinfática e ausência de linfonodos comprometidos (0/6).

■ **Com base nestas informações, podemos dizer que:**

a) Esta paciente não tinha indicação de nova PAAF.
b) O estadiamento desta paciente é pT2N0Mx.
c) Esta paciente é considerada de baixo risco e pode não ter indicação de ablação de remanescentes tireoidianos (ART) com ^{131}I.
d) Esta paciente é considerada de risco intermediário e tem indicação de uma dose terapêutica de 100 mCi de ^{131}I.
e) A paciente deveria agora ser estadiada com a realização de um 18-FDG-PET.

Comentários:

Se a citologia revelar lesão folicular ou atipia de significado indeterminado (categoria III de Bethesda), recomenda-se a repetição da PAAF com intervalo de 3 a 6 meses. Desse modo, havia indicação de uma nova PAAF. Com o laudo citopatológico compatível com Bethesda IV e o aumento do tamanho do nódulo para > 2,0 cm, estava indicada cirurgia. A estratificação de risco, de acordo com o novo Consenso Brasileiro de Nódulo e Câncer Diferenciado de Tireoide, estadia a paciente como pT2NoMx. A paciente é considerada de baixo risco e pode não ter indicação de radioiodoterapia, não havendo indicação de uma dose terapêutica de 100 mCi. Da mesma maneira, não existe indicação de imagens adicionais como TC, RM ou FDG-PET.

☑ **Resposta: B.**

Referências: 74 e 96 a 100.

■ **CASO 10**

Gestante, na vigésima semana de gestação, apresenta-se com quadro de tireotoxicose franca, hipertensa, taquicárdica e com retardo do crescimento intrauterino. Ao *exame físico*: retração palpebral, sem exoftalmia; bócio difuso (4×) com frêmito; PA = 140 × 90 mmHg; FC = 110 bpm. *Exames laboratoriais*: TSH = 0,001 µUI/mL (VR: 0,4-4,0); T$_4$ livre (T$_4$L) = 3,2 ng/dL (VR: 0,8-1,9) e ATPO = 500 UI/mL (VR: < 35).

■ **Com relação a este caso, analise os itens a seguir:**

I – Há a necessidade de iniciar o tratamento imediatamente, sabendo-se que o metimazol é a primeira opção.

II – O TRAb deve ser dosado para avaliação do risco de hipertireoidismo fetal.
III – O objetivo do tratamento consiste em normalizar os níveis séricos de TSH.
IV – Tireoidectomia deve ser considerada em caso de efeitos de intolerância aos agentes antitireoidianos, porém, mesmo assim, permanece o risco de hipertireoidismo fetal.
   a) O item IV é o único incorreto.
   b) Existem dois itens incorretos.
   c) Somente o item III está incorreto.
   d) Todos os itens estão corretos.
   e) Apenas o item I é incorreto.

Comentários:

A doença de Graves (DG) é a causa mais comum de hipertireoidismo na gestação, descartado o hipertireoidismo transitório da gestação. São causas menos comuns: tireoidite subaguda, doença nodular autônoma da tireoide, tireotoxicose induzida por medicamentos e hipertireoidismo iatrogênico.

As complicações do hipertireoidismo na gestação incluem: aborto, parto prematuro, descolamento prematuro de placenta, pré-eclâmpsia e eclâmpsia, além de insuficiência cardíaca congestiva e crise tireotóxica. Além disso, títulos séricos elevados (> 3 ×) de TRAb associam-se a maior risco de hipertireoidismo neonatal. Esses anticorpos atravessam a barreira placentária e estimulam a tireoide fetal, causando hipertireoidismo. Nesses casos, deve-se buscar a presença de sinais precoces de hipertireoidismo neonatal: bócio, taquicardia e redução na taxa de crescimento fetal com aceleramento da maturação óssea. Para acompanhamento, deve-se realizar US fetal. Além disso, essas crianças podem ainda desenvolver hipertireoidismo transitório ou hipotireoidismo central, em consequência do período prolongado de supressão do eixo hipotálamo-hipófise-tireoide.

A gestante com hipertireoidismo primário deve receber, como primeira opção terapêutica, agentes antitireoidianos, sendo o propiltiouracil (PTU) o agente de escolha no primeiro trimestre. Existem relatos de *aplasia cutis* e atresia de esôfago associadas ao metimazol (MMI). No entanto, MMI torna-se a primeira opção a partir do segundo trimestre, em virtude do risco de complicações hepatocelulares inerentes ao PTU. A dose inicial do PTU situa-se entre 50 e 100 mg, a cada 12 horas, e a do MMI, entre 5 e 20 mg, em dose única diária. Mensalmente, devem ser dosados os níveis séricos de TSH e do T_4L, objetivando manter os níveis de T_4L no limite superior da normalidade ou ligeiramente elevados. O controle da frequência cardíaca pode ser necessário, porém o uso do β-bloqueador pode se associar a crescimento intrauterino retardado, bradicardia e hipoglicemia fetal.

Pacientes com efeitos colaterais graves aos agentes tireoidianos podem necessitar de tireoidectomia subtotal no segundo trimestre para controle do hipertireoidismo. Deve-se ressaltar que este procedimento não diminui o risco de hipertireoidismo no feto ou recém-nascido, uma vez que os títulos de TRAb não caem imediatamente após o procedimento. O uso de iodo radioativo durante a gestação está contraindicado.

☑ **Resposta: A.**

Referências: 101 e 102.

■ CASO 11

Paciente de 52 anos de idade, em menopausa há 6 anos, tabagista, dislipidêmica e hipertensa, em uso de captopril, diurético e estatina, com elevação do nível sérico de TSH. Queixas de fadiga e sintomas depressivos. Refere que há 2 anos teve sua primeira dosagem de TSH elevada; ficou um período sem acompanhamento médico e retorna mantendo níveis anormais. *Exame físico*: tireoide aumentada (2×) e irregular, sem nódulos. IMC = 31 kg/m². Restante do exame físico sem anormalidades dignas de nota.

Últimos *exames laboratoriais*: TSH = 7,6 e 8,1 µUI/mL (VR: 0,4-4,0); T_4 livre (T_4L) = 1,3 ng/dL (VR: 0,8-1,9); anti-TPO = 225 UI/mL (VR: < 35 UI/mL); LDL-c = 171 mg/dL; glicemia = 108 mg/dL (VR: 77-99).

■ Em relação a este caso, analise os itens a seguir e opine:

I – O tratamento com L-T_4 é recomendado para redução do risco cardiovascular.
II – A elevação do IMC e do TSH, bem como a presença de anti-TPO, sugere que a paciente possa ter benefício no perfil lipídico com o tratamento com L-tiroxina (L-T_4).
III – Caso a paciente tivesse 80 ou mais anos de idade, o tratamento não estaria recomendado.
IV – O tratamento do hipotireoidismo subclínico (HSC) melhoraria, com certeza, os sintomas da paciente.
a) Todas as afirmativas estão corretas.
b) Nenhuma afirmativa está correta.
c) Somente a afirmativa I está correta.
d) Somente a afirmativa IV está incorreta.
e) Somente a afirmativa III está incorreta.

Comentários:

Define-se HSC como elevação do nível sérico de TSH, em associação a valores normais de T_4L. Trata-se de uma condição laboratorial, e os pacientes podem ser assintomáticos. Existem controvérsias quanto ao impacto do HSC em populações específicas, com enfoques em desfechos específicos, como sinais, sintomas, cognição e qualidade de vida. Pequenos estudos com resultados divergentes referem possível impacto da reposição de L-T_4 nesses desfechos.

Ao abordar um paciente com HSC, primeiramente é importante avaliar se existe algum medicamento ou condição que justifique a elevação do TSH ou esteja interferindo na dosagem desse hormônio. Confirmada a elevação do TSH em duas ocasiões, deve-se estratificar o grau de elevação em dois grupos (TSH ≥ 10 µUI/mL ou < 10 µUI/mL). Na primeira situação, está indicada a reposição com L-T_4, pois não há dúvidas quanto à associação com desfechos desfavoráveis, especialmente aumento do risco cardiovascular.

Em contrapartida, diante de pacientes com HSC e TSH < 10 µUI/mL, é importante considerar a idade do paciente, os fatores de risco cardiovascular e, ocasionalmente, a sintomatologia. A associação de HSC a risco cardiovascular aumentado tem sido atribuída a fatores relacionados a pressão arterial, lipídios séricos, resistência insulínica e fatores de risco cardiovasculares não clássicos (PCR, homocisteína, lipoproteína [a]), entre outros.

É importante salientar que, antes de considerarem o tratamento, os médicos devem verificar se o HSC é persistente, uma vez que mais de 50% dos pacientes com níveis de TSH elevados podem apresentar TSH normal na segunda determinação.

Os benefícios do uso de L-T$_4$ na redução dos níveis de colesterol total foram demonstrados por alguns autores. Contudo, o impacto parece ser mais importante em subgrupos de pacientes, como, por exemplo, mulheres menopausadas, pessoas com maior IMC, presença de anticorpos e TSH > 8 µUI/mL.

Várias coortes avaliaram a associação entre HSC, maior risco cardiovascular e mortalidade. No Brasil, o HSC associou-se significativamente a maior risco de mortalidade geral em 7,5 anos de seguimento de uma população nipo-brasileira.

Uma meta-análise publicada em 2008 detectou uma incidência de desfechos cardiovasculares aumentada no HSC somente em estudos que não incluíram pacientes > 65 anos de idade. Existem, inclusive, estudos sugerindo um efeito protetor vinculado a pequenas elevações do TSH sérico nessa faixa etária mais idosa.

Mais recentemente, uma meta-análise com 11 estudos prospectivos demonstrou maior mortalidade por doença arterial coronariana a partir da elevação dos níveis séricos de TSH > 7,0 mUI/L.

Até o momento, nenhum ensaio clínico controlado com placebo foi conduzido para avaliar o impacto do tratamento no número de eventos cardiovasculares e mortalidade. O efeito do tratamento nesses desfechos foi deduzido indiretamente. A reanálise dos dados obtidos no estudo de Whickham demonstrou que o tratamento do HSC (n = 97) reduziu a mortalidade total em 20 anos, mesmo após ajuste para fatores de confundimento. Além disso, estudo recente, com pacientes de alto risco cardiovascular (n > 6.000), evidenciou que o HSC (TSH > 6,0 a 10,0 µUI/mL) associou-se a maior mortalidade geral, especialmente nos indivíduos < 65 anos de idade e que não receberam L-T$_4$ ao longo da coorte.

Com base em estudos populacionais que associam o HSC a maior risco cardiovascular, especialmente quando TSH > 7,0 µUI/mL, o tratamento do HSC pode ser considerado para redução do risco cardiovascular e da mortalidade, desde que os pacientes tenham idade < 65 anos.

☑ **Resposta: A.**

Referências: 93 e 103 a 105.

■ CASO 12

Paciente de 15 anos de idade foi encaminhada ao clínico geral para tratamento de hipotireoidismo. Referia sintomas de sonolência excessiva e queda de cabelos de longa data, sem alterações menstruais ou outras queixas. Não faz uso de nenhuma medicação. Ao *exame físico*, detectada massa sólida, hiperêmica, em orofaringe (Fig. 2.1). *Exames laboratoriais*: TSH = 25 µUI/mL (VR: 0,3-5,0) e T$_4$ livre (T$_4$L) = 0,4 ng/dL (VR: 0,7-1,8). A US cervical não evidenciou a presença da tireoide.

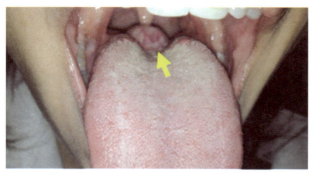

Fig. 2.1 Massa sólida, hiperêmica, em orofaringe (seta).

■ **Sobre a doença da paciente, marque a alternativa incorreta:**

a) Hipotireoidismo primário é um achado comum nesses casos.
b) Tem como diagnóstico diferencial cisto de ducto tireoglosso.
c) Carrega um risco de transformação maligna adicional.
d) Deve ser tratada cirurgicamente em casos compressivos.
e) Essa condição pode se apresentar na língua, local mais frequente, ou em outros sítios como faringe, esôfago, traqueia, mediastino e, até mesmo, pulmões e coração.

Comentários:

A paciente possui tireoide ectópica, uma condição resultante da falha de migração embriológica da tireoide para sua posição final no pescoço. Em até 90% dos casos, a tireoide ectópica encontra-se na região de língua. Pode resultar em hipotireoidismo em 33% a 60% dos casos, e seu tratamento consiste na reposição de L-T_4, o que melhora os eventuais sintomas compressivos. A terapia com ^{131}I também tem sido utilizada para tratamento de sintomas compressivos, ao passo que a cirurgia fica reservada para os casos não responsivos. O risco de malignidade não é maior do que nas tireoides tópicas.

☑ **Resposta: C.**

Referência: 106.

■ **CASO 13**

Paciente de 36 anos de idade, desejando engravidar, procura auxílio médico porque foi detectada a presença de títulos elevados de anticorpos antitireoperoxidase (anti-TPO): 500 UI/mL (VR: < 35). Os demais exames revelaram: TSH = 2,6 μUI/mL (VR: 0,4-4,0); T_4 livre = 1,9 ng/dL (VR: 0,8-1,9). Ao *exame físico*, detecta-se glândula tireoidiana ligeiramente aumentada e irregular. Em sua história pregressa constam dois abortos espontâneos no primeiro trimestre de duas gestações prévias.

■ Com base nesses dados, analise os itens a seguir:

I – A paciente deve ser tratada em razão do risco de complicações obstétricas e fetais.
II – Os abortos prévios podem estar associados à condição tireoidiana da paciente.
III – Caso a paciente apresentasse pesquisa de anti-TPO negativa, seria recomendada uma US para avaliação da possibilidade de tireoidite autoimune soronegativa.
IV – Caso a paciente deseje prosseguir para técnicas de reprodução assistida, deverá ser tratada previamente.
   a) Todos os itens estão incorretos.
   b) Todos os itens estão corretos.
   c) Somente o item III está incorreto.
   d) Apenas o item IV está correto.
   e) Somente o item II está correto.

Comentários:

Diversos estudos referem maior risco de complicações obstétricas relacionadas com o hipotireoidismo subclínico (HSC). Negro et al. relataram que o HSC (TSH > 2,5 mUI/mL), associado a anti-TPO circulante, foi relacionado com desfechos desfavoráveis e que o tratamento foi capaz de reduzir estas complicações. Esse mesmo grupo associou a positividade do anti-TPO a parto prematuro, tanto em gestações espontâneas como nas obtidas em reprodução assistida, mesmo quando o TSH basal encontrava-se no alvo para a gestação. O tratamento com L-T$_4$ teve efeito benéfico nesses desfechos, além de evitar a elevação do nível sérico de TSH para níveis considerados anormais ao longo da gestação.

Outro estudo, conduzido pelo mesmo grupo, evidenciou uma taxa aumentada de perda fetal em mulheres com HSC (> 2,5 a 5,0 mUI/L), mesmo sem positividade para anti-TPO. No entanto, a presença de autoimunidade tireoidiana não pôde ser descartada, uma vez que títulos de anti-TPO não foram mensurados nem a US de tireoide realizada para detectar tireoidite.

☑ **Resposta: B.**

Referências: 93, 94, 101, 107 e 108.

■ CASO 14

Mulher de 40 anos de idade foi submetida a tireoidectomia total há 30 dias em virtude de nódulo tireoidiano de 3 cm com PAAF pré-operatória suspeita de malignidade (Bethesda V). Laudo histopatológico: carcinoma papilífero de tireoide, 3,0 cm, único, localizado no lobo esquerdo da tireoide, variante clássica, invasão mínima de cápsula tireoidiana e vascular microscópica; presença de dois linfonodos acometidos, > 2 cm, sem extensão extranodal. Foi iniciada L-T$_4$ (125 μg/dia) no pós-operatório imediato.

■ Em relação ao estadiamento inicial pós-operatório desta paciente, pode-se afirmar que:

I – O estadiamento inicial deve ser realizado de acordo com o sistema TNM da American Joint Committee on Cancer/International Union Against Cancer (AJCC/UICC), que é o melhor preditor de recorrência tumoral.

II – A estratificação de risco inicial deve considerar dados anatomopatológicos associados à avaliação pós-operatória clínica, laboratorial e de imagem, para melhor estimativa do risco de recorrência.

III – Esta paciente apresenta estádio III pelo TNM e alto risco de recorrência pela estratificação de risco do Consenso Brasileiro de 2013 e da American Thyroid Association (ATA), com risco de mortalidade < 1% e de recorrência de 60% a 70%.

IV – Esta paciente apresenta estádio I pelo TNM e risco intermediário de recorrência pela estratificação de Consenso Brasileiro de 2013 e da ATA, com risco de mortalidade < 1% e de recorrência de 35% a 50%.

a) Somente o item I está correto.
b) Somente os itens II e III estão corretos.
c) Somente os itens II e IV estão corretos.
d) Os itens I, II e III estão corretos.
e) Os itens I, II e IV estão corretos.

Comentários:

A estratificação de risco inicial deve ser feita pelo sistema TNM (AJCC/UICC), que avalia tamanho do tumor, invasão extratireoidiana, metástases linfonodais e à distância e idade. O estadiamento TNM é excelente preditor de mortalidade, entretanto, por não considerar outros fatores que sabidamente influenciam o prognóstico, tem limitada capacidade de predizer o risco de recorrência. Desse modo, novas estratificações de risco foram desenvolvidas para estimativa do risco de recorrência, sendo as mais utilizadas em nossa prática clínica as do Consenso Brasileiro de 2013 e da ATA (Quadro 2.2). A mortalidade estimada pela classificação TNM, de acordo com a literatura, é de 0% no estádio I, 1% nos estádios II e III e 15% a 20% no estádio IV. O risco de recorrência estimado pela classificação da ATA 2009 é < 10% no baixo risco, de 35% a 50% no risco intermediário e de 60% a 70% no alto risco, segundo dados da literatura. A estratificação inicial de risco é essencial para planejamento terapêutico, auxiliando as decisões sobre radioiodoterapia e o nível de supressão de TSH com L-T$_4$, além de definir as estratégias de acompanhamento futuro.

☑ **Resposta: B.**

Referências: 74 e 109 a 111.

Quadro 2.2 Parâmetros preditores de recorrência em pacientes com carcinoma diferenciado de tireoide

Risco de recorrência	Consenso Brasileiro 2013
Muito baixo	Todos os achados: – Tumor (um dos seguintes): 　• < 1 cm (pT1a) sem invasão extratireoidiana 　• 1 a 2 cm (pT1b) sem invasão extratireoidiana, único – N0 – M0 – Variante clássica – Sem invasão vascular – Ressecção completa
Baixo	Todos os achados: – Tumor (um dos seguintes): 　• ≤ 4 cm sem invasão extratireoidiana + N0 　• ≤ 2 cm sem invasão extratireoidiana (pT1) + 1 a 3 LN sem EEC 　• ≤ 4 cm com invasão extratireoidiana mínima (pT3) + N0 – M0 – Variante clássica – Sem invasão vascular – Ressecção completa
Intermediário	Qualquer um dos achados: – Tumor > 4 cm – 4 a 10 LN acometidos ou 1 a 3 LN com EEC – Subtipo agressivo – Invasão vascular – PCI com captação cervical ectópica – Tumor ≤ 4 cm com invasão extratireoidiana mínima (pT3) + 1 a 3 LN sem EEC – Tumor 2 a 4 cm sem invasão extratireoidiana mínima (pT2) + 1 a 3 LN sem EEC – Tumor 2 a 4 cm com invasão extratireoidiana mínima (pT3) + N0
Alto	Qualquer um dos achados: – Invasão extratireoidiana extensa (pT4) – > 10 LN acometidos ou > 3 LN com EEC ou algum LN > 3 cm – Metástase a distância (M1) – Ressecção tumoral incompleta – PCI com captação à distância

EEC: extensão além da cápsula do LN; LN: linfonodos; PCI: pesquisa de corpo inteiro com [131]I.
Adaptado da referência 74.

■ Em relação à radioiodoterapia, qual a decisão terapêutica mais apropriada para este caso?

a) Radioiodoterapia não está indicada.
b) Radioiodoterapia está indicada com atividade de 15 mCi.
c) Radioiodoterapia está indicada com atividade de 30 mCi.
d) Radioiodoterapia está indicada com atividade de 100 a 150 mCi.
e) Radioiodoterapia está indicada com atividade > 200 a 250 mCi.

Comentários:

A decisão sobre radioiodoterapia e atividade de ^{131}I a ser administrada depende da estratificação de risco inicial. De acordo com o Consenso Brasileiro de 2013, ^{131}I está indicado em pacientes submetidos à tireoidectomia total com conhecida persistência tumoral ou com risco alto ou intermediário de recidiva, nos quais a atividade administrada deve ser de 100 a 150 mCi. Nos pacientes com metástases a distância, atividades de ^{131}I > 200 mCi estão indicadas. Nos pacientes de baixo risco, a ablação com ^{131}I deve ser dispensada naqueles que apresentarem Tg estimulada ≤ 1 ng/mL após cirurgia. Nos demais pacientes de baixo risco com indicação de ^{131}I, a atividade de 30 mCi mostrou ser eficaz na ablação de remanescentes, sendo preferível, enquanto atividades maiores ficam reservadas para os casos sabidamente de grandes remanescentes. A ablação com ^{131}I não está indicada nos pacientes com risco muito baixo de recorrência.

☑ **Resposta: D.**

Referências: 74 e 109 a 111.

- **Qual dos seguintes procedimentos não está incluído no acompanhamento após a terapia inicial da paciente mencionada?**
    a) US cervical e dosagem sérica de Tg em uso de L-T$_4$ devem ser realizadas 6 meses após terapia inicial.
    b) Tg sérica deve ser dosada, preferencialmente, com ensaios ultrassensíveis (sensibilidade funcional ≤ 0,2 ng/mL) e associada à dosagem de anticorpos anti-Tg (AATg).
    c) Dosagem de Tg estimulada em hipotireoidismo ou após uso de TSH recombinante de 9 a 12 meses após terapia inicial, por se tratar de paciente com risco intermediário.
    d) As afirmativas "a" e "b" estão corretas.
    e) Todos os itens estão corretos.

Comentários:

Todos os pacientes devem ser submetidos à US da região cervical e à dosagem sérica de Tg em uso de L-T$_4$ 6 meses após terapia inicial. Pacientes de risco intermediário ou alto devem ser submetidos à dosagem de Tg estimulada de 9 a 12 meses depois da terapia inicial, mediante o uso de TSH recombinante ou suspensão da L-T$_4$ (hipotireoidismo). A dosagem de Tg estimulada pode ser dispensada nos pacientes de baixo risco, com valores indetectáveis de Tg em uso de L-T$_4$, na ausência de anti-Tg e com US negativa. Pesquisa de corpo inteiro com ^{131}I pode ser útil nos pacientes de risco intermediário ou alto ou com Tg detectável. A presença de AATg no soro pode interferir com os valores de Tg e, portanto, sua pesquisa deve ser sempre solicitada.

☑ **Resposta: E.**

Referências: 74 e 109 a 111.

CASO 15

Mulher de 30 anos de idade procurou assistência médica com queixas de insônia, palpitações, tremores e nervosismo progressivos. Quarenta dias antes, ela se submetera a curetagem uterina em virtude de aborto espontâneo no terceiro mês de gestação. Ao exame físico: PA = 120 × 80 mmHg; RCR, FC = 110 bpm; ausculta respiratória e palpação abdominal normais; tireoide palpável e indolor. Na avaliação bioquímica e hormonal, as únicas anormalidades encontradas se restringiram à função tireoidiana: TSH = 0,002 mUI/L (VR: 0,3-4,0); T_4 livre = 2,5 ng/dL (VR: 0,7-1,8); anti-TPO = 361 UI/mL (VR: < 35). A US revelou tireoide com pequeno aumento de volume e leve hipoecogenicidade difusa.

Com base nos dados apresentados, qual o diagnóstico mais provável?

a) Hipertireoidismo transitório da gravidez.
b) Doença de Graves.
c) Tireoidite pós-parto.
d) Tireoidite de Hashimoto.
e) Existe mais de uma alternativa correta.

Comentários:

O hipertireoidismo transitório da gravidez (também denominado hipertireoidismo transitório da hiperêmese gravídica [HTHG]) está relacionado com níveis muito elevados de hCG e é mais frequente em gravidezes múltiplas. Tem sido descrito que o HTHG pode complicar de 2% a 3% das gestações e de 30% a 60% das grávidas hiperemeticas. Geralmente começa no final do primeiro trimestre e pode regredir até a metade da gravidez.

Portanto, as duas hipóteses diagnósticas mais prováveis seriam a tireoidite pós-parto (TPP) e a doença de Graves (DG). Tireoidite pós-parto transitória (PTT) é uma tireoidite destrutiva induzida por um mecanismo autoimune no período pós-parto. Contudo, ela já foi descrita também em abortos espontâneos ou induzidos.

O principal diagnóstico diferencial da fase de hipertireoidismo da TPP é feito com a DG. O hipertireoidismo na TPP é geralmente leve (clínica e laboratorialmente), o aumento tireoidiano é mínimo, e não há exoftalmia. Entretanto, a distinção entre TPP e DG pode ser difícil, a menos que a paciente tenha oftalmopatia. As duas doenças podem, com frequência, ser diferenciadas por meio de reavaliação após 3 a 4 semanas. Nessa época, a maioria das mulheres com TPP terá melhorado, enquanto o estado daquelas com DG permanecerá inalterado. Alguns exames poderiam auxiliar a distinção entre as duas condições. Por outro lado, existem relatos na literatura de mulheres que tiveram TPP antes do início subsequente da DG.

☑ **Resposta: E.**

Referências: 112 a 114.

■ **Entre os exames listados a seguir, qual seria o de menor utilidade para a definição diagnóstica?**

a) Dosagem do TRAb.
b) Cintilografia tireoidiana com tecnécio.
c) Determinação da captação do iodo radioativo nas 24 h (RAIU/24 h).
d) Dosagem da tireoglobulina.
e) Existe mais de uma alternativa correta.

Comentários:

A melhor maneira de diferenciar os dois distúrbios tireoidianos é pela determinação da RAIU/24 h (baixa na TPP e alta na DG), mas este exame não pode ser feito em mulheres que estejam amamentando, o que não é o caso de nossa paciente. Em razão do processo inflamatório e da destruição dos folículos tireoidianos, a tireoglobulina pode estar elevada na TPP. Níveis elevados do TRAb apontariam para o diagnóstico de DG. Habitualmente, eles estão normais na TPP. Portanto, o exame menos útil seria a cintilografia com tecnécio, cuja utilidade maior é no diagnóstico do bócio nodular tóxico.

☑ **Resposta: B.**

Referências: 112 a 114.

■ **CASO 16**

Homem de 30 anos de idade foi submetido à tireoidectomia total em virtude de bócio multinodular atóxico, com maior nódulo de 3 cm no lobo esquerdo. O laudo histopatológico mostrou: adenoma folicular de 3 cm no lobo esquerdo; carcinoma folicular, 1,8 cm, no lobo direito, único; ausência de invasão vascular ou extensão extratireodiana; margens cirúrgicas livres.

■ **Qual estratégia terapêutica deveria ser oferecida a este paciente?**

a) Radioiodoterapia não está indicada. Manter TSH entre 0,1 e 0,5 mUI/L.
b) Radioiodoterapia não está indicada. Manter TSH ≤ 0,1 mUI/L.
c) Radioiodoterapia está indicada com atividade de 30 mCi. Manter TSH entre 0,1 e 0,5 mUI/L.
d) Radioiodoterapia está indicada com atividade de 30 mCi. Manter TSH ≤ 0,1 mUI/L.
e) Radioiodoterapia está indicada com atividade de 100 a 150 mCi. Manter TSH ≤ 0,1 mUI/L.

Comentários:

O paciente apresenta muito baixo risco de recorrência (T1bN0M0, único). Radioiodoterapia não está indicada nos pacientes de muito baixo risco, por não haver evidências de benefícios com o uso de ¹³¹I no prognóstico. O nível de TSH indicado após terapia inicial para pacientes de baixo risco é de 0,1 a 0,5 mUI/L e nos de alto risco, ≤ 0,1 mUI/L. Os níveis de supressão de TSH devem ser reavaliados e individualizados de acordo com a evolução clínica.

☑ **Resposta: A.**

Referências: 74, 111, 116 e 117.

■ **Em relação ao acompanhamento após terapia inicial deste paciente, pode-se afirmar que:**

I – US cervical e dosagem sérica de Tg em uso de L-T$_4$ devem ser realizadas 6 meses após terapia inicial.
II – Dosagem de Tg estimulada deve ser solicitada de 9 a 12 meses após terapia inicial.
III – Dosagem de Tg estimulada deve ser solicitada apenas na presença de Tg > 1 ng/mL em uso de L-T$_4$ ou anti-Tg positivos.
IV – Pacientes de muito baixo risco que apresentem Tg em uso de L-T$_4$ < 1 ng/mL, anti-Tg negativos e US negativa são considerados livres de doença.
   a) Somente os itens I e II estão corretos.
   b) Apenas os itens I e III estão corretos.
   c) Somente o item II está incorreto.
   d) Apenas os itens I, III e IV estão corretos.
   e) Apenas os itens II e IV estão corretos.

Comentários:

O acompanhamento de pacientes de muito baixo risco e baixo risco não tratados com radioiodoterapia deve ser realizado conforme as afirmativas I, III e IV.

☑ **Resposta: D.**

Referências: 74, 111, 116 e 117.

■ **CASO 17**

Paciente cardiopata de 55 anos de idade, em uso de amiodarona há 4 meses, realizou testes de função tireoidiana que mostraram: TSH: 0,03 mUI/L (VR: 0,3-4,0) e T$_4$ livre de 2,5 ng/mL (VR: 0,7-1,8). Queixa-se de emagrecimento, cansaço e insônia. Realizou cintilografia tireoidiana que mostrou captação do iodo radioativo nas 24 h (RAIU/24 h) elevada (48%; VR: 15-40).

■ **Quais são os possíveis mecanismos de ação pelos quais a amiodarona interfere na função tireoidiana?**

   a) Grande homologia com os hormônios tireoidianos.
   b) Imunossupressão.

c) Homologia com o TSH.
d) Interfere na função hipofisária.
e) Estímulo direto à produção de T_3 e T_4.

Comentários:

Os principais efeitos da amiodarona na função tireoidiana parecem resultar de sua semelhança estrutural com os hormônios tireoidianos e não de seu conteúdo de iodo. Quase todos os pacientes em uso desse fármaco apresentam alterações na dinâmica hormonal tireoidiana. Nas primeiras 2 semanas de tratamento, a sobrecarga de iodo, associada ao metabolismo do fármaco, resulta na inibição aguda da síntese dos hormônios tireoidianos (efeito Wolff-Chaikoff). Quando a tireoide normal escapa desse efeito, a produção de tironinas é restaurada ou mesmo se eleva acima do normal. Assim, com 30 a 90 dias de tratamento, muitos indivíduos apresentam aumento moderado das concentrações séricas de T_4, T_3 reverso (rT_3) e TSH, associado a diminuição dos níveis de T_3. Após cerca de 3 meses, o TSH retorna aos valores normais, o T_4 permanece algo elevado em comparação aos valores habituais, o rT_3 continua na faixa normal-baixa ou discretamente baixo, enquanto o rT_3 se mantém elevado.

Um dos principais efeitos bioquímicos da amiodarona é a inibição da atividade da 5' desiodase tipo I, responsável pela conversão periférica de T_4 em T_3, resultando em aumento sérico do primeiro em 40% a 50% acima dos valores pré-tratamento.

☑ **Resposta: A.**

Referências: 111 e 118 a 120.

■ **Qual o provável tipo de tireoidite induzida por amiodarona (TIA) apresentada pelo paciente?**

a) TIA tipo I, visto que a RAIU/24 h está aumentada.
b) TIA tipo I, pois o TSH está suprimido.
c) TIA tipo II, uma vez que a RAIU/24 h está aumentada.
d) TIA tipo II, considerando que o TSH está suprimido.
e) Os dados disponíveis não possibilitam uma definição.

Comentários:

O uso de amiodarona pode induzir tanto hipotireoidismo (mais comum em áreas com ingestão suficiente de iodo) como hipertireoidismo (mais prevalente em regiões com insuficiente ingestão de iodo). Entre 121 pacientes submetidos à terapia prolongada com amiodarona, 49% tinham disfunção tireoidiana: 41% com hipotireoidismo e 7,5% com hipertireoidismo (Pazin-Filho et al.).

A RAIU/24 h é normal ou elevada na TIA tipo I e suprimida na TIA tipo II (geralmente, < 2% a 3%). À US com Doppler, observa-se hipervascularização (padrão I-III) compatível com glândula hiperfuncionante no tipo I e ausência de vascularização (padrão 0) no tipo

II, corroborando um processo destrutivo da tireoide. Na TIA I, a secreção excessiva de T_3 e T_4 resulta de hiperatividade glandular; por isso, a RAIU/24 h está tipicamente elevada.

A TIA pode ocorrer em qualquer época após o início do tratamento, ou mesmo vários meses após sua interrupção, com média de início aos 28 meses; não parece haver correlação com a dose prescrita. Deve ser suspeitada em pacientes com início rápido de emagrecimento, fraqueza muscular proximal, bócio e tremores inexplicáveis. Não raramente, os sintomas clássicos de tireotoxicose podem estar ausentes e o quadro apresenta-se como piora da doença cardíaca de base, seja taquiarritmia, angina ou insuficiência cardíaca. A TIA tipo I comumente se associa a bócio e, mais raramente, a oftalmopatia. Já na TIA tipo II, é frequente a presença de uma tireoide pequena e dolorosa, similar àquela da tireoidite subaguda.

O quadro laboratorial apresenta-se com supressão do TSH, elevação adicional do T_4 (além do encontrado em indivíduos eutireoidianos em uso da amiodarona) e do T_4L e aumento do T_3 total e T_3 livre em alguns pacientes, sendo estas duas últimas dosagens consideradas o melhor teste para confirmação do diagnóstico. Os anticorpos antitireoperoxidase são geralmente negativos na TIA tipo II. Os níveis séricos de interleucina (IL) estão significativamente elevados em pacientes com TIA tipo II, assim como em outras formas de tireoidite destrutiva, enquanto na TIA tipo I seus níveis são normais ou discretamente aumentados.

Formas mistas de TIA tipo I e II podem ocorrer, como observado em pacientes com TIA tipo I associada a altos níveis de IL-6 e baixa RAIU/24h.

☑ **Resposta: A.**

Referências: 111, 118 e 119.

■ **Qual seria o melhor tratamento para este caso?**
   a) Suspender a amiodarona e iniciar um glicocorticoide.
   b) Suspender a amiodarona e iniciar metimazol ou propiltiouracil (PTU).
   c) Suspender amiodarona e apenas observar, pois a TIA é transitória e tende a reverter espontaneamente.
   d) Tireoidectomia com urgência.
   e) Suspender a amiodarona e iniciar propranolol.

Comentários:

Pacientes com TIA tipo I raramente respondem apenas à suspensão do medicamento; na verdade, a maioria permanece tireotóxica de 6 a 9 meses após a interrupção do tratamento. O manejo nesses casos deve priorizar o uso de antitireoidianos de síntese (metimazol ou PTU) para bloquear a síntese de hormônios tireoidianos. Contudo, o aumento maciço do conteúdo intratireoidiano de iodeto reduz a eficácia desses fármacos, já que seu mecanismo de ação envolve a própria iodação, que, por sua vez, diminui a disponibilidade do iodo livre para síntese hormonal. Por este motivo, devem ser usadas doses altas desses agentes (60 a 80 mg de metimazol ou 600 a 800 mg de PTU). Se necessário, o perclorato de potássio (1 g/dia) pode ser adicionado para bloquear a captação do iodo, reduzindo seu conteúdo intraglandular e aumentando a eficácia dos antitireoidianos. Anemia aplásica, agranulocitose e síndrome nefrótica podem ocorrer em indivíduos em uso de perclorato a longo prazo (apesar de raras na vigência de dose ≤ 1g/dia), devendo seu uso ser limitado a, no máximo, 1 mês. A associação de PTU ao carbonato de lítio (900 a 1.350 mg/dia por 4 a 6 semanas), o qual pode reduzir a liberação e a síntese de hormônios pela tireoide, encurtou o tempo de alcance do eutireoidismo em uma pequena amostra de pacientes com TIA. Como a maioria dos indivíduos com TIA tipo I apresenta DG ou bócio multinodular subjacente, a tireotoxicose pode recorrer ou não chegar a remitir, tornando necessário o tratamento definitivo (radioiodo ou cirurgia).

☑ **Resposta: B.**

Referências: 111, 118 a 120.

■ CASO 17

Homem de 48 anos de idade, caucasiano, apresenta-se com sintomas e sinais típicos de tireotoxicose: insônia, irritabilidade, perda ponderal, sudorese excessiva e tremores de extremidades. Ele relata, também, história de 12 semanas de lacrimejamento exagerado, inchaço palpebral bilateral pela manhã, sensação de corpo estranho nos olhos, prurido e diplopia à visão lateral e para cima. Ele fuma de 20 a 30 cigarros por dia. Ao *exame físico*, o paciente mostra-se moderadamente tireotóxico, com taquicardia (FC = 108 bpm), tremor leve nas mãos, bem como pele quente e úmida. Apresenta tireoide de volume aumentado simetricamente, sem nodulações (cerca de 60 g). No exame ocular, observam-se edema palpebral intenso, hiperemia de conjuntivas, quemose bilateral (maior em olho direito/OD) e restrição importante da movimentação ocular na direção superior; tentativas de olhar para cima provocam dor retro-orbitária (Fig. 2.2). Exoftalmometria de Hertel: distância entre os rebordos orbitários externos (112 mm), presença de leve proptose em OD (21 mm) e OE (20 mm). Sua acuidade visual é normal (6/6 – 1.0 – bilateralmente na escala de Snellen). Quando diretamente questionado, o paciente informa ter percebido que as cores parecem menos brilhantes do que 6 semanas antes. A visão de cores na escala de Ishihara é de 12/15 no OD e 14/15 no OE. A fundoscopia revelou papilas ópticas com borramento das margens do disco óptico à direita.

Os *exames laboratoriais* confirmaram tireotoxicose (T_4 livre = 3,5 ng/dL; VR: 0,7-1,5); T_3 total = 408 ng/dL (VR: 40-180); TSH = 0,03 mUI/L (VR: 0,5-4,5). A campimetria visual automatizada mostrou possível defeito periférico no olho direito.

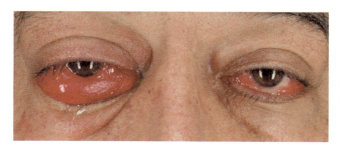

Fig. 2.2 Paciente com orbitopatia de Graves (OG) ativa. Presença de edema palpebral moderado, eritema palpebral, quemose intensa, eritema conjuntival e acometimento de carúncula/plica.

Sobre este caso, podemos afirmar que:

I – O paciente apresenta quadro de orbitopatia de Graves ativa (fase inflamatória), porém não existem critérios de gravidade, uma vez que a acuidade visual permanece normal.

II – O paciente provavelmente tem acometimento de musculatura extraocular, pois apresenta limitação de movimento ocular e diplopia.

III – Com o uso de metimazol para o tratamento do hipertireoidismo, deve haver resposta imediata da proptose e do edema palpebral.

IV – A dosagem do TRAb é desnecessária, uma vez que o paciente apresenta quadro clínico típico de DG.

a) Existe apenas um item incorreto.
b) Somente o item II está correto.
c) Somente os itens II e III estão corretos.
d) Apenas os itens II e IV estão corretos.
e) Apenas os itens I e III estão corretos.

Comentários:

Orbitopatia de Graves (OG) é a manifestação extratireoidiana mais comum da DG. Quando presente em sua forma grave, pode levar a grave prejuízo funcional. O início do quadro é, em geral, insidioso, com progressão clínica (fase inflamatória) que pode durar vários meses, e que reflete o processo autoimune de base. Em seguida, ocorre uma fase de estabilização da inflamação, com evolução para uma fase em que os sinais inflamatórios regridem, mas podem surgir fibrose e sequelas, como proptose e diplopia. Na anamnese, é importante avaliar: sensação de dor opressiva no globo ocular/retrobulbar, dor orbital precipitada pelo movimento ocular, lacrimejamento, fotofobia, sensação de corpo estranho, diplopia, discromatopsia (diminuição da percepção das cores) e visão turva. No *exame físico*, o exame ocular deve avaliar a acuidade visual, a visão colorida e a presença de sinais flogísticos (edema palpebral, eritema palpebral, eritema conjuntival, quemose, edema de carúncula e/ou plica), avaliação do posicionamento das pálpebras (abertura palpebral) e avaliação da motilidade do globo ocular (Quadro 2.3).

Para tratamento adequado, é necessário determinar a fase da OG, principalmente porque situações de maior ameaça da visão (p. ex., neuropatia óptica e ulceração de córnea) ocorrem durante a fase de maior atividade inflamatória, quando tratamentos imunomoduladores são mais eficazes. Na fase de atividade da doença, é mais comum perceber sensação de corpo estranho, lacrimejamento, fotofobia e dor orbital. A determinação da atividade e inflamação pelo Escore de Atividade Clínica (CAS – *Clinical Activity Score*) (www.eugogo.org) é fundamental (Quadro 2.3). Neste sistema, um ponto será atribuído quando cada um dos critérios estiver presente: dor retrobulbar espontânea, dor orbital ao movimento ocular para cima, eritema palpebral, edema palpebral, eritema da conjuntiva, quemose e edema da carúncula e/ou plica. CAS < 3 é, então, considerado doença inativa; ≥ 3 a < 5, limítrofe, e > 5, doença em atividade (Quadro 2.3). Na avaliação de gravidade, consideram-se sobretudo o grau de proptose (exoftalmometria), a motilidade ocular, a acuidade visual e a visão colorida (Quadro 2.3). Na suspeita de neuropatia óptica, é essencial o exame do fundo do olho (fundoscopia), o qual torna

Quadro 2.3 Recomendações do EUGOGO para abordagem clínica em serviço multidisciplinar especializado e estudos clínicos

Medida da atividade com base no CAS. O escore final (máximo 7) é a soma dos itens presentes:
- Dor retrobulbar espontânea
- Dor à movimentação ocular para baixo ou para cima
- Eritema palpebral
- Eritema conjuntival
- Edema palpebral
- Inflamação de carúncula e/ou plica
- Edema conjuntival

Medida de parâmetros de gravidade
- Abertura palpebral (distância entre as margens palpebrais em mm, com o paciente em posição primária, relaxado e olhando para ponto fixo à distância)
- Edema palpebral (ausente, leve, moderado, intenso)
- Eritema palpebral (ausente, presente)
- Eritema conjuntival (ausente, leve, moderado, intenso)
- Edema conjuntival (ausente, presente)
- Inflamação de carúncula e/ou plica (ausente, presente)
- Proptose (medida em mm usando o mesmo exoftalmômetro de Hertel e distância intercantal individual de cada paciente)
- Presença de diplopia (0, sem diplopia; 1, intermitente, que surge em posição primária em situações de cansaço ou ao acordar; 2, inconstante, que surge com o olhar desviado para extremidades; 3, constante, que permanece continuamente em posição primária ou de leitura)
- Avaliação do movimento ocular
- Acometimento da córnea (ausente, ceratopatia puntiforme, úlcera)
- Neuropatia óptica (acuidade visual; avaliação da visão colorida; campo visual, quando há suspeita de compressão do nervo óptico, avaliação do reflexo pupilar aferente)

CAS: escore de atividade clínica.

possível detectar edema ou palidez do disco óptico em alguns casos. No caso clínico apresentado, existem fortes indícios de maior gravidade da OG, visto que o paciente apresenta sintomas e sinais de neurite óptica (NO). A determinação da gravidade da doença pode ser útil na definição da conduta terapêutica (Quadro 2.4) Na NO ocorre aumento do volume da musculatura ocular e subsequente compressão e/ou isquemia do nervo óptico. A perda visual é geralmente lenta, e inicialmente percebida como visão turva. Sintomas como fotofobia, diplopia, diminuição da visão colorida e dor ao movimento ocular devem ser valorizados.

A melhora do hipertireoidismo com o uso das tionamidas pode reduzir um pouco as manifestações oculares da DG. Contudo, seu efeito geralmente é mínimo sobre a proptose e reações inflamatórias graves, como as apresentadas pelo paciente.

O TRAb é encontrado em praticamente 100% dos pacientes com OG, correlaciona-se com a gravidade da OG, e sua monitorização pode ser útil na avaliação de resposta ao tratamento e como estimativa de risco de recorrência da doença.

Quadro 2.4 Classificação da OG quanto à gravidade

1. **Grave/ameaça à visão:** pacientes com neuropatia óptica (NO) e/ou acometimento corneano. Necessitam de intervenção imediata.
2. **Moderada/grave:** pacientes com doença ocular cujo impacto nas atividades diárias seja suficientemente grande a ponto de justificar o risco de imunossupressão (em caso de doença ativa) ou intervenção cirúrgica (em caso de doença crônica). Em geral, apresenta um ou mais dos seguintes achados: retração palpebral > 2 mm, envolvimento moderado/grave de partes moles, proptose > 3 mm acima do limite de referência para sexo e grupo étnico, diplopia inconstante/constante.
3. **Leve:** quadro clínico com mínimo impacto na vida diária e que não justifica tratamento imunossupressor ou cirúrgico. Em geral, apresenta um ou mais dos seguintes achados: retração palpebral < 2 mm, envolvimento leve de partes moles, proptose < 3 mm acima do limite de referência para sexo e grupo étnico, diplopia ausente/intermitente, pequena exposição de córnea que melhora com uso de colírios lubrificantes.

☑ **Resposta: B.**

Referências: 121 a 123.

■ CASO 18

Uma paciente do sexo feminino, de 20 anos de idade, foi encaminhada pelo ginecologista para avaliação da tireoide. Na primeira consulta com o endocrinologista, queixa-se de ganho de peso, sonolência, dificuldade de concentração no trabalho e constipação intestinal. Teve menarca aos 12 anos de idade e, no momento, apresenta ciclos menstruais irregulares. Nascida de parto normal e a termo, sem intercorrências, evoluiu com desenvolvimento neurológico e puberal normal. Antecedentes familiares: mãe e dois tios maternos têm diagnóstico de hipotireoidismo, todos em uso regular de L-T_4. Um dos tios maternos iniciou o tratamento na infância. Seis meses antes da consulta atual, o ginecologista havia solicitado testes de função tireoidiana, que revelaram: TSH = 8,5 mUI/L (VR: 0,4-4,0); T_4 livre (T_4L) = 0,8 ng/dL (VR: 0,7-1,8). Ao *exame físico*: bom estado geral; PA = 110 × 70 mmHg; pulso = 64 bpm; IMC = 24,5 kg/m². Novos exames de função tireoidiana foram solicitados: TSH = 12 mUI/L; T_4L = 0,6 ng/dL; anticorpos antiperoxidase e antitireoglobulina negativos. US da tireoide: glândula tópica, homogênea, textura normal e com volume total reduzido (1,9 mL).

■ Sobre este caso, podemos afirmar que:

I – A paciente tem hipotireoidismo central, já que não apresenta sinais de doença primária da tireoide.

II – Principal causa de hipotireoidismo primário, a tireoidite de Hashimoto deve ser cogitada, mesmo se os anticorpos forem negativos.

III – Hipotireoidismo subclínico não autoimune pode ter, como etiologia, mutações inativadoras no gene do receptor do TSH (*TSHR*), sobretudo na presença de hipoplasia glandular e de comprovação de outros casos familiares.

IV – Defeitos nos genes *PAX8* e *TSHR*, importantes para o desenvolvimento da tireoide, manifestam-se apenas no período natal e na infância.
a) Existe apenas um item incorreto.
b) Somente o item II está correto.
c) Somente os itens II e III estão corretos.
d) Apenas os itens II e IV estão corretos.
e) Apenas os itens I e III estão corretos.

Comentários:

O TSH exerce seu papel biológico através da ligação ao domínio extracelular do receptor de TSH (TSHR) localizado na membrana plasmática das células foliculares tireoidianas. As mutações inativadoras do gene *TSHR* levam à perda da capacidade de resposta ao estímulo do TSH, descrita como síndrome de resistência ao TSH (SRTSH). O quadro clínico é bastante variável: eutireoidismo, hipotireoidismo subclínico (ou apenas hipertireotropinemia isolada) ou hipotireoidismo franco não autoimune associado a hipoplasia da tireoide, além de hipotireoidismo congênito detectado no rastreamento neonatal. A variabilidade na apresentação clínica pode ser explicada por atividade funcional residual das moléculas mutantes do TSHR e diferenças no *background* genético. A caracterização laboratorial diagnóstica de resistência ao TSH deve, portanto, excluir outros mecanismos patogenéticos potenciais, como doença tireoidiana autoimune, defeitos da molécula do TSH e sua atividade biológica, ou outras causas de hipotireoidismo congênito.

Quando o comprometimento da função do TSHR não é completo, os pacientes apresentam variados graus de resistência (parcial) ao TSH. A existência dessas formas mais leves da SRTSH está associada a elevações discretas do TSH e secreção normal de hormônio tireoidiano. Esses pacientes apresentam uma mutação heterozigótica do *TSHR*, e este defeito costuma seguir um padrão de herança dominante. As elevações séricas de TSH são, de fato, muito semelhantes àquelas encontradas em pacientes com hipotireoidismo subclínico adquirido. Mutações no *PAX8* são uma das causas de hipotireoidismo congênito.

☑ **Resposta: C.**

Referências: 124 a 127.

■ CASO 19

Uma paciente de 55 anos de idade, portadora de nefropatia grave, foi diagnosticada com carcinoma folicular de tireoide aos 35 anos, tendo sido tratada em outro país. Não há dados quanto ao estadiamento clínico da paciente; dados anatomopatológicos e cirúrgicos também são desconhecidos. A paciente refere ter tomado "iodo", mas não lembra de ter ficado em isolamento. Os últimos exames, realizados há 5 anos no país de origem, mostram tireoglobulina de 15,2 ng/mL, TSH de 1,2 mUI/L e anticorpos antitireoglobulina negativos. A paciente encontra-se em uso de L-T$_4$ (75 µg/dia).

A paciente retorna com os resultados dos exames solicitados. A US cervical com Doppler mostra extenso remanescente tireoidiano à direita, com nódulo de 4 cm hipoecoico, com margens irregulares, sem linfonodos suspeitos. A radiografia de tórax revela destruição de corpos vertebrais torácicos em T_2 e T_3. A pesquisa de corpo inteiro (PCI) mostra captação heterogênea em leito tireoidiano à direita e captação ectópica na região vertebral torácica. A RM de esqueleto confirma massa tumoral em corpos vertebrais (T_2, T_3, T_4). O valor da tireoglobulina é de 30,5 ng/mL e o do TSH, 16,2 mUI/L; os anticorpos antitireoglobulina são negativos.

- **Levando em consideração os dados apresentados, além de ressecção das metástases vertebrais, qual seria a conduta imediata mais correta?**

    a) Radioiodoterapia usando dose empírica de ^{131}I de 300 mCi, pois a paciente tem metástases, e a maior dose possível deve ser administrada.
    b) Radioiodoterapia usando dose calculada de ^{131}I, pois a paciente tem metástases, e a dose a ser administrada deve ser calculada com base no nível de captação das metástases.
    c) Tireoidectomia total com dissecção de compartimento ipsilateral.
    d) Tireoidectomia total com dissecção de compartimento central.
    e) Tireoidectomia total com dissecção de compartimentos central e ipsilateral.

Comentários:

> O caso descrito trata de uma paciente com carcinoma folicular, cujos dados anatomopatológicos e cirúrgicos são desconhecidos. Ao deparar com uma paciente sem dados conhecidos, além do exame clínico, é essencial realizar US cervical, radiografia simples de tórax, bem como dosagem de Tg e anticorpos anti-Tg. A pesquisa de corpo inteiro pré-dose não é essencial, mas pode também ser indicada em casos cujos dados são desconhecidos.
>
> Caso se identifiquem remanescentes tireoidianos em paciente de alto risco, com metástases extratireoidianas (ou tumor > 4 cm), a conduta inicial consiste na totalização da tireoidectomia, com dissecção eletiva de linfonodos do compartimento central.
>
> Preferencialmente, as metástases ósseas devem ser ressecadas por meio de cirurgia, mas, caso sejam inoperáveis, a radioiodoterapia ou a radioterapia externa são outras opções.

☑ **Resposta: D.**

Referências: 74, 110 e 115 a 117.

Esta paciente foi submetida a reintervenção cirúrgica com totalização da tireoidectomia e dissecção eletiva de linfonodos do compartimento central. Seu laudo anatomopatológico revelou carcinoma folicular em nódulo de 4,2 cm, com invasão angiolinfática e de cápsula tireoidiana, sem comprometimento de linfonodos. Como não é possível tratar as metástases ósseas cirurgicamente, optou-se por utilizar a radioiodoterapia com ^{131}I.

- **Assinale a alternativa correta sobre o preparo para o uso do ^{131}I:**

    a) Indução do hipotireoidismo endógeno mediante interrupção do uso da L-T_4.
    b) Uso do TSH recombinante humano em dose única de 0,3 mg.
    c) Uso do TSH recombinante humano (0,9 mg a cada 24 horas, por 2 dias).

d) Uso do TSH recombinante humano (0,9 mg a cada 24 horas, por 2 dias) associado a um glicocorticoide.
e) Uso do bexaroteno, 300 mg/dia por 6 semanas.

Comentários:

Para o preparo pré-radioiodoterapia de pacientes com metástases, é recomendado induzir hipotireoidismo endógeno mediante interrupção da L-T$_4$. Entretanto, o hipotireoidismo endógeno é contraindicado para portadores de condições potencialmente agravadas pelo hipotireoidismo, como doenças cardíaca, pulmonar ou aterosclerótica, insuficiência renal, idade avançada, doença debilitante, ou condições em que há incapacidade de se obter elevação suficiente do TSH endógeno (p. ex., o hipopituitarismo).

Neste caso, como a paciente tem nefropatia grave, está indicado o uso do TSH recombinante humano (rhTSH) pré-dose. A dose de 0,9 mg é administrada IM, em dias consecutivos, sendo a última aplicação feita 24 horas antes do iodo radioativo. Os efeitos adversos do rhTSH incluem náuseas/vômitos, cefaleia, astenia, tontura, parestesia e reações alérgicas. Em pacientes com remanescentes tireoidianos ou metástases, podem ocorrer tireotoxicose e edema da massa tumoral/mestastática, o que pode levar à compressão de estruturas próximas.

A paciente em questão apresenta metástases em coluna vertebral, e o edema associado ao radioiodo e ao rhTSH poderia levar à compressão da medula espinhal. Não há evidências de que doses menores de rhTSH sejam mais seguras ou que sejam eficazes no preparo de pacientes com câncer de tireoide. Na presença de metástases ósseas com potencial de comprimir estruturas vitais, está indicado o tratamento adjuvante com glicocorticoides (p. ex., dexametasona 8 mg VO, duas vezes ao dia, ou prednisona, 80 mg/dia VO). O uso do bexaroteno pode aumentar a captação de iodo em metástases não captantes, mas não há evidências de benefícios clínicos.

☑ **Resposta: C.**

Referências: 74, 110, 115 a 117 e 128.

■ CASO 20

Considere as pacientes abaixo e analise os itens que se seguem.

I – Mulher de 39 anos de idade, portadora de carcinoma papilífero de tireoide tipo clássico, medindo 3,0 cm, submetida a tireoidectomia total (TT), sem invasões extratireoidianas nem metástases detectáveis à US pré-operatória.

II – Mulher de 52 anos de idade, portadora de carcinoma folicular, medindo 2,0 cm, submetida a TT, sem invasão extratireoidiana ao histopatológico. A TC de pelve mostrou lesão lítica em ilíaco direito, sugestiva de acometimento secundário.

III – Mulher de 56 anos de idade, portadora de carcinoma papilífero variante folicular, de 4,2 cm, submetida a TT, sem invasão capsular, vascular ou qualquer invasão extratireoidiana.

IV – Mulher de 48 anos de idade, portadora de carcinoma papilífero, medindo 2,5 cm, submetida a TT, sendo observada invasão capsular.
V – Mulher de 46 anos de idade, portadora de carcinoma papilífero, de 0,7 cm, variante clássica, submetida a TT, sem invasão extratireoidiana.
   1. As pacientes II, III e IV devem receber radioiodoterapia complementar.
   2. As pacientes I e V podem ser dispensadas do tratamento com iodo radioativo.
   3. A paciente V apresenta alto risco de recorrência de doença.
   4. É dispensável a radioiodoterapia para a paciente II.
   5. Caso a paciente I apresente Tg estimulada após a cirurgia > 1,0 ng/mL, poderia ser submetida ao tratamento complementar com ^{131}I.

■ **Com base nas assertivas acima, marque a opção correta:**
   a) Todos os itens são verdadeiros.
   b) Os itens 1 e 4 estão corretos.
   c) Todos os itens são falsos.
   d) Apenas o item 2 está correto.
   e) Apenas os itens 1, 2 e 5 estão corretos.

Comentários:

   A paciente I é considerada de baixo risco para recorrência de doença, situação em que o uso do radioiodo é controverso. Contudo, caso ela apresentasse uma Tg estimulada após a cirurgia ≤ 1 ng/mL e US cervical sem anormalidades, não haveria indicação formal para realização de radioiodoterapia, considerando o baixo risco de recidiva de doença.
   A paciente II, portadora de câncer de tireoide e provável metástase a distância (óssea), é considerada, portanto, de alto risco para recorrência de doença, devendo ser tratada com radioiodoterapia.
   Apesar de a paciente III não apresentar aparente extensão extratireoidiana da doença, tumores > 4,0 cm de diâmetro apresentam risco intermediário de recorrência de doença e, portanto, têm indicação de tratamento com ^{131}I.
   A paciente IV apresenta invasão de cápsula da tireoide, considerada por muitos autores invasão extratireoidiana mínima da doença (pT3). Além disso, o tumor tem > 2,0 cm, estratificando o risco como intermediário. Nesse caso, a terapia com ^{131}I altera o prognóstico, sendo indicada para essa paciente.
   A paciente V é portadora de microcarcinoma (< 1,0 cm), não apresenta extensão extratireoidiana de doença, metástase linfonodal ou a distância, e não pertence a nenhum subtipo histológico agressivo. Portanto, é considerada de muito baixo risco para recorrência de doença, não sendo indicada a ablação com ^{131}I nesses casos.

☑ **Resposta: E.**
Referências: 74, 117, 129 e 130.

CASO 21

MTC, 30 anos de idade, 48 kg, tem distúrbio bipolar e vem sendo tratada com risperidona e citalopram. Um exame de rotina mostrou elevação do TSH (45,4 µUI/mL; VR: 0,3-5,0), com T_4 livre (T_4L) normal (1,1 ng/dL; VR: 0,7-1,8) e anti-TPO negativo (< 10 UI/mL; VR: < 35). A paciente foi tratada com doses crescentes de L-T_4 (25, 50 e 100 µg/dia), mas os níveis de TSH pouco se alteraram (mínimo de 39,8 µUI/mL), a despeito da boa adesão ao tratamento (a medicação é administrada pelo marido, diariamente, em jejum), enquanto o T_4L se elevou para 1,9 ng/dL. A US da tireoide não mostrou nada digno de nota. A paciente não faz uso de nenhuma outra medicação e não tem queixas gastrointestinais. A pesquisa dos anticorpos antiendomísio e antigliadina, empregada no diagnóstico da doença celíaca, foi negativa. Também negativo foi o exame parasitológico de fezes.

Sobre este caso, podemos afirmar que:

I – A dose da L-T_4 deve ser aumentada para 150 µg/dia.
II – A paciente possivelmente tem resistência à L-T_4.
III – O aumento do TSH poderia estar associado ao uso da risperidona.
IV – A possibilidade de pseudoelevação do TSH deve ser fortemente suspeitada.
   a) Existe apenas um item incorreto.
   b) Somente o item IV está correto.
   c) Somente os itens I e III estão corretos.
   d) Apenas os itens II e IV estão corretos.
   e) Apenas os itens I e IV estão corretos.

Comentários:

Resistência à L-T_4 nunca foi descrita, e praticamente 100% dos pacientes com hipotireoidismo tratados com este fármaco obtêm normalização do TSH e do T_4L, desde que a dose correta seja adequadamente tomada e não existam fatores que interfiram com a metabolização e a absorção da L-T_4.

Caso não se consiga a normalização do TSH, a despeito do uso de doses altas de L-T_4 (> 2 µg/kg/dia), deve-se fortemente considerar a possibilidade de má adesão ao tratamento, bem como a presença de condições que aumentem a metabolização hepática da L-T_4 (p. ex., uso de rifampicina, fenobarbital, estrogênios, carbamazepina, fenitoína, sertralina etc.) ou reduzam sua absorção (p. ex., cirurgia bariátrica, síndrome de má absorção, doença celíaca, giardíase, uso concomitante de fármacos como sulfato ferroso, sais de cálcio, colestiramina, inibidores da bomba de prótons, hidróxido de alumínio etc.). Há, também, fatores que podem ocasionar níveis de TSH falsamente elevados, como a existência no soro de anticorpos heterófilos ou um TSH de alto peso molecular (macro-TSH). Estas últimas condições, embora raras, parecem ser a causa mais provável de elevação do TSH neste caso. Assim, a L-T_4 deveria ser suspensa. A risperidona eleva a prolactina, mas não o TSH.

Resposta: B.

Referências: 131 a 133.

■ CASO 22

Mulher de 40 anos de idade procurou o endocrinologista porque, em exame de rotina, evidenciou-se alteração da função tireoidiana: TSH = 232,4 µUI/mL (VR: 0,3-5,0); T_4 livre (T_4L) = 0,85 ng/dL (VR: 0,7-1,8); anti-TPO = 120 UI/mL (VR: < 35). A paciente foi tratada com doses crescentes de L-T_4 (25, 50 e 100 µg/dia), porém os níveis de TSH pouco se alteraram (mínimo de 182 µUI/mL), a despeito da boa adesão ao tratamento, enquanto o T_4L se elevou para 2,1 ng/dL. A US da tireoide não mostrou nada digno de nota. Optou-se por suspender a L-T_4 durante 30 dias e repetir a dosagem do TSH após precipitação do soro com polietilenoglicol (PEG), tendo sido obtido um valor de 8,66 µUI/mL.

■ Diante desses achados, podemos afirmar que:

I – A paciente tem um TSH de alto peso molecular, o qual não responde adequadamente à L-T_4.
II – A dose da L-T_4 deveria ser aumentada para 150 µg/dia.
III – A reposição de L-T_4 deve ser suspensa.
IV – A possibilidade da existência de condições que interfiram com a absorção ou metabolização da L-T_4 deve ser fortemente suspeitada.
   a) Existe apenas um item incorreto.
   b) Somente o item III está correto.
   c) Todos os itens estão corretos.
   d) Apenas os itens II e IV estão corretos.
   e) Apenas os itens I e III estão corretos.

Comentários:

> A paciente tem uma molécula de TSH de alto peso molecular (macro-TSH), que representa, na maioria das vezes, um complexo antígeno-anticorpo formado por TSH e IgG, que supostamente tem baixa bioatividade, a exemplo do que ocorre com a macroprolactina (MP). Portanto, a reposição de L-T_4 torna-se desnecessária nesses casos. O PEG precipita as moléculas pesadas, deixando no sobrenadante a molécula normal do TSH. Macro-TSH é uma condição rara: entre 495 amostras de soro testadas com TSH > 10mUI/L, três (0,6%) continham macro-TSH (recuperação do TSH < 25% após PEG) (Mills et al.). Em outro estudo, entre 12 casos de macro-TSH, todos tinham recuperação < 20% (Loh et al.). Na nossa paciente, a recuperação foi de apenas 8% (TSH = 8,66 µUI/mL). Foi demonstrado que a MP responde de modo mais lento e menos intenso aos agonistas dopaminérgicos. Um comportamento similar seria esperado para o macro-TSH no tocante à resposta à L-T_4. A elevação excessiva do T_4L após a administração da L-T_4 demonstra que a absorção e a metabolização da medicação estão adequadas.

☑ **Resposta: E.**

Referências: 10 e 131 a 135.

CASO 23

Uma investigação de rotina em mulher de 30 anos de idade evidenciou: TSH = 63,1 µUI/mL (VR: 0,3-5,0); T_4 livre (T_4L) = 0,58 ng/dL (VR: 0,7-1,8); T_3 = 96,5 ng/dL (VR: 80-220). A repetição dos exames, alguns dias após, mostrou resultados similares (TSH de 60,2 µUI/mL e T_4L de 0,52 ng/dL) e anti-TPO de 247 UI/mL (VR: < 35). Sua mãe e uma irmã têm tireoidite de Hashimoto (TH).

Sobre este caso, podemos afirmar que:

I – A reposição de L-tiroxina (L-T_4) deve ser iniciada de imediato e mantida de modo permanente, por toda a vida da paciente.
II – Nódulos em pacientes com TH têm maior risco de malignidade.
III – Elevação do LDL-c, mas não dos triglicerídeos, seria um achado esperado até obtenção do eutireoidismo.
IV – Esta paciente tem risco aumentado de falência ovariana precoce, mesmo que a reposição de L-T_4 seja feita adequadamente.
   a) Todos os itens estão corretos.
   b) Somente o item IV está correto.
   c) Somente os itens I e III estão corretos.
   d) Apenas os itens II e IV estão corretos.
   e) Apenas os itens I e IV estão corretos.

Comentários:

Em menos de 10% dos casos, o hipotireoidismo primário (HTP) causado pela TH pode ser transitório. Além disso, raramente pacientes com TH e HTP podem posteriormente desenvolver hipertireoidismo, enquanto outros podem evoluir com alternância de hipo e hipertireoidismo. Isso seria decorrente das oscilações na quantidade de anticorpos bloqueadores e estimuladores do receptor do TSH. O bócio na TH geralmente é difuso mas, em até um terço dos casos, pode ser nodular.

Embora não seja rara a concomitância de TH e carcinoma diferenciado de tireoide, não existe uma relação causal entre as duas condições, nem maior risco para malignidade nos nódulos de pacientes com TH. Contudo, convém lembrar que o raro linfoma primário de tireoide é mais comum em idosas com TH.

Elevação isolada do LDL-c é a alteração lipídica mais frequente em casos de hipotireoidismo. No entanto, hipertrigliceridemia também ocorre ocasionalmente. A TH pode se manifestar isoladamente ou em associação a outras doenças autoimunes (endócrinas ou não), entre elas a ooforite autoimune. Por isso, mulheres com TH têm risco aumentado para falência ovariana precoce, bem como doença de Addison, diabetes tipo 1, artrite reumatoide, síndrome de Sjögren etc.

Resposta: B.

Referências: 114, 136 e 138.

■ CASO 24

Uma mulher de 26 anos de idade, com DG, encontra-se em uso de metimazol (MMI) há 6 meses (30 mg/dia). Ela retorna a seu endocrinologista no curso da sétima semana de gestação. Uma avaliação laboratorial revelou: TSH = 0,02 µUI/mL (VR: 0,3-5,0); T_4 livre = 1,2 ng/dL (VR: 0,7-1,8); T_3 = 230 ng/dL (VR: 80-220).

■ Sobre este caso, podemos afirmar que:

I – A dose do MMI deve ser aumentada para 40 mg/dia, devido à supressão do TSH e à elevação do T_3.
II – Deve-se substituir MMI por propiltiouracil (PTU), a ser mantido ao longo de toda a gestação.
III – Deve-se substituir MMI por PTU e reintroduzi-lo no segundo trimestre da gestação.
IV – Existe risco aumentado de aborto ou malformações congênitas devido ao hipertireoidismo.
  a) Só o item IV está correto.
  b) Somente o item III está correto.
  c) Somente os itens I e IV estão corretos.
  d) Apenas os itens II e IV estão corretos.
  e) Só os itens III e IV estão corretos.

Comentários:

O hipertireoidismo não controlado durante a gestação pode levar a complicações maternas (doença hipertensiva, aborto espontâneo, descolamento de placenta, parto prematuro, crise tireotóxica e insuficiência cardíaca) e fetais (baixo peso ao nascimento, natimortos, bócio, hipertireoidismo neonatal e hipotireoidismo central). Esses riscos podem ser diminuídos pelo tratamento apropriado do hipertireoidismo materno.

Nos últimos anos, MMI passou a ser recomendado como agente de escolha para a DG, por ser mais eficaz e mais segura do que o PTU. No entanto, como existem relatos de *aplasia cutis*, bem como atresia de esôfago e de coanas em recém-nascidos de gestantes que tomaram MMI, tem sido dada preferência ao PTU no primeiro trimestre da gravidez, com posterior substituição pelo MMI. Contudo, não há contraindicação formal ao uso de MMI no início da gestação, podendo este fármaco ser usado em caso de intolerância ao PTU.

☑ **Resposta: E.**

Referências: 139 a 141.

■ CASO 25

■ Analise os três casos abaixo (gestantes sem história prévia de tireopatias) e opine sobre a eventual necessidade de tratamento.

I – TSH = 0,98 µUI/mL (VR: 0,3-5,0); T_4 livre (T_4L) = 1,3 ng/dL (VR: 0,7-1,8); anti-TPO = 280 UI/mL (VR: < 35); 25ª semana de gestação.

II – TSH = 2,1 µUI/mL; T$_4$L = 0,52 e 0,55 ng/dL; anti-TPO = 20 UI/mL; oitava semana de gestação.
III – TSH = 4,72 µUI/mL; T$_4$L = 0,9 ng/dL; anti-TPO = 15 UI/mL; 20ª semana de gestação.
IV – TSH = 0,01 µUI/mL; T$_4$L = 1,5 ng/dL; anti-TPO = 18 UI/mL; TRAb = 1,2 UI/mL (VR: até 1,5); oitava semana de gestação.

   a) As gestantes I, II e III deveriam ser tratadas com L-tiroxina (L-T$_4$).
   b) Somente as gestantes II e III deveriam ser tratadas com L-T$_4$.
   c) Apenas a gestante II deveria ser tratada com L-T$_4$.
   d) Nenhuma das gestantes deveria ser tratada com L-T$_4$.
   e) As gestantes I, II e III deveriam ser tratadas com L-T$_4$ e a gestante I com PTU.

Comentários:

No primeiro trimestre da gestação, é frequente encontrarmos supressão do TSH associada a valores normais de T$_4$L. Tal fato se deve ao efeito supressivo da gonadotrofina coriônica sobre a tireoide. Assim, a paciente IV não necessita de nenhum tratamento específico.

Existem evidências epidemiológicas e experimentais que sugerem fortemente que condições que resultem, no primeiro trimestre, em hipotireoxinemia (um valor circulante baixo para a idade gestacional de T$_4$L materno, com ou sem elevação do TSH) apresentam risco aumentado para deficiente desenvolvimento neuropsicológico do feto. Isso seria uma consequência da diminuição da disponibilidade de T$_4$ materno para o desenvolvimento do cérebro, visto que o T$_4$ materno é a única fonte de hormônio tireoidiano para o feto no primeiro trimestre. Por isso, a reposição de L-T$_4$ poderia ser considerada para a paciente II, cujos níveis de T$_4$L se apresentam persistentemente baixos.

Reposição de L-T$_4$ estaria também indicada para as pacientes I e III. Com relação à paciente I, foi demonstrado, em alguns estudos, que a presença de títulos elevados de anti-TPO, a despeito de valores normais de TSH e T$_4$L, poderia implicar risco aumentado de complicações obstétricas (p. ex., abortos), o que poderia ser revertido ou minimizado pela reposição de L-T$_4$. Os níveis normais de TSH são mais baixos durante a gestação, e têm sido sugeridos como limites superiores da normalidade em gestante os seguintes valores: 2,5 mUI/L no primeiro trimestre e 3,0 mUI/L no segundo e terceiro trimestres gestacionais. A elevação do TSH (4,7 µUI/mL) na paciente III imporia a administração da L-T$_4$.

☑ **Resposta: A.**

Referências: 139, 140 e 142.

■ CASO 26

Mulher de 36 anos de idade vem em uso de metimazol (MMI) há 18 meses para tratar a doença de Graves (DG). Ao *exame físico*: FC = 88 bpm; tireoide dicretamente aumentada à palpação; sem oftalmopatia.

Últimos *exames laboratoriais*: TSH = 0,9 µUI/mL (VR: 0,3-5,0); T$_4$ livre (T$_4$L) = 1,3 ng/dL (VR: 0,7-1,8); T$_3$ = 123 ng/dL (VR: 70-200); anti-TPO = 120 UI/mL (VR: < 35); TRAb = 12,5 UI/L (VR: < 1,75).

■ Sobre este caso, podemos afirmar que:

I – O tratamento deve ser mantido por pelo menos 24 meses, caso contrário a chance de recidiva do hipertireoidismo, após a retirada do MMI, será muito mais elevada.
II – Considera-se remissão a presença de TSH, T_4L e T_3 normais por, pelo menos, 1 ano após a suspensão do MMI ou PTU.
III – A paciente tem baixa chance de remissão por ser do sexo feminino, estar com a função tireoidiana normal, não ter oftalmopatia e apresentar TRAb positivo.
IV – Se o hipertireoidismo não recidivar após 24 meses da descontinuação da tionamida, a paciente pode ser considerada curada.
  a) Somente o item II está correto.
  b) Somente o item IV está incorreto.
  c) Somente os itens II e IV estão corretos.
  d) Apenas os itens II e III estão corretos.
  e) Todos os itens estão corretos.

Comentários:

Recidiva do hipertireoidismo ocorre em cerca de 40% a 50% dos pacientes que alcançam o eutireoidismo após o uso prolongado de MMI ou PTU. Essas recidivas geralmente ocorrem nos primeiros 12 meses após a interrupção do tratamento. Contudo, podem fazê-lo dentro de 5 anos ou mais. Fatores que implicam maiores chances de remissão definitiva são: (1) sexo feminino; (2) doença de leve a moderada ao diagnóstico; (3) bócio pequeno; (4) TRAb negativo ou em baixos títulos ao final do tratamento; e (5) ausência de oftalmopatia. A maioria dos autores recomenda o uso das tionamidas por 12 a 24 meses. Duração < 12 meses implica maior risco de recidiva. Contudo, não há evidências de que o tratamento por 24 meses tenha eficácia superior ao de 18 meses.

☑ **Resposta: A.**

Referências: 143 e 147.

■ CASO 27

Menina de 6 anos de idade foi levada ao pediatra por apresentar palpitações, taquipneia e dor torácica. No *exame físico*, notaram-se pequeno aumento do volume da tireoide e discretas manchas café com leite no dorso. A *investigação laboratorial* revelou TSH baixo (0,002 µUI/mL; VR: 0,3-0,5) e T_4 livre (T_4L) elevado (2,2 ng/dL; VR: 0,7-1,8). Ao ser avaliada pelo endocrinologista, uma nova avaliação hormonal foi realizada, mostrando: TSH = 0,001 µUI/mL; T_4L = 2,1 ng/dL; TRAb e anticorpos antiperoxidase negativos. À US, evidenciou-se aumento difuso da tireoide, com imagem cística de 0,4 cm no lobo direito.

■ Qual a causa mais provável do hipertireoidismo neste caso?

a) Mutação ativadora no gene do receptor do TSH.
b) Mutação ativadora do gene para a subunidade alfa da proteína Gs.

c) Doença de Graves.
d) Doença de Plummer.
e) Resistência aos hormônios tireoidianos.

Comentários:

A doença de Graves (DG) é a causa mais comum de hipertireoidismo na infância, manifestando-se por bócio difuso, elevação de T$_3$ e T$_4$, supressão do TSH e presença de anticorpos antireoidianos (TRAb e anti-TPO). A paciente em questão tem hipertireoidismo não autoimune e, considerando sua faixa etária, as duas hipóteses mais prováveis seriam uma mutação ativadora no gene do receptor do TSH ou a síndrome de McCune-Albright (SMA). Esta última resulta de mutação ativadora do gene para a subunidade alfa da proteína Gs, o que estimula a produção intracelular de AMPc, conferindo secreção autônoma à glândula envolvida.

A SMA é uma doença rara, clinicamente definida pela tríade de displasia fibrosa poliostótica, manchas cutâneas café com leite e endocrinopatias hiperfuncionantes, como puberdade precoce (PP), hipertireoidismo, acromegalia, hiperprolactinemia, síndrome de Cushing, hipercortisolismo e hiperparatireoidismo. A glândula tireoide é frequentemente envolvida na SMA, sendo o hipertireoidismo a segunda endocrinopatia mais comum, após a PP. Um ano após o diagnóstico do hipertireoidismo, a paciente desenvolveu PP.

Em revisão da literatura (Sallum et al.), entre os distúrbios da tireoide encontrados, foram identificados 55 pacientes (65%) com hipertireoidismo clínico, 12 (14%) com hipertireoidismo subclínico, seis (7%) com bócio difuso e cinco (6%) com bócio nodular, ressaltando que em sete pacientes (8%) não foi caracterizado o tipo de tireoidopatia.

O hipertireoidismo decorrente de mutação ativadora no gene *TSHR* geralmente se manifesta desde o nascimento. Isso pode também ocorrer com a SMA, mas não é o mais usual. Na citada revisão da literatura, a idade de início dos sintomas variou desde o período neonatal (4 dias de vida) até os 49 anos de idade.

☑ **Resposta: B.**

Referências: 148 e 149.

■ Qual o tratamento mais eficaz neste caso?

a) Radioiodoterapia.
b) Tireoidectomia total.
c) Metimazol.
d) Propiltiouracil.
e) Existe mais de uma alternativa correta.

Comentários:

Tipicamente, a eficácia e a tolerabilidade das tionamidas, entre crianças e adolescentes com DG, são inferiores às observadas em adultos. Da mesma maneira, devido a seu mecanismo patogênico, o hipertireoidismo associado à SMA responde mal às tionamidas. Por isso, a radioiodoterapia e a cirurgia são mais eficazes. Entre 26 pacientes relatados na literatura, 15 (57%) foram submetidos à cirurgia (tireoidectomia total), seis (23%) à radioiodoterapia e cinco (20%) receberam tratamento apenas com tionamidas (PTU, carbimazol ou MMI).

☑ **Resposta: E.**

Referências: 148 e 149.

■ CASO 28

Em uma menina de 9 anos de idade foi diagnosticada doença de Graves (DG), em razão da presença de pequeno bócio difuso e dos seguintes *achados laboratoriais*: TSH = 0,05 µUI/mL (VR: 0,3-5,0); T_4L = 2,7 ng/dL (VR: 0,7-1,8); T_3 = 312 ng/dL (VR: 105-269); anti-TPO = 98 UI/mL (VR: < 35); TRAb = 9,5 UI/L (VR: positivo a partir de 1,75).

■ Sobre o tratamento desta criança, podemos afirmar que:

I – O uso do radioiodo está contraindicado.
II – A terapia com tionamidas tende a ser menos eficaz e a causar mais efeitos colaterais do que em adultos.
III – O tratamento de escolha é a tireoidectomia.
IV – O tratamento de escolha é o metimazol (MMI).
   a) Existe apenas um item incorreto.
   b) Somente o item IV está correto.
   c) Somente os itens I e III estão corretos.
   d) Apenas os itens II e IV estão corretos.
   e) Apenas os itens I e IV estão corretos.

Comentários:

Em crianças de 5 a 10 anos de idade, as tionamidas (particularmente o MMI) representam a terapia de escolha para a DG. O radioiodo pode ser feito (em doses < 10 mCi) se as tionamidas não forem bem toleradas. No grupo > 10 anos, a terapia inicial pode ser feita com MMI ou radioiodo. Já em crianças < 5 anos não se recomenda o uso do [131]I já que, nesse grupo etário, este teoricamente implicaria maior risco para câncer de tireoide. Nessa situação, MMI é o tratamento de escolha e, eventualmente, pode ser mantido, em doses baixas, até uma idade em que o uso do radioiodo seja mais seguro. A cirurgia (tireoidectomia total ou quase total) ou mesmo o radioiodo (caso não se disponha de um cirurgião experiente) podem ser utilizados nos casos em que as tionamidas não sejam bem toleradas.

O uso de tionamidas em crianças por 1 a 2 anos usualmente propicia taxas de remissão de 20% a 30% (em torno de 50% em adultos). A frequência de efeitos colaterais também é maior em crianças e adolescentes.

☑ **Resposta: D.**

Referências: 143 e 144.

■ CASO 29

Em paciente de 60 anos de idade com diabetes tipo 2 foi casualmente diagosticado um nódulo de 1,2 cm no lobo direito da tireoide. Dois anos antes, ele se submetera à angioplastia coronariana com colocação de *stent*. O paciente faz uso de vildagliptina, metformina, ramipril, atenonol, rosuvastatina e ácido acetilsalicílico (AAS). No *exame físico*: PA = 140/90; IMC = 26,8 kg/m².

Exames laboratoriais: glicemia = 118 mg/dL; HbA1c = 7,2%; LDL-c = 85 mg/dL; TSH = 8,7 mUI/L (VR: 0,45-4,5); T_4 livre (T_4L) = 0,88 ng/dL (VR: 0,7-1,8); anti-TPO = 156 UI/mL (VR: < 35); calcitonina normal. Uma nova avaliação da função tireoidiana, 4 meses após, mostrou: TSH = 8,4 mUI/L; T_4L = 0,82 ng/dL; anti-TPO = 152 UI/mL. O diagnóstico citológico do nódulo foi de bócio coloide.

■ Sobre este caso, analise os itens a seguir e opine:

I – O paciente deve ser tratado com L-T_4 porque o hipotireoidismo subclínico (HTSC) aumenta o risco de insuficiência cardíaca congestiva (ICC) e doença coronariana (DAC), independentemente da faixa etária e dos valores de TSH.

II – L-tiroxina (L-T_4) não estaria indicada porque risco aumentado de ICC e DAC apenas ocorre nos indivíduos com TSH persistentemente ≥ 10 mUI/L.

III – Em casos de HSC, L-T_4 deve ser considerada em pacientes com risco cardiovascular aumentado e TSH persistentemente ≥ 7 mUI/L.

IV – Neste caso, o tratamento com L-T_4 poderia reduzir eventos cardiovasculares.

a) Existe apenas um item incorreto.
b) Somente o item IV está correto.
c) Somente os itens I e III estão corretos.
d) Apenas os itens III e IV estão corretos.
e) Apenas os itens I e IV estão corretos.

Comentários:

As evidências disponíveis sugerem que: (1) níveis de TSH persistentemente ≥ 10 mUI/L aumentam o risco para ICC (em pacientes idosos mas não nos mais jovens) e DAC (particularmente em indivíduos < 65 anos); (2) TSH persistentemente ≥ 7 mUI/L implica maior mortalidade por DAC.

Segundo as recentes diretrizes da Sociedade Latino-americana de Tireoide (LATS), reposição de L-T_4 deve ser considerada nas seguintes situações em casos de HSC: (1) todos os indivíduos com TSH persistentemente > 10 mUI/L porque nessa situação há maior probabilidade de progressão para doença manifesta, bem como maior risco de ICC, doença cardiovascular e mortalidade cardiovascular; (2) pacientes < 65 anos com TSH moderamente elevado (entre 4,5 e 10 mUI/L) com risco cardiovascular aumentado (p. ex., doença cardiovascular prévia, diabetes, dislipidemia, hipertensão e síndrome metabólica), sobretudo diante de TSH persistentemente > 7 mUI/L; (3) pacientes sintomáticos, de meia-idade, com TSH moderadamente elevado (entre 4,5 e 10 mUI/L) por curto período de tempo – se um efeito benéfico claro se observa, a L-T_4 pode ser mantida; caso contrário, seria suspensa;

(4) Aumento persistente e moderado do TSH em indivíduos anti-TPO-positivos com achados ultrassonográficos típicos da tireoide de Hashimoto (p. ex., hipoecogenicidade difusa).

Como demonstrado em estudo prospectivo recente (Razvi et al.), entre pacientes com risco cardiovascular aumentado e HSC com TSH moderadamente elevado (entre 4,5 e 10 mUI/L), a terapia com L-T$_4$ foi capaz de reduzir eventos cardiovasculares fatais e não fatais apenas naqueles < 65 anos de idade.

Contudo, convém salientar que, antes de se considerar o tratamento, deve-se verificar se o HSC é persistente ou não. De fato, mais de 50% dos pacientes com níveis de TSH elevados podem apresentar TSH normalizado quando o exame é posteriormente repetido.

☑ **Resposta: D.**

Referências: 136, 151 e 152.

■ CASO 30

Mulher de 58 anos de idade, sem comorbidades prévias, apresenta, em exames de *check-up*, TSH sérico de 0,01 µUI/mL (VR: 0,4-4,0), com T$_4$ livre (T$_4$L) de 1,7 ng/mL (VR: 0,8-1,9). A repetição dos exames 30 dias depois mostrou resultados similares. *Exame físico* e ausculta cardíaca sem anormalidades. Tireoide palpável, indolor. A paciente tem osteoporose e faz uso de alendronato, cálcio e vitamina D.

Exames laboratoriais complementares: TRAb = 2,2 UI/L (VR: < 1,75); anti-TPO = 122 UI/L (VR: < 35); RAIU/24 h = 44% (VR: 15-40); T$_3$ livre (T$_3$L) normal. US tireoidiana mostrou apenas hipoecogenicidade da glândula.

■ Sobre este caso, analise os itens a seguir e opine:

I – A paciente tem hipertireoidismo subclínico (HTSC) e risco muito elevado de progressão para hipertireoidismo franco, se não tratada.
II – O HTSC pode reverter espontaneamente em cerca de 50% dos casos, particularmente em pacientes com doença de Graves (DG) leve.
III – A paciente apresenta risco aumentado de fibrilação atrial (FA).
IV – Distúrbios cognitivos e demência são comprovadamente mais comuns entre idosos com HTSC do que na população geral.
  a) Todos os itens estão corretos.
  b) Somente o item II está correto.
  c) Somente os itens II e III estão corretos.
  d) Apenas o item III está correto.
  e) Apenas os itens III e IV estão corretos.

Comentários:

Valores baixos de TSH são frequentemente transitórios; por isso, precisam ser confirmados em exame posterior dentro de 3 meses. Em um estudo israelita, 51,5% das pessoas com TSH < 0,35 mUI/L tiveram seu TSH normalizado quando retestados dentro de 5 anos. Muitos pacientes cujos níveis séricos de TSH voltam ao normal provavelmente tiveram episódios de tireoidite transitória ou DG leve. A regressão é mais provável em pacientes com TSH > 0,05 mUI/L.

Também deve ser excluída a T_3-toxicose pela determinação do T_3L, visto que alguns pacientes com TSH suprimido têm T_4L e T_3 total normais, mas T_3L elevado. É preciso, também, levar em conta que alguns indivíduos têm TSH suprimido na ausência de qualquer doença tireoidiana ou hipofisária, sugerindo um *set point* alterado no eixo hipotálamo-hipófise-tireoide. Esses pacientes não precisam ser necessariamente tratados e podem ser apenas acompanhados com exames periódicos.

Embora as concentrações séricas de TSH possam voltar ao normal espontaneamente, com o tempo alguns pacientes desenvolvem hipertireoidismo franco. A real taxa de progressão não está definida, variando de 1% a 15% ao ano em estudos diversos. No entanto, acredita-se que o risco de progressão nos casos não tratados seja, provavelmente, de 0,5% a 1% ao ano. Esse risco seria maior nos casos de bócio uni- ou multinodular tóxico do que em pacientes com DG.

Risco aumentado de FA tem sido relatado nos pacientes idosos com HTSC, sobretudo naqueles com idade > 65 anos. Esse risco parece não diferir significativamente se o TSH for < 0,1µUI/mL ou estiver entre 0,1 e o limite inferior da normalidade. Como nossa paciente tem 57 anos, o risco de FA não seria relevante.

Duas complicações conhecidas do HTSC são a perda de massa óssea e o risco aumentado de fraturas osteoporóticas. No caso do HTSC, risco aumentado de fraturas foi demonstrado em alguns estudos (mesmo nos casos com TSH apenas levemente suprimido), mas não em outros. Como nossa paciente faz uso de alendronato, cálcio e vitamina D, esse risco supostamente não seria tão marcante.

A associação entre HTSC e demência em idosos é ainda motivo de controvérsia. Ela foi sugerida por dois estudos, mas não confirmada em outros dois.

Entre as consequências cardiovasculares associadas ao HTSC endógeno incluem-se: aumento da FC, aumento do risco para arritmias atriais e ventriculares, redução da variabilidade da FC e aumento da massa do ventrículo esquerdo. Esse aumento do risco cardiovascular pode ser o responsável pela maior mortalidade atribuída ao HTSC em alguns estudos. No entanto, são também controversas as evidências que correlacionam HTSC com aumento na mortalidade total e na mortalidade cardiovascular.

Segundo as diretrizes do American College of Clinical Endocrinologists (AACE) e da American Thyroid Association (ATA), o tratamento dos indivíduos com HTSC e TSH persistentemente < 0,1 mUI/L deve ser fortemente considerado nas seguintes condições:(1) idade > 65 anos; (2) mulheres pós-menopausadas, sem uso de bisfosfonatos ou estrogênio; (3) presença de osteoporose; (4) presença de sintomas de hipertireoidismo; (5) pessoas com doença cardíaca. Além disso, devido ao risco de fibrilação atrial, idosos com TSH levemente suprimido (≥ 0,1 mUI/L) também poderiam se beneficiar do tratamento (Quadro 2.4).

Quadro 2.4 Hipertireoidismo subclínico: quando tratar?

Parâmetro	TSH (< 0,1 mUI/L)	TSH (0,1 a 0,5 mUI/L)
Idade > 65	Tratar	Considerar tratar

Idade < 65 com comorbidades:
   Doença cardíaca
   Osteoporose
   Menopausada
   Sintomas de hipertireoidismo
	
	Tratar
	Tratar
	Considerar tratar
	Tratar
		
		Considerar tratar
		Não tratar
		Considerar tratar
		Considerar tratar

Idade < 65, assintomático	Considerar tratar	Não tratar

Adaptado da referência 144.

☑ **Resposta: B.**

Referências: 144, 152 e 153.

Distúrbios das Adrenais 3

Lucio Vilar, Claudio E. Kater, Patrícia Sampaio Gadelha,
Milena Coelho F. Caldato, Maria da Conceição Freitas,
Luiz de Gonzaga G. Azevedo Jr.,
Orivaldo A. Barbosa, Joyce S. Paiva, André M. Faria,
Madson Q. Almeida & Ana Rosa P. Quidute

■ CASO 1

Mulher de 43 anos de idade com queixas de ganho de peso (6 kg) nos últimos 3 meses, associado a dispneia aos esforços, queda de cabelos e redução do fluxo menstrual. Nesse mesmo período, também descobriu ser diabética e hipertensa. Ao *exame físico*: presença de obesidade abdominal, preenchimento de fossas supraclaviculares e ausência de equimoses, estrias violáceas ou fraqueza muscular; índice de massa corpórea (IMC) = 31 kg/m^2; pressão arterial (PA) = 150 × 90 mmHg. A paciente encontra-se em uso de losartana, anlodipino, hidroclorotiazida, metformina e insulina NPH.

Exames laboratoriais: hemograma e função renal normais; sódio (Na$^+$) = 141 mEq/L; potássio (K$^+$) = 3,8 mEq/L; glicemia de jejum = 235 mg/dL; HbA1c = 9,6% (VR: 4,5-5,5); cortisol sérico (CS) às 8 h = 20,5 µg/dL (VR: 5,0-25,0); CS após supressão noturna com 1 mg de dexametasona (DMS) = 12,1 µg/dL (VR: < 1,8); cortisol livre urinário (UFC) = 400 e 396 µg/24 h (VR: < 310), sulfato de desidroandrostenediona (DHEA-S) = 8,7 µg/dL (VR: 35-250), testosterona = < 11 ng/mL; ACTH = 9 e 10 pg/mL (VR: até 46). Os *exames de imagem* revelaram imagem nodular na adeno-hipófise à direita, de 4,4 mm, e lesão nodular (2,7 cm) na adrenal esquerda (Fig. 3.1).

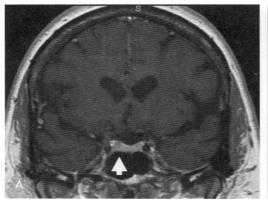 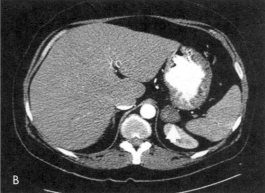

Fig. 3.1 (A) Adenoma de 4,4 mm no lado direito da hipófise (*seta*); **(B)** nódulo de 2,7 cm na adrenal esquerda (*seta*).

■ **Sobre este caso, analise os itens a seguir e opine:**

 I – A paciente tem síndrome de Cushing (SC) ACTH-dependente, devido aos níveis detectáveis de ACTH, associada a um incidentaloma adrenal.
 II – A paciente tem SC ACTH-independente e um incidentaloma hipofisário.
 III – Os baixos níveis de DHEA-S encontrados não são compatíveis com o diagnóstico de síndrome de SC, uma vez que a estimulação adrenal pelo ACTH promove aumento desses valores.
 IV – O teste da desmopressina seria útil para ajudar a distinguir se o caso se trata de SC ACTH-independente ou não.
 V – A investigação de hiperaldosteronismo primário (HAP) se torna importante em razão da existência de hipertensão de difícil controle com três fármacos, associada a adenoma adrenal.
   a) Somente os itens I, III e V estão corretos.
   b) Somente os itens II e III estão corretos.
   c) Somente os itens II e IV estão corretos.
   d) Existe apenas uma opção correta.
   e) Há apenas um item incorreto.

Comentários:

Trata-se de uma paciente com quadro clínico sugestivo e exames laboratoriais que confirmam o diagnóstico de SC, com dois exames de rastreio positivos: UFC e cortisol pós-1 mg de DMS. Pacientes com SC ACTH-independente tipicamente apresentam valores de ACTH < 10 pg/mL, enquanto níveis > 20 pg/mL indicam a presença de SC ACTH-dependente. Diante da detecção de valores de ACTH < 10 pg/mL, recomenda-se a avaliação de imagem adrenal e não a realização de imagem hipofisária, como foi feito equivocadamente na paciente, o que levou à detecção de um incidentaloma hipofisário, presente em 10% da população adulta submetida à ressonância magnética (RM) do encéfalo.

Distúrbios das Adrenais

Valores baixos de DHEA-S são observados em até 65% dos adenomas adrenais, enquanto valores elevados são mais sugestivos de carcinoma adrenal. Como tumores secretores de cortisol adrenal levam à supressão do ACTH, a estimulação da camada reticular do córtex adrenal secretora de androgênios, como DHEA-S e testosterona, fica reduzida, como encontrado no caso em questão.

A paciente foi submetida à adrenalectomia esquerda com reposição de doses fisiológicas de glicocorticoides no pós-operatório e recebeu alta hospitalar com apenas uma classe de anti-hipertensivos e sem necessidade de insulinoterapia.

☑ **Resposta: D.**

Referências: 154 e 155.

■ CASO 2

Homem de 43 anos de idade foi encaminhado para investigação de possível hipertensão de causa endócrina, diagnosticada há cerca de 1 ano (no momento, bem controlada com valsartano, hidroclorotiazida e anlodipino). Ele apresentou quadro de cólica nefrética e realizou ultrassonografia (US) abdominal, que revelou cálculo renal de 5 mm e massa na adrenal esquerda. O paciente referia sudorese excessiva, mas negava palpitações ou cefaleia. Tampouco havia história familiar de HAP ou feocromocitoma (FEO). Uma irmã também tem nefrolitíase.

Exames laboratoriais: glicemia de jejum = 156 mg/dL; HbA1c = 7,4%; Na^+ = 140 mEq/L; K^+ = 4,1 mEq/L; funções renal e hepática normais; aldosterona plasmática = 13,1 ng/dL; cálcio = 9,6 mg/dL (VR: 8,6-10,2); paratormônio (PTH) = 76 pg/mL (VR: 15-68,3); calciúria de 24 h = 308 mg/24 h (VR: até 300); catecolaminas plasmáticas: noradrenalina: > 8.000 pg/mL (VR: 112-658); adrenalina = 3.080 pg/mL (VR: 0-50); dopamina: < 10 pg/mL; catecolaminas livres urinárias: noradrenalina = 1.205 μg/24 h (VR: 15-80); adrenalina = 1.135 μg/24 h (VR 0,5-20); dopamina = 1.074 μg/24 h (VR: 0,5-400); metanefrinas urinárias = 10.226 μg/24 h (VR: 26 a 230). A RM de abdome identificou dois nódulos na adrenal direita,

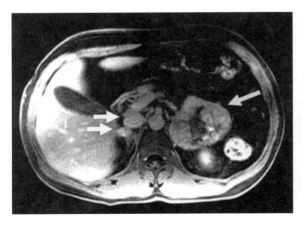

Fig. 3.2 A RM de abdome identificou dois nódulos na adrenal direita, medindo 2 cm cada, bem como uma massa adrenal heterogênea, na adrenal esquerda, que media 8,0 × 7,5 cm, tinha hipossinal em T2 e apresentava área de degeneração hemorrágica interna.

medindo 2 cm cada, sem evidências de conteúdo de gordura, com realce heterogêneo pelo contraste, um deles com pequena degeneração cística. Adicionalmente, a RM identificou uma massa adrenal heterogênea na adrenal esquerda, que media 8,0 × 7,5 cm, tinha hipossinal em T2 e apresentava área de degeneração hemorrágica interna e realce heterogêneo de contraste, sem evidências de conteúdo de gordura (Fig. 3.2).

- **I – Sobre o diagnóstico do paciente, analise os itens a seguir e opine:**

    I – O paciente tem o diagnóstico de FEO à esquerda e incidentaloma adrenal à direita.
    II – A ausência de hipersinal em T2 à RM descarta o diagnóstico de FEO.
    III – A presença de FEO bilateral aumenta a possibilidade de origem genética.
    IV – Apesar de a hipertensão paroxística ser um achado clássico do FEO, hipertensão persistente é mais frequente.
    V – Os níveis de catecolaminas plasmáticas costumam ser proporcionais à massa tumoral.
    a) Apenas os itens II, III, IV estão corretos.
    b) Somente os itens II, III, IV e V estão corretos.
    c) Somente os itens II e IV estão corretos.
    d) Apenas os itens III e IV estão corretos.
    e) Há apenas um item incorreto.

- **II – Entre os exames adicionais abaixo citados, qual seria o menos útil?**

    a) US da tireoide.
    b) Dosagem de calcitonina.
    c) Pesquisa de mutações no oncogene *RET*.
    d) RM da sela túrcica.
    e) Todos os exames seriam igualmente importantes.

Comentários:

FEO são tumores de células cromafins secretores de catecolaminas. No paciente em questão, os valores extremamente elevados de catecolaminas plasmáticas (níveis > 2.000 pg/mL são quase patognomônicos), bem como de catecolaminas e metanefrinas urinárias, associado ao quadro clínico, confirmam o diagnóstico.

A hipertensão arterial caracteristicamente se manifesta de modo paroxístico nos pacientes com FEO; contudo, hipertensão persistente é uma apresentação mais frequente. Os níveis de catecolaminas não são proporcionais à massa tumoral; de fato, tumores grandes (> 50 g) podem ter as catecolaminas produzidas e metabolizadas dentro deles, liberando uma quantidade reduzida na circulação, onde são dosadas. Esses tumores tendem, pois, a ser menos sintomáticos do que tumores menores. A presença de hipersinal em T2 à RM é um achado sugestivo de FEO, mas pode estar ausente em até 25% dos casos, como no paciente em questão. Além disso, pode ser observado em casos de hemorragias, carcinomas ou outras lesões adrenais.

Cerca de 90% dos FEO são unilaterais. Lesões bilaterais são mais frequentes nos tumores familiares (50% a 75% dos casos). Atualmente sabe-se que os FEO de origem genética correspondem a quase 25% dos casos e, no paciente em questão, a pesquisa do proto-oncogene

RET se torna obrigatória em virtude da suspeita de FEO bilateral e nefrolitíase, cuja presença implica a possibilidade diagnóstica de neoplasia endócrina múltipla tipo 2A (NEM-2A).

A NEM-2A é uma doença autossômica dominante rara, com elevada penetrância de carcinoma medular de tireoide (CMT), presente em 90% dos portadores da síndrome. Portanto, a dosagem de calcitonina e a US tireoidiana são imprescindíveis. FEO são diagnosticados em até 50% dos casos, frequentemente são bilaterais e só excepcionalmente são malignos. Já o hiperparatireoidismo primário ocorre em 10% a 35% dos afetados. Tumores hipofisários fazem parte da NEM tipo 1 mas não da NEM-2A, tornando desnecessária a RM de sela túrcica para este paciente. A pesquisa de FEO deve ser realizada e o paciente deve ser tratado antes de qualquer procedimento cirúrgico para tireoide ou paratireoides.

☑ **Respostas: (I) D e (II) D.**

Referências: 156 a 160.

■ CASO 3

Um homem negro de 39 anos de idade se apresenta no ambulatório de Endocrinologia com queixa de fraqueza muscular progressiva iniciada 8 anos antes, com episódios recorrentes de paralisia de algumas partes do corpo, notadamente das mãos. Seis anos antes fora hospitalizado em decorrência de paralisia muscular difusa, tendo sido identificadas, na época, hipocalemia grave (K^+ = 1,5 mEq/L) e rabdomiólise associada. Relata ser portador de hipertensão arterial de difícil controle desde os 22 anos de idade, em tratamento irregular. Atualmente está em uso de hidralazina (75 mg, três vezes ao dia), clonidina (0,2 mg, três vezes ao dia), diltiazem (60 mg, três vezes ao dia) e cloreto de potássio (Slow K®), na dose de 1.200 mg, três vezes ao dia. Ao *exame físico:* PA = 150 × 100 mmHg; IMC = 26,2 kg/m²; sem outros achados dignos de nota.

Exames laboratoriais: glicemia = 106 mg/dL; HbA1c = 5,7% (VR: até 5,4); Na^+ = 149 mEq/L (VR: 135-145); K^+= 3,3 mEq/L (VR: 3,5-5,1); creatinina = 1,4 mg/dL; aldosterona plasmática (em repouso) = 101 ng/mL (VR: 2-16); atividade plasmática de renina (APR): 0,2 ng/mL/h (VR: 0,4-0,7); relação aldosterona/APR (*RAR*) = 505. A tomografia computadorizada (TC) de abdome sem contraste revelou nódulo com baixa atenuação (5 UH) na asa medial da adrenal direita com 2,3 cm (Fig. 3.3).

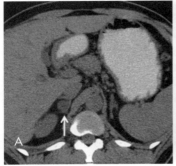
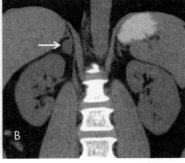

Fig. 3.3 TC de abdome sem contraste mostrando, na adrenal direita, nódulo com baixa atenuação (5 UH) e 2,3 cm (**A:** corte axial; **B:** corte coronal) (*setas*).

■ **Diante desses achados, pode-se afirmar que:**

I – Trata-se de HAP e o achado de hipocalemia espontânea, associada à supressão da APR, bem como à marcante elevação da aldosterona e da PRA, torna desnecessária a realização de teste confirmatório para estabelecimento deste diagnóstico.
II – Está indicada complementação da imagem com infusão de contraste endovenoso para melhor esclarecimento diagnóstico e diferenciação entre lesão benigna e maligna do córtex adrenal.
III – O achado de hipocalemia espontânea, APR suprimida, aldosterona > 30 ng/mL, *RAR* > 40 e nódulo adrenal unilateral > 1 cm em paciente hipertenso < 40 anos de idade favorece o diagnóstico de adenoma produtor de aldosterona (APA) e a indicação de adrenalectomia unilateral direita, tornando dispensável o cateterismo seletivo das veias adrenais (CVA) para a diferenciação entre APA e hiperplasia adrenal bilateral (HAB).
IV – O teste de estimulação postural tem bom poder discriminativo entre HAB e APA, sendo o aumento da aldosterona > 30%, entre a dosagem matinal e após 2 horas na posição ereta (com ou sem deambulação), indicativo de HAB.

a) Somente o item II está incorreto.
b) Somente o item III está correto.
c) Somente os itens II e III estão corretos.
d) Apenas os itens I e IV estão corretos.
e) Apenas os itens I e III estão corretos.

Comentários:

Na maioria dos pacientes, uma relação aldosterona/APR (*RAR*) aumentada, isoladamente, não estabelece o diagnóstico de HAP, sendo necessária a realização de um teste confirmatório (teste de infusão salina, dosagem de aldosterona urinária em vigência de dieta sem retrição de sódio, supressão com fludrocortisona, teste do captopril ou teste da furosemida), pois pacientes com hipertensão essencial podem também apresentar um rastreamento positivo. A exceção a essa regra são pacientes com hipocalemia espontânea, APR indetectável, aldosterona > 30 ng/dL e *RAR* > 40. Nesse contexto clínico, não há outro diagnóstico a não ser HAP para explicar esses achados, não havendo, portanto, a necessidade de se proceder ao teste confirmatório nesses casos.

Diante de uma *RAR* < 20, o diagnóstico de HAP é bastante improvável; e entre 25 e 30, é suspeito. Valores de 30 a 40 tornam o diagnóstico provável e > 40, quase certo. Na série de Kater et al. (2002), a *RAR* foi > 40 em todos os casos de APA, ao passo que valores > 47 apenas ocorreram em indivíduos com HAP. Em casos de APA, HAB e hipertensão essencial com renina baixa (HERB), a *RAR*, respectivamente, variou de 43 a 3.380 (média, 373 ± 459), 14,8 a 445 (média, 82,5 ± 81,5) e 5,1 a 47 (média, 18,1 ± 9,5).

Isoladamente, o teste da postura ereta é o procedimento não invasivo mais sensível e específico para diferenciação entre APA e HAB. No entanto, tem sido abandonado na maior parte dos serviços. Isso se deve ao fato de, em pelo menos 20% dos casos de HAP, a resposta ser similar nas duas situações.

O achado tomográfico de lesão hipoatenuante com densidade pré-contraste < 10 UH sugere lesão com alto conteúdo de gordura e afasta definitivamente a possibilidade de neoplasia maligna do córtex adrenal, confirmando a natureza benigna da lesão. Logo, torna-se desnecessária a complementação com estudo dinâmico, o que acarretaria somente maior exposição do paciente à radiação, além dos potenciais riscos relacionados com a infusão do contraste endovenoso.

As diretrizes da Endocrine Society sobre HAP preconizam a realização do CVA com coleta seletiva de aldosterona e cortisol em todos os pacientes com confirmação desse diagnóstico, para adequado esclarecimento do diagnóstico diferencial entre APA e HAB. Isso se deve aos achados de uma revisão sistemática de 38 estudos com um total de 950 pacientes, em que foi observada discordância entre a imagem espacial (TC/RM) e o CVA (padrão-ouro) em 37,8% dos casos. Ou seja, caso não realizassem o CVA, muitos pacientes teriam sido inapropriadamente encaminhados para adrenalectomia unilateral quando o tratamento medicamentoso seria o correto (14,6%). Do mesmo modo, alguns teriam operado o lado errado da lesão (3,9%), enquanto outros teriam sido submetidos a tratamento medicamentoso quando uma adrenalectomia unilateral teria sido curativa (19,1%). Entretanto, casos de HAP mais graves que cursam com hipertensão de difícil controle, hipocalemia espontânea proeminente (K^+ < 3,2 mEq/L) e níveis elevados de aldosterona (> 25 ng/dL), principalmente em pacientes mais jovens que tenham menos de 40 anos de idade, são bastante sugestivos de aldosteronoma. Dessa maneira, vários especialistas sugerem que, diante de um nódulo hipodenso solitário > 1 cm associado a morfologia adrenal contralateral normal em um paciente jovem, a adrenalectomia unilateral guiada pela imagem torna-se uma opção terapêutica bastante razoável. É importante lembrar, também, que o CVA é tecnicamente difícil de ser realizado (sobretudo o acesso à veia adrenal direita) e exige um radiologista intervencionista com vasta experiência nesse procedimento. Por outro lado, o CVA deve ser sempre considerado em pacientes > 40 anos de idade, tendo em vista o risco idade-dependente de que um nódulo adrenal solitário possa representar um adenoma cortical não funcionante (incidentaloma).

O paciente foi preparado com doses progressivas de espironolactona até 200 mg/dia e, posteriormente, submetido à adrenalectomia direita videolaparoscópica. Este procedimento propiciou completa normalização dos níveis de potássio e aldosterona, além de redução da PA e menor necessidade de agentes anti-hipertensivos durante o seguimento.

☑ **Resposta: A.**

Referências:161 a 163.

■ CASO 4

Mulher de 23 anos de idade há 5 meses com início de queixas de fraqueza muscular em membros inferiores, amenorreia, ganho de peso de 6 kg, aparecimento de acne, pelos e estrias violáceas, engrossamento da voz e queda de cabelos. A paciente nega o uso de quaisquer medicações sistêmicas, tópicas ou inalatórias. Ao *exame físico*: PA = 150 × 100 mmHg, face em lua cheia, pletora facial, acne em face e dorso, hirsutismo, estrias violáceas proeminentes em face interna das coxas, abdome e região axilar, equimoses em membros, preenchimento de fossas supraclaviculares, giba, acantose *nigricans* +/4+ e força muscular grau IV em membros inferiores.

Exames laboratoriais: glicemia = 208 mg/dL; cortisol basal = 26,0 μg/dL (VR: 5-25); cortisol livre urinário (UFC) = 1.160 μg/24 h (VR: 10-90); ACTH: < 5 pg/mL (VR: até 46); DHEA-S = 813 ng/dL (VR: 148-407); testosterona total = 91 ng/dL (VR: < 98); SHBG = 14 nmol/L (VR: 22-130); testosterona livre calculada = 87 pmol/L (VR: 2-45); androstenediona: > 5,0 ng/mL (VR: 0,7-2,8).

■ **Qual o próximo passo na investigação e o provável diagnóstico etiológico?**

a) RM de sela túrcica; corticotropinoma (doença de Cushing).
b) TC de tórax e abdome e OctreoScan®; síndrome do ACTH ectópico.
c) TC de abdome; adenoma adrenocortical.
d) TC de abdome; carcinoma adrenocortical.
e) Dosagem urinária de glicocorticoides por HPLC/espectrometria de massa; hipercortisolismo factício.

Comentários:

O quadro clínico da paciente é muito sugestivo de síndrome de Cushing, corroborado pela presença de sinais muito específicos desse diagnóstico, como presença de miopatia, equimoses e estrias violáceas proeminentes. Os exames laboratoriais confirmaram a suspeita clínica, com dosagem de cortisol urinário livre bastante aumentada (> 10 vezes o limite superior da normalidade [LSN]), associada a um ACTH suprimido, o que direciona para o diagnóstico diferencial da síndrome de Cushing ACTH-independente. Desse modo, exclui-se a possibilidade de doença de Cushing e síndrome de ACTH ectópico, que cursam com níveis de ACTH elevados ou normais. Diante de uma síndrome de Cushing ACTH-independente clinicamente evidente e de evolução temporal rápida e agressiva, faz-se obrigatório pensar no carcinoma adrenocortical como importante possibilidade diagnóstica. A concomitância de produção hormonal mista, com hiperandrogenemia associada, reforça ainda mais a possibilidade desse diagnóstico. A presença de níveis muito elevados de DHEA-S (> 600 a 800 ng/dL) sugere também o diagnóstico de carcinoma, mas níveis normais também podem ser encontrados nessa condição.

Classicamente, os adenomas adrenocorticais produtores de cortisol têm apresentação clínica mais arrastada de anos de evolução, com quadro clínico muito menos proeminente, geralmente precedido por estágio de hipercortisolismo subclínico, e sem aumento concomitante de androgênios. Hipercortisolismo factício é um diagnóstico que sempre deve ser considerado em pacientes que se apresentam com síndrome de Cushing ACTH-independente, mas a presença de elevação tanto do cortisol sérico como do UFC, associada a DHEA-S elevado e hiperandrogenemia, falam contra esse diagnóstico. Pacientes em uso de glicocorticoides sintéticos (p. ex., prednisona, dexametasona, triancinolona, budesonida etc.) apresentam cortisol sérico basal suprimido, embora eventualmente possam cursar com UFC elevado, devido à reatividade cruzada, na dependência do ensaio utilizado (p. ex., imunoensaios baseados em anticorpos), o que não ocorre quando o UFC é dosado por HPLC ou espectrometria de massa/cromatografia gasosa. Se o esteroide administrado for o cortisol em si ou seu metabólito direto (acetato de hidrocortisona ou cortisona, respectivamente), o quadro laboratorial será de aumento tanto do cortisol sérico como do urinário, mas o DHEA-S deve estar diminuído, já que esse precursor esteroidal é estimulado diretamente pelo ACTH. Tampouco seria esperado encontrar hiperandrogenemia associada.

A paciente foi submetida à TC abdominal, que mostrou volumosa massa na adrenal esquerda, com diagnóstico histopatológico de carcinoma (Fig. 3.4).

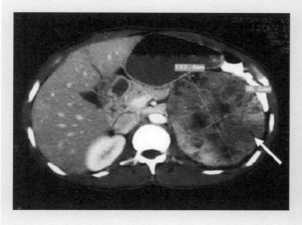

Fig. 3.4 TC de abdome mostrando volumosa massa (12 cm) heterogênea, com aréas de necrose e densidade pré-contraste de 35 UH, compatível com carcinoma adrenal (seta).

☑ **Resposta: D.**

Referências:154, 155 e 164.

■ CASO 5

Mulher de 29 anos recebeu diagnóstico de hiperplasia adrenal congênita (HAC), forma clássica virilizante, simples, aos 7 anos de idade, quando então iniciou o tratamento. Somente aos 24 anos de idade passou a apresentar ciclos menstruais regulares, com a presença dos sinais de ovulação (mudanças da temperatura basal e das características do muco cervical no meio do ciclo). Vem sendo tratada com prednisolona, na dose de 3,2 mg/m^2/dia. Recentemente retornou ao consultório e informou que se encontra em sua primeira gestação, com idade gestacional de aproximadamente 5 semanas.

■ Sobre o tratamento desta paciente, podemos afirmar que:

I – Uma vez tendo engravidado, não existe necessidade de cuidados adicionais, visto que a fertilidade da paciente encontra-se restabelecida.
II – Diabetes gestacional pode ser mais frequente em pacientes nesta condição e deve ser monitorizado.
III – O tratamento será manter a prednisolona, que é inativada pela 11β-hidroxiesteroide desidrogenase (11β-OHSD) tipo II placentária.
IV – A via de parto poderá variar, devendo ser considerada a possibilidade de se recorrer à cesariana.

a) Existe apenas um item incorreto.
b) Somente o item II está correto.
c) Somente os itens I e III estão corretos.
d) Apenas os itens II e IV estão corretos.
e) Apenas os itens III e IV estão corretos.

Comentários:

É bastante conhecida a dificuldade de engravidar apresentada por portadoras de HAC, mesmo quando se encontram compensadas laboratorialmente do hiperandrogenismo. É importante um rigoroso acompanhamento conjunto entre endocrinologistas e obstetras, já que a existência de vômitos e estados de desidratação podem descompensar a função adrenal, sendo obrigatório investigar a necessidade de ajuste de doses do glico e mineralacorticoide, quando utilizados.

Vários autores sugerem que a grávida portadora de HAC pertenceria a um grupo de maior probabilidade de desenvolvimento de diabetes gestacional e, desse modo, é reforçada a necessidade de acompanhamento em equipe. Pode ser mantida a medicação previamente utilizada, em caso de um glicocorticoide que seja inativado pela 11-OHSD placentária, como é o caso da prednisolona e da hidrocortisona. Dessa maneira, não é recomendado o uso de dexametasona, visando, assim, evitar interferências na adrenal fetal. Pacientes que foram submetidas à genitoplastia, bem como aquelas que apresentem bacia androide, podem ser aconselhadas à realização de cesariana, visando evitar distocias por desproporção cefalopélvica.

☑ **Resposta: A.**

Referências: 165 e 166.

■ CASO 6

Mulher de 43 anos de idade foi encaminhada para acompanhamento de um incidentaloma adrenal (IA), detectado por TC na investigação de quadro de dor abdominal. Portadora de hipertensão bem controlada com losartana (50 mg/dia) há cerca de 5 anos, apresentava IMC de 26,3 kg/m^2 e circunferência abdominal de 85 cm, sem evidências clínicas de hipercortisolismo. Na TC abdominal, foi detectado nódulo de adrenal de 2,1 cm à direita, com comportamento pré- e pós-contraste muito sugestivo de adenoma.

Exames laboratoriais: K^+ = 4,5 mEq/L (VR: 3,6-5,0); aldosterona plasmática = 18,2 ng/dL (VR: 5-30); APR = 1,7 ng/mL/h (VR: 0,5-2,1); metanefrinas urinárias = 0,24 mg/g de creatinina (VR: até 1 mg/g de creatinina); catecolaminas plasmáticas = noradrenalina = 96 pg/mL (VR: 70-150); adrenalina = 5,0 pg/mL (VR: até 140 pg/mL); dopamina = 22 pg/mL (VR: até 30); ACTH = 15 pg/mL (VR: < 46); cortisol após 1 mg de dexametasona = 3,5 µg/dL (VR: < 1,8); DHEA-S = 172 µg/dL (VR: 148-407); glicemia de jejum (GJ) = 101 mg/dL (VR: 70-99).

■ Sobre este caso, avalie os itens abaixo e opine:

I – A paciente tem hipercortisolismo subclínico (HCSC) e deve ser submetida a uma adrenalectomia direita por via laparoscópica.
II – A dosagem de aldosterona e renina não seria necessária neste caso, em virtude da raridade dos IA produtores de aldosterona e à ausência de hipocalemia.
III – A paciente deve ser orientada a repetir, após 6 meses, os exames bioquímicos e hormonais, bem como submeter-se a nova imagem da adrenal direita por RM.
IV – A paciente tem HCSC e o risco de progressão para hipercortisolismo franco é muito alto.
   a) Existe apenas um item incorreto.
   b) Somente o item III está correto.
   c) Somente os itens I e III estão corretos.
   d) Apenas os itens II e IV estão corretos.
   e) Todos os itens estão corretos.

Comentários:

A detecção de um IA exige do médico uma investigação inicial que visa descartar a presença de hiperprodução hormonal (presente em 15% a 25% do casos), bem como de malignidade. Pelo menos 70% dos IA são benignos. O risco de malignidade cresce à medida que aumenta o tamanho da lesão. Por exemplo, entre aquelas > 6 cm, carcinomas respondem por 25% e metástases por 18%, enquanto adenomas correspondem a 18%. Em contraste, entre os IA < 4 cm, 65% são adenomas e apenas 2% são carcinomas. Na série de Vilar et al. (2008), entre 52 casos de IA, apenas 13 (25%) eram funcionantes: oito (61,5%) adenomas secretores de cortisol, quatro (30,7%) feocromocitomas e um (7,8%) adenoma produtor de aldosterona (APA).

Dependendo da quantidade de cortisol secretada pelo tumor, o espectro clínico do HCSC varia de um ritmo diurno de cortisol discretamente diminuído a completa atrofia da glândula contralateral. Embora os pacientes com HCSC não tenham os estigmas clássicos do hipercortisolismo, eles apresentam, em comparação à população geral, maior prevalência de obesidade, hipertensão, hiperlipidemia, diabetes melito tipo 2 ou intolerância à glicose e osteopenia. Diversos critérios diagnósticos têm sido sugeridos. A maioria dos autores propõe a detecção de dois testes anormais para confirmação do HCSC. Na paciente em questão, evidenciou-se apenas um exame alterado (não supressão do cortisol sérico, com ACTH e DHEA-S normais). Para a maioria dos *experts*, cirurgia tem sido indicada para IA funcionantes e lesões > 4 cm. Como nossa paciente não tem HCSC e apresenta um IA de 2,2 cm, a melhor conduta seria, portanto, realizar, após 6 meses, reavaliação bioquímica/ hormonal e uma nova avaliação por imagem (de preferência por RM, para evitar o excesso de radiação proporcionada por repetidas TC).

Os APA têm como manifestação mais característica hipertensão (HA) associada à hipocalemia. Entretanto, o hiperaldosteronismo primário normocalêmico é comum (20% a 50% dos casos). Na série de Mantero et al., somente 15% dos 1.004 IA eram funcionantes, e apenas 16 APA foram detectados (1,6% dos casos). Todos os pacientes tinham HA e 60%, hipocalemia. Assim, diante de um IA, a pesquisa de APA está indicada apenas na presença de HA ou hipocalemia. Em contrapartida, HCSC e feocromocitoma devem ser rastreados em todos os casos, mesmo nos pacientes sem hipertensão ou evidências clínicas de hipercortisolismo.

Hiperatividade endócrina (sobretudo hipersecreção de cortisol) pode surgir em até 20% dos pacientes durante o seguimento, mas é improvável que isso ocorra em lesões < 3 cm. Em um estudo, observou-se que o HCSC carreia um risco cumulativo de 12,5% para o desenvolvimento de SC após 1 ano. Entretanto, dados de prevalência demonstraram que a maioria (99,7%) dos pacientes com HCSC não progride para a SC clássica. É muito raro o surgimento de hipersecreção de catecolaminas ou de hiperaldosteronismo durante o seguimento a longo prazo.

☑ **Resposta: B.**

Referências: 167 a 169.

A paciente do caso anterior foi reavaliada após 6 meses. *Exames laboratoriais*: ACTH= 8,8 pg/mL; cortisol pós-1 mg de dexametasona (DMS) = 5,75 µg/dL; glicemia de jejum = 119 mg/dL. O cortisol salivar foi então coletado às 23 horas, e seu nível se mostrou elevado (170 ng/dL; VR: até 100). A RM revelou adenoma de 3 cm na adrenal direita. Na ocasião, a paciente se mantinha sem evidências clínicas de hipercortisolismo.

■ **Com base nesses achados, que conduta deveria ser tomada?**

a) Encaminhar a paciente à cirurgia.
b) Manter a paciente em acompanhamento clínico.
c) Repetir a avaliação hormonal após 6 a 12 meses.
d) Ampliar a avaliação hormonal.
e) Existe mais de uma alternativa correta.

Comentários:

Os novos exames confirmaram que a paciente tem HCSC (três exames alterados) e houve pequeno crescimento da lesão. A adrenelactomia em caso de HCSC está prioritariamente indicada em pacientes < 50 anos de idade; aqueles com idade > 70 anos devem ser acompanhados. Nos indivíduos com idades variando entre 50 e 70 anos, deve ser avaliada a presença de comorbidades (diabetes, hipertensão arterial sistêmica [HAS], síndrome, dislipidemia etc.). A paciente em questão é jovem e tem síndrome metabólica (pré-diabetes, HAS, dislipidemia e obesidade abdominal); ademais, houve crescimento da lesão durante o seguimento. Para ela, portanto, a melhor opção terapêutica seria a adrenalectomia direita por via laparoscópica. Com intuito de evitar o risco de insuficiência adrenal aguda no pós-operatório imediato, a paciente deve receber reposição de glicocorticoide.

☑ **Resposta: A.**

Referências: 167 a 170.

■ CASO 7

Em uma paciente com 44 anos e suspeita clínica de síndrome de Cushing (SC) foram obtidos os seguintes resultados de *exames laboratoriais*: cortisol sérico (CS) às 8 h (basal) = 35,2 µg/dL (VR: 5-25); CS às 8 h, após supressão noturna com 1 mg de DMS = 12,4 µg/dL; cortisol salivar à meia-noite = 250 ng/mL (VR: < 100); CS às 8 h, após supressão noturna com 8 mg de DMS = 16,8 µg/dL; ACTH = 67,2 pg/mL (VR: < 46); ACTH após desmopressina (pico) = 102,5 pg/mL; RM da hipófise: adenoma de 1,6 cm; TC de abdome: hiperplasia adrenal bilateral.

■ Qual é a melhor conduta para este caso?

a) Cateterismo bilateral do seio petroso inferior (CBSPI).
b) TC de tórax.
c) Cetoconazol.
d) Cirurgia transesfenoidal.
e) Existe mais de uma alternativa correta.

Comentários:

A paciente em questão tem SC ACTH-dependente, associada a macroadenoma hipofisário, pico do ACTH > 50% após desmopressina e redução do CS > 50% no teste de supressão noturna com 8 mg de DMS. Esses achados são suficientes para confirmação do diagnóstico de doença de Cushing, sem a necessidade do CBSPI.

☑ **Resposta: D.**

Referências: 154, 155 e 164.

■ CASO 8

Em uma mulher com 28 anos de idade, IMC de 27,5 kg/m² e suspeita clínica de síndrome de Cushing (SC), a investigação laboratorial revelou: CS às 8 h = 28,8 e 33,7 µg/dL (VR: 5-25); CS após supressão noturna com 1 mg de DMS = 7,5 µg/dL; CS após supressão com 0,5 mg de DMS a cada 6 h por 48 h = 7,8 µg/dL; UFC = 68,5 µg/24 h (VR: 10-90); ACTH = 15,4 pg/mL (VR: até 46). A paciente faz uso de fluoxetina e um contraceptivo oral (Gynera®).

■ Qual é a hipótese etiológica mais provável?

a) Síndrome do ACTH ectópico.
b) Tumor adrenal secretor de cortisol.
c) Hipercortisolismo devido a aumento na transcortina (globulina ligadora dos corticosteroides [CBG]).
d) Doença de Cushing.
e) Síndrome de Cushing exógena.

Comentários:

A avaliação hormonal indica que a paciente não tem SC. A elevação do CS e a ausência de supressão do CS com DMS (o esperado seria um valor < 1,8 µg/dL) refletem aumento dos níveis da CBG, cuja produção no fígado é estimulada em condições de hiperestrogenismo (p. ex., gravidez e estrogenoterapia). O estrogênio deve ser suspenso de 4 a 6 semanas antes, para evitar interferência no exame.

☑ **Resposta: C.**

Referências: 154, 155 e 164.

■ CASO 9

Uma mulher de 38 anos de idade foi encaminhada ao endocrinologista com suspeita clínica de SC. Ela se queixava de ganho de 15 kg e ciclos menstruais irregulares nos últimos 2 anos. Ao *exame físico*: IMC = 31,3 kg/m^2; PA = 150/90 mmHg (em uso de losartana); hirsutismo facial; circunferência abdominal = 92 cm, com aumento da gordura retrocervical; sem estrias violáceas.

Exames laboratoriais: CS às 8 h = 14,5 e 16,5 µg/dL (VR: 5-25); CS após supressão noturna com 1 mg de DMS = 6,4 µg/dL; CS após supressão com 0,5 mg de DMS a cada 6 h por 48 h = 1,6 µg/dL; ACTH = 18,4 pg/mL (VR: 5-46); testosterona normal; US transvaginal sem anormalidades.

■ Qual é a hipótese etiológica mais provável?

a) Obesidade.
b) Tumor adrenal secretor de cortisol.
c) Doença de Cushing.
d) Síndrome de Cushing exógena.
e) Síndrome do ACTH ectópico.

Comentários:

A avaliação hormonal indica que a paciente não tem SC, apenas obesidade, a qual justificaria a não supressão do CS após a supressão noturna com 1 mg de DMS (o esperado seria um valor < 1,8 µg/dL). Nota-se que houve supressão do CS no teste de supressão com 2 mg de DMS/48 h. Este comportamento é o esperado em pacientes com obesidade, mas não naqueles com SC. Na SC exógena, tipicamente, o CS mostra-se baixo, devido à inibição do eixo hipotálamo-hipófise-adrenal.

☑ **Resposta: A.**

Referências: 154, 155 e 164.

■ CASO 10

Mulher de 30 anos de idade, IMC de 27,5 kg/m², com história de hirsutismo e irregularidade menstrual desde a adolescência, faz uso de Diane® 35 (cada drágea contém 2,0 mg de acetato de ciproterona e 0,035 mg de etinilestradiol) há vários anos. Ela foi encaminhada ao endocrinologista com suspeita de síndrome de Cushing (SC) em razão dos seguintes achados na *avaliação hormonal*: cortisol sérico (CS) às 8 h = 35,2 µg/dL (VR: 5-25); CS no teste de supressão noturna com 1 mg de DMS (1 mg-DST) = 7,3 µg/dL; ACTH = 37 pg/mL (VR: até 46); cortisol livre urinário (UFC) = 136 µg/24 h (VR: até 10-90).

■ Com base nesses exames, pode-se afirmar que:

a) O diagnóstico de SC é bastante provável e a paciente deveria ser submetida a uma RM de sela túrcica.
b) A paciente, muito provavelmente, tem apenas a síndrome dos ovários policísticos (SOP).
c) A não supressão do CS no 1 mg-DST e o aumento do UFC podem ser consequentes ao uso crônico do Diane® 35.
d) A realização de TC do abdome para estudo das adrenais seria de grande valor neste caso.
e) Existe mais de uma alternativa correta.

Comentários:

Na investigação da SC endógena, a realização de TC para estudo das adrenais está prioritariamente indicada quando há supressão do ACTH, indicativa de hiperfunção adrenal autônoma. Caso contrário, poderemos deparar com um incidentaloma adrenal, presente em cerca de 4% dos adultos submetidos à TC abdominal.

A história de hirsutismo e irregularidade menstrual desde a adolescência é típica da SOP, a qual é o distúrbio endócrino mais comum em mulheres jovens (prevalência de pelo menos 5%). Na SOP ocorre alteração da hormonogênese tanto ovariana como adrenal, o que justifica a discreta elevação do UFC não raramente observada na síndrome.

A elevação do CS e a não supressão do CS no 1 mg-DST (CS > 1,8 µg/dL) vistas neste caso muito possivelmente são consequentes ao aumento da globulina ligadora dos corticosteroides (CBG) induzido pela estrogenoterapia (deve ser suspensa 6 semanas antes da realização dos exames).

☑ **Resposta: B.**

Referências: 154, 155 e 164.

■ CASO 11

Paciente de 44 anos de idade foi avaliada por cirurgião geral em virtude de queixas de dor abdominal, intensidade 7/10, ganho de peso, fraqueza muscular proximal e estrias violáceas em abdome de início há 4 meses (Fig. 3.5). Fez TC abdominal, que revelou lesão expansiva de aproximadamente 12 cm em topografia de adrenal esquerda, com bordas irregulares, coeficiente de atenuação pré-contraste > 20 UH e *washout* tardio pós-contraste (30% em 10 minutos) (Fig. 3.6). Foi encaminhada para avaliação com endocrinologista em virtude das queixas supramencionadas, além de aumento de pelos corporais e alteração no timbre da voz ("voz grossa") há 6 meses.

Exames laboratoriais: glicemia de jejum = 180 mg/dL (VR: 70-99); cortisol das 8 h = 31,9 mg/dL (VR: 5-25); UFC = 1.305 µg/24 h (VR: 21-111); cortisol salivar no final da noite = 28,9 µg/mL (VR: 5-25); ACTH plasmático = 5,0 pg/mL (VR: até 46); K$^+$ sérico = 3,2 mEq/L (VR: 3,5-5,1); testosterona total = 123,22 ng/dL (VR: 15-80), DHEA-S = 481 µg/dL (VR: 35-430); androstenediona: > 10 ng/mL (VR: 0,4-2,6); catecolaminas e metanefrinas urinárias normais.

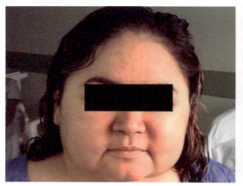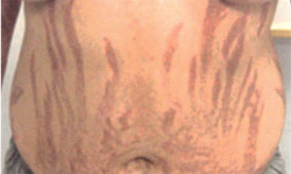

Fig. 3.5 Características clínicas da paciente (note a face em lua cheia e as largas estrias purpúricas abdominais).

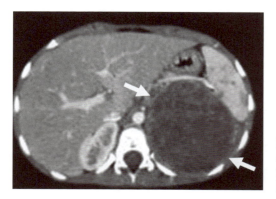

Fig. 3.6 Massa heterogênea de 12 cm na adrenal esquerda (*setas*), com bordas irregulares, coeficiente de atenuação pré-contraste de 40 UH e *washout* lento pós-contraste (30% em 10 minutos).

■ Em relação a este caso clínico, podemos afirmar que:

I – As características bioquímicas e os dados epidemiológicos e de imagem do tumor levantam forte suspeita de carcinoma adrenocortical secretor de cortisol e androgênios.

II – O aumento na produção de hormônios virilizantes reforça o caráter benigno do tumor.

III – Os teste de supressão com altas doses de dexametasona (HDDST) e o teste de estímulo com desmopressina (DDAVP-T) teriam grande utilidade na definição diagnóstica.
IV – O fato de as catecolaminas e metanefrinas urinárias serem normais exclui a possibilidade de feocromocitoma.
   a) Apenas o item I está correto.
   b) Nenhum item está correto.
   c) Apenas os itens II e IV estão corretos.
   d) Apenas os itens I e III estão corretos.
   e) Apenas o item III está correto.

Comentários:

Os tumores adrenais são patologias comuns, a maioria não funcionante e benigna, bem como revelados casualmente em exames de imagem por ocasião de avaliação de queixas abdominais (incidentalomas adrenais). Este caso representa uma paciente sintomática tanto do ponto de vista locorregional (dor abdominal) como hormonal, pois apresentava manifestações clínicas da SC com virilização, sugerindo a presença de síndrome mista (produção de cortisol e androgênios) pelo tumor adrenal.

Os carcinomas adrenocorticais são patologias raras (incidência de 1:1 milhão), podendo ocorrer de maneira esporádica ou associados a síndromes hereditárias (Li-Fraumeni, NEM-1), tendo comportamento funcionante em 60% dos casos (45%, SC isolada; 15%, SC com virilização). O fato de o tumor da paciente produzir androgênios é altamente sugestivo de malignidade.

O aspecto radiológico auxilia o diagnóstico diferencial entre adenomas e carcinomas adrenais. Adenomas geralmente se apresentam à TC como lesões pequenas (usualmente < 3 cm), ovaladas, com bordos regulares, densidade pré-constraste < 10 UH e rápido clareamento do contraste (> 50% em 10 minutos). Raramente, excedem 6 cm. Características sugestivas de carcinoma incluem: (1) tamanho > 4,0 cm; (2) coeficiente de atenuação > 20 UH (ou seja, baixa concentração de gordura na lesão); (3) retenção de contraste (*washout* < 50% em 10 minutos); (4) calcificações, bordos irregulares, invasão de estruturas adjacentes e metástase à distância.

A combinação de catecolaminas livres urinárias com metanefrinas tem sensibilidade de 98% para diagnóstico dos feocromocitomas; no entanto, níveis normais de ambas tornam o diagnóstico pouco provável, mas não o exclui.

O HDDST e o DDAVP-T são úteis na definição da etiologia da SC ACTH-dependente, mas não em casos de tumores adrenais.

☑ **Resposta: A.**

Referências: 154, 155, 164 e 171 a 173.

■ CASO 12

Mulher de 42 anos de idade com queixas de amenorreia e aumento de peso (10 kg) nos últimos 15 meses. Refere, também, desânimo e crises de choro frequentes nos últimos meses. Sem outras queixas. Ao *exame físico*: IMC = 27,5 kg/m²; PA = 160 × 100 mmHg; abdome globoso; circunferência abdominal de 95 cm; sem outras alterações dignas de nota. *Exames hormonais*: cortisol sérico (CS) das 8 h (basal) = 32 µg/dL (VR = 5-25); cortisol das 8 h após supressão noturna com 8 mg de DMS (HDDST) = 25 µg/dL; UFC = 935,38 µg/24 h (VR: 28,5-213,7); ACTH plasmático = 43 e 46 pg/mL (VR: até 46). À RM, a hipófise mostrou-se sem anormalidades. Foi também realizada TC abdominal, que revelou um nódulo de 2,2 × 1,2 cm na adrenal direita.

- **Assinale a alternativa correta sobre este caso:**
  a) Pseudossíndrome de Cushing por depressão endógena é a principal hipótese diagnóstica.
  b) Adrenalectomia direita está indicada.
  c) O teste de estímulo com CRH ou desmopressina tornaria possível uma inequívoca distinção entre doença de Cushing (DC) e secreção ectópica de ACTH (SEA).
  d) O cateterismo bilateral do seio petroso inferior (CBSPI) seria obrigatório neste caso.
  e) Os valores normais do ACTH praticamente descartam a possibilidade diagnóstica de síndrome do ACTH ectópico.

Comentários:

A tumoração na adrenal direita à TC consiste em um provável adenoma não funcionante detectado acidentalmente. A paciente tem hipercortisolismo ACTH-dependente, o qual se caracteriza por níveis de ACTH elevados ou no limite superior da normalidade. Nos casos de tumores adrenais secretores de cortisol, o ACTH caracteristicamente está suprimido (< 10 pg/mL). Na SEA, o ACTH tipicamente está elevado, porém, em até 25% dos casos, pode estar normal.

Supressão do CS > 50% no HDDST é indicativa da doença de Cushing, mas também é vista em até um terço dos casos de SEA (sobretudo na presença de tumores carcinoides brônquicos secretores de ACTH). Contudo, supressão > 80% é observada apenas na doença de Cushing. Do mesmo modo, resposta excessiva do ACTH à DDAVP ou ao CRH (p. ex., pico > 50%), embora sugestiva de DC, também ocasionalmente ocorre em pacientes com SEA.

A terminologia "síndrome ou estado de pseudo-Cushing (EPC)" refere-se a certas condições que se manifestam com um fenótipo clínico e/ou laboratorial similar ao da síndrome de Cushing (SC), associado a hipercortisolismo leve ou moderado. Diversas situações podem levar ao EPC, sendo a depressão e o alcoolismo crônico as mais reconhecidas. Outras causas relevantes são obesidade (principalmente a visceral), síndrome de abstinência alcoólica, síndrome de resistência ao glicocorticoide generalizada, anorexia nervosa e demais doenças psiquiátricas, como síndrome do pânico, ansiedade crônica e psicoses. O hipercortisolismo no EPC não apresenta uma causa bem definida. Acredita-se que decorra, sobretudo, do aumento de secreção de CRH, em função da hiperativação do eixo hipotálamo-hipófise-adrenal (HHA). Em geral, para uma adequada distinção diagnóstica entre SC e EPC, faz-se necessário tratar ou eliminar o fator indutor do hipercortisolismo. Por exemplo, foi demonstrado que, muitas vezes, é necessário um período de cerca de 2 a 4 meses de abstinência etílica para que o eixo HHA retorne ao estado normal.

Pacientes com SC não raramente têm sintomas depressivos e, assim, pode ser difícil distinguir essa situação de um obeso deprimido com pseudo-Cushing. As alterações laboratoriais podem ser similares nas duas condições (p. ex., ausência de supressão do cortisol sérico após DMS, elevação do cortisol salivar ou UFC etc.). No entanto, aumento no UFC de quatro vezes ou mais além do limite superior da normalidade, quase sempre, apenas é observado na síndrome de Cushing. Na nossa paciente, esse aumento foi de 4,4 vezes.

Diante de uma SC ACTH-dependente e RM de sela túrcica normal, a maioria dos *experts* considera obrigatório o CBSPI. Contudo, esse exame pode ser dispensável caso haja alteração inequívoca na TC de tórax indicativa de tumor ectópico secretor de ACTH (p. ex., uma grande massa pulmonar ou mediastínica sugestiva de tumor carcinoide).

☑ **Resposta: D.**

Referências: 154, 155 e 164.

■ CASO 13

Uma mulher de 30 anos de idade foi encaminhada ao endocrinologista por suspeita de SC. Na investigação de cólica nefrética, por TC foi evidenciada, na adrenal direita, uma massa ovalada de 2,2 cm e densidade pré-contraste de 12 HU. A paciente traz à consulta atual os seguintes resultados laboratoriais: ACTH = 16,3 e 23,5 pg/mL (VR: < 46); CS às 8 h = 14,5 e 17,2 µg/dL (VR: 5-25); CS no teste de supressão noturna com 1 mg de DMS (1 mg -DST) = 8,2 µg/dL; UFC = 181 e 210 µg/dia (VR: 10-90), dosado por cromatografia líquida de alta eficiência (HPLC). A paciente faz uso de carbamazepina (400 mg/dia) e fenofibrato (200 mg/dia). Nega tomar outras medicações.

■ Sobre este caso, podemos afirmar que:

I – A dosagem do cortisol salivar à meia-noite seria de grande utilidade.
II – A realização de RM da sela túrcica torna-se mandatória.
III – Feocromocitoma deve ser investigado.
IV – A dosagem do UFC por quimioluminescência (CLA) está recomendada.
   a) Todos os itens estão corretos.
   b) Somente o item II está incorreto.
   c) Somente os itens I e IV estão corretos.
   d) Apenas os itens II e III estão corretos.
   e) Apenas os itens III e IV estão corretos.

Comentários:

Elevação no UFC de quatro vezes ou mais além do limite superior da normalidade (LSN) quase sempre é observada apenas na SC. No entanto, incrementos menores podem também ser encontrados nos chamados EPC, como doenças psiquiátricas e alcoolismo. Além disso, falso aumento pode resultar do uso de certas medicações, particularmente carbamezepina e fenofibrato, quando o UFC é dosado por HPLC. Carbamazepina é também causa de não supressão do CS durante o 1 mg-DST, por acelerar o metabolismo hepático da DMS. Em situações que interfiram com os resultados desse teste e do UFC, a determinação do cortisol salivar no final da noite (entre 23 h e meia-noite) torna-se o teste de rastreamento ideal para SC. No caso em questão, ele se mostrou normal (82 ng/dL; VR: até 100), o mesmo ocorrendo com o UFC, quando foi medido por CLA.

A massa adrenal representa um incidentaloma adrenal, cuja investigação deve sempre levar em consideração a possibilidade de hipercortisolismo subclínico (HCSC) e feocromocitoma. RM da sela túrcica estaria indicada somente diante de achados laboratoriais sugestivos de adenoma hipofisário secretor de ACTH. Como comentado, a paciente não tem hipercortisolismo, apenas falsa elevação do UFC (induzida pela carbamazepina e o fenofibrato), bem como indevida interferência da carbamazepina sobre o metabolismo da DMS.

☑ **Resposta: B.**

Referências: 154, 155 e 164.

■ CASO 14

Mulher de 43 anos de idade, com queixas de anorexia, perda de peso importante (cerca de 10 kg em 1 ano), tontura ao levantar-se, astenia, dificuldade para levantar objetos em casa, principalmente na última parte do dia, além de diarreia ocasional. Não observou mudança na cor da pele, mas refere amenorreia (há 4 meses) e diminuição tanto da libido como dos pelos pubianos. Ao *exame físico*: estado geral regular; altura = 1,57 m; peso = 45 kg; PA = 90 × 60 mmHg (sentada) e 80 × 50 mmHg (de pé); presença de vitiligo nas pernas e no dorso, bem como de hiperpigmentação de áreas da pele expostas ao sol, gengivas e linhas das palmas das mãos.

Exames laboratoriais: hemácias = 3,4 milhões/mm^3; Hb = 10,4 g/dL; glicemia de jejum = 68 mg/dL (VR: 70-99); sódio = 129 mEq/L (VR: 136-145); K$^+$ = 5,7 mEq/L (VR: 3,5-5,1); creatinina = 1,5 mg/dL (VR: 0,6-1,1); ureia = 82,4 mg/dL (VR: 13-43).

Diante desses achados clínicos e laboratoriais, levantou-se a hipótese diagnóstica de doença de Addison (DA) e realizou-se *investigação hormonal*: CS às 8 h = 5,2 µg/dL (VR: 5-25); ACTH = 445 pg/mL (VR: até 46); CS 60 minutos após estímulo com ACTH sintético (cortrosina [Synacthen®]) = 10,6 µg/dL; TSH = 9,2 µUI/mL (VR: 0,3-5,0); T$_4$ livre (T$_4$L) = 1,21 ng/dL (VR: 0,93-1,7); anti-TPO = 78 UI/mL (VR: < 35); PRL = 44,5 ng/mL (VR: 2,8-29,2).

■ Com base nesses exames, pode-se afirmar que:

I – O diagnóstico de IA é questionável, já que o CS está normal.
II – A paciente comprovadamente tem hipotireoidismo subclínico e deverá ser medicada concomitantemente com L-tiroxina (L-T$_4$) e um glicocorticoide.
III – A TC abdominal deve, obrigatoriamente, ser feita nesta paciente para se chegar a uma definição etiológica do caso.

IV – A terapia mineralocorticoide deve ser iniciada de imediato e mantida indefinidamente.
   a) Todos os itens estão corretos.
   b) Somente os itens I e III estão corretos.
   c) Somente os itens II e IV estão corretos.
   d) Todos os itens estão incorretos.
   e) Somente os itens II e III estão corretos

Comentários:

Valores basais do CS < 3 μg/dL confirmam o diagnóstico de IA e níveis > 19 μg/dL o excluem. Entretanto, muitos pacientes com IA têm níveis basais do CS dentro da normalidade e, assim, vão necessitar do estímulo com 250 μg de cortrosina (ou consintropina) para confirmação diagnóstica. Nesse teste, um pico de cortisol < 20 μg/dL confirma a IA; um pico > 20 μg/dL exclui IA primária, mas não descarta a IA secundária. Para confirmação desta última, o melhor meio é o teste de tolerância à insulina (ITT).

A paciente tem IA primária confirmada por ACTH elevado e baixo pico de cortisol após estímulo com ACTH sintético. A presença concomitante de vitiligo e títulos elevados de anti-TPO ratifica o diagnóstico de adrenalite autoimune. Nesta última, as adrenais têm tamanho normal ou diminuído à TC; em contraste, estão quase sempre aumentadas em pacientes com tuberculose, micoses sistêmicas, outras doenças granulomatosas ou metástases. Portanto, a realização da TC está prioritariamente indicada para os casos em que a etiologia autoimune não está implícita ou evidente.

A paciente possivelmente tem tireoidite de Hashimoto (TH), mas não necessariamente hipotireoidismo subclínico, uma vez que a elevação do TSH e da PRL pode ser consequência do hipocortisolismo *per se* não tratado. Nessa situação, os dois hormônios se normalizam após a introdução da corticoterapia.

Cerca de 10% a 20% dos pacientes com DA não vão necessitar da reposição de fludrocortisona, apenas de um glicocorticoide (GC). Por isso, deve-se sempre dar preferência a um GC com maior atividade mineralocorticoide (p. ex., hidrocortisona ou prednisolona, em vez da dexametasona). O GC ideal é a hidrocortisona a qual, porém, geralmente só se encontra disponível apenas em farmácias de manipulação.

☑ **Resposta: D.**

Referências: 174 e 175.

■ CASO 15

Na investigação de dor abdominal em mulher de 37 anos de idade foram detectadas massas em ambas as adrenais (12 cm à esquerda e 1,8 cm à direita) à TC (Fig. 3.7). Ao *exame físico*, eram dignos de nota o excesso de peso (IMC de 22,5 kg/m^2) e a presença de hipertensão: PA = 170 × 105 mmHg (de pé) e 170 × 105 mmHg (deitada). Restante do exame físico sem anormalidades.

Exames laboratoriais: glicemia = 104 mg/dL; HbA1c = 6,2%; K$^+$ sérico = 3,7 mEq/L (VR: 3,5-5,1); aldosterona plasmática (em repouso) = 15,8 ng/mL (VR: 2-16); atividade plasmática de renina (APR) = 1,4 ng/mL/h (VR: 0,4-0,7); metanefrinas urinárias = 526 µg/24 h (VR: 95-475); noradrenalina urinária = 118 µg/24 h (VR: 15-80); adrenalina urinária = 46 µg/24 h (VR: até 20); dopamina urinária = 133 µg/24 h (VR: 65-400). A cintilografia com ^{131}I-MIBG mostrou captação adrenal bilateral (Fig. 3.8).

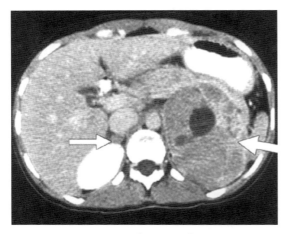

Fig. 3.7 Massas em ambas as adrenais (12 cm à esquerda e 1,8 cm à direita) à TC (setas).

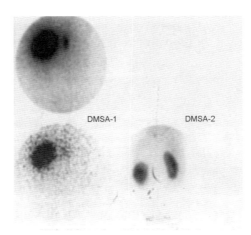

Fig. 3.8 Cintilografia com ^{131}I-MIBG mostrando captação em ambos os tumores adrenais visualizados pela TC.

- **Entre os exames listados a seguir, qual seria o menos importante na investigação adicional desta paciente?**

   a) Catecolaminas plasmáticas.
   b) Calcitonina.
   c) Dosagem da cálcio sérico e PTH.
   d) RM das adrenais.
   e) Metanefrinas plasmáticas.

Comentários:

A paciente tem um feocromocitoma (FEO) bilateral, que representa cerca de 10% dos casos. Diante de um FEO bilateral, deve-se, obrigatoriamente, investigar a possibilidade de tumor familiar. Neste contexto, a dosagem da calcitonina, do cálcio sérico e do PTH seria fundamental na pesquisa da NEM-2A, cujas manifestações principais são carcinoma medular de tireoide (CMT), FEO e hiperparatireoidismo primário, e da NEM-2B (CMT, FEO e neuromas mucosos).

A discreta elevação das catecolaminas e metanefrinas urinárias vista neste caso poderia ser explicada pela metabolização intratumoral das catecolaminas, o que pode ocorrer em casos de tumores volumosos, como o apresentado pela paciente. Nesta situação, o melhor exame adicional seria a dosagem das metanefrinas plasmáticas, a qual tem sido considerada o teste de maior sensibilidade (96% a 100%) e, portanto, o mais indicado no rastreamento dos FEO. Têm a vantagem, ainda, de não sofrer interferência da metabolização intratumoral das catecolaminas, diferentemente das catecolaminas plasmáticas (CP) e urinárias. Além disso, alguns FEO não secretam catecolaminas, mas as metabolizam em metanefrinas. As CP têm a desvantagem adicional de apresentarem limitada especificidade, exceto se seus níveis forem > 2.000 pg/mL (achado *quase* patognomônico). Com a disponibilidade das metanefrinas plasmáticas, praticamente não há mais lugar para as CP na investigação do FEO.

É também importante lembrar que alguns FEO podem ser completamente silenciosos, não somente clinicamente (cerca de 10% são diagnosticados ao acaso, como incidentalomas adrenais), como também laboratorialmente. Nesses casos, o diagnóstico é feito pelo histopatológico, ou quando o paciente desencadeia uma crise hipertensiva pela indução anestésica no pré-operatório.

Classicamente, a RM fornece um sinal hiperintenso em T2 nos casos de FEO (presente em pelo menos 75% dos casos). Lesões brilhantes (sinal da "lâmpada acesa") podem também ser observadas em casos de hemorragias ou hematomas, adenomas, carcinomas e lesões metastáticas, mas, em geral, se apresentam com menor intensidade. Já a cintilografia com ^{131}I-MIBG, de acordo com diferentes estudos, apresenta sensibilidade e especificidade diagnósticas de 78% a 89% e 94% a 100%, respectivamente.

☑ **Resposta: A.**

Referências: 156 a 159.

■ CASO 16

Uma mulher de 37 anos de idade com IMC de 27,1 kg/m² tem suspeita clínica de SC: amenorreia, ganho de peso e estrias purpúricas no abdome.

■ Escolha a alternativa em que consta a sequência correta de exames para confirmação do diagnóstico de SC e definição de sua etiologia:

a) *Diagnóstico*: cortisol salivar à meia-noite (CSaMn) + cortisol livre urinário (UFC); *etiologia*: ACTH + teste do CRH ou DDAVP + ressonância magnética da sela túrcica (RMST) + cateterismo bilateral do seio petroso inferior (BIPSS).
b) *Diagnóstico*: CSaMn ou UFC + ACTH; *etiologia*: teste do CRH ou DDAVP + RMST + BIPSS.
c) *Diagnóstico*: CSaMn e UFC; *etiologia*: RMST + ACTH + teste do CRH ou DDAVP + BIPSS.
d) *Diagnóstico*: CSaMn e UFC; *etiologia*: RMST + tomografia computadorizada de abdome (TCA) + ACTH + teste do CRH ou DDAVP + BIPSS.
e) *Diagnóstico*: CSaMn ou UFC + ACTH; *etiologia*: RMST + TCA + teste do CRH ou DDAVP + BIPSS.

Comentários:

Na avaliação diagnóstica da SC é fundamental, em primeiro lugar, a confirmação se existe ou não hipercortisolismo para, em seguida, investigar sua etiologia. Uma inversão dessa sequência vai ocasionar grande dificuldade, visto que nenhum teste tem 100% de acurácia. Além disso, incidentalomas adrenais e hipofisários são bastante frequentes. Por isso, os exames de imagem somente devem ser realizados após a devida avaliação hormonal. Finalmente, convém lembrar que o BIPSS só pode ser devidamente interpretado se houver hipercortisolismo no momento da execução do procedimento.

☑ **Resposta: A.**
Referências: 154 e 155.

■ CASO 17

Em uma mulher de 42 anos de idade, na investigação de dor abdominal por TC, foi acidentalmente detectada uma massa sólida de 6,8 cm em seu maior diâmetro na adrenal esquerda (Fig. 3.9). Ao *exame físico*, nada digno de nota: PA = 120 × 80 mmHg; IMC = 25,3 kg/m².

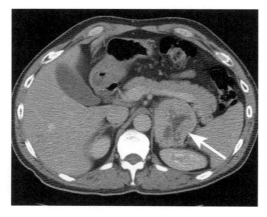

Fig. 3.9 Massa sólida, heterogênea, com 6,8 cm em seu maior diâmetro, área de necrose central e densidade pré-contraste de 38 UH, detectada acidentalmente na adrenal esquerda (seta).

■ **Qual a melhor conduta para este caso?**

a) Indicar adrenalectomia unilateral, independentemente do *status* funcional da lesão.
b) Encaminhar para cirurgia apenas se o incidentaloma for funcionante.
c) Fazer biópsia aspirativa percutânea com agulha fina (BAAF) para verificar se se trata de adenoma ou carcinoma adrenal.
d) Repetir a TC após 6 meses e encaminhar para cirurgia se tiver havido crescimento tumoral.
e) Realizar RM e indicar cirurgia se a lesão se apresentar com sinal hiperintenso em T2.

Comentários:

Em virtude do maior risco para malignidade, existe consenso de que todo incidentaloma adrenal (IA) > 6 cm deva ser ressecado (com exceção dos cistos adrenais e mielolipomas). Da mesma maneira, a maioria dos especialistas indica cirurgia para lesões não funcionantes sólidas entre 4 e 6 cm. Antes da adrenalectomia, deve-se, contudo, investigar a possibilidade diagnóstica de lesão funcionante de modo a evitar complicações peri- ou pós-operatórias. Por exemplo, crise hipertensiva pode ser desencadeada pela indução anestésica e/ou manipulação do tumor, se este for um FEO. Além disso, insuficiência adrenal aguda pós-cirúrgica pode surgir se o IA for um adenoma secretor de cortisol. IA funcionantes devem ser sempre tratados com cirurgia, tomando-se os devidos cuidados pré-, peri- e pós-operatórios.

A BAAF, guiada por US ou TC, é raramente indicada. Tem como indicação maior os casos cujos aspectos fenotípicos de imagem sugiram infecção ou metástase. Sua principal limitação está em não conseguir diferenciar um adenoma de um carcinoma adrenal primário. De acordo com dados de oito estudos, na diferenciação entre uma neoplasia primária adrenal e uma lesão metastática, a BAAF teve sensibilidade de 81% a 100% e especificidade de 83% a 100%. De 6% a 50% das biópsias foram relatadas como inconclusivas. A BAAF pode também evidenciar o acometimento das adrenais por linfomas.

Por ser um procedimento invasivo, a BAAF está sujeita a complicações potencialmente graves, como pneumotórax (a mais comum), hemotórax, hematoma adrenal, duodenal, hepático ou renal, hematúria, formação de abscesso adrenal, peritonite, pancreatite e recorrência tumoral ao longo do percurso da agulha. É importante salientar que, antes da realização da BAAF, deve-se descartar a existência de um FEO; caso contrário, pode-se induzir uma crise hipertensiva potencialmente letal, em razão da liberação de catecolaminas pelo tumor.

☑ **Resposta: A.**

Referências: 167, 168, 176 e 177.

■ CASO 18

Homem de 34 anos de idade foi encaminhado ao endocrinologista para avaliação de hipertensão resistente. O paciente vinha apresentando cefaleia crônica e episódios intermitentes de pressão no tórax nos últimos 6 meses. Ele negava outros sintomas associados, incluindo rubor, sudorese e palpitações. Não havia história familiar de NEM. Contudo, dois de seus irmãos são hipertensos e têm diabetes tipo 2. Três anos atrás, o paciente se submetera a uma cirurgia para retirada de um tumor no cerebelo (*sic*).

Exames laboratoriais: glicemia = 109 mg/dL; HbA1c = 6,2%; K⁺ sérico = 3,8 mEq/L (VR: 3,5-5,1); aldosterona plasmática (em repouso) = 14,5 ng/mL (VR: 2-16); APR = 1,1 ng/mL/h (VR: 0,4-0,7); metanefrinas urinárias = 926 µg/24 h (VR: 95-475); noradrenalina urinária = 244 µg/24 h (VR: 15-80); adrenalina urinária = 82 µg/24 h (VR: até 20). A RM abdominal mostrou massas adrenais bilaterais com alta intensidade em T2: a do lado direito media 4,3 cm e a do lado esquerdo, 2,8 cm (Fig. 3.10).

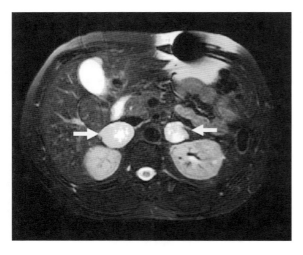

Fig. 3.10 Massas adrenais bilaterais com alta intensidade em T2 à RM: 4,3 cm à direita e 2,8 cm à esquerda (*setas*).

■ Sobre este caso, podemos afirmar que:

I – O paciente tem FEO bilateral e deve ser encaminhado de imediato à cirurgia.
II – Como o paciente tem FEO bilateral, a pesquisa de mutações nos genes *NF1, VHL, SDHD/SDHB* e *RET* torna-se obrigatória.
III – O paciente deve, obrigatoriamente, ser avaliado pelo oftalmologista.
IV – O risco de malignidade é maior nos tumores apresentados pelo paciente.
  a) Todos os itens estão corretos.
  b) Somente os itens I e III estão corretos.
  c) Somente os itens II e IV estão corretos.
  d) Apenas o item II é incorreto.
  e) Somente os itens II e III estão corretos.

Comentários:

Atenção especial deve ser dada ao FEO bilateral, situação que representa cerca de 10% dos FEO. De fato, a maioria dos FEO bilaterais é hereditária. Síndromes genéticas aasociadas ao FEO incluem neoplasia endócrina múltipla (NEM) tipo 2A (NEM-2A) e NEM -2B, (resultante de mutações no proto-oncogene *RET*), neurofibromatose tipo 1 (decorrente de mutações no gene *NF1*), a síndrome de FEO-paraganglioma (oriunda de mutação no gene *SDHD* ou *SDHB*) e a síndrome de von Hippel-Lindau (síndrome VHL, resultante de mutação no gene *VHL*). NEM-2A inclui carcinoma medular de tireoide (CMT), FEO e hiperparatireoidismo primário (HPTP), enquanto NEM-2B engloba CMT, FEO e neuromas mucosos. A neurofibromatose tipo 1 é caracterizada por manchas café com leite e neurofibromas. Mutações nos genes *SDHD* ou *SDHB* predispõem os pacientes ao desenvolvimento de tumores glômicos e, ocasionalmente, FEO. A síndrome VHL tem como manifestações principais: hemangioblastoma cerebelar e retiniano, carcinoma renal (de células claras), tumores pancreáticos neuroendócrinos, além de cistos renais, pancreáticos e de epidídimo. O risco de desenvolvimento de FEO em pacientes com a síndrome VHL varia de 10% a 50%, na dependência do tipo de mutação apresentada. Nesses casos, o FEO aparece em idade mais precoce e tem tendência a ser bilateral, mas apenas raramente é maligno.

Pacientes com FEO bilateral devem ser rastreados para mutações em um ou mais genes associados com as síndromes supracitadas, dependendo do quadro clínico e da história familiar. Se houver suspeita de NEM-2, testes adicionais, como dosagem de calcitonina, PTH intacto e cálcio, estão garantidos para avaliar a eventual presença de CMT e HPTP.

O paciente em questão tem a síndrome VHL, um raro distúrbio genético com herança autossômica dominante, com prevalência aproximada de dois e três casos para cada 100 mil pessoas. A avaliação oftalmológica confirmou a presença de hemangiomas capilares retinianos, característicos da síndrome VHL. A análise genética e o sequenciamento do gene *VHL* revelaram uma mutação deletéria (R167Q). Cerca de 1.500 mutações somáticas já foram descritas no *VHL*, um gene supressor tumoral localizado no cromossomo 3p25. O paciente foi submetido à adrenalectomia bilateral, com reversão da hipertensão. O laudo dos exames histopatológico e imuno-histoquímico foi compatível com FEO benigno.

☑ **Resposta: B.**

Referências: 157, 158 e 178.

■ CASO 19

Mulher de 50 anos de idade foi submetida há 7 anos a cirurgia e radioterapia (RxT) hipofisárias para tratamento de um adenoma clinicamente não funcionante. Como consequência desses tratamentos, ela desenvolveu pan-hipopituitarismo e faz uso de L-T_4 (125 µg/dia) e prednisolona (7,5 mg/dia) e reposição estroprogestogênica. Retorna ao endocrinologista com queixas de tonturas e diminuição da libido. Ao *exame físico*: IMC = 22,8 kg/m^2; ausculta cardíaca, normal; FC = 96 bpm; PA = 110 × 60 mmHg (deitada) e 110 × 50 (de pé); tireoide não palpável.

Exames laboratoriais: TSH = 0,01 µUI/mL (VR: 0,3-5); T_4 = 12,5 µg/dL (VR: 4-11), T_4L = 0,32 ng/dL (VR: 0,7-1,8); T_3 = 217 ng/dL (VR: 70-190); CS às 8 h = 2,5 µg/dL (VR: 5-25); ACTH = 8,6 pg/mL (VR: até 46); estradiol baixo (12,5 pg/mL); FSH, LH, glicemia, calcemia e ionograma normais.

■ Sobre o tratamento desta paciente, podemos afirmar que:

I – A dose de tiroxina está elevada, daí a supressão do TSH e o aumento do T_3 e T_4.
II – Deve-se aumentar a dose da prednisolona para 7,5 mg/dia, já que o CS está baixo.
III – O uso de DHEA deve ser considerado para aumentar a libido da paciente.
IV – O emprego do mineralocorticoide fludrocortisona seria útil.
  a) Todos os itens estão corretos.
  b) Somente os itens I e III estão corretos.
  c) Somente os itens II e IV estão corretos.
  d) Apenas o item II é incorreto.
  e) Somente os itens II e III estão corretos.

Complicações:

No hipotireoidismo central (HTC), o TSH tipicamente está baixo; porém, eventualmente, ele se mostra normal ou mesmo discretamente elevado (TSH imunologicamente ativo, mas biologicamente inativo). Por isso, a avaliação da adequação da dose da L-T$_4$ no HTC é feita pelo T$_4$ livre (T$_4$L). A elevação de T$_4$ e T$_3$ resulta do aumento da TBG induzido pela estrogenoterapia. Note que o T$_4$L está normal. Portanto, não há necessidade de modificação da dose de L-T$_4$. Em qualquer paciente com insuficiência adrenal (IA) em uso de um glicocorticoide sintético, são esperados níveis baixos de cortisol sérico. O ajuste da dose deve, pois, basear-se em parâmetros clínicos.

Uma vez que o sistema renina-angiotensina-aldosterona sofre pouca influência da secreção do ACTH, a reposição de fludrocortisona apenas raramente se faz necessária na IA secundária.

A reposição de DHEA pode ser útil para mulheres com IA. Na dose de 50 mg/dia, promove melhora da sensação de bem-estar e da sexualidade (aumento da libido). Além disso, possibilita a normalização dos níveis circulantes de androstenediona e testosterona e da relação testosterona/SHBG. A DHEA é bem tolerada, mas podem surgir efeitos colaterais, como sudorese aumentada, acne e prurido no couro cabeludo, todos reversíveis com a suspensão do tratamento. Ademais, nem todas as pacientes se beneficiarão desse tratamento, que deverá ser interrompido caso os benefícios não sejam notados dentro de 3 a 6 meses.

☑ **Resposta: A.**

Referências: 174 e 175.

■ CASO 20

Mulher de 36 anos de idade, com queixas de amenorreia e aumento de peso nos últimos 7 meses, negava a possibilidade de estar grávida ou o uso de qualquer medicação. Ao *exame físico*: IMC = 27,7 kg/m^2; PA = 140 × 100 mmHg; fácies de lua cheia e pletora facial; presença de estrias violáceas abdominais (Fig. 3.11) A *avaliação laboratorial* revelou os seguintes resultados: glicemia de jejum = 109 mg/dL; CS basal às 8 h = 3,5 e 4,2 µg/dL (VR:

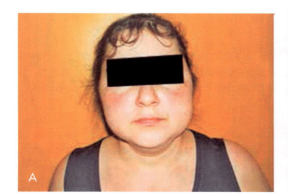
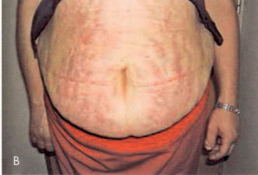

Fig. 3.11A. Face em lua cheia, pletora facial. **B.** Obesidade abdominal com estrias purpúricas.

Distúrbios das Adrenais

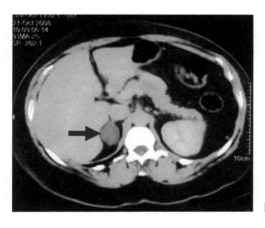

Fig. 3.12 Adenoma adrenal à direita (2,3 cm) (seta).

5-25); CS às 8 h após supressão noturna com 1 mg de DMS = 4,3 µg/dL; ACTH plasmático = 3,8 e 6,1 pg/mL (VR: até 46); PRL = 18,6 ng/mL (VR: 2,8-29,2); β-hCG, negativo; TSH = 1,9 µUI/mL (VR: 0,45-4,5). A paciente foi submetida à TC abdominal, que revelou adenoma na adrenal direita, medindo 2,3 × 1,2 cm (Fig. 3.12).

■ **Sobre este caso, analise os itens a seguir e opine:**

I – A dosagem do cortisol salivar à meia-noite seria de grande utilidade neste caso.
II – SC exógena é a etiologia mais provável.
III – A paciente deve ser submetida a uma adrenalectomia direita.
IV – A dosagem do ACTH após estímulo com CRH ou DDAVP permitiria uma definição diagnóstica.
   a) Todos os itens estão incorretos.
   b) Apenas os itens I e IV estão corretos.
   c) Somente o item III está correto.
   d) Apenas o item II está correto.
   e) Apenas os itens II e IV estão corretos.

Comentários:

A SC exógena secundária ao uso de prednisona ou outros glicocorticoides sintéticos se caracteriza por níveis suprimidos de cortisol e ACTH. Pode resultar do uso prolongado dessas medicações por qualquer via, inclusive preparações tópicas, inalatórias, intranasais, colírios etc. O emprego dessas medicações frequentemente é omitido pelos pacientes.

No caso de nossa paciente, descobriu-se posteriormente que ela fazia uso há alguns meses de Nasonex spray nasal® (furoato de mometasona) para tratamento de rinite alérgica. Curiosamente, muitos pacientes não consideram esse tipo de medicação um "remédio".

A tumoração visualizada na TC abdominal representa um incidentaloma adrenal, cuja principal etiologia consiste em adenomas não funcionantes. São encontrados em até

4,4% das TC abdominais. Na verdade, sua prevalência aumenta com a idade: 7% dos pacientes > 70 anos de idade, em comparação a 0,2% naqueles na faixa etária de 20 a 29 anos.

☑ **Resposta: D.**
Referências: 154 e 155.

■ CASO 21

Homem de 22 anos de idade com queixas de ganho de peso, disfunção erétil e fraqueza muscular. Ao exame físico, eram dignos de nota obesidade abdominal, estrias violáceas largas e PA de 150 × 100 mmHg. O paciente não fazia uso de nenhum fármaco. Ele trouxe os seguintes *exames laboratoriais*: UFC = 255 e 380 µg/dia (VR: 10-90); cortisol salivar à meia-noite = 312 ng/mL (VR: < 100); ACTH = 17,2 e 36,1 pg/mL (VR: < 46); CS às 8 h = 14,7 e 17,4 µg/dL (VR: 5-25); CS no teste de supressão noturna com 1 mg de DMS (1 mg-DST) = 8,5 µg/dL.

■ **Quais exames adicionais deveriam ser solicitados, em ordem cronológica, para determinação da etiologia da SC?**

a) Teste de supressão com 8 mg de dexametasona (8 mg-DST) e/ou teste de estímulo com desmopressina (DDAVP-T); ressonância magnética da sela túrcica (RMST); cateterismo bilateral do seio petroso inferior (BIPSS).
b) RMST; 8 mg-DST e/ou DDAVP-T; BIPSS.
c) Tomografia computadorizada de abdome (TCA); RMST; 8 mg-DST e/ou DDAVP-T; BIPSS.
d) 8 mg-DST e/ou DDAVP-T; BIPSS.
e) TCA; 8 mg-DST e/ou DDAVP-T; RMST; BIPSS.

Comentários:

Elevação de quatro vezes ou mais no UFC, além do LSN e valores do CSaMN > 350 ng/mL, quase sempre é observada apenas na SC. Uma vez confirmado o hipercortisolismo, o próximo passo consiste em confirmar sua etiologia. Com este fim, deve-se dosar o ACTH em pelo menos duas ocasiões. Valores suprimidos indicam patologia adrenal e necessidade de TCA. Diante de SC ACTH-dependente (como a apresentada pelo paciente), não existe, a princípio, a necessidade de uma TCA e deve-se lançar mão dos testes dinâmicos não invasivos (8 mg-DST e/ou DDAVP-T), seguidos da RMST. Em alguns serviços, o BIPPS é realizado de rotina em todos os pacientes com SC ACTH-dependente. Contudo, na maioria dos serviços, esse procedimento invasivo (e, portanto, não isento de complicações potencialmente graves) tem sido reservado para os casos em que a combinação da RMST e testes dinâmicos não invasivos não promova uma definição etiológica.

Distúrbios das Adrenais   **131**

Como os incidentalomas adrenais e hipofisários são achados frequentes, os exames de imagem só devem ser realizados após avaliação hormonal.

☑ **Resposta: A.**

Referências: 154 e 155.

■ CASO 22

Mulher de 28 anos de idade foi encaminhada ao endocrinologista devido à hipertensão resistente, associada a hipocalemia (K^+ sérico = 2,7 e 2,8 mEq/L [VR: 3,5-5,1]). *Exames laboratoriais* complementares: glicemia = 110 mg/dL (VR: 70-99); HbA1c = 5,9% (VR: até 5,4); função tireoidiana, creatinina e metanefrinas plasmáticas normais; aldosterona plasmática = 38 ng/dL (VR: 5-18); APR: 0,2 ng/mL/h (VR: 0,5-2,5); relação AP/APR (*RAR*) = 190; aldosterona urinária (após 3 dias de dieta sem restrição de sódio) = 22 µg/24 h (VR: < 10). O teste de supressão com DMS (2 mg/dia por 7 dias) não reduziu os níveis elevados de aldosterona. A TC mostrou adenoma de 1,8 cm na adrenal esquerda, removido com sucesso por videolaparoscopia, após controle clínico prévio com espironolactona (100 mg/dia).

Na investigação dos antecedentes familiares, descobriu-se que a mãe da paciente fora submetida à adrenalectomia direita, à idade de 30 anos, para retirada de adenoma secretor de aldosterona.

■ A respeito deste caso, analise os itens a seguir e opine:

I – Mãe e filha tiveram o mesmo diagnóstico casualmente, já que o HAP é uma condição relativamente comum.
II – Ambas têm hiperaldosteronismo familiar tipo 2.
III – Alguma mutação no gene *KCNJ5* seria esperada nas pacientes.
IV – Ambas têm hiperaldosteronismo familiar tipo 1.
    a) Nenhum dos itens está correto.
    b) Apenas os itens III e IV estão corretos.
    c) Apenas os itens II e IIII estão corretos.
    d) Somente o item II está correto.
    e) Somente item I está correto.

Comentários:

O HAP é a causa mais comum de hipertensão secundária, sendo encontrado em 5% a 15% dos indivíduos hipertensos. Além de esporádico, o HAP (tanto o adenoma produtor de aldosterona [APA] como a hiperplasia adrenal bilateral [HAB]) pode ocorrer de forma familiar, com herança autossômica dominante. O HAP familiar do tipo I (HF-I, também chamado hiperadosteronismo supressível por dexametasona [HASD] ou hiperaldosteronismo remediável por glicocorticoides [HARG]) é uma condição rara, conhecida desde 1966, caracterizada por hipertensão familiar e presença frequente de casos de hemorragia cerebral em jovens. Acompanha-se de normo- ou hipocalemia, supressão de renina e elevação da aldosterona e, caracteristicamente, dos esteroides híbridos: 18-oxo e 18-hidroxicortisol.

O HF-I é causado pela formação de um gene híbrido derivado de fusão da sequência 5'-regulatória responsiva ao ACTH do gene *CYP11B1* (11β-hidroxilase) com a região 3'-codificadora do gene *CYP11B2* (aldosterona sintetase), no *locus* gênico 8q21, que pode ser facilmente detectável por um teste de PCR longo. Dessa maneira, a produção de aldosterona torna-se dependente do ACTH, sendo reversível com doses baixas de glicocorticoides. Seu fenótipo é variável, mesmo dentro de uma mesma família, podendo haver desde ausência até hipertensão grave. Essa diversidade está associada a raça e gênero (mais branda na mulher e incomum em negros) e à posição na qual os genes se cruzam para formar a quimera. Da mesma maneira, a morfologia das adrenais não é consistente, podendo ocorrer alterações unilaterais, hiperplasia bilateral simples ou aspecto multinodular.

O HAP familiar do tipo II (HF-II) é mais comum que o HF-I e representa a causa mais frequente de hipertensão hereditária. Caracteriza-se pela presença familiar de APA, HAB ou ambos, acompanhados de normo- ou hipocalemia, supressão de renina e elevação da aldosterona. Tipicamente, o HF-II não é reversível com glicocorticoides e, acredita-se, manifesta-se apenas em adultos. Sua apresentação clínica, bioquímica e morfológica é indistinguível de casos esporádicos de HAP (APA/HAB) e o diagnóstico somente pode ser estabelecido pela documentação de HAP em outros membros da família e pela exclusão do HF-I por teste genético. A despeito de extensos estudos em famílias com HF-II, o gene causador ainda não foi identificado.

Uma terceira forma de HAP familiar (HF-III), mais rara que as demais, foi descrita em 2008 e se caracteriza por hiperplasia adrenal "maciça", hipertensão grave com início na infância, resistência a qualquer medicação (incluindo DMS, amilorida e espironolactona), hipocalemia, elevação da aldosterona, supressão da renina e valores extremamente elevados de 18-oxoF e 18OHF. Na maioria dos casos, somente a adrenalectomia bilateral corrige a hipertensão. No entanto, mais recentemente, formas mais brandas de HF-III têm sido descritas. A doença resulta de mutações no gene *KCNJ5*, o qual codifica o canal de potássio *KCNJ5*.

Portanto, tanto a paciente como sua mãe, muito possivelmente, têm HF-II.

☑ **Resposta: D.**

Referências: 179 a 181.

■ **CASO 23**

Homem de 35 anos de idade foi encaminhado ao endocrinologista por causa de hiperglicemia (glicemias de jejum de 144 e 163 mg/dL). Ao *exame físico*, chamava a atenção a presença de pletora facial, obesidade abdominal e estrias violáceas localizadas no tórax e no abdome (Fig. 3.13). A PA era de 160 × 90 mmHg e o IMC, 28,2 kg/m².

Na *investigação laboratorial* complementar foram observados: CS às 8 h = 28,6 μg/dL (VR: 5-25); UFC = 270 μg/24 h (VR: 10-90); ACTH = 97,6 pg/mL (VR: até 46) e 110 pg/mL (pico pós-desmopressina); CS pós-supressão noturna com 8 mg de DMS (HDDST) =

Distúrbios das Adrenais

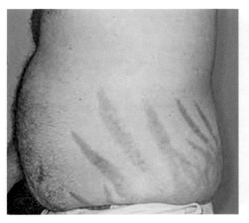

Fig. 3.13 Estrias violáceas com espessura > 1 cm no dorso e no abdome.

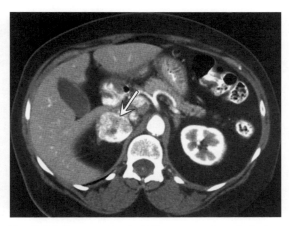

Fig. 3.14 Tumoração de 2,8 cm na adrenal direita, com hipersinal em T2 (*seta*).

21,3 μg/dL. Como a RM da sela túrcica foi normal, o paciente foi submetido ao cateterismo bilateral do seio petroso inferior (CBSPI), que revelou gradientes de ACTH centro-periferia de 1,2 (basal) e 1,6 (pós-desmopressina). Diante desses achados, realizou-se RM de tórax e abdome, na qual foi evidenciada massa de 2,8 cm na adrenal direita, com hipersinal em T2 (Fig. 3.14).

- **Com base nos aspectos laboratoriais do paciente, pode-se dizer que:**
    a) O paciente tem um tumor adrenal produtor de cortisol.
    b) Deve-se investigar feocromocitoma.
    c) O paciente tem a síndrome do ACTH ectópico e a cintilografia com ^{111}In-pentetreotida (OctreoScan®) poderia ser muito útil.
    d) O paciente tem doença de Cushing + incidentaloma adrenal e deve ser encaminhado ao neurocirurgião.
    e) Existe mais de uma afirmativa correta.

Comentários:

> Níveis elevados de ACTH excluem a possibilidade de tumor adrenal secretor de cortisol, o qual cursa com supressão do ACTH ou, raramente, valores no limite inferior da normalidade.
> FEO deve ser pesquisado em qualquer paciente com tumor adrenal descoberto ao acaso, mesmo na ausência de hipertensão e sintomas paroxísticos. Hipersinal em T2 em relação ao fígado é observado em pelo menos 75% dos casos de FEO, podendo, contudo, ser eventualmente observado em outros tipos de tumores ou na presença de hemorragia adrenal.
> O CBSPI tem sido considerado o exame mais eficiente (acurácia de 94%) na distinção entre DC e secreção ectópica de ACTH (SEA). Classicamente, um gradiente basal > 2 e > 3 pós-CRH ou desmopressina confirmam a DC. Valores menores apontam para SAE.

Resultados falso-negativos podem ocorrer em casos de hipercortisolismo intermitente e em pacientes em uso de medicações que reduzam o cortisol (p. ex., o cetoconazol). Resultados falso-positivos (ou seja, pacientes com SEA comportando-se como se tivessem doença de Cushing [DC]) são menos comuns.

A demonstração de um gradiente centro-periferia < 3 pós-DDAVP, supressão do CS < 50% no HDDST e pico do ACTH < 50% pós-desmopressina, na presença de uma RM hipofisária normal, praticamente descarta o diagnóstico de DC.

Como os tumores neuroendócrinos apresentam receptores somatostatínicos, ocasionalmente o OctreoScan® pode revelar um tumor torácico ou abdominal secretor de ACTH não visualizado pela TC ou RM. Como a RM identificou massa adrenal direita, o OctreoScan® e o FDG-PET-CT scan, a priori, não estariam indicados.

☑ **Resposta: B.**

Referências: 154 a 158.

Na investigação para FEO no paciente deste caso, os seguintes achados foram observados: metanefrinas urinárias = 3.502 µg/24 h (VR: 90-690); noradrenalina urinária = 260 µg/24 h (VR: 15-80); adrenalina urinária = 82 µg/24 h (VR: até 20); dopamina urinária = 135 µg/24 h (VR: 65-400). A cintilografia com ^{131}I-MIBG mostrou captação na adrenal direita. O paciente foi submetido à adrenalectomia e o histopatológico confirmou ser o tumor um FEO. O paciente foi reavaliado 30 dias após, constatando-se normalização das metanefrinas e catecolaminas livres urinárias, bem como do cortisol, UFC e ACTH.

■ **Qual a explicação mais provável para essa normalização hormonal?**

a) Produção de cortisol pelo FEO.
b) FEO secretor de catecolaminas e ACTH ou CRH.
c) FEO + síndrome do ACTH ectópico com hipercortisolismo intermitente.
d) FEO + DC com hipercortisolismo intermitente.
e) Existe mais de uma alternativa correta.

Comentários:

FEO podem secretar várias substâncias, entre elas ACTH e CRH, causando, raramente, uma SC ACTH-dependente. A combinação dos dados de seis grandes séries, envolvendo 363 pacientes com secreção ectópica de ACTH, FEO foi a fonte da secreção de ACTH em 19 deles (5,2%). Muito mais rara é a secreção de cortisol por FEO.

A imuno-histoquímica foi positiva para ACTH e cromogranina, confirmando o diagnóstico de SC por secreção de ACTH pelo FEO.

☑ **Resposta: B.**

Referências:154, 155, 182 e 183.

■ CASO 24

Mulher de 22 anos de idade procurou o endocrinologista em razão de apresentar hirsutismo desde a adolescência. Apresentou pubarca precoce de evolução lenta aos 7 anos, telarca aos 9 anos e menarca aos 11 anos de idade. Desde então, vem se mantendo com ciclos menstruais oligoespaniomenorreicos. Negava quadro semelhante na família e uso de qualquer tipo de medicação no último ano. No *exame físico*, escala de Ferriman-Gaulley = 12 (especialmente em buço, mento e tórax); IMC = 25,2 kg/m².

Exames laboratoriais: LH = 3,0 UI/L; FSH = 1,9 UI/L; testosterona = 127 ng/mL (VR: 9-83); 17-OH progesterona (17-OHP) = 3,5 ng/mL (VR: < 1,0); 17-OHP 60 minutos pós-cortrosina = 23,5 ng/dL. A US transvaginal revelou útero de formato e contornos normais, bem como ovários de dimensões aumentadas, com cistos em disposição periférica.

■ Sobre este caso, pode-se afirmar que:

I – A história de pubarca precoce aos 7 anos exclui o diagnóstico de hiperplasia adrenal congênita (HAC).
II – A paciente tem a forma não clássica (FNC) da deficiência de 21-hidroxilase (D21OH), confirmada pelos níveis elevados de 17-OHP após cortrosina.
III – A paciente tem a FNC da D21OH, confirmada pela elevação da 17-OHP basal.
IV – Com os dados disponíveis, SOP parece ser o diagnóstico mais provável.
    a) Apenas os itens I e IV estão corretos.
    b) Todos os itens estão incorretos.
    c) Somente os itens II e IV estão corretos.
    d) Somente o item II está correto.
    e) Somente o item IV está correto.

Comentários:

A D21OH responde por 90% dos casos de HAC, com incidência de 1:10.325 nascidos vivos. A forma não clássica ou tardia da D21OH (FNC-21) é a doença autossômica recessiva mais comum. No Brasil, é encontrada em 0,1% da população geral e em até 7,4% das mulheres hirsutas.

A FNC-21 pode se manifestar desde a infância até a idade adulta, com sinais e sintomas relacionados com o hiperandrogenismo. Na infância, o quadro clínico pode se caracterizar por pubarca precoce, presença ou não de clitoromegalia discreta e avanço da maturação óssea. Na adolescência ou na vida adulta, pode se manifestar por disfunção menstrual, hirsutismo, acne, queda de cabelo com alopecia tipo androgênica, abortamento precoce e infertilidade. Cerca de 50% das pacientes com FNC-21 apresentam distúrbio menstrual, com quadro clínico e laboratorial semelhante ao da SOP, enquanto as demais apresentam ciclos menstruais regulares e ovulatórios, quadro este indistinguível do encontrado no hirsutismo idiopático.

A característica bioquímica marcante da D21OH é o aumento da concentração da 17-OHP, principal substrato dessa enzima. Na forma clássica, o valor basal usualmente é > 50 ng/mL, enquanto na FNC-21 a elevação da 17-OHP, basal ou após estímulo, é menos intensa, podendo resultar num perfil hormonal basal indistinguível do encontrado na SOP.

Alguns autores sugeriram que uma 17-OHP basal < 2 ng/mL excluiria o diagnóstico, enquanto concentração > 5 ng/mL o confirmaria. Valores intermediários, entre 2 e 5 ng/mL, necessitariam do teste de estímulo com cortrosina (250 µg de cortrosina IM) para elucidação do diagnóstico. Entretanto, a incidência de falso-negativos e positivos foi de 10%. Ou seja, cerca de 10% das pacientes com FNC-21 apresentam concentração normal de 17-OHP em condições basais. Portanto, a determinação do valor da 17-OHP após cortrosina torna possível uma melhor discriminação entre portadores e não portadores da FNC-21. Neste contexto, Marcondes et al. (1995) propõem que o achado de 17-OHP > 17 ng/mL, 60 minutos após cortrosina, é compatível com esse diagnóstico, ao passo que valores entre 10 e 17 ng/mL necessitam de confirmação por meio do sequenciamento do gene da 21-hidroxilase. Em contrapartida, valores < 10 ng/mL são indicativos de SOP ou hirsutismo idiopático (Fig. 3.15).

Na paciente em questão, a hiper-resposta da 17-OHP à cortrosina aponta, portanto, para o diagnóstico de FNC-21.

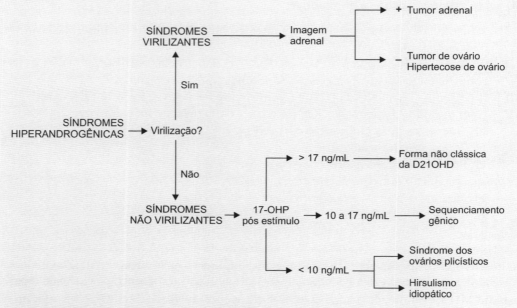

Fig. 3.15 Fluxograma para investigação de síndromes hiperandrogênicas em mulheres adultas. (D21OHD = deficiência de 21-hidroxilase; 17OHP = 17-hidroxiprogesterona.) (Adaptada da referência 185.)

☑ **Resposta: D.**

Referências: 184 a 186.

■ **Na paciente em questão, qual dos seguintes fármacos mostrar-se-ia mais eficaz para tratar o hirsutismo?**

a) Prednisona, em doses elevadas para suprimir ACTH.
b) Contraceptivo oral isolado e/ou um antiandrogênio (espironolactona ou finasterida).

c) Metformina.
d) Todas as opções seriam igualmente eficazes.
e) Somente "a" e "b" estão corretas.

Comentários:

> O uso de GC na HAC não clássica não é obrigatório e pode, até mesmo, ser prejudicial, se os efeitos cushingoides prevalecerem. O quadro clínico deve ser bem avaliado, e somente se utilizam glicocorticoides (GC) caso seja identificada diminuição de reserva adrenal. Grandes séries acompanharam pacientes com hirsutismo.
> A exemplo do visto em mulheres com SOP, o uso de contraceptivos orais (elevando a SHBG e reduzindo os níveis de testosterona livre), isolado ou associado à espironolactona (por seu efeito antiandrogênico no receptor de androgênios), pode ser uma boa opção terapêutica para o hirsutismo. Uma alternativa à espironolactona seria a finasterida, a qual inibe a 5α-redutase e, consequentemente, a conversão da testosterona em diidrotestosterona. Embora a fertilidade esteja comprometida nas mulheres com D21OH, os antiandrogênios não devem ser utilizados isoladamente naquelas que não empreguem um método anticoncepcional confiável e eficaz (pode comprometer a masculinização dos fetos masculinos). Outras opções mecânicas, como depilação, eletrólise, *laser* e cremes tópicos (eflornitina), podem ser utilizadas, isoladas ou em combinação, para a melhora temporária do hirsutismo. A metformina melhora as alterações hormonais e os distúrbios menstruais na SOP, mas seu efeito sobre o hirsutismo é mínimo.

☑ **Resposta: B.**

Referências: 187 a 189.

■ CASO 25

Uma jovem de 16 anos de idade foi encaminhada ao ginecologista devido à ausência de desenvolvimento de caracteres sexuais secundários e amenorreia primária. Ao *exame físico*: altura = 1,71 cm; peso = 52 kg; ausência de mamas e de pilificação pubiana e axilar (estádio M1P1 de Tanner); genitália externa de aspecto normal; PA = 155 × 95 mmHg; FC = 80 bpm.

A *avaliação hormonal* mostrou estradiol baixo (14 pg/mL), elevação de LH (60 UI/L) e FSH (80 UI/L) e prolactina (PRL) normal. A paciente foi diagnosticada com hipogonadismo hipergonadotrófico de causa a esclarecer e foi iniciada terapia de reposição com estradiol e um progestogênio. A paciente foi então encaminhada ao endocrinologista que, à palpação da região inguinal, notou duas massas nas proximidades dos grandes lábios e solicitou um cariótipo, cujo resultado foi 46,XY.

■ I – Qual das possibilidades diagnósticas apontadas a seguir é a menos pertinente neste caso?

a) Disgenesia gonadal XY.
b) Deficiência de 5α-redutase.

c) Síndrome de resistência androgênica completa.
d) Deficiência de 17α-hidroxilase.
e) Retardo puberal constitucional.

Comentários:

A investigação de casos de pseudo-hermafroditismo masculino (46,XY ADS) suscita todas as possibilidades diagnósticas apresentadas no item I, exceto a opção "e". Nos indivíduos com retardo puberal constitucional, o cariótipo está de acordo com as características fenotípicas (não há pseudo-hermafroditismo). A deficiência de 5α-redutase tem como característica principal a virilização na adolescência, consequente à maior produção de testosterona pelos testículos. Tipicamente, as pessoas afetadas são 46,XY, têm genitália externa feminina ou ambígua, e são "criadas como meninas". Na síndrome de resistência androgênica completa, os pacientes são fenotipicamente femininos, com vagina em fundo cego, e têm mamas bem desenvolvidas, mas pelos pubianos ausentes ou mínimos. Disgenesia gonadal e deficiência de 17α-hidroxilase são as hipóteses diagnósticas mais prováveis, porém somente a última cursa com hipertensão.

A 17α-hidroxilase/17,20-liase é uma enzima-chave na biossíntese dos esteroides adrenocorticais e gonadais e sua deficiência impede a formação tanto de cortisol como de esteroides sexuais (androgênios e estrogênios). A expressão da CYP17 está reduzida nas adrenais e nas gônadas, uma vez que ela é codificada por um único gene (CYP17), localizado no cromossomo 10q24-25. A impossibilidade de promover a 17-hidroxilação da pregnenolona e da progesterona impede a formação de glicocorticoides e hormônios sexuais, resultando em falência gonadal primária e ausência de desenvolvimento de caracteres sexuais secundários em ambos os sexos. A maioria dos pacientes é fenotipicamente feminina, independentemente do cariótipo.

Em uma avaliação posterior da paciente, após interrupção por 45 dias da terapia com estradiol e progestogênio (que resultou em moderado estímulo mamário, mas obviamente sem menstruações), foram solicitadas a dosagem de progesterona (que se mostrou elevada [680 ng/dL]) e a avaliação bioquímica da hipertensão arterial. Os *exames laboratoriais* revelaram: sódio = 145 mEq/L (VR = 135-145); potássio = 2,9 mEq/L (VR: 3,5-5,0); APR = < 0,2 ng/mL/h (VR: 0,5-2,5). Uma TC abdominal mostrou hiperplasia adrenal bilateral.

■ II – Qual diagnóstico se mostra, agora, mais provável?

a) Hiperaldosteronismo primário por hiperplasia bilateral.
b) Síndrome de resistência androgênica e hipertensão arterial com renina baixa.
c) Hiperplasia adrenal congênita por deficiência de 17α-hidroxilase.
d) Pseudo-hermafroditismo masculino por deficiência de 11β-hidroxilase.
e) Tumor gonadal produtor de progesterona

■ III – Que exames adicionais permitiriam o esclarecimento definitivo do caso?

a) Dosagem de 17α-hidroxiprogesterona e 11-desoxicortisol.
b) Dosagem de desoxicorticosterona (DOC) e corticosterona (B).

c) Dosagem de aldosterona e relação testosterona: diidrotestosterona (DHT).
d) Pesquisa de mutações/polimorfismos no cromossomo Y.
e) Videolaparoscopia abdominal exploratória.

Comentários:

O diagnóstico de deficiência de 17α-hidroxilase é usualmente suspeitado em torno da puberdade, em virtude das queixas de amenorreia primária, ausência de desenvolvimento sexual e hábito eunucoide (hipogonadismo hipergonadotrófico), em associação com hipertensão e hipocalemia. Pseudo-hermafroditismo masculino é típico do paciente afetado 46,XY. O perfil hormonal característico dessa condição inclui: ausência de todos os compostos 17-hidroxilados na urina (17-KS e 17-OHCS) e níveis plasmáticos reduzidos ou virtualmente ausentes de cortisol e esteroides sexuais. DOC e B estão usualmente muito elevados, resultando num estado de excessso mineralocorticoide com supressão de renina e, subsequentemente, de aldosterona. Manifestações clínicas de hipocortisolismo não costumam ocorrer devido à abundante produção de corticosterona (aumento de 100 vezes em relação à faixa normal).

A terapia de reposição continuada com glicocorticoides resulta em bloqueio do ACTH e subsequente normalização dos níveis de DOC, B, 18OH-B e 18OH-DOC, reduzindo os níveis pressóricos e normalizando os de potássio. A ativação gradual do sistema renina-angiotensina, que ocorre paralelamente à elevação dos níveis de potássio, resulta em normalização da produção de aldosterona. Uma vez que tanto pacientes 46,XX como 46,XY são geralmente criados como mulheres, terapia de reposição com estrogênios (e, algumas vezes, também com androgênios/anabolizantes) é necessária para complementar a feminização e promover, entre outros efeitos, uma adequada densidade mineral óssea.

☑ **Respostas: (I) E, (II) C e (III) B.**

Referências: 166 e 187 a 191.

■ CASO 26

Mulher de 34 anos de idade, branca, teve hipertensão arterial detectada há 5 anos em consulta de rotina. Desde então, vem se mantendo com níveis pressóricos elevados, a despeito de vários esquemas anti-hipertensivos tentados. Na última consulta, sua PA era de 160 × 115 mmHg e ela estava em uso regular de doses terapêuticas de captopril, anlodipino e clortalidona. Usa cloreto de potássio (KCl) em suco de laranja para prevenção de parestesias. Um teste de postura mostrou: aldosterona (A) sérica em repouso de 28 ng/dL (VR: 5-15) e, após 2 horas em pé, de 52 ng/dL, com APR < 0,4 ng/mL/h nas duas situações (relação A:APR de 70 e 100); Na^+ = 144 mEq/L (VR: 136-145); K^+ = 3,6 mEq/L (VR: 3,6-5,1). Após infusão de NaCl 0,9% (2 litros em 4 h), a concentração de aldosterona caiu para 19 ng/dL. TC com cortes finos das adrenais mostrou massa de 2,7 cm de diâmetro em adrenal direita, de contornos nítidos, aspecto homogêneo e coeficiente de atenuação de 8 HU, consistente com presença de lipídio.

■ O diagnóstico de HAP nesta paciente parece ser:

I – Improvável, já que seus níveis de potássio são normais e a hipertensão é resistente ao tratamento.
II – Duvidoso, necessitando da dosagem de aldosterona nos efluentes venosos após cateterismo seletivo de veias adrenais.
III – Provavelmente associado a hiperaldosteronismo idiopático (hiperplasia adrenal), com a presença de um incidentaloma em adrenal direita.
IV – Possivelmente devido a um APA responsivo à angiotensina.
   a) Todos os itens estão incorretos.
   b) Apenas o item II está correto.
   c) Somente os itens II e III estão corretos.
   d) Não é possível estabelecer esse diagnóstico.
   e) Apenas o item IV está correto.

Comentários:

Níveis indetectáveis de APR em presença de excesso de aldosterona (e relação A:APR > 30) não supressível após infusão de salina são característicos de HAP, cuja prevalência alcança até 10% da população de hipertensos. APR suprimida e relação A:APR > 30, mesmo em uso de captopril e clortalidona, fortalecem esse diagnóstico. Atualmente, a principal etiologia do HAP é a hiperplasia adrenal (hiperaldosteronismo idiopático) que, à TC ou à RM, pode se apresentar com aspecto nodular e cursa com níveis de aldosterona que se elevam > 30% em resposta ao teste da postura (desde que o cortisol não se eleve). Contudo, a presença de imagem única, pequena, bem delimitada e de baixa densidade sugere um APA que, normalmente, não responde com elevação da aldosterona ao estímulo postural, exceto em 8% dos casos, caracterizados como APA-responsivos à angiotensina, cujo exame patológico mostra presença de células glomerulosas, em contraste com a predominância de células fasciculadas do APA clássico. Resistência ao tratamento anti-hipertensivo é um aspecto relevante do HAP, bem como a hipertensão em adultos jovens. HAP é detectado em até 5% dos incidentalomas de adrenal. Embora específica, a presença de hipocalemia atualmente é encontrada em menos de 50% dos pacientes diagnosticados com HAP.

☑ **Resposta: E.**

Referências: 162 e 163.

■ CASO 27

Uma mulher de 35 anos de idade é encaminhada ao endocrinologista por suspeita de doença de Addison. Há cerca de 6 meses, queixava-se de cansaço, fraqueza e astenia seguidos de náuseas e vômitos frequentes e escurecimento de pele nos últimos 3 meses. Menstruações eram regulares. Trazia uma TC de tórax com a presença de dois nódulos pulmonares pequenos, calcificados e incaracterísticos e uma TC de abdome total mostrando atrofia adrenal bilateral, sem calcificações. Ao *exame físico*: emagrecida e apática. PA = 90 × 50 mmHg, FC = 92 bpm; pele e mucosas com escurecimento evidente. Dor à palpação abdominal.

Exames laboratoriais: glicemia = 66 mg/dL (VR: 70-99); sódio = 133 mEq/L (VR: 135-145); potássio = 5,7 mEq/L (VR: 3,5-5,0); cortisol sérico = 2,4 μg/dL (VR: 5-25); ACTH plasmático = > 1.250 pg/mL (VR: 20-50); aldosterona = 2,0 ng/dL (VR: 4-18); atividade plasmática de renina (APR) = 6,2 ng/mL/hora (VR: 0,5-2,5). Teste tuberculínico com PPD = enduração de 18 mm após 72 h (não reatores = < 5 mm). Anticorpos anti-21-hidroxilase (anti-21OH) = 33 UI/mL (VR = < 1,0). Anticorpos antitireoperoxidase (ATPO) = 88 UI/mL (VR: < 35); função tireoidiana normal. Anticorpos anti-GAD negativos (com glicemia normal).

■ **Qual o esquema terapêutico mais indicado para ser iniciado nesta paciente?**

a) Internação, hidratação com solução fisiológica e infusão EV de DMS (4 mg/dia, por 7 dias).
b) Reposição combinada com GC e mineralocorticoide e suplementação de sal na dieta.
c) Esquema tríplice com rifampicina, isoniazida e pirazinamida.
d) Reposição com estrogênios + progesterona e, se necessário, com GC.
e) Existe mais de uma alternativa correta.

Comentários:

A despeito de a paciente ser reatora forte ao teste tuberculínico, a presença de glândulas adrenais atrofiadas aponta para o diagnóstico de adrenalite autoimune (responsável por 80% dos casos de doença de Addison), apoiado pela positividade para os anticorpos anti-TPO e anti-21OH. Na tuberculose adrenal, tipicamente se observam glândulas de volume aumentado, frequentemente com calcificações.

Quando do diagnóstico, portadores de insuficiência adrenal (IA) primária crônica (doença de Addison) geralmente já demonstram produção deficiente de cortisol, aldosterona e androgênios adrenais que, dependendo da magnitude e da duração, resulta em quadros de cansaço, fadiga, astenia, desconforto gastrointestinal, anorexia, perda de peso, avidez por sal, hipoglicemia, hipotensão arterial com lipotimia, redução da pilificação corporal em mulheres (em especial, pubiana e axilar), ausência de libido e hiperpigmentação cutaneomucosa.

Caso não seja tratada, a IA é uma condição letal e, antes da disponibilidade dos GC, a maioria dos pacientes com IA primária morria dentro de 2 anos após o diagnóstico.

Em caso de "crise adrenal", que representa uma emergência endócrina potencialmente fatal, faz-se mandatória internação para hidratação endovenosa e administração de GC. Nos demais casos, o tratamento se baseia na reposição continuada, por via oral, de GC (hidrocortisona ou prednisolona) e mineralocorticoides (fludrocortisona), em esquemas variados, mas respeitando a fisiologia hormonal.

☑ **Resposta: B.**
Referências: 174 e 175.

Após ser tratada por 3 meses com prednisolona, 5 mg/dia (7,5 mg/dia nas primeiras semanas), e fludrocortisona, 0,1 mg/dia, a paciente refere melhora clínica evidente, com ganho de peso, desaparecimento dos sintomas gastrointestinais e da sensação de lipotimia e clareamento de pele e mucosas. Na evolução, percebe que sua pilificação axilar e pubiana está rarefeita e salienta que a libido está praticamente ausente. Uma nova avaliação mostrou: DHEA-S < 10 µg/dL (VR: 55-320); testosterona = 34 ng/dL (VR: 20-65); LH, FSH e PRL normais.

■ **Qual seria a conduta mais apropriada neste caso?**
   a) Recomendação para colega psicoterapeuta.
   b) Introdução de terapia cíclica de reposição hormonal com estrogênios + progesterona.
   c) Teste terapêutico com deidroepiandrosterona (DHEA), 50 mg/dia VO.
   d) Administração de decanoato de nandrolona, 25 mg IM a cada 3 a 4 semanas.
   e) As opções "c" e "d" estão corretas.

Comentários:

> Embora controversa, a reposição androgênica na mulher, especialmente quando jovem, visa restaurar a libido e a atividade sexual e promover efeitos anabólicos e a pilificação corporal, além de benefícios na esfera emocional. Estudos mostram que a reposição oral com DHEA, em doses de 25 a 50 mg/dia, pode propiciar resultados positivos no bem-estar geral, na libido e na qualidade de vida em algumas pacientes com IA. Efeito semelhante, senão melhor, pode ser obtido pela administração de anabólicos esteroides, como a nandrolona, em doses de 25 a 50 mg IM a cada 3 a 4 semanas. Acompanhamento é importante, uma vez que o uso de DHEA e anabolizantes eleva os níveis séricos de androgênios e estrogênios, podendo, em teoria, aumentar o risco de cânceres hormônio-dependentes, como de próstata, mamas e ovários. Efeitos colaterais são infrequentes (dose-dependentes e reversíveis após descontinuação da terapia) e incluem: aumento da sudorese, seborreia, acne facial, hirsutismo e alopecia. Caso os benefícios esperados com esses medicamentos não sejam observados dentro de 3 a 6 meses, seria recomendável sua suspensão.

☑ **Resposta: E.**

Referências: 174 e 175.

■ **CASO 28**

Mulher de 34 anos de idade vem apresentando, nos últimos 2 anos, episódios de palpitações, que se apresentam isolados ou associados a sudorese excessiva, rubor, extremidades frias e elevação da PA. Esses "ataques" ocorrem sem um aparente fator desencadeante e têm duração variável. A paciente também notou perda de peso de 5 kg nos últimos 2 anos. Há 2 anos, ela foi diagnosticada como tendo hipertensão e faz uso de anlodipino e losartana desde então. Não há casos semelhantes na família, tampouco história familiar de hipertensão. A paciente refere ainda que frequentemente toma acetoaminofeno para alívio de cefaleia e que há 3 meses lhe foi prescrito amitriptilina como terapia preventiva de enxaqueca.

Ao *exame físico*, sem sinais de virilização ou SC; FC = 120 bpm; PA = 140 × 100 mmHg (deitada) e 120 × 90 mmHg (de pé). Precórdio e exame respiratório sem anormalidades.

Distúrbios das Adrenais

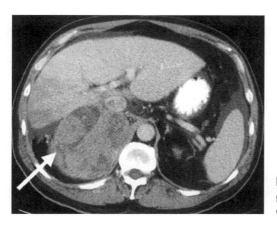

Fig. 3.16 Volumosa tumoração em topografia de glândula adrenal direita, heterogênea, com 10,5 cm e áreas de necrose (*seta*).

Uma massa de cerca de 5 cm era palpável na região lombar direita. Retinopatia hipertensiva de grau II foi vista na fundoscopia.

Exames de imagem: na TC abdominal havia uma enorme massa heterogênea, de 12,3 cm, e áreas de necrose na topografia da adrenal direita (Fig. 3.16). Essa massa tinha densidade pré-contraste de 40 UH e lento clareamento do contraste (20% em 10 minutos). A citilografia adrenal com ^{131}I-MIBG foi negativa.

Exames laboratoriais: cortisol, ACTH, aldosterona, atividade plasmática de renina (APR), testosterona, PRL, creatinina, potássio e glicemia normais; metanefrinas livres plasmáticas e metanefrinas fracionadas urinárias com valores correspondentes a 1,4 e 1,6 vez o limite superior da normalidade, respectivamente.

- **Levando em conta os dados supracitados, analise sobre os itens a seguir:**

   I – A paciente indubitavelmente tem FEO e deve ser encaminhada à cirurgia.
   II – O diagnóstico de FEO é improvável, visto que a cintilografia com ^{131}I-MIBG foi negativa.
   III – A avaliação das adrenais por RM seria de extrema importância para confirmar o diagnóstico de FEO.
   IV – A realização de biópsia da massa tumoral, guiada por US ou TC, deveria se considerada.
   a) Nenhum dos itens está correto.
   b) Apenas os itens II e III estão corretos.
   c) Somente o item IV está incorreto.
   d) Apenas os itens II e IV estão corretos.
   e) Somente o item I está correto.

Comentários:

A sintomatologia apresentada pela paciente é muito sugestiva dos paroxismos observados em pelo menos dois terços dos pacientes com FEO. A aparência desses tumores à TC é bastante variável, enquanto à RM um aspecto bastante característico é o sinal de hiperintensidade do tumor em relação ao fígado em T2. Contudo, esse sinal pode estar ausente em até 25% casos e, eventualmente, pode ser encontrado em pacientes com outras lesões adrenais (p. ex., carcinoma, cistos, metástases e hemorragias). Portanto, a RM é muito útil, mas *não* imprescindível para o diagnóstico de FEO.

As metanefrinas livres plasmáticas têm sido consideradas o exame de escolha no rastreio para o FEO, em razão de sua elevada sensibilidade (96% a 100%). Entretanto, é preciso manter-se atento aos resultados falso-positivos, os quais, mais comuns em idosos, podem ocorrer, principalmente, em virtude do uso de acetaminofeno, antidepressivos tricíclicos (amitriptilina, nortriptilina etc.) e fenoxibenzamina, cuja ingestão deve ser suspensa, pelo menos, 5 dias antes da realização do exame. Antidepressivos tricíclicos podem também causar elevação das metanefrinas urinárias.

De acordo com diferentes estudos, a cintilografia com ^{131}I-MIBG tem sensibilidade e especificidade diagnósticas de 77% a 90% e 95% a 100%, respectivamente. Logo, um exame negativo *não* exclui o diagnóstico de FEO.

A paciente foi submetida à adrenalectomia e o histopatológico mostrou ser o tumor um carcinoma adrenal. Vinte e cinco a 75% dos carcinomas adrenais são funcionantes, secretando sobretudo cortisol e androgênios, com consequente quadro de SC e/ou virilização. Excepcionalmente, são observados sintomas sugestivos de FEO, como visto na paciente em questão. Este achado poderia resultar da presença de características neuroendócrinas no carcinoma adrenal. As medicações tomadas para tratamento e prevenção de cefaleia justificariam a elevação discreta das metanefrinas plasmáticas (acetaminofeno e amitriptilina) e urinárias (amitriptilina).

☑ **Resposta: A.**

Referências: 156, 158, 192 e 193.

■ CASO 29

Você foi chamado para avaliar uma mulher de 38 anos de idade, multípara, na 27ª semana de gestação, que foi internada por apresentar hipertensão e ganho de peso excessivo, tendo sido levantada a possibilidade diagnóstica de síndrome de Cushing (SC). Ao *exame físico*, chamava a atenção a presença de face em lua cheia e giba de búfalo e edema de membros inferiores; PA = 140 × 100 mmHg (em uso de α-metildopa); IMC = 27,2 kg/m².

Os *exames laboratoriais* iniciais mostraram: glicemia de jejum = 100 mg/dL; glicemia 2 h após 75 g de glicose anidra = 156 mg/dL; cortisol sérico (CS) às 8 h = 37 μg/dL (VR: 5-25); CS após supressão noturna com 1 mg de DMS = 7,3 μg/dL (VR: < 1,8); ACTH = 15 pg/mL (VR: < 46); UFC = 280 μg/24 h (VR: até 100); função tireoidiana normal. A US mostrou feto único com 1.107 g de peso estimado e diminuição do volume de líquido amniótico.

■ I – Levando em conta os dados supracitados, pode-se concluir que:

I – A paciente certamente tem SC e deve ser submetida aos exames de imagem.
II – As alterações no CS e no UFC podem resultar da própria gravidez.
III – A dosagem do cortisol salivar à meia-noite seria de grande valia.

IV – O nível não suprimido de ACTH confirma que não há um distúrbio adrenal autônomo.
  a) Nenhum dos itens está correto.
  b) Apenas os itens II e III estão corretos.
  c) Somente o item IV está incorreto.
  d) Apenas os itens II e IV estão corretos.
  e) Somente o item I está correto.

Comentários:

A gravidez é rara em mulheres com SC, com cerca de 150 casos relatados na literatura até 2010. Isso se deve ao fato de que o hiperandrogenismo e o hipercortisolismo suprimem a secreção hipofisária de gonadotrofinas e levam à anovulação. No entanto, como SC resulta em aumento de complicações maternas e fetais, são fundamentais seu diagnóstico e tratamento precoces.

O diagnóstico clínico da SC durante a gravidez pode passar dasapercebido ou ser feito com atraso, uma vez que algumas de suas manifestações também ocorrem na gestação normal, como ganho de peso, hipertensão, fadiga, hiperglicemia e alterações emocionais. O diagnóstico bioquímico é difícil de ser estabelecido em virtude do hipercortisolismo normal da gestação. Na verdade, a gravidez está associada a um estado de atividade aumentada do eixo hipotálamo-hipófise-adrenal (HHA), evidenciada por elevações de UFC, cortisol plasmático total e livre, CBG, ACTH e CRH. Além disso, no final da gravidez, as glândulas adrenais demonstram resposta aumentada ao ACTH, em comparação com mulheres não grávidas.

Em mulheres não grávidas, valores do UFC > 4 vezes o LSN são virtualmente diagnósticos da CS. Durante a gravidez, a excreção do UFC é normal no primeiro trimestre, mas aumenta e excede em até três vezes o LSN durante o segundo e terceiro trimestres. Em recente revisão, um aumento médio de oito vezes (variação de duas a 22 vezes) dos níveis do UFC foi encontrado em grávidas com SC. Essa superposição de valores do UFC em mulheres grávidas com e sem SC sugere que somente valores do UFC no segundo e terceiro trimestres que excedam em três vezes o LSN devem ser considerados indicativos de SC.

Diferentemente do observado na SC, o ritmo circadiano do cortisol se mantém intacto na gravidez. Assim, elevação à meia-noite ou no final da noite de cortisol sérico ou salivar é encontrado em praticamente todas as mulheres não grávidas com SC (sensibilidade de 90% a 96% e especificidade de 96% a 100%). Contudo, aumento do cortisol salivar nesses horários pode também ocorrer no final da gestação. Embora ainda não tenha sido definido um ponto de corte ideal para a distinção, acredita-se que valores além de três a quatro vezes o LSN sejam indicativos de SC.

A paciente foi submetida à dosagem do CS à meia-noite, cujo nível estava em 412 ng/mL (VR: até 100). Repetiu-se a medida do ACTH, obtendo-se o valor de 9,5 pg/mL. Em função desses achados, realizou-se RM de abdome, que revelou adenoma adrenal de 2,5 cm (Fig. 3.17).

Em mulheres não grávidas com SC, os níveis de ACTH estão tipicamente reduzidos (< 10 pg/mL) em pacientes com distúrbios adrenais autônomos e inapropriadamente normais ou aumentados nos indivíduos com produção tumoral ACTH (doença de Cushing ou secreção ectópica de ACTH). No entanto, em um estudo, 50% das gestantes com SC causada por adenomas adrenais ou hiperplasia adrenal ACTH-independente tinham valores de

ACTH > 10 pg/mL. Portanto, grávidas com causas adrenais de SC nem sempre têm valores suprimidos de ACTH, provavelmente refletindo os efeitos do CRH placentário, o qual não é suprimido pelo hipercortisolismo. Portanto, os limiares diagnósticos recomendados para o ACTH na SC de origem adrenal na população geral não são válidos na gravidez e podem levar a um diagnóstico equivocado, como no caso em questão.

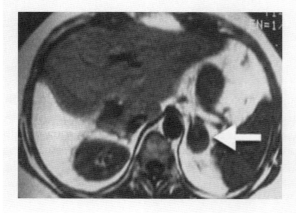

Fig. 3.17 Massa adrenal de 2,5 cm à RM em T1, compatível com adenoma adrenal (*seta*).

- **II – À luz dos novos achados laboratoriais, qual a melhor conduta para a paciente?**
    a) Submetê-la, de imediato, à adrenalectomia por via laparoscópica.
    b) Submetê-la à adrenalectomia por via laparoscópica após o parto.
    c) Tratar a paciente com cetoconazol e submetê-la à adrenalectomia por via laparoscópica após o parto.
    d) Submeter a paciente ao cateterismo bilateral do seio petroso inferior.
    e) Existe mais de uma opção correta.

Comentários:

A paciente tem SC por adenoma adrenal secretor de cortisol e deverá se submeter a uma adrenalectomia, de preferência por via laparoscópica. Normalmente, a época ideal para os procedimentos cirúrgicos é o segundo trimestre; contudo, há relatos de adrenalectomias bem-sucedidas no terceiro trimestre em casos de SC. Como a paciente encontrava-se na 27ª semana de gestação, temendo o risco de complicações maternas (p. ex., hipertensão, eclâmpsia, diabetes etc.) e fetais (principalmente prematuridade), optou-se pela cirurgia via adrenalectomia laparoscópica. Uma alternativa seria controlar o hipercortisolismo com cetoconazol e proceder à cirurgia após o parto. Existem, pelo menos, três relatos na literatura em que essa abordagem mostrou-se segura eficaz.

☑ **Respostas: (I) B (II) E.**

Referências: 194 a 196.

Distúrbios das Adrenais

147

■ CASO 30

Mulher de 45 anos de idade, IMC de 27,2 kg/m², foi encaminhada ao endocrinologista com suspeita de síndrome de Cushing (SC). Ela fora vista 5 meses antes por uma ginecologista com história de ganho de peso e irregularidade menstrual. Queixava-se também de cansaço e fraqueza nas pernas. A paciente negava o uso de qualquer medicação, a não ser citalopram e clonazepam, para tratamento de depressão. Na ocasião, chamou a atenção da profissional a presença de face em lua cheia, estrias violáceas abdominais e nas coxas, bem como equimoses no membro superior esquerdo, que foram documentadas (Fig. 3.18). Constatou-se, também, hipertensão (PA = 160 × 100 mmHg). Uma *avaliação laboratorial* inicial mostrou: glicemia de jejum elevada (108 mg/dL); potássio, hemograma, lípides, creatinina e função tireoidiana normais; ACTH = 12 pg/mL (VR: até 46); CS = 27,8 μg/dL (VR: 5-25); UFC = 190 μg/24 h (VR: 10-90). A TC evidenciou adenoma de 2,2 cm na adrenal esquerda.

Na consulta atual, a paciente refere que tem menstruado a cada 2 meses e que seu peso está estável. Sente-se melhor da depressão, mas eventualmente ainda apresenta crises de choro (*sic*). Refere ainda melhora acentuada do cansaço e da fraqueza nas pernas. Ao *exame físico*: aumento discreto da adiposidade retrocervical e face em lua cheia; estrias violáceas finas em abdome e coxas; PA = 140 × 90 mmHg; IMC = 26,7 kg/m². Restante, sem anormalidades.

Exames laboratoriais: glicemia em jejum = 100 mg/dL; CS às 8 h = 24,9 μg/dL (VR: 5-25); CS após supressão noturna com 1 mg de DMS = 1,8 μg/dL (VR: < 1,8); ACTH = 18,5 pg/mL (VR: < 46); UFC e cortisol salivar à meia-noite, normais.

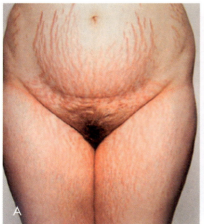
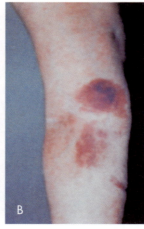

Fig. 3.18 Estrias violáceas finas (**A**) e equimoses de aparecimento fácil no membro superior esquerdo (**B**).

■ Levando em conta os dados supracitados, pode-se afirmar que:

I – A paciente certamente teve pseudossíndrome de Cushing causada pela depressão.

II – A possibilidade de SC cíclica deve ser fortemente considerada.

III – SC cíclica seria pouco provável, já que não ocorre em casos de adenomas secretores de cortisol.

IV – O cateterismo bilateral do seio petroso inferior seria muito útil.

V – O adenoma adrenal pode representar um incidentaloma.
  a) Nenhum dos itens está correto.
  b) Apenas os itens II e III estão corretos.
  c) Somente o item II está correto.
  d) Apenas os itens II e V estão corretos.
  e) Somente o item I está incorreto.

Comentários:

Por motivos desconhecidos, certos pacientes com SC apresentam secreção cíclica de cortisol, que pode flutuar e remitir espontaneamente, por muitos meses e, até mesmo, anos. Os sinais e sintomas da síndrome de SC, como miopatia, hipertensão e diabetes, oscilam com o nível de cortisol circulante. Essa dinâmica pode causar considerável dificuldade diagnóstica e, não raramente, são necessárias reinvestigações em várias ocasiões. É crucial que qualquer avaliação diagnóstica seja feita apenas quando houver hipercortisolemia, de modo que podem ser necessárias repetidas admissões no serviço de endocrinologia. Neste contexto, um dos exames mais úteis é a dosagem do cortisol salivar à meia-noite. Os pacientes com SC cíclica devem ser orientados a coletar a saliva periodicamente, sobretudo quando as manifestações da doença retornarem.

Ciclicidade pode ocorrer com todas as causas de SC. Entre 65 casos, ela se originou de um adenoma hipofisário corticotrófico em 54%, de produção ectópica de ACTH em 26% e de um tumor adrenal em cerca de 11%, sendo o restante não classificado.

☑ **Resposta: E.**

Referências: 196 e 197.

Distúrbios Endócrinos em Crianças e Adolescentes

Margaret C. Boguszewski, Jacqueline Araújo, Lucio Vilar, Bárbara Gomes,
Durval Damiani, Luiz Claudio Castro, Helton E. Ramos,
Cesar Luiz Boguszewski, Gabriela A. Vasques,
Alexander Augusto L. Jorge, Maria Heloísa B. S. Canalli,
Sara Cristina Rebouças, Danielle P. Pereira & Claudio E. Kater

■ CASO 1

Menino de 5 anos de idade foi levado à consulta com endocrinologista por apresentar aumento do tamanho do pênis e presença de pelos pubianos. Mãe refere que as alterações tiveram início aos 3 anos de idade, com aumento progressivo. Nesse período, foram observados irritabilidade importante, comportamento agressivo e aumento do ritmo de crescimento, sem outras intercorrências ou uso de medicações nos últimos 2 anos. Paciente nascido de gestação sem intercorrências e com tamanho adequado. Estatura-alvo de 176 cm, no 50º percentil. Ao *exame físico*: altura de 125 cm, 10 cm acima do 95º percentil, peso de 27 kg, 4 kg acima do 95º percentil, musculatura bem definida, acne leve. Ao exame de genitália, apresentava pênis estimulado e volume testicular de 12 mL, bilateral, pelos Tanner III. A *avaliação hormonal* mostrou: testosterona = 512 ng/dL (VR: até 40 ng/dL); sulfato de deidroepiandrosterona (DHEA-S): < 20 µg/dL; 17-OH-progesterona (17-OHP) = 1,8 ng/mL (VR: < 1,0); teste do GnRH: LH = 3,6/26,4/32,6/31,0 mUI/mL; FSH = 5,9/8,4/12,1/11,1 mUI/mL. *Exames de imagem*: idade óssea de 10 anos; ressonância magnética (RM) encefálica evidenciou processo expansivo, 12 × 11 × 10 mm, na região de *tuber cinereum*, com compressão e deslocamento anterior da haste hipofisária e do quiasma óptico (hamartoma do *tuber cinereum*) (Fig. 4.1).

Não houve indicação de remoção cirúrgica do hamartoma. Foi iniciado tratamento mensal com um agonista do GnRH (aGnRH), com regressão do quadro clínico. Aos 9 anos de idade, ainda em tratamento, a puberdade estava bloqueada, a altura era de 135 cm (50º percentil) e a idade óssea, de 12 anos. A previsão de altura adulta estava abaixo do potencial genético. Sem alteração da imagem na RM.

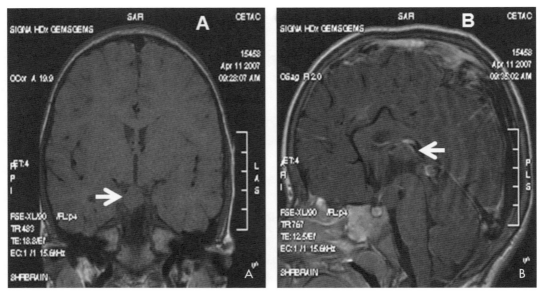

Fig. 4.1 RM em corte coronal (**A**) e sagital (**B**) mostrando massa suprasselar de 1,2 cm, correspondente a um hamartoma do *tuber cinereum* (setas).

- **Diante desses achados e evolução, pode-se afirmar que:**

  I – O tratamento com aGnRH deve ser mantido até que o paciente tenha idade cronológica, condições emocionais e altura para iniciar a puberdade.

  II – O tratamento com aGnRH deve ser interrompido aos 9 anos de idade, uma vez que a partir dessa idade o início da puberdade não é mais considerado precoce em meninos.

  III – Como não houve aumento da lesão avaliada pela RM e sem outras manifestações clínicas, o tratamento cirúrgico não está indicado.

  IV – O paciente pode se beneficiar do tratamento com GH recombinante humano (rhGH), uma vez que a idade óssea continua avançada e a previsão de altura adulta está abaixo do potencial genético.

  a) Somente o item IV está correto.
  b) Apenas os itens II e III estão corretos.
  c) Apenas o item I está correto.
  d) Os itens I, III e IV estão corretos.
  e) Nenhum item está correto.

Comentários:

O paciente foi diagnosticado com puberdade precoce central (PPC) pela ativação do eixo hipotálamo-hipófise-gônadas antes dos 9 anos de idade em um menino. A presença de lesões estruturais no sistema nervoso central (SNC) é frequente em meninos, sendo os hamartomas hipotalâmicos (HH) as lesões mais comuns. Os HH são frequentemente associados à PPC, já que podem secretar GnRH de maneira pulsátil. Podem também estar associados à acromegalia (produção de GHRH) e à síndrome de Cushing (produção de CRH). São áreas de heterotopia, ou seja, tecido nervoso desorganizado semelhante à substância cinzenta, de crescimento lento, podendo, raramente, alcançar grande volume.

À RM, os hamartomas apresentam-se isointensos à substância cinzenta em T1 e hiperintensos em T2, sem calcificação. A terapia específica do hamartoma em geral é desnecessária em razão de sua evolução benigna. Agonistas do GnRH são considerados o tratamento de escolha para a PPC resultante de um hamartoma. Uma das características da PPC é o aumento da velocidade de crescimento (VC), acompanhado de avanço da idade óssea (IO). O tratamento com aGnRH reduz a VC, diminuindo também o efeito dos esteroides sexuais sobre a maturação óssea. Quanto mais cedo for o tratamento da PP, menor será o comprometimento da altura adulta. Em alguns pacientes com IO mais avançada, a associação do rhGH pode evitar que a altura adulta fique comprometida. Recomendam-se, pelo menos, 2 anos da associação aGnRH e rhGH. A decisão de associar o rhGH deve acontecer em idade cronológica e maturação óssea que permita o tempo necessário de tratamento.

☑ **Resposta: D.**
Referências: 198 a 200.

■ CASO 2

Recém-nascido (RN) do sexo masculino, 1 semana de vida, tem história de hipoglicemia persistente percebida nas primeiras 24 horas de vida, associada a diarreia, vômitos e icterícia, notada após 48 horas de vida. Estava internado com infusão contínua de glicose. Nasceu a termo, com peso e tamanho normais. Ao exame físico, apresentava bom estado geral, desidratado (+), icterícia grau III, sem estigmas sindrômicos, testículos tópicos de tamanho normal e pênis com tamanho no limite inferior da normalidade. Os exames laboratoriais demonstravam hiperbilirrubinemia com predomínio de bilirrubina indireta, bem como hiponatremia e níveis séricos de potássio normais.

■ Baseando-se nestes dados, qual a hipótese diagnóstica (HD) menos provável?

a) Hiperplasia adrenal congênita (HAC) por deficiência da 11β-hidroxilase, pois a perda salina é uma das características marcantes.
b) HAC por deficiência de 21-hidroxilase (D21OH), em RN do sexo genético masculino, pois não há ambiguidade genital, e a perda salina com elevação do potássio é um achado que sugere esse diagnóstico.
c) Pan-hipopituitarismo devido à hipoglicemia associada a icterícia prolongada.
d) Deficiência congênita isolada de ACTH.
e) As HD citadas nas alternativas "a" e "b" são as menos prováveis neste caso.

Comentários:

Em RN com genitália externa masculina, sem sinais de ambiguidade e com testículos tópicos, o quadro de diarreia, vômitos e desidratação, associado a sódio baixo e potássio elevado (em consequência à deficiência glico e mineralocorticoide), constitui o sinal que leva à suspeita de HAC por D21OH na forma perdedora de sal. No caso em questão, o potássio estava normal, o que fala contra o diagnóstico. A HAC por deficiência da 11β-hidroxilase não está associada a perda de sal, devido ao acúmulo da desoxicorticosterona, que frequentemente leva à hipertensão arterial.

Existem poucas doenças que se apresentam com hipoglicemia associada a icterícia prolongada no período neonatal, dentre as quais, septicemia, doenças metabólicas e doenças endócrinas. Na presença dessa associação, devemos estar sempre alertas à possibilidade de doença endócrina, especialmente o pan-hipopituitarismo e a insuficiência adrenal. A falta de reconhecimento precoce dessas condições está associada a elevado grau de morbidade e mortalidade. A hipoglicemia e a hiponatremia são justificadas pela deficiência de cortisol. A icterícia é frequentemente caracterizada por hiperbilirrubinemia direta; entretanto, pode haver, inicialmente, predomínio de bilirrubina indireta, que evolui, posteriormente, para icterícia colestática. O mecanismo fisiopatológico da icterícia envolve a deficiência de cortisol, dos hormônios tireoidianos e, até mesmo, do hormônio do crescimento (GH). Argumenta-se que esses hormônios estão envolvidos na síntese dos ácidos biliares e em diversas fases do metabolismo da bilirrubina, especialmente na conjugação e excreção.

A característica bioquímica marcante da D21OH é o aumento da concentração da 17-OH progesterona (17-OHP), principal substrato dessa enzima. Na forma clássica, o valor basal costuma ser muito elevado (> 50 ng/mL [VR: < 1,0]).

Na investigação laboratorial complementar do RN, os valores basais de 17-OHP se apresentaram normais, afastando a possibilidade de D21OH. O cortisol sérico matinal estava extremamente baixo (< 0,1 μg/dL), o TSH normal e o T_4 livre (T_4L) baixo (0,6 ng/dL) A RM mostrou hipófise com volume reduzido, ausência de infundíbulo hipofisário e neuro-hipófise ectópica (Fig. 4.2), confirmando o diagnóstico de pan-hipopituitarismo. Após o início da reposição do glicocorticoide e da L-tiroxina, houve resolução das hipoglicemias e da icterícia.

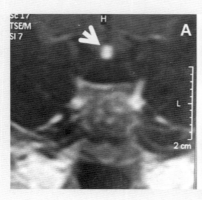 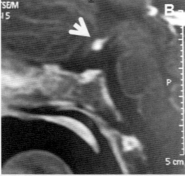

Fig. 4.2 RM em corte coronal (**A**) e sagital (**B**) mostrando hipófise de volume reduzido e neuro-hipófise ectópica (*setas*).

☑ **Resposta: E.**

Referências: 166, 201 a 203.

■ CASO 3

Menina de 7 anos e 6 meses de idade, com história de baixa estatura observada a partir dos 4 anos, nasceu a termo, com peso de 2,6 kg e tamanho de 45 cm. Sem antecedentes pessoais de doenças crônicas ou uso prolongado de medicações. A mãe mede 1,55 m e o pai, 1,75 m. O exame físico era normal, sem estigmas sindrômicos. Estatura < percentil 3 e peso no percentil 10; idade/altura de 5 anos e 6 meses; idade/peso de 6 anos. Portava dados como velocidade de crescimento (VC) nos últimos 2 anos < percentil 25. Estádio puberal P1M1. *Exames laboratoriais*: idade óssea (IO) de 5 anos; exames gerais normais, IGF-1 entre −1 e −2 DP para a faixa etária; teste da clonidina com pico de GH de 9 ng/mL (quimioluminescência) no tempo de 90 minutos.

■ Em relação a este caso, é correto afirmar que:

a) A principal hipótese é de deficiência de GH, devendo a criança ser submetida a um segundo teste de estímulo.
b) A síndrome de Turner (ST) não deve estar entre as hipóteses diagnósticas, pois não há estigmas sugestivos e a idade óssea está atrasada.
c) A principal hipótese é de pequeno para a idade gestacional (PIG). Entretanto, o atraso na IO dá à paciente a possibilidade de recuperação espontânea da estatura, não havendo, portanto, indicação de tratamento com o GH.
d) Trata-se de retardo constitucional do crescimento e puberdade, associado à baixa estatura familiar, e a conduta deve ser expectante.
e) Nenhuma das alternativas está correta.

Comentários:

Os testes de estímulo para avaliação da secreção de GH, apesar de suas limitações, continuam sendo de eleição para a confirmação diagnóstica. O ponto de corte adotado é arbitrário, porém nos métodos mais sensíveis, como a quimioluminescência, a maioria concorda que valores > 5 ng/mL indicam resposta normal do GH.

A ST tem diversas formas de apresentação clínica, desde os quadros com estigmas evidentes (como cúbito valgo, hipertelorismo mamário, implantação baixa das orelhas e dos cabelos), até situações em que a baixa estatura é a única manifestação clínica. O baixo tamanho ao nascer é um dado sugestivo de ST, e a IO costuma ser compatível com a idade cronológica até próximo ao início da puberdade; a partir daí, pode haver atraso na IO em razão de falta de produção adequada de estrogênios. Entretanto, não devemos esquecer que na ST é aumentada a incidência de tireoidite de Hashimoto e hipotireoidismo, situação esta que poderá levar a atraso na IO dessas pacientes ainda na pré-puberdade. Portanto, em toda menina com baixa estatura sem causa aparente, o cariótipo deve ser realizado.

Cerca de 85% a 90% das crianças nascidas PIG recuperam espontaneamente seu padrão genético de altura. Contudo, 10% a 15% permanecerão com baixa estatura. Naquelas nascidas a termo, a recuperação acontece até os 2 anos de idade; já nas prematuras, a recuperação é mais lenta e pode se dar até os 4 anos de idade. A criança PIG pode apresentar maturação óssea diferente daquelas nascidas adequadas para a idade gestacional. Tem sido observada IO atrasada dos 5 aos 8 anos de idade, com aceleração na maturação óssea sem aumento concomitante na altura após esse período. A criança que não atingiu o percentil familiar até as idades descritas não o fará de maneira espontânea posteriormente, mesmo que a IO esteja atrasada. Portanto, nessa situação, há indicação de tratamento com GH.

☑ **Resposta: E.**

Referências: 204 a 207.

■ CASO 4

Menino de 10 anos de idade foi levado a consulta com endocrinologista porque os pais eram altos e achavam que o filho crescia abaixo do esperado para o potencial genético. Pai com 183 cm e mãe com 171 cm, estatura-alvo de 184 cm. Nascido com 40 semanas de gestação, 3,4 kg e 50 cm. Ao serem refeitas as curvas de peso e altura, foi observado ganho de peso desde os 6 anos de idade, sem aumento significativo da altura. Ao *exame físico*: altura = 132,5 cm; peso = 34,3 kg (Fig. 4.3). Discreto acúmulo de gordura no abdome. Volume testicular de 2 mL, bilateral; pelos pubianos Tanner I. A *avaliação hormonal* mostrou: densidade urinária = 1015; TSH = 2,9 µUI/mL (VR: 0,6-5,4); T_4 total = 7,8 µg/dL (VR: 4,6-12,7); IGF-1 = 82 ng/mL (VR: 52-297); IGFBP-3 = 3.235 ng/mL (VR: 1.300-5.600); prolactina (PRL) =

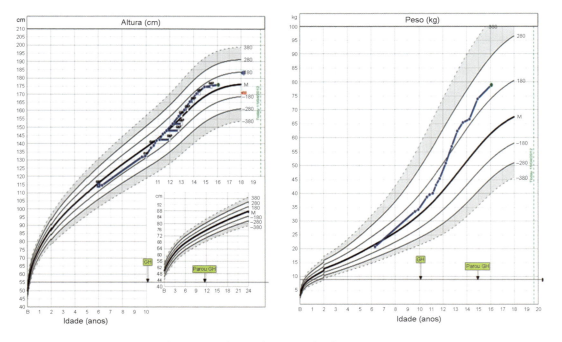

Fig. 4.3 Evolução da curva de altura e peso.

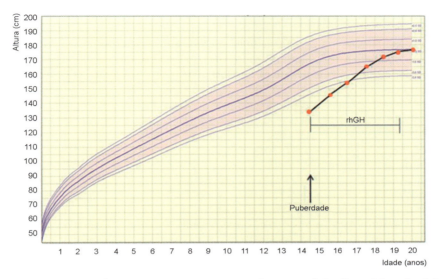

Fig. 4.4 O tratamento com rhGH por 5 anos propiciou ganho estatural de 42 cm (altura final de 176 cm).

17,2 ng/mL; cortisol = 19,5 µg/dL; pico do GH durante o teste da clonidina = 4,8 ng/mL; pico do GH durante o teste da tolerância à insulina (ITT) = 4,18 ng/mL. *Exames de imagem*: IO de 10 anos, RM encefálica sem alterações.

O paciente recebeu tratamento com GH na dose de 0,1 UI/kg/dia (0,03 mg/kg/dia), dos 10 aos 15 anos de idade, quando interrompeu o tratamento. Na ocasião, tinha 1,75 m de altura, puberdade completa, VC de 2,5 cm/ano e IO de 15 anos e 6 meses (Fig. 4.4).

■ Diante desses achados, pode-se afirmar que:

I – Em pacientes com diagnóstico de deficiência isolada de GH na infância, o tratamento deve ser mantido até que se atinja a altura final, não havendo necessidade de reavaliação na vida adulta.

II – O paciente deverá ser reavaliado na fase de transição, porém, por ser considerado de baixa probabilidade de deficiência de GH na vida adulta, deverá ser submetido a novo teste provocativo e à dosagem de IGF-1.

III – O paciente deverá ser submetido a um novo ITT e à dosagem de IGF-1 após, pelo menos, 1 mês de interrupção do tratamento com GH.

IV – Mesmo que o pico de GH no ITT > 5 µg/L, porém com IGF-1 ≤ –2 DP para o método e a idade, deve-se considerar o reinício do tratamento com GH se o IGF-1 estiver ≤ –2 DP para o método e a idade.

    a) Somente o item I está correto.
    b) Apenas os itens III e IV estão corretos.
    c) Apenas o item IV está correto.
    d) Os itens II e III estão corretos.
    e) Nenhum item está correto.

Comentários:

Este adolescente encontra-se na fase de transição. Apesar de ter terminado o crescimento em altura, ainda está em fase de aquisição de massa óssea e muscular. É importante confirmar se ele persiste com deficiência de GH (DGH), conforme os critérios estabelecidos para a fase de transição, e se deverá ou não manter o tratamento também na vida adulta. A DGH, mesmo que isolada, poderá comprometer a massa óssea na vida adulta. Se a DGH for de causa congênita ou secundária a uma doença orgânica bem estabelecida, o diagnóstico laboratorial poderia ser realizado apenas com um valor baixo de IGF-1, dispensando-se o teste provocativo. Como o paciente teve o diagnóstico na infância baseado em critérios bioquímicos, é obrigatório o reteste, sendo sugerido como valor de corte no ITT um pico de GH < 5 ng/mL. Se ele tiver o valor no reteste < 5 ng/mL, com IGF-1 < −2 DP, o tratamento deverá ser reiniciado, com doses menores do que as usadas na infância (0,2 a 0,5 mg/dia). Nesta situação, o ajuste da dose é feito não mais pelo peso, mas com base nos níveis séricos de IGF-1 ajustados para idade, mantendo-os entre a média e o limite superior da normalidade.

☑ **Resposta: D.**

Referências: 208 e 209.

■ CASO 5

Menina de 10 anos e 8 meses de idade foi encaminhada ao endocrinologista com história de baixa estatura, notada desde os 5 anos de idade. A menina fazia acompanhamento irregular com o pediatra, sem o uso de qualquer medicação. Ao *exame físico:* altura de 118,6 cm (Z-escore da altura: −3,4); altura sentada de 65 cm (Z-escore da altura sentada/altura total: +2,3); IMC de 18,3 kg/m² (Z-escore do IMC: +0,4); estádio puberal: mamas Tanner I. Notados os seguintes estigmas: epicanto bilateral, palato ogival e hipertelorismo mamário. Radiografia de mãos e punhos evidenciou quarto metacarpo curto e IO de 8 anos e 10 meses.

A *avaliação hormonal* mostrou: IGF-1 = 131 ng/mL (VR: 97-453); IGFBP-3 = 3,8 mg/L (VR: 2,1-7,1); LH = 32 UI/L; FSH = 56 UI/L; TSH = 3,5 µUI/mL (VR: 0,60-5,40).

■ Diante deste caso, assinale a alternativa falsa:

a) Considerando o hipogonadismo hipergonadotrófico, associado à baixa estatura e aos estigmas notados na paciente, o diagnóstico de síndrome de Turner (ST) torna-se bastante provável.
b) A paciente terá benefício em relação ao ganho estatural com o tratamento com GH recombinante humano (rhGH).
c) A solicitação de cariótipo faz-se desnecessária neste caso.
d) A terapia estrogênica deve ser postergada até os 12 anos de idade e iniciada com baixas doses.
e) Deve-se solicitar audiometria e ultrassonografia de rins e vias urinárias.

Comentários:

A ST afeta, aproximadamente, uma em cada 2.500 meninas nascidas vivas. Seu diagnóstico exige a presença de características típicas da síndrome em indivíduos com fenótipo feminino, juntamente com a ausência completa ou parcial de um dos cromossomos sexuais, com ou sem mosaicismo dessa linhagem celular. O diagnóstico de ST deve ser considerado em meninas com dificuldade de crescimento ou atraso puberal, bem como qualquer combinação dos seguintes achados: edema de mãos ou pés, espessamento nucal, anormalidades cardíacas, especialmente coarctação de aorta ou hipoplasia do coração esquerdo, implantação baixa dos cabelos e/ou orelhas, baixa estatura com VC < percentil 10 para a idade, níveis elevados de FSH, cúbito valgo, unhas frágeis com pontas evertidas, epicanto, estrabismo, ptose palpebral e quarto metacarpo curto. O cariótipo deve ser realizado em todas as pacientes com suspeita de ST. Mesmo com o diagnóstico clinicolaboratorial óbvio, é necessário excluir a presença de material do cromossomo Y, que eleva o risco de gonadoblastoma. Além da baixa estatura e da falência gonadal, as pacientes podem ter, mais comumente, alterações no sistema cardiovascular (cardiopatia congênita, como valva aórtica bicúspide, coarctação de aorta, hipertensão arterial sistêmica), no sistema imune (tireoidite de Hashimoto, doença celíaca, doença de Crohn e retocolite ulcerativa, diabetes melito tipo 1 e alopecia areata), hipoacusia e malformações renais. O rastreamento dessas alterações deve ser realizado ao diagnóstico.

As pacientes com baixa estatura que ainda apresentem possibilidade de crescimento (ou seja, com IO < 14 anos) devem ser tratadas com rhGH, na dose de 0,15 UI/kg/dia. Quanto mais precoce o início do tratamento, melhor costuma ser o resultado final. Contudo, há um ganho médio de 7 cm, com altura final ao redor de 150 cm.

A indução da puberdade deve ser iniciada, idealmente, ao redor dos 12 anos de idade, com dose baixa de estrogênio (se forem utilizados estrogênios equinos conjugados [Premarin®], iniciar com 0,07 a 0,15 mg/dia) e progressão da dose a cada 6 meses até a dose plena (0,625 a 1,5 mg/dia). Quanto mais tempo se tratar com rhGH antes da indução da puberdade, maior será o ganho estatural. Entretanto, não se deve adiar a introdução do estrogênio muito além dos 12 anos de idade, devido aos prejuízos psicossociais e no ganho de massa óssea.

☑ **Resposta: C.**

Referências: 210 e 211.

■ CASO 6

Paciente do sexo masculino iniciou acompanhamento na endocrinologia com a idade de 14 anos e 7 meses, com queixa de baixa estatura desde os 12 anos de idade, quando passou a ser o menor aluno da sala. Tem história de desenvolvimento neuropsicomotor normal, sem comorbidades e sem uso crônico de medicações. A mãe tem 158 cm (Z-escore da altura: –0,7) e o pai, 176,5 cm (Z-escore da altura: 0,3). Ao *exame físico:* altura de 1,34 cm (Z-escore da altura: –3,8); IMC de 16,2 kg/m^2 (Z-escore do IMC: –1,7); testículos com 4 mL. A *avaliação hormonal* evidenciou: IGF-1: = 80 ng/mL (VR: 215-1.026); IGFBP-3 = 3,3 mg/L (VR: 3,2-10,3); LH = 0,1 UI/L; FSH = 0,6 UI/L; testosterona total = 51 ng/dL (VR: até 19 ng/dL, em pré-púberes). O pico do GH no teste da clonidina foi de 8,6 ng/mL. *Exames de ima-*

gem: a ressonância magnética (RM) mostrou adeno-hipófise normal e neuro-hipófise ectópica; sem visualização da haste hipofisária; IO de 12 anos na radiografia de mãos e punhos.

Optou-se pelo tratamento com rhGH, com ótima resposta quanto ao ganho estatural, tendo o paciente atingido altura final de 176 cm após 5 anos (Fig. 4.4).

■ Diante desses achados, pode-se afirmar que:

I – O atraso do desenvolvimento puberal pode explicar, pelo menos em parte, a baixa estatura observada no início do tratamento.
II – A resposta observada com o uso de rhGH deve estar relacionada não apenas com seu uso, mas também com o início da puberdade.
III – Embora a resposta observada no teste da clonidina exclua deficiência de GH (DGH), a curva de crescimento após tratamento com rhGH, associada aos achados de hipófise à RM, leva à suspeita de deficiência parcial de GH.
   a) Somente um dos itens está correto.
   b) Os itens I e II estão corretos.
   c) Os itens I e III estão corretos.
   d) Os itens II e III estão corretos.
   e) Todos os itens estão corretos.

Comentários:

O paciente apresenta-se, inicialmente, com quadro de baixa estatura idiopática, definida como altura < 2 DP em relação à média, sem evidência de doença sistêmica, endócrina, nutricional ou cromossômica. No Brasil, a Secretaria de Saúde define como indivíduos deficientes de GH aqueles que não atingem o valor de 5,0 ng/mL no teste de estímulo. O valor de GH pós-teste da clonidina de 8,6 ng/mL descarta o diagnóstico laboratorial de DGH no paciente em questão. Entretanto, há que se considerar que existem diferentes ensaios para dosagem do GH, o que poderia interferir com o resultado do teste. Além disso, há sobreposição de valores do GH no teste da clonidina entre crianças saudáveis e com DGH, e pode haver espectros variáveis de DGH. Reforçam a hipótese de diagnóstico de DGH parcial os seguintes fatos: (1) RM de hipófise com transecção de haste e neuro-hipófise ectópica; (2) valores muito baixos de IGF-1; e (3) ótimo incremento da VC durante o tratamento com rhGH.

Por outro lado, há que se considerar que o paciente encontra-se em início de puberdade aos 14 anos e 7 meses de idade, o que caracteriza atraso puberal. Sabe-se que pacientes com atraso puberal apresentam estirão mais tardiamente que a média da população e, portanto, um déficit estatural transitório nessa fase da vida. Neste caso, o estirão puberal coincidiu com o tratamento com rhGH, o que pode ter contribuído para o aumento da VC nesse período. Este caso reflete a dificuldade de se estabelecer o diagnóstico de DGH e a falta de um critério único que o defina.

☑ **Resposta: E.**

Referências: 212 a 214.

■ CASO 7

Menina de 6 anos e 2 meses de idade apresenta-se com quadro de estagnação do crescimento, notada aos 5 anos, e queixa diária de cefaleia matutina. Apresenta Z-escore da altura-alvo de +1,2. Ao *exame físico:* altura = 109 cm (Z-escore da altura = –1,4); IMC = 14,5 kg/m^2 (Z-escore do IMC: +0,4). A *avaliação hormonal* evidenciou: IGF-1 = 28 ng/mL (VR: 52-297); IGFBP-3 = 1,4 mg/L (VR: 1,3-5,6); TSH = 0,8 μUI/mL (VR: 0,60-5,40); T$_4$ livre (T$_4$L) = 0,4 ng/dL (VR: 0,7-1,5); cortisol sérico (CS): 2,9 μg/dL (VR: 5,0-25,0). A RM da hipófise mostrou lesão heterogênea lobulada selar e suprasselar, com hipersinal em T1, com áreas císticas e áreas sugestivas de calcificações (Fig. 4.5). A paciente não apresenta poliúria.

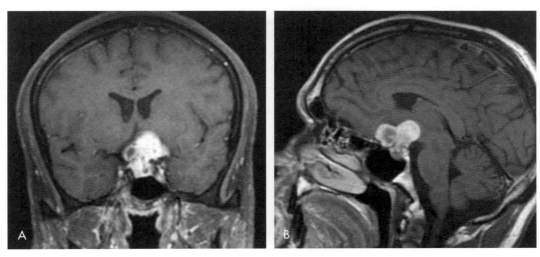

Fig. 4.5 RM em corte coronal (**A**) e sagital (**B**) mostrando lesão heterogênea lobulada selar e suprasselar, com hipersinal em T1, com áreas císticas e áreas sugestivas de calcificações.

■ Diante deste caso, assinale a alternativa falsa:

a) Deve-se iniciar o tratamento com glicocorticoide e L-tiroxina (L-T$_4$), bem como encaminhar a paciente para cirurgia.
b) A investigação de baixa estatura se justifica pela queda da velocidade de crescimento (VC) e saída do canal de crescimento familiar.
c) Seguimento radiológico com RM de hipófise se faz necessário nesta paciente.
d) O aparecimento de diabetes insípido (DI) deve ser investigado após a cirurgia.
e) Considerando o diagnóstico de craniofaringioma (CF), nunca devemos repor rhGH nesta paciente.

Comentários:

Este caso ilustra um quadro de pan-hipopituitarismo (déficits de GH, TSH e ACTH) secundário a lesão expansiva selar e suprasselar, característica do craniofaringioma. Embora a paciente não apresente Z-escore da altura < –2, é necessária a investigação de baixa estatura pela queda da VC e saída do canal de crescimento familiar (apresenta Z-escore da altura < 1,5 DP em relação ao Z-escore da altura-alvo). CF são tumores epiteliais raros (2% a 5% dos tumores intracranianos primários), que se localizam, principalmente, na região selar/parasselar, podendo ser diagnosticados em qualquer idade. Embora apresentem histologia benigna, CF podem crescer e invadir tecidos adjacentes, com elevada morbimortalidade. A lesão é geralmente heterogênea, com áreas sólidas e císticas, além de calcificações. O hipopituitarismo é achado frequente e DI também pode estar presente, principalmente após o tratamento inicial.

O tratamento primário dos CF consiste em excisão cirúrgica, seguida, em casos selecionados, de radioterapia. O cortisol e a L-tiroxina (L-T$_4$) devem ser prontamente repostos. A terapia de reposição com rhGH não tem sido associada a maior progressão ou maior taxa de recorrência. Entretanto, maior segurança foi vista em pacientes sem restos tumorais após a cirurgia. Recentemente foi relatado o caso de jovem em que o CF recidivou duas vezes, após duas tentativas de introdução da terapia com rhGH. Portanto, o seguimento radiológico é essencial.

☑ **Resposta: E.**

Referências: 215 e 216.

■ CASO 8

A você foi encaminhada uma menina de 2 anos de idade com telarca precoce isolada, cujos pais estão muito preocupados. A idade óssea (IO) é normal. Os valores de LH, FSH e estradiol estão dentro da faixa pré-puberal normal.

■ Sobre este caso, podemos afirmar que:

I – A criança tem terlarca precoce isolada (TPI), uma condição clínica benigna, reversível na maioria dos casos.
II – Não há necessidade de solicitar uma RM da sela túrcica.
III – Deve-se solicitar dosagem de LH e FSH após estímulo com GnRH.
IV – O risco de progressão para precocidade sexual completa é mínimo.
  a) Todos os itens estão corretos.
  b) Apenas os itens I e II estão corretos.
  c) Somente os itens I e III estão corretos.
  d) Somente o item IV está incorreto.
  e) Todos os itens estão incorretos.

Comentários:

O seguimento ambulatorial de pacientes com TPI é necessário, uma vez que 13% a 20,5% das meninas com esta condição podem evoluir para um quadro de precocidade sexual completa. Regressão completa é observada em cerca de 50% dos casos. Não há fatores clínicos ou laboratoriais que possam predizer a evolução da TPI para puberdade precoce. Portanto, recomenda-se que as pacientes sejam monitoradas clinicamente e os pais sejam alertados sobre a possível progressão para puberdade precoce.

☑ **Resposta: D.**
Referências: 217 e 218.

■ CASO 9

Doença de Graves foi diagnosticada em um menino de 4 anos de idade, que vinha se apresentando com insônia, hiperatividade, irritabilidade e perda de peso. Ao *exame físico*, havia um pequeno bócio difuso e taquicardia (FC = 110 bpm), sem sinais oculares. *Exames laboratoriais*: TSH = 0,02 μUI/mL (VR: 0,3-5,0); T_4L = 2,4 ng/dL (VR: 0,7-1,8); T_3 = 288 ng/dL (VR: 105-269); anticorpos antitireoperoxidase (anti-TPO) = 158 UI/mL (VR: < 35); anticorpo antirreceptor do TSH (TRAb) = 10,5 UI/L (VR: positivo a partir de 1,75).

■ **Sobre o tratamento desta criança, podemos afirmar que:**

I – O uso do radioiodo, *a priori*, está contraindicado.
II – A terapia com tionamidas tende a ser menos eficaz e a causar mais efeitos colaterais do que em adultos.
III – O tratamento de escolha é a tireoidectomia.
IV – O tratamento de escolha é o metimazol (MMI).
   a) Existe apenas um item incorreto.
   b) Somente o item IV está correto.
   c) Somente os itens I e III estão corretos.
   d) Apenas os itens II e IV estão corretos.
   e) Apenas os itens I e IV estão corretos.

Comentários:

As tionamidas (particularmente o MMI) representam a terapia de escolha para a doença de Graves em crianças de 5 a 10 anos de idade. O radioiodo pode ser feito em doses baixas (< 10 mCi), caso as tionamidas não sejam bem toleradas. No grupo > 10 anos, tanto MMI como radioiodo podem ser usados como terapia inicial. Em contrapartida, não se recomenda o uso do ^{131}I em crianças < 5 anos de idade, já que, nesse grupo etário, a radioiodoterapia implica, teoricamente, maior risco para câncer de tireoide. Assim, o MMI é o tratamento de escolha. Eventualmente, ele pode ser mantido, em doses baixas, até uma idade em que o uso do radioiodo seja mais seguro. A cirurgia (tireoidectomia total ou quase total), ou mesmo o radioiodo (caso não se disponha de um cirurgião experiente) podem ser utilizados nos casos em que as tionamidas não sejam bem toleradas.

O uso de tionamidas em crianças por 1 a 2 anos usualmente propicia taxas de remissão de 20% a 30% (em torno de 50% em adultos). A frequência de efeitos colaterais também é maior em crianças e adolescentes.

☑ **Resposta: A.**
Referências: 143 e 144.

■ CASO 10

Um menino de 9 meses de vida foi encaminhado ao pediatra em virtude de ganho de peso progressivo nos últimos 3 meses. A genitora negou que ele estivesse fazendo uso de qualquer medicação. Ao *exame físico*: face em lua cheia (Fig. 4.6); sem estrias violáceas, hirsutismo, sinais de virilização ou massa abdominal palpável; peso = 12 kg (percentil [P] 97,5); pressão arterial (PA) = 110 × 80 mmHg.

Exames laboratoriais: glicemia, hemograma, creatinina e função tireoidiana normais; ACTH = 8,5 e 8,8 pg/mL (VR: até 46); CS = 5,3 e 6,9 µg/dL (VR: 5-25); CS pós-supressão com 1 mg de dexametasona (DMS) = 3,1 µg/dL (VR: < 1,8). À tomografia computadorizada (TC) abdominal, as adrenais se mostraram com morfologia e tamanho normais.

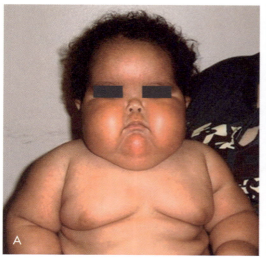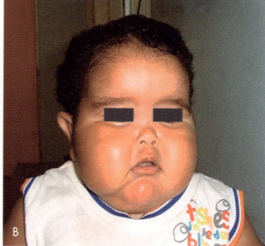

Fig. 4.6 Aspecto do paciente ao diagnóstico (**A**) e 1 mês após a interrupção do fator causal (**B**).

■ Qual é a melhor conduta para este caso?
a) Solicitar RM de sela túrcica.
b) Insistir na investigação sobre o uso de algum glicocorticoide pelo paciente.
c) Submeter o paciente ao teste de estímulo com DMS.

d) Submeter o paciente ao teste de supressão com doses altas de DMS.
e) Existe mais de uma alternativa correta.

Comentários:

Doença de Cushing (DC) representa a causa mais comum de síndrome de Cushing (SC) a partir da idade de 5 anos. Em crianças menores, outras possibilidades diagnósticas são mais prováveis, como síndrome de McCune-Albright, carcinomas adrenais e doença adrenal pigmentada micronodular. Nestas últimas situações, o ACTH tipicamente está baixo (geralmente < 10 pg/mL), ao passo que na DC o ACTH se mostra elevado ou normal. Na SC exógena (SCE) ou iatrogênica, tipicamente se observa supressão do ACTH e do cortisol. Como no nosso paciente o CS estava no limite inferior da normalidade e o ACTH baixo, a SCE aparece como a etiologia mais provável. De fato, após insistentes questionamentos adicionais à genitora, descobriu-se que ela vinha colocando na fralda do bebê uma pomada à base de DMS para prevenir assadura, conforme recomendado por uma enfermeira do Programa Saúde da Família (PSF).

É sempre importante ter em mente que a exposição prolongada a glicocorticoides, por qualquer via, pode levar à SCE. Ademais, as preparações tópicas e nasais são frequentemente omitidas pelos pacientes ou seus familiares, por considerarem que não se trata de "remédios".

☑ **Resposta: B.**

Referência: 196.

■ CASO 11

Menina de 7 anos de idade tem como queixa principal o aparecimento de telarca há 4 meses, bem como de pelos pubianos e odor axilar há 6 meses. Foi adotada logo após o nascimento. Sem antecedentes patológicos. Antecedentes da família biológica desconhecidos. Ao *exame físico*: peso = 37 kg (> P95); estatura = 130 cm (P90); estádio puberal = M3P2. *Exames laboratoriais*: LH = 0,2 mUI/mL (quimioluminescência [CLMA]); FSH = 0,9 mUI/mL (CLMA); estradiol = 16 pg/mL; 17-OHP = 26 ng/dL; DHEA-S = 95 µg/dL; LH 2 horas após estímulo com análogo do GnRH (aGnRH) = 3,5 UI/L (CLMA). *Exames de imagem:* (1) US pélvica: útero com 3,9 cm^3 (normal, até 2,5); ambos os ovários com 3,0 cm^3 (normal, até 2,0); (2) RM da sela túrcica sem anormalidades; (3) idade óssea de 11 anos.

■ Assinale a alternativa correta:

a) Provável caso de puberdade precoce periférica (PPP), com resposta pré-púbere do LH ao estímulo com o aGnRH.
b) Hiperplasia adrenal congênita não clássica, com puberdade precoce central secundária, é o diagnóstico mais provável, pois os níveis androgênicos estão altos.
c) É pouco frequente um caso de puberdade precoce central (PPC) em meninas nas quais a RM da sela túrcica seja normal.

d) Esta criança tem indicação de bloqueio puberal com aGnRH, visto que, apesar de a resposta do LH ao teste de estímulo ter sido pré-púbere, existe evidente perda estatural.
e) Crianças adotadas não têm maior chance de desenvolver PPC.

Comentários:

Puberdade é considerada precoce nas meninas quando o desenvolvimento mamário ou o aparecimento de pelos começa antes dos 8 anos de idade, ou a menarca ocorre antes dos 9 anos e 6 meses ou 10 anos, segundo outros estudos. É importante diferenciar PPC, em que há ativação do eixo hipotálamo-hipófise-gônadas, e PPP. A PPC idiopática responde por, aproximadamente, 70% a 95% dos casos de PPC em meninas.

O diagnóstico laboratorial da PPC é feito com níveis basais de LH ou teste de estímulo com GnRH ou aGnRH. Os critérios bioquímicos de PPC incluem concentração sérica de LH basal > 0,3 UI/L, que pode mostrar valores pré-púberes na puberdade inicial, ou pico de LH > 5 UI/L após a administração de leuprorrelina, quando se empregam ensaios ultrassensíveis de quimioluminescência. Contudo, a interpretação desse teste é prejudicada pela variabilidade dos ensaios e pela ausência de valores de corte claros.

A paciente descrita tem um quadro de puberdade precoce com resposta ao teste com LH menor do que os valores de corte descritos na literatura. No entanto, ela tem clínica altamente sugestiva de PPC, com telarca, aumento do volume de útero e ovários, aceleração da VC e da IO, bem como sinais de perda estatural. Consideramos, então, que ela tem PPC idiopática, apesar de o teste de estímulo ter sido rotulado como pré-púbere (pico de 3,5 UI/L pós-aGnRH).

A paciente foi submetida a tratamento com bloqueio da puberdade com GnRH, tendo apresentado regressão da telarca e redução do ritmo do avanço da IO. Este caso ressalta que, na decisão pelo uso do aGnRH, não devemos nos basear apenas no padrão hormonal.

☑ **Resposta: D.**

Referências: 219 a 222.

■ CASO 12

Solicitaram que você opinasse sobre o tratamento de um menino de 6 anos de idade com criptorquidia unilateral. Os pais estão muito ansiosos e gostariam de saber sobre a eficácia do tratamento medicamentoso e a melhor ocasião para a eventual indicação de cirurgia, bem como sobre os riscos de infertilidade e malignização testicular.

■ Sobre o tratamento deste menino, podemos afirmar que:

I – A orquiopexia deve, de preferência, ser realizada no primeiro ano de vida.
II – O tratamento clínico com gonadotrofina coriônica (hCG) e/ou GnRH é eficaz em mais de metade dos casos.
III – Se a correção cirúrgica for precoce, não há risco de malignidade ou infertilidade.
IV – O eventual risco de malignidade se restringe ao testículo afetado.

a) Existe apenas um item incorreto.
b) Somente o item I está correto.
c) Somente os itens I e III estão corretos.
d) Apenas os itens II e IV estão corretos.
e) Apenas os itens I e IV estão corretos.

Comentários:

Criptorquidia representa a anomalia gonadal masculina mais frequente. Ela implica prejuízo da fertilidade, com maior risco quando o acometimento é bilateral. O risco também é de 5% a 10% maior para neoplasia de testículo (seminoma e carcinoma) em adultos com história de criptorquidia. Esse risco também afeta o testículo contralateral devidamente migrado para a bolsa escrotal. Não está confirmado, contudo, se orquiopexia precoce pode reduzir o risco de malignidade.

Existem controvérsias, também, sobre a época ideal para a cirurgia, mas evidências atuais sugerem que ela deveria ocorrer antes de 1 ano de idade. No entanto, o período ideal ainda não está definido (3, 6, 9 ou 12 meses).

O tratamento farmacológico com hCG e/ou GnRH tem baixa taxa de sucesso (20% a 25%), de acordo com estudos de meta-análise. Além disso, estudos recentes indicam que esses fármacos podem ter efeitos deletérios sobre os testículos. Por isso, levando em conta esses fatos, o tratamento clínico da criptorquidia não estaria mais recomendado.

☑ **Resposta: B.**
Referência: 223.

■ CASO 13

Menino de 9 anos de idade, negro, encontra-se em acompanhamento com neurologia pediátrica por apresentar crises convulsivas tônico-clônicas generalizadas de causa idiopática desde os 4 anos de idade. Desde então, vem em uso de anticonvulsivantes: inicialmente fenobarbital e, há 3 anos, oxcarbazepina. Como apresentava baixa VC, foi encaminhado para avaliação endocrinológica. Nega o uso de outros medicamentos e sem outros problemas detectados à investigação sistemática. Refere adequado desenvolvimento e exposição solar. *Exame clínico:* sem desvios fenotípicos; peso = 23 kg (P10), estatura = 119 cm (< P3); VC no último ano = 3,2 cm/ano (< P3). *Exames laboratoriais:* 25(OH) vitamina D (25-OHD) = 12 ng/mL (VR: 30-60); PTH = 78 pg/mL (VR: 12-62); cálcio = 8,9 mg/dL (VR: 8,5-10,8); fosfatase alcalina = 530 UI/L (VR: < 300). Sem outras alterações bioquímicas ou hormonais. IO atual: 8 anos e 6 meses.

■ Sobre este caso, é incorreto afirmar que:
a) Este paciente pode apresentar fosfatemia próximo ao limite inferior da normalidade e hiperfosfatúria.
b) Na população pediátrica, o uso crônico de oxcarbazepina pode estar associado a concentrações diminuídas da 25-OHD e à baixa massa óssea avaliada pela densitometria (DXA).

c) Anticonvulsivantes, como oxcarbazepina e fenobarbital, são indutores enzimáticos hepáticos do sistema citocromo P450, o qual também participa no metabolismo da vitamina D.
d) O tratamento indicado para insuficiência/deficiência de vitamina D nesta situação é o calcitriol, pois a atividade da 1α-hidroxilase está diminuída.
e) O controle do tratamento da hipovitaminose D deve ser realizado com a dosagem sérica do metabólito ativo da vitamina D (calcitriol).

Comentários:

Estudos clínicos mostram que pacientes com epilepsia podem apresentar insuficiência/deficiência de vitamina D, pois alguns anticonvulsivantes agem como indutores enzimáticos hepáticos do sistema citocromo P450 e estimulam o catabolismo da vitamina D e de seus metabólitos. Este processo pode predispor a diminuição da absorção intestinal de cálcio, hipocalcemia e hiperparatireoidismo secundário, bem como comprometer a aquisição da massa óssea na fase de crescimento. Desse modo, pacientes em uso desses fármacos devem ter suas concentrações séricas de 25-OHD monitoradas periodicamente para evitar distúrbios do metabolismo osteomineral.

O tratamento é realizado com vitamina D_3, e o ritmo de conversão para a forma ativa é competente e regulado pelo próprio organismo. O metabólito utilizado na avaliação do *status* de suficiência de vitamina D é a 25-OHD e não seu metabólito ativo, a 1,25 $(OH)_2$ vitamina D (calcitriol), exceto em situações especiais, como nos raquitismos dependentes de vitamina D tipos 1 e 2. Alterações no metabolismo do fosfato podem decorrer da diminuição da reabsorção tubular de fosfato promovida pelo hiperparatireoidismo secundário.

Esse caso ilustra a importância de se estar atento e monitorar as concentrações da vitamina D em pacientes que usam fármacos que interferem em seu metabolismo, como anticonvulsivantes, glicocorticoides, imunossupressores e agentes retrovirais usados no tratamento da infecção pelo HIV.

☑ **Resposta: D.**

Referências: 224 e 225.

■ CASO 14

Menina de 10 anos e 2 meses de idade, branca, passa por avaliação endocrinológica por apresentar crescimento acelerado no último semestre. Os pais referem que a filha sempre foi maior que as outras crianças da mesma idade e se mostram preocupados quanto à estatura final, pois a criança encontra-se muito incomodada com a altura e não quer ser uma adulta alta. Trata-se de uma menina hígida, com adequado desenvolvimento e telarca aos 8 anos e 9 meses. História clínica sem eventos anormais dignos de nota. Mãe: estatura de 1,63 m, menarca aos 10 anos e 10 meses. Pai: estatura de 1,78 m, pubarca aos 11 anos. Ao *exame físico:* sem alterações fenotípicas; Tanner M3P2; estatura = 154,5 cm (> P97); peso = 42,5 kg (P90); IMC = 18 kg/m² (P50); VC = 9 cm/ano. Sem alterações ao exame segmentar. IO = 12 anos e 3 meses (correspondente a cerca de 91% da estatura final).

■ **Sobre este caso, está correto afirmar que:**

a) Os passos seguintes consistem em solicitar curva de estímulo com GnRH e US pélvica.
b) O diagnóstico mais provável é alta estatura familiar, uma variante da normalidade.
c) A previsão de estatura final, o padrão de evolução dos caracteres puberais e a história evolutiva do crescimento são compatíveis com alta estatura constitucional.
d) Nessa situação, pode-se indicar o tratamento com estrogênios orais em doses suprafisiológicas, com o objetivo de acelerar a maturação óssea, antecipar a fusão epifisária e diminuir a previsão de estatura final.
e) Como há risco de menarca precoce, o bloqueio puberal com análogo do GnRH é uma opção a ser considerada.

Comentários:

Esta paciente apresenta puberdade fisiológica, que se iniciou dentro da faixa de normalidade (entre 8 e 13 anos de idade) e que tem progredido dentro do tempo fisiológico (1 ano e meio após o início da puberdade, encontra-se em M3P2), o que descarta a possibilidade de puberdade precoce e puberdade rapidamente progressiva. A idade óssea mostra-se acelerada em relação à idade cronológica (mais de 2 DP de diferença), mas com previsão de estatura final de 169 cm, dentro do canal familiar (164 ± 9 cm). Este quadro caracteriza uma variante da normalidade: a alta estatura constitucional ("paciente maturadora precoce") e nenhuma intervenção farmacológica está indicada. Contudo, é importante manter o acompanhamento do ritmo de crescimento. Na alta estatura familiar, a paciente seria filha de pais altos e teria previsão de estatura final alta, ou seja, além de 2 DP ou > percentil 97 na curva da população. Intervenção terapêutica com doses suprafisiológicas de estrogênios pode ser considerada em casos de alta estatura familiar ou idiopática, em que a previsão de estatura final esteja acima do padrão esperado. Nesta possibilidade, devem ser mantidos cuidados próximos quanto aos potenciais efeitos colaterais do tratamento.

A curva de estímulo com GnRH é utilizada na investigação de puberdade precoce, e menarca precoce é considerada quando ocorre antes dos 10 anos de idade, situações que não se aplicam à paciente.

☑ **Resposta: C.**

Referências: 226 e 227.

■ **CASO 15**

J.R., sexo masculino, 2 anos e 3 meses, desenvolveu aumento do comprimento peniano há 5 meses, acne e pelos pubianos há 2 meses. Ao *exame físico*: estatura = 99,2 cm (> P95); pênis = 8,5 cm de comprimento e 2 cm de largura; pelos em base peniana, escuros e grossos; volume testicular = 3 mL (bilateralmente). *Exames laboratoriais*: testosterona = 60 ng/dL (VR: até 40 ng/dL); DHEA-S, androstenediona e 17-hidroxiprogesterona (17-OHP) normais; LH: < 0,01 UI/L; hCG indetectável. *Exames de imagem*: US adrenal e de bolsa escrotal sem evidências de tumoração; IO = 4 anos.

■ Qual das alternativas abaixo está correta?

a) A possibilidade de hiperplasia adrenal congênita é elevada.
b) A testotoxicose familiar não pode ser a causa da PPP, visto que os testículos têm volume puberal.
c) É pouco provável o diagnóstico de tumores adrenais na faixa etária deste paciente.
d) Exposição a androgênios exógenos é um diagnóstico possível, porque apenas a testosterona sérica encontra-se aumentada.
e) PPC é o diagnóstico etiológico mais provável.

Comentários:

Precocidade sexual em meninos é definida como aparecimento de caracteres sexuais secundários antes dos 9 anos de idade. A PPC resulta de estímulo de gonadotrofinas hipofisárias ao testículo que secreta testosterona, a qual é responsável pelo desenvolvimento sexual e a virilização. Puberdade precoce também pode resultar de HAC, testotoxicose familiar, exposição a androgênios exógenos, tumores adrenais ou testiculares e tumores produtores de hCG. Nestes casos, a puberdade precoce é dita periférica e cursa, na maioria das vezes, com testículos pré-puberais (volume < 4 mL). A distinção entre essas condições é importante para excluir doenças ameaçadoras à vida e para o tratamento adequado.

Em nosso paciente, o LH suprimido excluiu a PPC. Os valores normais dos androgênios adrenais afastaram a hipótese de HAC e tornaram pouco provável o diagnóstico de tumor adrenal produtor de androgênios. A US não evidenciou tumor testicular. Um importante diagnóstico diferencial para o paciente seria a testotoxicose familiar, uma condição genética rara, com herança autossômica dominante, causada por mutações ativadoras do gene do receptor de LH. Ela cursa com virilização excessiva, aumento testicular discreto por maturação das células de Leydig e testosterona elevada.

Após coleta detalhada da história clínica, os pais relataram o uso de testosterona em gel pelo pai, que era halterofilista e tinha contato físico frequente com a criança. O pai foi orientado a suspender a testosterona em gel, o que resultou em normalização dos níveis séricos da testosterona na criança, assim como houve melhora da acne e da pilificação, confirmando assim o diagnóstico etiológico de PPP secundária à exposição a androgênios externos.

Virilização em meninos antes da puberdade causada por exposição a androgênios exógenos é relatada na literatura e, com a disponibilidade irrestrita desses medicamentos em nossa sociedade, é provável o surgimento de novos casos.

☑ Resposta: D.

Referências: 219 e 228.

■ CASO 16

Na investigação de fratura patológica de fêmur em menino de 6 anos de idade, foram evidenciados os seguintes achados bioquímicos e hormonais: glicemia, cálcio, fosfatase alcalina e PTH normais; TSH = 0,003 µUI/mL; T_4 livre = 2,4 ng/dL; TRAb e anti-TPO negativos. A US mostrou discreto aumento difuso da tireoide. No *exame físico*, foram notados pequeno bócio e discretas manchas café com leite na região cervical posterior. O estádio puberal e a IO eram compatíveis com a idade cronológica.

- **I – Qual é a mais provável etiologia do hipertireoidismo neste caso?**
    a) Mutação ativadora no gene do receptor do TSH.
    b) Mutação ativadora do gene para a subunidade alfa da proteína Gs.
    c) Doença de Graves (DG).
    d) Doença de Plummer.
    e) Resistência aos hormônios tireoidianos.

Comentários:

A DG é a causa mais comum de hipertireoidismo na infância, manifestando-se por bócio difuso, elevação do T_3 e do T_4, supressão do TSH e presença de anticorpos antireoidianos (TRAb e anti-TPO). A paciente em questão tem hipertireoidismo não autoimune e, considerando sua faixa etária, as duas hipóteses mais prováveis seriam uma mutação ativadora no gene do receptor do TSH ou a síndrome de McCune-Albright (SMA), que resulta de mutação ativadora do gene para a subunidade alfa da proteína Gs, o que estimula a produção intracelular de AMPc, conferindo secreção autônoma à glândula envolvida.

A SMA é uma doença rara, clinicamente definida pela tríade de displasia fibrosa poliostótica, manchas café com leite e endocrinopatias com hiperfunção, como puberdade precoce (PP), hipertireoidismo e acromegalia, entre outras. A glândula tireoide é frequentemente envolvida nesta doença, sendo o hipertireoidismo a segunda endocrinopatia mais comum, após a PP. Um ano após o diagnóstico do hipertireoidismo, a paciente desenvolveu PP.

Em revisão da literatura (Sallum et al.), entre os distúrbios da tireoide encontrados, foram identificados 55 pacientes (65%) com hipertireoidismo clínico, 12 (14%) com hipertireoidismo subclínico, seis (7%) com bócio difuso e cinco (6%) com bócio nodular, ressaltando-se que em sete pacientes (8%) não foi caracterizado o tipo de tireoidopatia.

O hipertireoidismo decorrente de mutação ativadora no gene do TSH-R geralmente se manifesta desde o nascimento. Isso pode também ocorrer com a SMA, mas não é o mais usual. Na citada revisão da literatura, a idade de início dos sintomas variou desde o período neonatal (4 dias de vida) até os 49 anos de idade.

- **II – Qual é o tratamento menos indicado para este caso?**
    a) Radioiodoterapia.
    b) Tireoidectomia total.
    c) Metimazol (MMI).
    d) Propiltiouracil (PTU).
    e) Existe mais de uma alternativa correta.

Comentários:

Tipicamente, em casos de DG, a eficácia e a tolerabilidade das tionamidas (MMI e PTU) são inferiores às observadas em adultos. Da mesma maneira, em razão de seu mecanismo patogênico, o hipertireoidismo associado à SMA responde mal às tionamidas. Por isso, a radioiodoterapia e a cirurgia são mais eficazes. Entre 26 pacientes relatados na literatura, 15 (57%) foram submetidos à cirurgia (tireoidectomia total) e seis (23%) à radioiodoterapia, enquanto cinco (20%) receberam tratamento apenas com tionamidas. PTU seria a opção de tratamento menos indicada devido ao alto potencial hepatotóxico, ainda maior em crianças do que em adultos.

☑ **Resposta: (I) B; (II) D.**
Referências: 148 e 149.

■ CASO 17

À endocrinopediatria foi encaminhada uma menina de 8 anos de idade com síndrome de Down e história de sangramentos vaginais frequentes nos últimos 3 meses e suspeita de PP. Ao *exame físico*: IMC de 24,8 kg/m^2; mamas: Tanner III; pelos pubianos: Tanner I. Sem outras alterações dignas de nota.

Exames laboratoriais: glicemia = 80 mg/dL; estradiol = 40 pg/mL; LH = 0,1 mUI/mL (VR: 0,7-2,2); FSH = 6,2 UI/L (VR: 0,2-6,0); resposta pré-púbere ao LH e ao FSH durante o teste com GnRH; prolactina = 183,2 ng/mL (VR: 2,8-29,2).

Exames de imagem: (1) idade óssea (IO) de 5 anos na radiografia de mãos e punhos; (2) US pélvica: ambos os ovários aumentados de volume e com múltiplos cistos; (3) RM da sela túrcica: massa selar, com extensão suprasselar (1,7 × 1,6 × 1,2 cm) (Fig. 4.7).

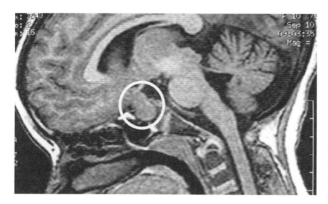

Fig. 4.7 RM da sela túrcica em T1 (corte sagital): hipófise difusamente alargada, com extensão suprasselar (1,7 × 1,6 × 1,2 cm) (*círculo*).

■ Sobre este caso, analise os itens a seguir e opine:

I – Impõe-se a necessidade de RM para estudo mais detalhado dos ovários.

II – A possibilidade de tumor ou cistos ovarianos secretores de estrogênios é a principal hipótese diagnóstica.

III – A possibilidade de síndrome de McCune-Albright (SMA) deve também ser considerada e a paciente submetida a avaliação radiológica de crânio e ossos longos.

IV – A paciente pode ter um prolactinoma e um teste terapêutico com cabergolina deveria ser considerado.
V – Hipotireoidismo deveria ser pesquisado, pelo fato de a menina ter síndrome de Down, mas ele não justificaria o quadro clínico da paciente.
   a) Todos os itens estão incorretos.
   b) Somente o item III está correto.
   c) Somente o item IV está correto.
   d) Apenas os itens III e IV estão incorretos.
   e) Existe apenas um item incorreto.

Comentários:

Pacientes com síndrome de Down têm risco sabidamente aumentado para tireoidite de Hashimoto (TH) e hipotireoidismo primário (HTP). A avaliação da função tireoidiana confirmou HTP secundário à TH: TSH = 127 mUI/L (VR: 0,30-5,0); T_4 livre = 0,4 ng/dL (VR: 0,7-1,8); anti-TPO = 163 UI/mL (VR: < 35).

A presença de PP e ovários aumentados poderia sugerir um tumor ou cistos de ovário secretores de estrogênio no presente caso. Outra possibilidade seria a SMA (comentada no caso anterior). Contudo, em todas essas situações, aceleração da idade óssea e ganho estatural estão sempre evidentes.

O teste do GnRH está prioritariamente indicado quando se suspeita de um PP central, o que não se aplicaria neste caso devido aos valores suprimidos do LH. Ele foi erroneamente realizado neste caso, em função da imagem hipofisária à RM. O aumento difuso hipofisário é consequente à hiperplasia das células tireotróficas, observável em HTP de longa duração sem tratamento.

Prolactinomas e outros adenomas hipofisários frequentemente se manifestam no grupo pediátrico como retardo puberal ou hipodesenvolvimento somatopuberal. Apenas raramente eles cursam com puberdade precoce. Hiperprolactinemia é observada em cerca de 40% dos pacientes com HTP. Os níveis de PRL geralmente são < 100 ng/mL mas, ocasionalmente, valores maiores são observados.

Os achados clínicos e laboratoriais da paciente são muito sugestivos da síndrome de van Wyk-Grumbach (VWGS), caracterizada por hipotireoidismo juvenil primário grave e/ou de longa duração, IO atrasada, retardo do crescimento e puberdade precoce isossexual, com reversão a um estado pré-púbere após a terapia de reposição do hormônio tireoidiano. Trata-se da *única* condição em que se tem PP com crescimento deficiente e retardo na idade óssea. A fisiopatologia da VWGS ainda não está clara, mas a teoria mais aceita afirma que as altas concentrações de TSH seriam suficientes para causar a ativação do receptor FSH e produzir crescimento gonadal. Frequentemente se observam cistos ovarianos bilaterais múltiplos, mas, ocasionalmente, podem ser encontrados cistos únicos bilaterais ou uma massa ovariana unilateral, simulando uma neoplasia ovariana. Essas lesões igualmente regridem com a correção do hipotireoidismo.

Em nossa paciente, os sinais de PP reverteram completamente 6 meses após a normalização da função tireoidiana pela reposição de L-T_4. Houve, também, regressão das alterações hipofisárias à RM.

☑ **Resposta: A.**

Referências: 229 e 230.

CASO 18

Menina de 10 anos de idade procura o Serviço de Endocrinologia Pediátrica por apresentar alta estatura. Filha de pais não consanguíneos e saudáveis (mãe com 1,60 m e pai com 1,73 m), nasceu de parto normal a termo, pesando 3 kg e medindo 49 cm.

A partir dos 8 anos de idade, a mãe passou a notar em sua filha crescimento acelerado, sem alterações visuais, convulsões ou outras manifestações que pudessem chamar a atenção. A criança referia cefaleia esporádica, que também não chamou a atenção dos familiares. Há cerca de 6 meses, notou-se botão mamário bilateralmente. Também apresentava queixa de dores ósseas, especialmente em membros inferiores, e há cerca de 1 ano apresentou uma fratura em braço direito, aparentemente sem ter sofrido um trauma intenso na região.

Ao *exame físico*, apresentava bom estado geral, sem deformidades, mancha café com leite, de bordos imprecisos, com cerca de 8 cm de diâmetro, na parte posterior do tronco. Não apresentava sinais puberais (M2P1). Altura = 152 cm (acima do P95 para idade e sexo); peso = 45 kg (P90 para idade e peso); PA normal para idade e sexo.

A *avaliação laboratorial* mostrou: IO = 10 anos; IGF-1 = 850 ng/mL (VR: 111-771); IGFBP-3 = 7.200 ng/mL (VR: 2.300-8.200); GH basal = 15,2 ng/mL; nadir do GH durante o teste oral de tolerância à glicose (TOTG) com 75 g de glicose anidra = 0,3 ng/mL; PRL = 262 ng/mL (VR: < 25); LH = < 0,07 UI/L; FSH = 1,3 UI/L; glicemia de jejum = 92 mg/dL; T_4 livre = 1,2 ng/dL (VR: 0,7-1,8); TSH = 2,0 mUI/L (VR: 0,3-5,0); cálcio e PTH normais.

A US pélvica revelou útero de 2,1 cm^3 (normal até 2,5 cm^3), ovário direito com 0,6 cm^3 e ovário esquerdo com 0,7 cm^3 (normal até 2 cm^3 para ambos os ovários), sem cistos ovarianos. A radiografia de ossos longos mostrava algumas lesões de displasia fibrosa, uma das quais próximo à região de fratura em úmero direito. A RM de crânio detectou adenoma hipofisário (12 mm).

Com relação a esta paciente, podemos afirmar que:

I – Apresenta tumor hipofisário produtor de GH e PRL e pode se beneficiar de tratamento com cabergolina.

II – A presença de lesões ósseas de displasia fibrosa sugere que a etiologia desse gigantismo seja a síndrome de McCune-Albright (SMA) e atenção deve ser dada à concomitância de outros distúrbios endócrinos hiperfuncionantes.

III – A cirurgia transesfenoidal é o tratamento ideal para todos os casos de acromegalia/gigantismo associados à SMA.

IV – Efeitos do GH sobre as mamas, similares aos da PRL, justificariam, nesta paciente, o aumento de tecido mamário, na ausência de puberdade precoce.

   a) Apenas o item III está incorreto.
   b) Somente os itens II e III estão corretos.
   c) Todos os itens estão corretos.
   d) Apenas os itens II e IV estão corretos.
   e) Nenhum dos itens está correto.

Comentários:

Os adenomas secretores de GH respondem por 20% dos tumores hipofisários de adultos e por, pelo menos, 95% dos casos de acromegalia. Ainda que o pico de incidência desses tumores se dê entre a quarta e a quinta década de vida, devemos estar alertas para sua ocorrência também na faixa etária pediátrica. Em cerca de 30% dos casos, eles são cossecretores de PRL e, por este motivo, a tentativa de tratamento com agonistas dopaminérgicos (particularmente a cabergolina) pode ser bem-sucedida, sobretudo quando há hiperprolactinemia associada e elevação discreta de IGF-1 e GH.

Hipersecreção do GH acontece em cerca de 20% dos pacientes com a SMA, que se confirma pela detecção de, pelo menos, dois dos seguintes achados: (1) displasia fibrosa poliostótica; (2) manchas cutâneas café com leite; e (3) hiperfunção endócrina autônoma (principalmente puberdade precoce independentemente de gonadotrofinas).

A SMA é duas vezes mais frequente em meninas e decorre de mutação do gene *GNAS*, o qual codifica a subunidade alfa estimulatória da proteína Gs e está localizado no cromossomo 20 (20q13.2). Em virtude da mutação, ocorrem prolongada estimulação da adenilciclase e, consequentemente, aumento da produção de AMP cíclico, resultando em hiperfunção dos tecidos afetados, como a tireoide, as gônadas, as adrenais, a hipófise, a pele e o osso. Outras síndromes endócrinas que podem ser encontradas são hipertireoidismo, SC não ACTH-dependente, hiperparatireoidismo e hiperprolactinemia.

A adenomectomia por via transesfenoidal é considerada o tratamento de escolha para a acromegalia, com taxas de sucesso em torno de 50%. Contudo, em pacientes com SMA, a cirurgia pode ser difícil, ou mesmo imposssível, devido à presença de grave displasia fibrosa da base do crânio. Nesta situação, os análogos da somatostatina (p. ex., octreotida LAR e lanreotida autogel) representam a melhor opção terapêutica.

☑ **Resposta: A.**

Referências: 231 e 232.

■ CASO 19

Um menino de 6 anos de idade foi encaminhado à endocrinopediatria em razão de aumento do tamanho do pênis e do volume testicular. Na investigação laboratorial inicial foram detectados níveis elevados de testosterona e resposta pré-puberal das gonadotrofinas ao GnRH.

■ Nesta situação, qual o diagnóstico menos provável?

a) Tumor testicular secretor de hCG.
b) Hipotireoidismo primário (HTP).
c) Testotoxicose familiar.
d) Deficiência da 21-hidroxilase (D21OH).
e) Somente as alternativas "a" e "c" estão corretas.

Comentários:

Tumores testiculares e testotoxicose familiar são as duas situações clássicas em que se encontra puberdade precoce periférica (PPP), associada a aumento tanto do tamanho do pênis como do volume testicular. Meninos com D21OH costumam apresentar apenas crescimento peniano excessivo (macrogenitossomia). Contudo, aumento de volume testicular pode, raramente, ocorrer, se houver restos de tecido adrenal nos testículos, pela hiperestimulação do ACTH. Na maioria dos meninos com HTP e evidências de maturação sexual, os testículos estão crescidos devido a aumento no tamanho dos túbulos seminíferos. Entretanto, sinais de virilização estão ausentes, e os níveis séricos de testosterona são pré-puberais.

☑ **Resposta: B.**

Referências: 219 a 222.

■ CASO 20

Menino de 9 anos de idade, pré-púbere, com estatura abaixo do percentil 3 e do padrão familiar, velocidade de crescimento (VC) baixa para a idade cronológica (IC), IO de 6 anos. Ao *exame físico*, além da baixa estatura, chama a atenção a presença de escleróticas azuladas e de extensibilidade limitada do cotovelo.

Exames laboratoriais: GH = 0,1 µg/L (VR: 0,002-0,97); IGF-1 = 22 ng/mL (VR: 58-329); IGFBP-3 = 640 ng/mL (VR: 1.500-6.300); TSH = 0,38 mUI/L (VR: 0,3-5,0); T_4 livre = 0,45 ng/dL (VR: 0,7-1,8). À ressonância magnética (RM), a hipófise mostrou-se difusamente aumentada (Fig. 4.8).

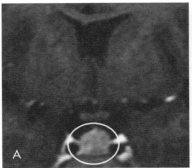
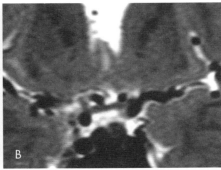

Fig. 4.8 RM mostrando adeno-hipófise alargada (*círculo*) com leve hiperintensidade em T1 (**A**) e marcante hipointensidade em T2 (**B**).

■ Qual é a hipótese diagnóstica mais provável para este caso?

a) Deficiência de PROP-1.
b) Síndrome de Laron.
c) Deficiência de PIT-1.
d) Craniofaringioma.
e) Germinoma.

Comentários:

Mutações no gene do PROP-1 são o defeito genético mais frequente em pacientes com deficiência combinada de hormônios hipofisários. A doença tem sempre herança autossômica recessiva. O início do hipopituitarismo geralmente é caracterizado por deficiências de GH (em cerca de 80%) e TSH (em torno de 20%), seguidas por hipogonadismo e, mais tardiamente, insuficiência adrenal subclínica ou manifesta. A lentificação do crescimento linear usualmente torna-se aparente após os 3 anos de idade.

Na deficiência do PROP-1, a puberdade frequentemente é retardada ou ausente, com resposta bastante atenuada do LH e do FSH ao estímulo com GnRH. Alguns pacientes entram espontaneamente na puberdade e, posteriormente (entre 15 e 20 anos), desenvolvem manifestações de hipogonadismo central, simulando um distúrbio adquirido. Outras manifestações clínicas da síndrome decorrente da mutação no gene do PROP-1 incluem baixa estatura, extensibilidade limitada do cotovelo e esclerótica azul.

À RM, a hipófise apresenta-se, geralmente, com tamanho normal ou diminuído. Entretanto, em alguns pacientes, ela pode estar grosseiramente hiperplásica, com alterações císticas, simulando craniofaringioma ou cisto da bolsa de Rathke. Outras vezes, ela se mostra difusamente aumentada, com regressão parcial de seu volume ao longo do seguimento, como aconteceu com nosso paciente.

Pan-hipopituitarismo, muitas vezes associado ao diabetes insípido, é frequente em crianças e adolescentes com craniofaringioma ou disgerminoma. Contudo, o aspecto desses tumores à RM difere do observado neste caso, em que se observa apenas hiperplasia hipofisária. Nos craniofaringiomas, por exemplo, é comum a presença de calcificações e componentes císticos. Mutações no gene *Pit-1* cursam com acometimento dos setores hipofisários produtores de GH, PRL e TSH; contudo, diferentemente da deficiência de PROP-1, não há deficiência de gonadotrofinas. Tampouco são observadas escleróticas azuladas e extensibilidade limitada do cotovelo.

☑ **Resposta: A.**

Referências: 30 e 233.

■ CASO 21

Menino de 12 anos de idade foi encaminhado ao endocrinologista para investigação de baixa estatura. Ao *exame físico*, chamava a atenção a presença de pescoço alado, implantação baixa e deformidades da orelha, fácies triangular, peito escavado, cúbito valgo e encurtamento do quarto e quinto quirodáctilos (Fig. 4.9). A função tireoidiana e os níveis de gonadotrofinas eram normais, e os da testosterona, pré-puberais.

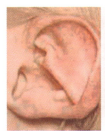
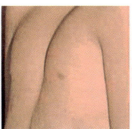
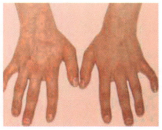

Fig. 4.9 Baixa implantação e deformidades da orelha, peito escavado e encurtamento do quarto e quinto quirodáctilos.

- **Qual das seguintes afirmações sobre este paciente é incorreta?**
  a) Seu cariótipo, muito provavelmente, é 46,XY.
  b) Tem risco aumentado para cardiopatia congênita.
  c) É bastante provável que tenha déficit mental.
  d) É portador de uma síndrome que, na maioria dos casos, resulta de mutações no gene *PTPN11*.
  e) Tem potencial de fertilidade reduzido.

Comentários:

Neste caso, o diagnóstico mais provável é a síndrome de Noonan (SN), que afeta igualmente ambos os sexos e tem incidência estimada em 1:1.000 a 1:2.000 nascimentos vivos. A SN pode ser esporádica ou familiar (20% dos casos). Nela estão presentes a baixa estatura e vários aspectos fenotípicos da síndrome de Turner. Contudo, o cariótipo habitualmente é 46,XY em meninos e 46,XX em meninas. Pacientes com SN têm risco aumentado para cardiopatia congênita, sobretudo estenose da valva pulmonar (presente em 50% a 60% dos casos) e cardiomiopatia hipertrófica (em 20%). Retardo mental é observado em apenas 15% dos casos. Criptorquidismo e deficiência androgênica são comuns em meninos, mas 50% dos pacientes têm função testicular normal.

A SN tem herança autossômica dominante, e o gene inicialmente envolvido em sua etiologia foi o *PTPN11*, localizado na região 12q24.1. Mutações nesse gene estão presentes em 29% a 60% dos pacientes clinicamente diagnosticados com SN e em até 100% dos casos familiares. Mais recentemente, outros genes que também interferem na via de sinalização da RAS-MAPK (*mitogen activated protein kinase*) foram identificados como causadores da SN: *SOS1, KRAS, NRAS, BRAF1, SHOC2* e *CBL*.

☑ **Resposta: C.**

Referências: 234 e 235.

- **CASO 22**

Um menino de 7 anos de idade foi levado ao endocrinologista em razão de progressiva ginecomastia, que se desenvolvera num prazo de 2 anos. O *exame físico* revelou uma criança saudável, com lesões pigmentadas nos lábios e volumosa ginecomastia bilateral, com 6,2 cm de diâmetro, correspondente ao estádio feminino Tanner B3 (Fig. 4.10). Seu volume testicular era de 4 mL bilateralmente. O pênis era infantil e não havia pelos axilares ou pubianos. A altura era 134 cm (+3 DP), com VC de 9 cm/ano (+4 DP para a idade) e peso normal para a altura normal. A altura-alvo era 179 cm (+1 DP). A IO era de 10 anos. Não havia história familiar de ginecomastia na infância, apenas ginecomastia puberal em primos.

Exames laboratoriais: função tireoidiana e PRL normais; β-hCG negativa; testosterona = 23,5 ng/dL (VR: até 40); estradiol = 8,8 ng/dL (VR: 0,8 a 4,3). Uma TC abdominal, realizada para excluir tumor adrenal secretor de estrogênio, mostrou glândulas adrenais de tamanho

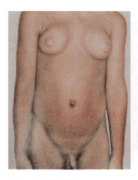 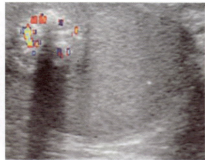 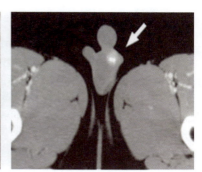

Fig. 4.10 Ginecomastia volumosa bilateral.

Fig. 4.11A. A US detectou lesão no testículo esquerdo difusamente hiperecoica, com sombra acústica e hipervascularização. B. A TC mostrou que esta lesão apresentava densa calcificação central (seta).

normal. Uma US detectou lesão no testículo esquerdo difusamente hiperecoica, com sombra acústica e hipervascularização (Fig. 4.11A). Na TC, evidenciou-se que essa lesão tinha densa calcificação central (Fig. 4.11B), sem evidências de metástases. O paciente submeteu-se à excisão cirúrgica. O diagnóstico histopatológico final foi tumor testicular de grandes células de Sertoli calcificantes benigno.

- **Com base nos dados supracitados, qual é o diagnóstico mais provável?**
    a) Síndrome de McCune-Albright.
    b) Síndrome de Peutz-Jeghers.
    c) Tumor testicular produtor de hCG.
    d) Síndrome de van Wyk-Grumbach.
    e) Testotoxicose familiar.

Comentários:

O diagnóstico mais provável é a síndrome de Peutz-Jeghers (SPJ), uma condição rara, autossômica dominante, caracterizada por múltiplos pólipos hamartomatosos gastrointestinais, pigmentação mucocutânea e predisposição aumentada para várias neoplasias. Mutações germinativas inativadoras do gene *LKB1/STK11*, que codifica a serina/treonina cinase, têm sido encontradas em pacientes com SPJ. Entre as manifestações endócrinas da SPJ inclui-se a ginecomastia, que resulta da produção de estrogênio por tumores testiculares de células de Sertoli calcificadas, frequentemente bilaterais e multifocais, normalmente denominados tumores de grandes células de Sertoli calcificantes.

☑ **Resposta: B.**

Referências: 236 a 238.

CASO 23

Adolescente masculino de 15 anos de idade deu entrada em serviço de emergência com quadro de náuseas, vômitos e dor abdominal, tendo sido diagnosticada cetoacidose diabética (CAD). O paciente não sabia ter diabetes melito (DM). Ao *exame físico*: paciente consciente e bem orientado; desidratado (2+); afebril; PA = 110 × 60 mmHg; IMC = 27,2 kg/m^2; abdome doloroso à palpação, sem sinais de irritação peritoneal.

Exames laboratoriais iniciais: glicemia = 540 mg/dL; hemograma com 20.000 leucócitos/mm^3 e 10% de bastonetes; sumário de urina: cetonúria (3+), TGO = 80 UI/L (VR: 5-40); TGP = 93 UI/L (VR: 7-56); amilase = 280 UI/dL (VR: 40-140); K$^+$ = 5,65 mEq/L (VR: 3-5); Na$^+$ = 130 mEqL (VR: 135-145); ureia = 80 mg/dL; creatinina = 1,5 mg/dL; triglicerídeos = 440 mg/dL; gasometria: pH = 7,0; bicarbonato = 15,5 mEq/L (VR: 20-30).

Analise os itens a seguir e opine:

I – O paciente pode ser tratado com insulinas Lispro ou Aspart por via subcutânea.
II – Antibioticoterapia de amplo espectro se impõe devido ao aparente quadro infeccioso.
III – A elevação da amilasemia, juntamente com a dor abdominal, aponta para o diagnóstico de pancreatite aguda.
IV – Bicarbonato de sódio (NaHCO$_3$) deve ser administrado para correção da acidose metabólica.
    a) Todos os itens estão incorretos.
    b) Somente o item I está correto.
    c) Apenas os itens I e IV estão corretos.
    d) Somente os itens II e III estão corretos.
    e) Apenas o item IV está incorreto.

Comentários:

Dor abdominal é um sintoma frequente na CAD e pode simular abdome agudo em 50% a 75% dos casos. Pode resultar da cetose ou, eventualmente, ser decorrente de alguma afecção abdominal que pode, inclusive, causar a CAD. Em geral, pacientes que apresentam CAD leve (bicarbonato > 15 mEq/L) não têm dor abdominal. Nesses casos, sua presença deve alertar o médico para a possibilidade de um quadro abdominal associado. Também frequente é a hiperamilasemia (presente em 21% a 79% dos casos, com provável origem nas parótidas) e elevação transitória das aminotransferases (transaminases).

Na CAD, costuma-se encontrar leucocitose com desvio à esquerda, mesmo quando não há infecção. Habitualmente, a contagem de leucócitos varia de 10.000 a 15.000/mm^3. Este achado parece ser causado por aumento dos níveis circulantes de catecolaminas, cortisol e citocinas pró-inflamatórias, como, por exemplo, o fator de necrose tumoral alfa (TNF-α). Contudo, contagem de leucócitos > 25.000/mm^3 sugere infecção associada possivelmente desencadeando o quadro.

Infusão contínua de insulina Regular, hidratação, correção dos distúrbios hidrolíticos e tratamento do fator desencadeante são a pedra angular do tratamento da CAD. Contudo, em estudos comparativos com a infusão contínua endovenosa de insulina Regular, o uso dos análogos insulínicos de ação ultrarrápida (AIAUR) – Lispro, Aspart e Glulisina por via subcutânea mostrou-se igualmente eficaz e com menor custo de hospitalização. A opção pelos AIAUR tem congregado um número crescente de adeptos, mas deve ser reservada para os casos de CAD leve a moderada, uma vez que ainda não foi demonstrada sua eficácia nos casos mais graves.

A administração de $NaHCO_3$ na CAD é controversa e deve ser restrita a pouquíssimos casos. Nos pacientes com pH > 7, a insulinoterapia inibe a lipólise e corrige a cetoacidose sem o uso de $NaHCO_3$. A administração de $NaHCO_3$ em casos de CAD está associada a alguns efeitos adversos, como alcalose metabólica, hipocalemia, agravamento da anoxia tecidual, redução mais lenta da cetonemia, aumento no risco de edema cerebral, principalmente em crianças, e acidose paradoxal do líquido cefalorraquidiano (LCR). Um estudo prospectivo e randomizado não mostrou benefícios nem riscos do uso de $NaHCO_3$ em pacientes com pH entre 6,9 e 7,1. Em razão dos potenciais efeitos deletérios da acidose metabólica grave (comprometimento da contratilidade miocárdica, vasodilatação cerebral e coma), a maioria dos especialistas é favorável à administração de $NaHCO_3$ quando o pH está < 6,9.

☑ **Resposta: B.**

Referências: 239 e 241.

O adolescente do caso anterior teve alta após 5 dias, em uso de insulina NPH e metformina, duas vezes ao dia. Ele evoluiu, nos 3 meses seguintes, com diminuição progressiva da necessidade de insulina, e no quarto mês estava em uso apenas de metformina XR (1.500 mg/dia).

Últimos *exames laboratoriais*: glicemia de jejum = 120 mg/dL; HbA1c = 6,7%; creatinina = 0,9 mg/dL; TSH e T_4L normais; triglicerídeos = 180 mg/dL; anti-GAD = não reativo; peptídeo C = 1,8 ng/mL (VR: 1-3).

- **Qual é o diagnóstico mais provável para este paciente?**

    a) Diabetes tipo 1 (DM1) idiopático.
    b) Diabetes MODY tipo 2.
    c) Diabetes Flatbush.
    d) Diabetes tipo 1, em fase de lua de mel.
    e) Diabetes mitocondrial.

Comentários:

O MODY tipo 2 resulta de mutações no gene da glicocinase e cursa tipicamente com hiperglicemia leve, assintomática e estável, frequentemente controlada apenas com dieta. O DM1 idiopático ou DM tipo 1B (DM1B) representa de 4% a 7% dos pacientes com DM1 recém-diagnosticado e inclui casos de deficiência absoluta de insulina que não são imunomediados nem estão associados ao HLA. Usualmente, os valores do peptídeo C estão baixos e não há resposta terapêutica à metformina, apenas à insulinoterapia. O raro diabetes mitocondrial vem associado à surdez e é decorrente de mutações em ponto no DNA mitocondrial.

O paciente, muito provavelmente, tem o diabetes Flatbush, também denominado diabetes atípico, diabetes tipo 1,5 e, mais recentemente, diabetes tipo 2 com tendência à cetose. Trata-se de uma condição que tem sido descrita com frequência crescente no mundo inteiro. Embora mais comum em mulheres de meia-idade, pode ocorrer em qualquer idade. Predomina em negros e hispânicos, mas pode ocorrer em outras etnias. Usualmente, o diabetes Flatbush tem cetoacidose diabética como manifestação inicial do diabetes mellitus, sem aparente fator precipitante, mas evolui de modo atípico e, em mais de 50% dos casos, dentro de poucos meses, a insulinoterapia pode ser interrompida e os pacientes passam a ser tratados com hipoglicemiantes orais ou, eventualmente, apenas com dieta. Esses indivíduos têm a pesquisa de autoanticorpos negativa, porém antígenos HLA classe II DRB1*03 e/ou DRB1*04 estão frequentemente presentes.

☑ **Resposta: C.**

Referências: 242 a 244.

■ CASO 24

Menina de 9 anos de idade, pré-púbere, com estatura abaixo do percentil 3 e do padrão familiar, velocidade de crescimento (VC) baixa para a idade cronológica (IC) e idade óssea (IO) de 6 anos. Ao *exame físico*, nada digno de nota, além da baixa estatura.

Exames complementares: GH = 0,33 μg/L (VR: 0,002-0,97); IGF-1 = 29,5 ng/mL (VR: 58-329); Hb = 10,7 g/dL; hematócrito = 33%. Diante desses achados, optou-se por dosar o GH após estímulo com clonidina (pico de 3,9 ng/mL) e durante o teste de tolerância à insulina (ITT) (pico de 4,2 ng/mL).

■ Qual seria o próximo passo a ser tomado?

a) Solicitar RM para estudo da região selar.
b) Iniciar reposição de GH se a RM não mostrar nenhuma lesão cirurgicamente corrigível.
c) Iniciar imediatamente a reposição de GH.
d) Avaliar a função tireoidiana.
e) As opções "a" e "b" estão corretas.

Comentários:

O hipotireoidismo primário (HTP) na infância habitualmente cursa com baixa estatura (BE) associada a marcante retardo na idade óssea, hiporresponsividade do GH aos testes de estímulo e diminuição dos níveis plasmáticos de IGF-1, simulando deficiência de GH. Pode haver, também, retardo no início da puberdade ou na menarca.

No caso em questão, os picos normais esperados do GH pós-ITT e pós-clonidina são > 5 ng/mL. Portanto, HTP deve ser descartado em toda criança sem causa óbvia para sua BE (p. ex., desnutrição grave). Raramente, em crianças com HT, pode surgir um quadro de puberdade precoce periférica (síndrome de van Wyk-Grumbach) que reverte com a reposição de L-tiroxina (L-T$_4$).

☑ **Resposta: D.**

Referências: 230, 234 e 235.

■ CASO 25

Adolescente com idade de 12 anos foi encaminhado ao endocrinologista para investigação de baixa estatura. Ao exame físico: estádio puberal P1G1; altura = 145 cm (P25); peso = 40 kg (P25); sem anormalidades fisionômicas, torácicas, em mãos ou pés. Entre os *exames laboratoriais*, chamaram a atenção os seguintes resultados: cálcio sérico = 7,3 mg/dL (VR: 8,6-10,3); fósforo sérico = 6,5 mg/dL (VR: 2,7-4,5); fosfatase alcalina (FA) = 340 UI/L (VR: até 390), 25(OH) vitamina D (25-OHD) = 14,5 ng/mL (VR: 30-100), 1,25(OH)$_2$D = 16,5 pg/mL (VR: 22-67), PTH = 96,5 pg/mL (VR:10-65). IO = 10 anos.

■ Qual é o diagnóstico mais provável?

a) Pseudo-hipoparatireoidismo tipo 1b.
b) Raquitismo dependente da vitamina D tipo I.
c) Pseudo-hipoparatireoidismo tipo 1a.
d) Pseudopseudo-hipoparatireoidismo.
e) Raquitismo dependente da vitamina D tipo II.

Comentários:

O mais provável diagnóstico do paciente é pseudo-hipoparatireoidismo (PHP), um termo que abrange um grupo heterogêneo de distúrbios metabólicos raros que têm em comum resistência de órgãos-alvo à ação do PTH. Laboratorialmente, o PHP se manifesta por PTH elevado, hipocalcemia, hiperfosfatemia, 25-OHD e fosfatase alcalina (FA) normais, bem como 1,25(OH)$_2$D baixa ou normal-baixa. No pseudopseudo-hipoparatireoidismo não há resistência ao PTH e os exames mencionados estão normais.

Existem dois tipos principais de PHP (tipos 1a e 1b), e mais recentemente foram descritos o PHP tipo 1c e o tipo 2. O PHP-1a é caracterizado pela presença de atividade diminuída da subunidade alfa da proteína G estimuladora (Gsα), decorrente de mutações no gene *GNAS1*, herdado como um traço autossômico dominante, e o gene mutante tem herança materna. Os pacientes, em geral, têm face arredondada, pescoço curto, baixa estatura, calcificações ou ossificações subcutâneas e braquidactilia, características em conjunto denominadas osteodistrofia hereditária de Albright (OHA). O fenótipo da OHA pode ser herdado de modo separado, sem resistência ao PTH nem hipocalcemia, o que caracteriza o pseudopseudo-hipoparatireoidismo. Nesses casos, o gene mutante *GNAS1* é transmitido por herança paterna. Pacientes com PHP tipo 1b têm hipocalcemia, mas não apresentam as anormalidades fenotípicas de OHA. Pacientes com PHP tipo 1c são clinicamente idênticos aos pacientes com PHP tipo 1a, porém não há mutações na proteína Gsα no tipo 1c. No paciente em questão, a ausência da OHA aponta para o diagnóstico de PHP tipo 1b.

No raquitismo dependente da vitamina D tipo II, que decorre de resistência tissular à 1,25(OH)$_2$D, encontramos hipocalcemia, hipofosfatemia, PTH aumentado, FA aumentada, 25-OHD normal ou baixa e 1,25(OH)$_2$D aumentada. O raquitismo dependente da vitamina D tipo I resulta de mutações que codificam na enzima 1α-hidroxilase, responsável pela conversão da 25-OHD em 1,25(OH)$_2$D no rim. Laboratorialmente, diferencia-se da outra forma de raquitismo pela presença de níveis baixos da 1,25(OH)$_2$D.

☑ **Resposta: C.**

Referências: 234, 245 e 246.

■ **CASO 26**

Menina de 11 anos de idade com queixa de alta estatura. Os pais referem que sempre foi a maior da turma e que o ritmo de crescimento sempre foi acelerado. A criança e os pais manifestam grande preocupação com a altura final, pois há diversos casos de alta estatura na família. A mãe tem alta estatura e refere ter enfrentado muitas dificuldades e que gostaria de tentar ajudar a filha a reduzir seu potencial de altura final. Nasceu a termo, com 3.800 g de peso e 53 cm de tamanho. Ao *exame físico*: estatura = 167 cm (> P95) e peso = 45 kg (P75). A mãe mede 182 cm e o pai, 194 cm. *Exame físico geral* normal; sem estigmas sugestivos de síndrome genética. Estádio puberal M1P1 e IO de 10 anos.

■ **Em relação a este caso, é correto afirmar que:**

a) Como a paciente apresenta alta estatura e ainda é pré-púbere, deve-se aguardar o início da puberdade para avaliar a previsão de altura final e a necessidade de tratamento.
b) Todas as crianças com alta estatura devem ser submetidas à investigação laboratorial e de imagem para afastar a possibilidade de secreção excessiva de GH.
c) O tratamento com dose elevada de estrogênios pode beneficiar esta paciente. Recomenda-se iniciar o mais breve possível, pois os resultados são melhores com a IO mais jovem e quando a puberdade ainda não se iniciou.
d) O tratamento com dose elevada de estrogênios está sujeito a muitos efeitos adversos a curto e longo prazos; por isso, recomendam-se doses mínimas da medicação que têm efeitos similares na altura final e menos efeitos colaterais.
e) Existe mais de uma alternativa correta.

Comentários:

Cerca de 2,5% da população geral se encontram com percentil > 97, apresentando, portanto, alta estatura. Na grande maioria dos casos, trata-se de indivíduos normais que apresentam familiares com estatura elevada, sendo classificados, desse modo, como alta estatura familiar. As crianças costumam apresentar tamanho ao nascer com percentil > 75, VC normal, porém na média superior, e IO habitualmente compatível com a IC. Como a duração e a amplitude do estirão puberal são maiores, essas crianças se tornam adultos altos. A investigação laboratorial e radiológica deve ser reservada aos casos nos quais a altura está fora do padrão familiar, naqueles com VC elevada, ou quando houver sinais clínicos sugestivos de doenças endocrinometabólicas, síndromes genéticas ou erros inatos do metabolismo com macrossomia.

Apesar de a alta estatura familiar ser uma condição normal, o crescimento excessivo e a diferença em relação aos pares costumam causar dificuldades psicossociais, especialmente nas meninas. Por este motivo, desde os anos 1950 é considerada a possibilidade de intervenção terapêutica nessas pacientes. O tratamento deve ser reservado somente aos casos em que a criança e os familiares estejam de fato preocupados e insatisfeitos com o potencial de altura final previsto. O objetivo do tratamento é antecipar o início e encurtar a duração da puberdade. Para isso se utilizam doses elevadas (suprafisiológicas) de estrogênios. A maioria dos autores concorda que, para redução efetiva da altura final, o tratamento deve ser iniciado antes dos 11 anos de IO e mantido até a IO de 15 anos.

Há estudos descrevendo bons resultados em meninas com IO < 13 anos, entretanto a eficácia do tratamento após a menarca é limitada. A redução na altura final é de 5 a 10 cm, dependendo da época em que o tratamento foi instituído.

A dose ideal do estrogênio é controversa, variando, nos diversos estudos, de 0,15 a 5 mg/dia de etinilestradiol e 2,5 a 11,5 mg/dia de estrogênios conjugados. De maneira geral, recomenda-se iniciar com a dose menor e ir fazendo ajustes conforme a necessidade e a tolerância. Caso ocorra sangramento genital excessivo ou irregular, pode-se associar progesterona oral, na dose de 10 mg/dia durante 10 dias do mês. Os efeitos colaterais são raros e incluem aumento de peso, náuseas no início do tratamento, hipertensão arterial, dislipidemia e aumento do risco de tromboembolismo.

☑ **Resposta: C.**

Referências: 247 e 248.

■ CASO 27

Menina de 7 anos e 5 meses de idade com história de aparecimento de mamas há cerca de 4 meses. Mãe nega pubarca ou menarca. *Exame físico* sem anormalidades. Altura: 129 cm (P75-90). Estádio puberal M2P1. IO: 9 anos. Altura para IO no P25. Estatura-alvo no P25. Dados anteriores mostram que a paciente teve VC de 7 cm no último ano.

■ Sobre este caso, pode-se afirmar que:

a) Qualquer menina que apresente início de puberdade antes do 8 anos tem, por definição, puberdade precoce e deve ser tratada com análogos do GnRH (aGnRH), em virtude do risco de perda estatural e de problemas psicológicos.

b) Como há suspeita de puberdade precoce central (PPC), é mandatória RM de encéfalo.

c) Como o avanço da IO é > 1 ano em relação à IC, deve-se, o mais rápido possível, começar o tratamento com aGnRH.
d) A medida basal do LH em níveis púberes torna obrigatório o bloqueio da puberdade.
e) Observar a progressão puberal e a VC em 4 meses, bem como repetir a IO após 6 meses, seria a melhor conduta.

Comentários:

Os critérios mais importantes para o tratamento com aGnRH são a progressão do desenvolvimento puberal e o avanço da IO. Muitos pacientes com PPC têm uma forma lentamente progressiva e atingem a estatura-alvo sem a necessidade de tratamento com aGnRH, mesmo com a IO avançada. Esta paciente necessita de acompanhamento da progressão da puberdade, da VC e da IO para que seja avaliada a futura necessidade de bloqueio da puberdade.

Meninas com PPC iniciada antes dos 6 anos de idade devem realizar RM de crânio e sela túrcica. Somente 2% a 7% das meninas com início de puberdade entre os 6 e os 8 anos de idade têm doença do SNC; nessa faixa etária, se a progressão dos caracteres sexuais for muito rápida, em menos de 3 a 6 meses, ou se houver sintomas neurológicos, a realização de uma RM será importante para afastar causa orgânica da PPC.

Níveis basais de LH basal > 0,3 UI/L por quimioluminescência indicam maturidade do eixo hipotálamo-hipófise-gônadas. Entretanto, 50% das meninas em estádio M2 têm níveis pré-púberes de LH, indicando a necessidade, às vezes, do teste de estímulo com GnRH (pico > 5 UI/L indica resposta puberal). Níveis púberes de LH não tornam obrigatório o bloqueio da puberdade com aGnRH, já que em muitos casos não há perda estatural, apesar de a puberdade ter iniciado antes dos 8 anos de idade.

☑ **Resposta: E.**
Referências: 219 a 222.

■ CASO 28

Menina de 11 anos de idade foi encaminhada ao endocrinologista para investigação de baixa estatura. Ao *exame físico*: 25 kg, 128 cm (P-5); presença de discreto cúbito valgo bilateral. *Exames laboratoriais*: IO de 9 anos; LH = 2,1 UI/L (VR: até 1,5); FSH = 18,2 UI/L (VR: até 4); GH = 0,88 µg/L (VR: 0,002-3,2); TSH, T_4 livre e IGF-1, normais.

■ Sobre este caso, é possível afirmar que:

I – A possibilidade de síndrome de Turner (ST) é pequena, devido à ausência dos estigmas mais característicos da síndrome.
II – O cariótipo tem importância fundamental neste caso.
III – A deficiência GH (DGH) é descartada pela presença de níveis normais de GH e IGF-1.
IV – A RM seria útil, neste caso, para avaliação da região selar.
   a) Todos os itens estão corretos.
   b) Somente o item II está correto.

c) Todos os itens estão incorretos.
d) Somente os itens I e III estão incorretos.
e) Os itens I, II e III estão corretos.

Comentários:

> ST deve ser suspeitada em toda menina com baixa estatura, mesmo na ausência de estigmas característicos da síndrome (micrognatia, pregas epicânticas, "boca de peixe", implantação baixa de cabelos na nuca, pescoço curto e alado, aumento da distância intermamilar, cúbito valgo etc.).
> Infantilismo sexual é um dos achados clínicos mais comuns na ST. Cerca de 90% dos casos têm insuficiência gonadal. É importante lembrar, contudo, que até 30% das meninas com ST terão desenvolvimento puberal espontâneo e 2% a 5% poderão vir a engravidar sem intervenção medicamentosa. O desenvolvimento puberal pode ser retardado e, na maioria das pacientes, é seguido por falência ovariana progressiva e menopausa precoce.
> Níveis normais de GH e IGF-1 não descartam o diagnóstico de DGH em crianças.

☑ Resposta: B.
Referências: 234 e 235.

■ CASO 29

Um menino de 13 anos de idade, produto de casamento não consanguíneo, apresenta-se com história de 5 anos de dor abdominal recorrente, com vômitos e pigmentação escura progressiva de todo o corpo, especialmente nas extremidades, na cavidade oral e na língua. Ele foi internado no Departamento de Neurologia com história de 3 meses de incontinência urinária noturna, fraqueza progressiva e ausência de ordenação nos quatro membros. Não havia relatos sugestivos de demência ou convulsões, nem sintomas visuais ou auditivos. Tampouco havia doença semelhante na família.

Ao *exame físico*, a PA supina era de 90 × 60 mmHg, com queda postural da PA sistólica > 20 mmHg. Chamava também a atenção a proeminente hiperpimentação de pele e boca.

O exame neurológico revelou a presença de nistagmo bilateral, diminuição da massa muscular nas extremidades, hipertonia marcante nos membros inferiores, hiper-reflexia generalizada, reação extensora plantar bilateral, sinais cerebelares bilaterais, sensibilidade normal e marcha atáxica espástica.

De anormal na avaliação laboratorial de rotina, apenas havia hiponatremia (Na$^+$ = 130 mEq/L; VR: 135-145) e hipercalemia (K$^+$ = 6 mEq/L; VR: 3,5-5,0).

A RM do cérebro evidenciou em T2 hiperintensidades bilaterais simétricas na substância branca parieto-occipital periventricular, no tronco cerebral, em regiões do trato corticoespinhal e também no cerebelo. Os estudos de condução nervosa mostraram neuropatia sensorial e motora desmielinizante.

A avaliação hormonal solicitada pela endocrinologia revelou cortisol sérico às 8 h = 1,2 µg/dL (VR: 5-25); ACTH = 2.120 pg/mL (VR: até 46,0); função tireoidiana normal; ATPO negativo.

■ **Neste caso, qual seria o diagnóstico mais provável?**

a) Adrenoleucodistrofia.
b) Hipoplasia adrenal congênita.
c) Síndrome de Kearns-Sayre.
d) Síndromes de resistência ao ACTH.
e) Mutação no gene do receptor do ACTH.

Comentários:

O quadro clínico e laboratorial do paciente é altamente indicativo de adrenoleucodistrofia (ALD), doença recessiva ligada ao X, causada por mutação no gene ABCD1 (cromossomo Xq28). Com incidência de 1:17.000 a 25.000 habitantes, constitui a terceira causa mais comum de insuficiência adrenal (IA) primária em indivíduos do sexo masculino, após a adrenalite autoimune e as causas infecciosas (tuberculose e paracoccidioidomicose). Resulta da produção de uma proteína transportadora anormal dentro dos peroxissomos que impede a oxidação dos ácidos graxos de cadeia muito longa, provocando seu acúmulo no cérebro, córtex adrenal, testículos, fígado e plasma. Como consequência, surgem desmielinização do SNC e insuficiência adrenal (IA) primária.

Dois fenótipos clínicos principais foram descritos: ALD cerebral e adrenomieloneuropatia. A primeira, em geral, surge na infância, entre 5 e 12 anos e, em 30% dos casos, a IA precede os sintomas neurológicos. Estes se caracterizam por disfunção cognitiva, problemas de comportamento, labilidade emocional, distúrbios visuais e da marcha, com progressão para cegueira e tetraplegia espástica. A adrenomieloneuropatia representa um fenótipo clinicamente mais moderado, iniciando-se, habitualmente, entre a segunda e a quarta década de vida. Desmielinização do cordão medular e dos nervos periféricos ocorre ao longo de anos e pode resultar em perda da capacidade de deambulação, disfunção cognitiva, retenção urinária e disfunção erétil. IA pode ser a única manifestação da ALD em até 15% dos pacientes.

O diagnóstico da ALD baseia-se na detecção de níveis elevados de ácidos graxos de cadeia muito longa (AGCML), encontrados em 100% dos pacientes do sexo masculino afetados. Dessa maneira, a dosagem de AGCML deve ser feita em todos os indivíduos do sexo masculino com IA primária sem outra etiologia identificada, mesmo na ausência de sinais e sintomas neurológicos. Níveis elevados de AGCML também são observados em 80% a 95% das mulheres heterozigotas. Em razão de resultados falso-negativos, é imprescindível a pesquisa de mutações no gene *ABCD1* em todas as mulheres em risco de serem heterozigotas para ALD.

☑ **Resposta: A.**

Referências: 249 a 251.

■ **CASO 30**

Este paciente foi o quarto filho de pais não consanguíneos (Fig. 4.12). A gestação e o parto não tiveram intercorrências. O peso ao nascer foi de 4.220 g; comprimento corporal = 55 cm; circunferência craniana = 38 cm (+ 2 DP) e Apgar = 9. O teste de triagem neonatal não foi realizado. Desde o nascimento, alguns achados neurológicos foram observados: atraso no desenvolvimento motor e hipotonia. Na evolução, foram observadas discinesias paroxísticas, irritabilidade, espasticidade e convulsões. O paciente foi inicialmente examinado aos 5 meses de vida, quando o tratamento com L-tiroxina (L-T_4) foi iniciado. Os testes de laboratório mostravam: TSH = 5,1 mUI/L (VR: 0,5-4,5); T_4 total = 4,8 µg/dL (VR: 8-16); T_3 total = 3,7 ng/mL (1,0-2,7). Durante o acompanhamento, os níveis de TSH foram normalizados após o tratamento com L-T_4 (50-88 µg/dia), mas os níveis séricos de T_4 livre mantiveram-se baixos e os de T_3, elevados. No entanto, não houve qualquer melhora no quadro neurológico, e o paciente apresentava retardo mental acentuado. RM do encéfalo mostrou atrofia cortical leve aos 3 anos de idade. O paciente também apresentava retardo do crescimento: a altura estava no percentil 50 aos 2,5 anos de idade, mas já era menor do que o 5º percentil aos 7,5 anos de idade (Fig. 4.13). A idade óssea era de 5,5 anos, quando ele tinha 7,2 anos. Observaram-se, ainda, incapacidade de ganho de peso e deterioração da massa muscular. US da tireoide mostrou glândula de volume reduzido (1,4 mL) quando o paciente tinha 8 anos. Tratamento com 12,5 µg/dia de ácido triiodotiroacético (Triac®) foi adicionado, mas imediatamente interrompido porque o paciente apresentou importante distúrbio do sono e agitação.

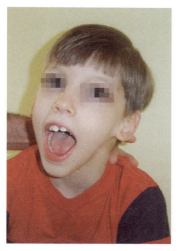

Fig. 4.12 Aparência facial do paciente com síndrome de Allan-Herndon-Dudley que apresentava uma deleção de 14 pb no éxon 1 (nt 631-644) do gene *MCT8*, resultando em proteína truncada (1).

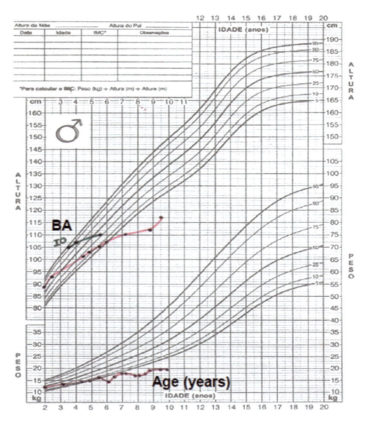

Fig. 4.13 Curva de crescimento demonstrando retardo do desenvolvimento.

O estudo genético mostrou que o paciente apresentava deleção de 14 pb no éxon 1 (nt 631-644) do gene *MCT8*, resultando em proteína truncada.

■ Sobre este caso, podemos afirmar que:

I – Quando há combinação de retardo mental e hipotonia congênita, na presença de T_3 sérico elevado, devem ser investigados defeitos no transporte celular dos hormônios tireoidianos.

II – Os sintomas neurológicos da síndrome de Allan-Herndon-Dudley são, geralmente, hipotonia, atraso neuropsicomotor e retardo mental, porém há melhora significativa após o tratamento com L-T_4 em altas doses.

III – A triagem neonatal baseada na dosagem de TSH consegue rastrear a maioria dos casos.

IV – O paciente com defeito no gene *MCT8* apresenta quadro de catabolismo muscular e hipertireoidismo em órgãos que não dependem do *MCT8* para a captação dos hormônios tireoidianos.

a) Existe apenas um item incorreto.
b) Somente o item II está correto.
c) Somente os itens II e III estão corretos.
d) Apenas os itens II e IV estão corretos.
e) Apenas os itens I e IV estão corretos.

Comentários:

O gene *MCT8* (*monocarboxylate transporter 8*) codifica uma proteína específica para o transporte de hormônios tireoidianos (HT) através da membrana plasmática celular e é essencial para a entrada de HT nos neurônios. O papel crucial dos transportadores de HT em humanos foi estabelecido ao ser idenficado que pacientes com mutações no gene *MCT8* apresentam achados neurológicos graves associados a testes de função tireoidiana anormais. A redução da expressão da proteína *MCT8* na membrana celular pode ser causada por diversos possíveis mecanismos: diminuição dos níveis de RNAm, degradação acelerada, processamento inadequado e defeito de inserção na membrana celular. Trata-se de uma síndrome hereditária, ligada ao cromossomo X, em que os pacientes apresentam grave retardo neuropsicomotor, hipotonia, retardo mental e níveis séricos baixos de T_4 e T_3 reverso, associados a níveis séricos elevados de T_3 e TSH normal ou levemente elevado (*síndrome de Allan-Herndon-Dudley*). Portanto, a maioria dos casos não será identificada na triagem neonatal convencional baseada nas dosagens de TSH e/ou T_4 séricos. No entanto, defeito no gene *MCT8* pode ser identificado durante o pré-natal. Alguns pacientes apresentam quadro de tireotoxicose, com taquicardia e perda ponderal, pois tecidos como fígado e músculo estão expostos a altos níveis séricos circulantes de T_3.

Atualmente, o manejo clínico ainda é muito limitado a poucas opções, sem correção eficaz do defeito no transporte celular dos HT. Com a administração de L-tiroxina (L-T_4), há apenas diminuição dos níveis de T_3 e TSH séricos, mas sem melhora do quadro neurológico. A administração de doses suprafisiológicas de HT pode levar a estado hipercatabólico e piora da toxicidade em alguns tecidos. A estratégia de *block-and-replace*, usando propiltiouracil (200 a 400 mg/dia) combinado a altas dose de L-T$_4$ (100 µg/dia), pode resultar em normalização de T$_4$ e redução de T$_3$ com supressão dos níveis séricos de TSH, com melhora do quadro nutricional e ganho de peso, porém sem qualquer progresso no quadro neurológico. O uso de DITPA (*3,5-diiodothyropropionic acid*) tem sido proposto, uma vez que este análogo dos HT não necessita de MCT8 para seu transporte e consegue, efetivamente, ligar-se aos receptores nucleares de HT.

☑ **Resposta: E.**

Referências: 252 a 255.

Doenças Osteometabólicas 5

Carolina A. M. Kulak, Rosita Gomes Fontes, Victória Zeghbi C. Borba,
Lucio Vilar, Tayane Muniz Fighera, Tatiana Munhoz R. L. Costa,
Janaína S. Martins, Renata O. Campos, Viviane Canadas, Yolanda Schrank,
Fábio R. Trujilho, Thaísa D. G. Trujilho, Joaquim Custódio da Silva Júnior,
Patrícia Sampaio Gadelha, Ana Virgínia Gomes, Vinícius L. Câmara,
Manuela G. M. Rocha Braz & Luiz Griz

■ CASO 1

Mulher de 62 anos de idade, com diabetes tipo 2, vem usando alendronato (70 mg/semana) para tratamento de osteoporose há 3 anos. Em razão da nefropatia diabética, tem ocorrido comprometimento crescente da função renal. Últimos *exames laboratoriais*: glicemia de jejum = 132 mg/dL; HbA1c = 7,5%; creatinina = 2,3 mg/dL; *clearance* de creatinina (CrCl) = 45,3 mL/min/1,72 m^2 (VR: 75-129); proteinúria de 24 h = 1,5 g; cálcio = 9,2 mg/dL; paratormônio (PTH) = 66,7 pg/mL (VR = 15-68,3); 25(OH) vitamina D (25-OHD) = 23,5 ng/mL (VR: 30-100); T-escore de –3,2 na coluna lombar (L$_1$-L$_4$) e –3,3 no colo do fêmur.

■ Qual seria a melhor conduta para este caso?

a) Associar a teriparatida.
b) Substituir o alendronato pelo ácido zoledrônico (5 mg, em infusão anual EV).
c) Trocar o alendronato pelo ranelato de estrôncio.
d) Suspender o alendronato e iniciar o denosumabe.
e) Existe mais de uma opção correta.

Comentários:

Os bisfosfonatos são exclusivamente excretados pelos rins e não são recomendados para pacientes com alteração significativa da função renal. Assim, o alendronato e o ácido zoledrônico não são recomendados para pacientes com CrCl < 35 mL/min; para o risedronato e o ibandronato, este valor é um CrCl < 30 mL/min.

A associação de teriparatida e um bisfosfonato não tem promovido ganho de massa óssea adicional, em comparação ao obtido com o uso isolado desses fármacos. Tampouco possibilita redução do risco de fraturas.

Com relação à troca do alendronato pelo ácido zoledrônico, não existem evidências na literatura de que essa abordagem adicione alguma vantagem em termos de ganho de massa óssea ou redução do risco de fraturas.

O estrôncio não tem sido recomendado para pacientes com CrCl < 30 mL/min. Portanto, neste contexto, ele poderia ser administrado nesta paciente. Entretanto, o uso de estrôncio não tem sido recomendado para pacientes com risco cardiovascular aumentado, situação em que se enquadra nossa paciente (idade de 62 anos e presença de nefropatia diabética).

Numa análise *post-hoc* do Fracture Intervention Trial (FIT), evidenciou-se que 581 (9%) das pacientes do estudo tinham função renal reduzida (CrCl < 45 mL/min). Quando comparadas àquelas com função renal normal, não houve diferença no risco de fraturas nem na ocorrência de eventos adversos. Os autores concluíram que, entre as mulheres com osteoporose que tinham redução do CrCl, mas com níveis normais de creatinina, o alendronato foi seguro e efetivo na redução do risco de fraturas durante um período de 4 anos. No caso desta paciente, tem ocorrido comprometimento crescente da função renal e a creatinina sérica é de 2,3 mg/dL. Em relação ao denosumabe, um anticorpo monoclonal para o RANKL (*receptor activator of nuclear factor-kβ ligand*), numa análise *post-hoc* do estudo FREEDOM, em indivíduos nos estágios de 1 a 4 de insuficiência renal, o uso do denosumabe foi seguro e efetivo na redução do risco de fraturas vertebrais. Portanto, esta alternativa parece ser a melhor opção para uma paciente com risco aumentado de fraturas (diabética com alteração da função renal e presença de osteoporose) com progressivo declínio da função renal.

☑ **Resposta: D.**

Referências: 256 a 258.

■ CASO 2

Uma avaliação rotineira em mulher de 54 anos de idade evidenciou elevação do PTH (98 pg/mL [VR: 15-68,3]), com níveis normais de creatinina, cálcio sérico, 25OH-vitamina D e calciúria de 24 horas. A paciente não fazia uso de medicamentos que elevam o PTH, como carbonato de lítio ou tiazídicos. Exames posteriores confirmaram o aumento do PTH (118 pg/mL), sem elevação da calcemia. O CrCl foi de 95 mL/min. A avaliação das paratireoides por imagem (cintilografia com sestamibe e ultrassonografia [US]) foi normal. A densitometria óssea revelou osteopenia no colo femoral, na coluna lombar e no rádio 33%.

■ Qual seria a melhor conduta para este caso?

a) Encaminhar imediatamente a paciente para cirurgia.
b) Encaminhar a paciente para cirurgia apenas se houver osteoporose ou ocorrer redução da densidade mineral óssea (DMO) durante o seguimento.

c) Iniciar o cinacalcet.
d) Submeter a paciente a uma tomografia computadorizada (TC) quadridimensional (4D) para estudo das paratireoides.
e) Mais de uma das condutas citadas poderia ser apropriada.

Comentários:

Trata-se de uma paciente com hiperparatireoidismo primário (HPTP) normocalcêmico. Embora ainda não se tenha definido uma diretriz para essa condição, a orientação de encaminhamento para cirurgia em casos de HPTP hipercalcêmico inclui a detecção de um ou mais dos seguintes critérios (1): presença de osteíte fibrose cística ou nefrolitíase; (2) cálcio sérico com níveis ≥ 1 mg/dL do limite superior; (3) presença de osteoporose em qualquer região (coluna, fêmur ou antebraço); (4) CrCl < 60 mL/min; (5) idade < 50 anos.

Cinacalcet, o primeiro calcimimético comercializado, aumenta a sensibilidade do receptor sensor do cálcio extracelular (CaR), reduzindo, de maneira segura, a calcemia e o PTH em pacientes com HPTP leve a moderado, doença intratável e carcinoma de paratireoide. Cinacalcet provou ser eficiente no controle a curto e longo prazos da hipercalcemia e, embora não melhore a DMO, os dados disponíveis o apontam como o tratamento de escolha em pacientes não operáveis com HPTP (normaliza a calcemia em cerca de 50% dos casos). Contudo, ainda não existe nenhum estudo mostrando benefício de seu uso em pacientes com hiperparatireoidismo normocalcêmico (HPTNC).

A história natural do HPTNC ainda não está definida. Em alguns estudos, cerca de 20% dos pacientes seguidos por um período médio de 4 anos progrediram para hipercalcemia. Tampouco há diretrizes sobre o manejo do HPTNC, como mencionado. No entanto, a presença de osteoporose ou uma progressiva perda de massa óssea poderia ser considerada uma indicação para cirurgia.

Considerando que estavam normais a cintilografia das paratireoides com TC-sestamibe e a US cervical, poderia ser indicada a avaliação de TC em 4D para o estudo das paratireoides, desde que a paciente apresente indicação cirúrgica.

☑ **Resposta: E.**

Referências: 259 a 261.

■ CASO 3

Mulher de 56 anos de idade tem diabetes tipo 2 e já se submeteu à angioplastia coronariana com colocação de *stent*. Como tem osteoporose na coluna lombar, vem sendo tratada há 3 anos com alendronato (70 mg/semana) e a combinação de carbonato de cálcio (800 mg/dia) e vitamina D (800 UI/dia). A paciente está muito ansiosa porque leu na internet que a suplementação de cálcio pode aumentar o risco de infarto agudo do miocárdio (IAM).

■ Qual seria a melhor conduta para este caso?

a) Tranquilizar a paciente e manter o tratamento.
b) Suspender a administração do carbonato de cálcio e recomendar a ingestão de uma dieta rica em cálcio.

c) Recomendar o consumo de dieta rica em cálcio e substituir o carbonato de cálcio pelo fosfato de cálcio tribásico.
d) Suspender a administração do carbonato de cálcio e trocar o alendronato pelo ranelato de estrôncio.
e) Existe mais de uma alternativa correta.

Comentários:

Adequada ingestão de cálcio é essencial tanto como medida preventiva quanto como componente de qualquer regime terapêutico para a osteoporose. Nenhum estudo clínico randomizado avaliou especificamente (desfecho primário) o efeito da suplementação de cálcio em relação à morbidade e à mortalidade cardiovascular. Contudo, vários estudos foram conduzidos para analisar secundariamente seu efeito nos eventos cardiovasculares. Bolland et al. relataram que a suplementação de cálcio sem vitamina D aumentou em torno de 30% o risco de IAM, mas não o de acidente vascular encefálico (AVE) e mortalidade. Uma reanálise do WHI também mostrou aumento do risco de eventos cardiovasculares, principalmente de IAM, com ou sem suplementação de vitamina D. Entretanto, esse aumento não foi observado em outra meta-análise. Em contrapartida, não há evidência de risco aumentado de doença cardiovascular (DCV) pela ingestão de cálcio através do leite e seus derivados. O Instituto de Medicina (IOM) norte-americano recomenda a ingestão total diária de cerca de 1.000 mg de cálcio/dia para as mulheres até os 50 anos de idade e para os homens até os 70 anos, bem como de 1.200 mg/dia para as mulheres > 50 anos e os homens > 70 anos. No estudo de Chapuy et al., cujo desfecho consistiu na redução do risco de fraturas, foi utilizado o fosfato de cálcio tribásico, e não houve aumento do risco cardiovascular. Entretanto, não existe evidência na literatura de um estudo comparativo entre as diversas apresentações dos sais de cálcio (carbonato, citrato ou fosfato de cálcio tribásico) no que se refere ao risco cardiovascular. Portanto, não há base científica para indicação de determinada apresentação de cálcio quanto à segurança cardiovascular.

Desse modo, os pacientes devem ser informados que a dieta deve ser a principal fonte de cálcio e que a suplementação de cálcio deverá ser somente usada quando a ingestão de cálcio na dieta não puder ser atingida. No momento, a expressão "quanto mais, melhor" não se aplica ao uso do cálcio.

☑ **Resposta: B.**

Referências: 262 a 264.

■ CASO 4

A densitometria (DXA) em mulher de 64 anos de idade, IMC de 20,8 kg/m² (1,55 m e 50 kg), mostrou um T-escore de –2,5 em L2-L4 e –2,8 no colo femoral após 5 anos de tratamento com alendronato (70 mg/semana), carbonato de cálcio e vitamina D. Dois anos antes, os parâmetros correspondentes eram –3,1 e –3,6, respectivamente. A avaliação bioquímica e os níveis da 25OH-vitamina D e PTH, bem como a função tireoidiana, revelaram-se normais. O telopeptídeo C-terminal (CTx) estava suprimido. Não havia referência a fraturas osteoporóticas, mas a irmã da paciente apresentou fratura de quadril após queda no domicílio.

■ Qual seria a melhor opção terapêutica para esta paciente?

a) Manter o esquema terapêutico atual.
b) Manter apenas carbonato de cálcio + vitamina D.
c) Substituir alendronato por ranelato de estrôncio.
d) Substituir alendronato por teriparatida ou denosumabe.
e) Existe mais de uma opção correta.

Comentários:

No estudo FLEX, extensão do FIT, pacientes que vinham fazendo uso de alendronato (ALN), 5 mg/dia por 5 anos, foram randomizados para placebo e ALN 5 mg/dia ou 10 mg/dia, e foram seguidos por mais 5 anos. Os indivíduos do grupo do ALN tiveram aumento da DMO na coluna vertebral e estabilização no colo do fêmur. Em contraste, no grupo placebo houve redução progressiva da DMO. Ao final dos 10 anos, a incidência de fraturas não vertebrais e do colo do fêmur no grupo ALN/placebo foi similar ao grupo ALN/ALN. Em relação às fraturas vertebrais, a incidência foi mais baixa no grupo do ALN/ALN, quando comparado com o grupo placebo/ALN. Numa avaliação *post-hoc*, as mulheres que entraram na extensão com DMO no colo do fêmur com T-escore < –2,5 e nenhuma fratura vertebral e continuaram o tratamento com ALN mostraram redução do risco de fraturas não vertebrais durante os 5 anos de extensão. Esses resultados sugerem que o tratamento com ALN deve ser continuado em pacientes de alto risco para fraturas (T-escore no colo de fêmur < –2,5). Entretanto, a descontinuação do tratamento após 5 anos pode ser considerada naqueles sujeitos de baixo risco. Assim, levando em consideração os resultados do estudo FLEX, a manutenção do ALN neste caso clínico pode ser considerada, uma vez que o T-escore no colo do fêmur era de –2,8. Dados similares, em termos de DMO e risco de fraturas, foram relatados na extensão do estudo HORIZON, em que os pacientes tratados com ácido zoledrônico por 3 anos foram adicionalmente randomizados por mais 3 anos com zoledronato ou placebo.

Outra conduta, também correta, consistiria na substituição do ALN por um agente com mecanismo de ação diferente (p. ex., ranelato de estrôncio, teriparatida ou denosumabe).

O esquema de cálcio e vitamina D sem um agente específico para osteoporose não reduziria o risco de fraturas num paciente de risco elevado.

☑ **Resposta: E.**

Referências: 265 e 266.

■ CASO 5

Mulher de 78 anos de idade iniciou, há 6 meses, quadro de dor em região lombar, associada a redução de força em membros inferiores, as quais inicialmente melhoravam com repouso e analgésicos. Três meses atrás, notou piora da fraqueza e a necessidade de deambular com apoio. Refere mudança de hábito intestinal há 1 ano, alternando períodos de constipação intestinal com episódios de diarreia com fezes aquosas, sem restos alimentares, muco, pus ou sangue, associada a dor abdominal contínua de fraca intensidade. Informa que nos últimos 8 meses apresentou diminuição do apetite e emagrecimento. Procurou médico, que fez o diagnóstico de giardíase e, após o tratamento, constatou melhora da diarreia.

Como antecedentes, há história prévia de gastrectomia por úlcera péptica há 12 anos. Nega outras doenças, etilismo e tabagismo. Mora em apartamento e raramente se expõe ao sol. Ao *exame físico*: IMC de 16,4 kg/m² (peso de 42 kg; altura de 1,60 m) e redução global da força muscular; sem alterações nos demais segmentos.

Exames laboratoriais: hemograma, função renal, função hepática, eletroforese de proteínas, glicemia, perfil lipídico, parcial de urina, pesquisa de sangue, leucócitos, gordura nas fezes e coprocultura, sem alterações. Cálcio sérico = 8,2 mg/dL (VR: 8,5-10,5); fósforo sérico = 2,1 mg/dL (VR: 2,5-4,8); cálcio na urina de 24 h = 40 mg/24 h (VR: 100-321); fósforo urinário = 143 mg/24 horas (VR: 400-1.300); fosfatase alcalina: 91 UI/L (VR: 13-40); 25OH-vitamina D (25-OHD) = 8,2 ng/mL (VR: 30-100); PTH = 210 pg/mL (VR: até 65).

Exames de imagem: (1) sinais de osteoartrose e osteopenia em coluna lombar e fratura na radiografia simples (Fig. 5.1); (2) osteoporose em L1-L4 e osteopenia no colo femoral à densiometria óssea (Quadro 5.1).

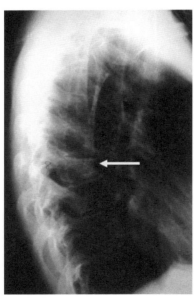

Fig. 5.1 Sinais de osteoartrose e osteopenia em coluna lombar e fratura de T9 (*seta*).

Quadro 5.1 Achados da densitometria óssea

Sítio	DMO (g/cm²)	T-escore (DP)	Z-escore (DP)
Coluna L1-L4	0,750	–3,6	–2,4
Fêmur total	0,872	–1,1	–0,2
Colo do fêmur	0,771	–1,9	–0,7

DMO: densidade mineral óssea; DP: desvio-padrão.

■ Qual é o diagnóstico mais provável?

a) Hiperparatireoidismo primário.
b) Osteoporose com osteomalácia carencial.
c) Raquitismo hipofostatêmico autossômico dominante.
d) Osteomalácia oncogênica.
e) Doença de Paget óssea.

Comentários:

A paciente deste caso apresenta um quadro clínico de dor lombar, associada a redução da força muscular nos membros inferiores. Apresenta, também, história de doença disabsortiva importante, que poderia ter sido causada tanto por um quadro crônico (gastrectomia, como neste caso) como por um quadro agudo, como uma giardíase ou uma colite. Na população humana, a prevalência da giardíase varia entre 2%, em países desenvolvidos, e mais de 30%, em países subdesenvolvidos, afetando mais comumente crianças, idosos e imunossuprimidos. Estudos retrospectivos demonstram que a isquemia é a causa mais comum de colite em pacientes com mais de 50 anos de idade, e pode evoluir para a forma crônica. Esta forma é frequentemente confundida com outras doenças intestinais inflamatórias idiopáticas e outras causas de gastroenterocolites.

Os exames laboratoriais apresentados mostram um hiperparatireoidismo secundário por deficiência de vitamina D (cálcio baixo, com valor de PTH três vezes acima do valor normal). Os exames radiológicos evidenciaram sinais de osteopenia e fratura. A densitometria óssea demonstrou diagnóstico de osteoporose pelos valores de T-escore ≤ –2,5 DP e, de maneira interessante, o Z-escore, que faz uma comparação com indivíduos da mesma faixa etária, também estava reduzido, o que sugere uma causa secundária de osteoporose. Com esse painel clínico apresentado, o melhor diagnóstico para esta paciente seria a osteoporose com osteomalácia carencial.

Por vários motivos, a população geriátrica é mais sensível à hipovitaminose D, dentre os quais podem ser citados: (1) menor exposição ao sol; (2) redução na capacidade de produção cutânea de vitamina D; (3) alimentação inadequada; (4) menor absorção de vitamina D pelo trato gastrointestinal; (5) uso de múltiplos medicamentos que interferem na absorção/metabolização da vitamina D; e (6) comprometimento renal. Como demonstrado por Saraiva et al., ao avaliarem idosos institucionalizados, 40,7% eram portadores de deficiência de vitamina D (25-OHD < 20 ng/mL) e 30,5% tinham insuficiência de vitamina D (25-OHD entre 20 e 30 ng/mL). Em um grupo ambulatorial de idosos, 15,8% dos pacientes apresentavam deficiência e 40% insuficiência de vitamina D. Uma grave deficiência de vitamina D foi evidenciada na paciente em questão (25-OHD = 8 ng/mL). Esse diagnóstico levou a um quadro associado de osteomalácia carencial, que pode ser também sugerido pela presença das zonas de Looser ou pseudofraturas encontradas nas radiografias (lesão quase patognomônica, mas relativamente incomum) nos ossos longos, costelas, escápula ou ramos pubianos, as quais, no caso em questão, não foram visualizadas.

A redução simultânea das concentrações séricas de cálcio e de fósforo sugere que a absorção intestinal desses minerais está baixa, hipótese compatível com a história clínica de diarreia. Outra possível causa para essa anomalia é a gastrectomia que essa paciente sofrera. Cerca de 20% dos pacientes gastrectomizados podem apresentar osteomalácia e até 42% podem ter osteoporose. O mecanismo proposto é a diminuição da absorção da vitamina D, com consequente diminuição da absorção intestinal de cálcio, levando à hipocalcemia e a um hiperparatireoidismo secundário moderado. Este último propicia aumento da remodelação óssea, o que explicaria o aumento da fosfatase alcalina. Os níveis séricos de fósforo podem estar normais ou baixos. O aumento da remodelação óssea e a desmineralização da matriz osteoide favorecem o aparecimento de fraturas patológicas, como a observada neste caso. Os níveis muito baixos de 25-OHD da paciente sugerem que a carência de vitamina D seja a causa de seu distúrbio metabólico.

Os níveis baixos de cálcio sérico e urinário descartam a possibilidade de HPTP. O raquitismo hipofosfatêmico autossômico dominante é uma doença que se caracteriza por hipofosfatemia, concentrações de $1,25(OH)_2D_3$ inapropriadamente normais, dor óssea, fraqueza muscular e deformidades de membros inferiores. Embora possa promover alguns dos sintomas e anomalias bioquímicas presentes neste caso, esse diagnóstico pode ser descartado devido à elevada faixa etária em que os sintomas apareceram, além da ausência de deformidades ósseas, que seriam esperadas caso se tratasse de uma anomalia hereditária.

A osteomalácia oncogênica é uma síndrome hipofostatêmica adquirida rara, em geral principalmente relacionada com tumores benignos e da linhagem mesenquimal. Estes secretam uma ou mais substâncias, denominadas fosfatoninas (sendo o mais importante o FGF-23), que inibem o cotransportador sódio-fósforo, aumentando a excreção proximal do fósforo, e impedem a síntese de calcitriol. A hipofosfatemia causa mineralização óssea inadequada, levando à osteomalácia. A fosfatúria, caso fosse o diagnóstico da paciente deste caso, provavelmente estaria aumentada e não diminuída. Os níveis de cálcio estão normais e não diminuídos nessa doença.

A doença de Paget óssea (DPO) evolui com níveis séricos elevados de fosfatase alcalina, porém esses níveis geralmente encontram-se de 2,5 a seis vezes acima do limite superior da normalidade. O aumento da remodelação óssea, característico dessa doença, é independente do PTH, o qual, a exemplo da calcemia, geralmente se encontra normal na DPO.

☑ **Resposta: B.**

Referências: *267 e 268.*

■ CASO 6

Paciente de 23 anos de idade, masculino, branco, procurou o serviço de emergência por apresentar quadro de cefaleia, vômitos, astenia, hiperemia conjuntival e dor retro-orbitária com início há 4 semanas. Quando questionado, relatou sintomas de fraqueza, dor articular difusa e perda de peso (17 kg) nos últimos 3 meses. Há 1 ano desenvolveu fratura do fêmur direito, após queda da própria altura, sendo submetido a tratamento cirúrgico. Nessa ocasião, nenhuma avaliação do metabolismo ósseo foi realizada, mesmo em vigência de fratura em um indivíduo jovem.

Exames laboratoriais: cálcio total = 16,5 mg/dL (VR: 8,4-10,2); fósforo = 1,3 mg/dL (VR: 2,4-4,6); magnésio = 1,3 mg/dL (VR: 1,7-2,6); creatinina = 0,8 mg/dL (VR: 0,6-1,2); PTH = 2.313 pg/mL (VR: 12-69); fosfatase alcalina = 604 UI/L (VR: 42-141); cálcio urinário = 803 mg/24 h (VR: 100-300); 25OH-vitamina D (25-OHD) = 26 ng/mL (VR: 30-100).

Doenças Osteometabólicas

Exames complementares: (1) radiografia – lesões heterogêneas difusas sugestivas de tumor marrom (tíbia, fíbula) (Fig. 5.2A) e reabsorção subperiosteal (crânio e falanges); (2) TC de tórax – massa heterogênea no sexto arco costal esquerdo, sugestiva de tumor marrom (Fig. 5.2B); (3) TC de abdome – nefrocalcinose medular e múltiplas imagens osteolíticas difusas em esqueleto axial; (4) cintilografia de paratireoides com sestamibi – captação acentuada em paratireoide inferior esquerda; (5) densitometria óssea (Z-escore): em L1-L4, 0,374 g/cm^2 (–6,0 DP); no colo do fêmur, 0,400 g/cm^2 (–4,7 DP); no fêmur total, 0,513 g/cm^2 (–3,5 DP); no rádio 33%, 0,484 g/cm^2 (–5,2 DP).

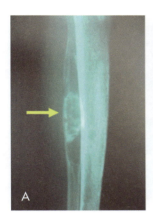
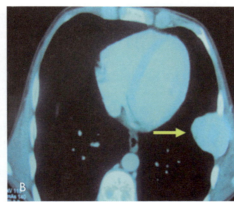

Fig. 5.2 Lesões sugestivas de tumores marrons na tíbia (**A**) e no sexto arco costal (**B**) (*setas*).

■ **Diante desses achados, pode-se afirmar que:**

I – Hiperparatireoidismo primário é a hipótese diagnóstica mais provável.
II – Produção tumoral de PTHrP faz parte do diagnóstico diferencial.
III – Este paciente tem indicação de cirurgia, sem necessidade de tratamento da hipercalcemia pré-operatória.
IV – O paciente certamente apresenta adenoma de paratireoide.
    a) Somente o item I está correto.
    b) Apenas os itens I e II estão corretos.
    c) Somente os itens I, II e IV estão corretos.
    d) Todas alternativas estão corretas.
    e) Nenhuma das alternativas está correta.

Comentários:

O HPTP é a causa mais comum de hipercalcemia ambulatorial. Em regiões desenvolvidas, como EUA e Europa, 80%-90% dos pacientes têm forma assintomática do HPTP, enquanto a doença óssea típica (osteíte fibrosa cística) é vista em apenas 5% dos casos. Em nosso meio, de acordo com estudos distintos, 47% a 82% dos casos se apresentam na forma assintomática, até 20% têm litíase renal de repetição, até 30% cursam com envolvimento ósseo intenso e osteíte fibrosa cística e 2% a 3% apresentam a síndrome neuropsiquiátrica que consiste em depressão, confusão mental e hiper-reflexia profunda.

O comprometimento ósseo caracteriza-se pela maior perda de osso cortical do que trabecular, em função da ação catabólica que o PTH exerce no esqueleto apendicular (principalmente sobre o rádio). Dor óssea, fraturas patológicas e fraqueza muscular proximal são queixas comuns nesses pacientes. Entretanto, o achado radiológico mais sensível e específico da osteíte fibrosa cística é a reabsorção óssea subperiosteal, mais evidente nas falanges.

Neste caso, o paciente apresenta múltiplos tumores marrons, áreas líticas que ocorrem principalmente sobre pelve, ossos longos e ombros. Além disso, os níveis de PTH, bem como a presença de hipercalcemia e hipofosfatemia, apontam para o diagnóstico de HPTP. Finalmente, a cintilografia com sestamibe confirmou a hipercaptação em paratireoide inferior esquerda.

Hipercalcemia relacionada com a produção do peptídeo relacionado ao PTH (PTHrP), caracterizando a *hipercalcemia humoral da malignidade*. Ela está associada a neoplasias malignas que secretam este peptídeo e faz parte do diagnóstico diferencial no paciente com hipercalcemia. Pode ocorrer em pacientes com carcinomas escamosos (pulmão, rim, esôfago, língua, pele, cérvice), bem como com carcinomas de bexiga e ovário. Nesta situação, os níveis de PTHrP são elevados, provocando hipercalcemia e inibindo a síntese e liberação de PTH. No caso em questão, este diagnóstico é afastado em razão dos altos níveis de PTH.

Pacientes com hipercalcemia grave, principalmente aqueles com níveis > 14 mg/dL, devem ser tratados clinicamente, já que estes níveis são considerados potencialmente danosos e sempre exigem intervenção farmacológica. No tratamento da hipercalcemia grave, deve-se iniciar hidratação, seguida de tratamento farmacológico. Os fármacos mais usados são os bisfosfonatos, uma vez que o aumento da reabsorção óssea constitui importante mecanismo fisiopatológico da hipercalcemia (pamidronato [30 a 90 mg em 4 horas] e zoledronato [4 a 8 mg em 5 minutos]).

Embora o adenoma de paratireoide represente a principal etiologia do HPTP (aproximadamente 90% dos casos), neste caso em particular o carcinoma de paratireoide é um importante diagnóstico diferencial devido aos níveis de PTH muito elevados (> 1.000 pg/mL), e apenas a análise anatomopatológica poderia diferenciar estas duas etiologias. Pacientes com carcinoma apresentam maior prevalência de comprometimento conjunto renal e ósseo (60%), níveis mais elevados de cálcio sérico (em média, 14 a 16 mg/dL) e de PTH, além de maior incidência em homens. Como o caso descrito representa uma forma grave de HPTP, o carcinoma, embora raro, deve ser considerado.

Nosso paciente foi submetido à paratireoidectomia, e o estudo anatomopatológico confirmou o diagnóstico de adenoma de paratireoide. Apesar de o HPTP ser frequente, o atraso de seu diagnóstico nos pacientes com HPTP ainda é uma causa de hiperparatireoidismo grave em nosso meio, ocasionando lesões ósseas graves. Como no caso apresentado, a investigação laboratorial precoce (especialmente cálcio sérico) é mandatória em pacientes com fratura óssea atraumática.

De acordo com as diretrizes do National Institutes of Health (NHI), paratireoidectomia está sempre indicada em pacientes com comprometimento ósseo (osteíte fibrosa cística) ou nefrolitíase. Entre os pacientes com a forma assintomática, a cirurgia está preconizada quando um ou mais dos seguintes critérios são encontrados: (1) cálcio sérico ≥ 1 mg/dL do limite superior; (2) presença de osteoporose (T-escore < −2,5) em qualquer região (coluna, fêmur ou rádio 33%); (3) *clearance* de creatinina < 60 mL/min/1,73 m²; (4) idade < 50 anos; (5) pacientes cujo acompanhamento médico não seja possível.

> Para o paciente descrito neste caso, as principais indicações de cirurgia foram a doença óssea e o comprometimento renal. A hipercalcemia não pode ser considerada assintomática neste caso, visto que o paciente apresentava quadro de cefaleia, vômitos e astenia.

☑ **Resposta: A.**
Referências: 269 a 273.

■ CASO 7

Mulher de 40 anos de idade foi encaminhada para investigação de hipocalcemia no mês de junho. Apresentava história pregressa de colelitíase sintomática há 8 anos (o que a levou a reduzir a ingestão de alimentos gordurosos – carnes, leite e peixes gordurosos – desde o início do quadro), perda de peso, sintomas de fadiga e diarreia ocasional. Doença de Graves (DG) fora diagnosticada 1 ano antes. *Exames laboratoriais* ao diagnóstico: TSH = < 0,01 µUI/mL (VR: 0,3-4,5); T_4 livre (T_4L) = 3,40 ng/dL (VR: 0,9-1,6); T_3 total = 220 ng/dL (VR: 40-180); TRAb = 10,5 IU/L (VR: < 1,0); cálcio corrigido = 8,9 mg/dL (VR: 8,4-10).

O tratamento com 20 mg/dia de metimazol (Tapazol®) foi iniciado, e o hipertireoidismo gradualmente corrigido. Entretanto, 6 meses após o início do metimazol, os exames apresentavam os seguintes valores: T_3 total = 40 ng/dL; T_4 livre = 0,44 ng/dL; TSH = 5,71 µUI/mL. Concomitantemente, a paciente apresentou quadro de piora da fadiga e parestesias de mãos e lábios. Nesse momento, a dose do metimazol foi reduzida e introduzida a levotiroxina (L-T_4). Apesar da correção da função tireoidiana, os sintomas permaneceram. Na sequência de investigação, uma nova dosagem de cálcio identificou hipocalcemia importante (cálcio = 7,6 mg/dL [corrigido]), acompanhada dos seguintes achados bioquímicos: fósforo = 2,6 mg/dL (VR: 2,9-4,8); magnésio = 2,4 mg/dL (VR: 1,8-2,4); fosfatase alcalina = 388 UI/L (VR: 134-359); cálcio urinário de 24 h = 50 mg/24 h (VR: 100-321); funções renal e hepática normais; 25-OHD = 5 ng/mL (VR: 30-100); PTH = 332 pg/mL (VR: 10-60).

■ **Em relação ao caso clínico, ao metabolismo do cálcio e à função tireoidiana, podemos afirmar que:**

I – No hipertireoidismo, o nível sérico de cálcio pode se elevar acima dos limites de normalidade, devido a aumento no *turnover* ósseo.

II – Na resolução do hipertireoidismo, o nível de cálcio pode ficar normal ou transitoriamente diminuído.

III – Neste caso, a deficiência de vitamina D da paciente pode estar associada à baixa ingestão alimentar, principalmente de alimentos gordurosos, e à reduzida exposição solar.

IV – É comum a ocorrência de hipocalcemia sintomática após o tratamento da DG com medicamentos antitireoidianos (p. ex., metimazol).

V – Recentemente, foi demonstrado um papel importante da vitamina D na patogênese de doenças autoimunes e um potente efeito imunomodulatório.

   a) Apenas as afirmativas II, III e IV estão corretas.
   b) Apenas as afirmativas I, III e V estão corretas.

c) Somente a afirmativa IV está incorreta.
e) Apenas as afirmativas II e V estão corretas.
f) Todas as afirmativas estão corretas.

Comentários:

A paciente em questão apresentou um quadro de hipocalcemia sintomática com deficiência importante de vitamina D após o tratamento da DG com metimazol. É sabido que durante o tratamento do hipertireoidismo o metabolismo ósseo e a cinética do cálcio são modificados. No estado hipertireóideo, o nível sérico de cálcio aumenta devido a um *turnover* ósseo acelerado. Há aumento desproporcional na reabsorção óssea comparada à formação óssea, em razão do estímulo direto nos osteoblastos e osteoclastos das altas concentrações dos hormônios tireoidianos. Por outro lado, na resolução do hipertireoidismo, a concentração de cálcio pode diminuir. A causa deste declínio pode ser um aumento transitório na formação óssea, levando à deposição mais elevada de cálcio nos ossos. O efeito de hipocalcemia sintomática ocasionada pelo uso do agente antitireoidiano em si está confirmado por poucos casos descritos na literatura.

A função reduzida do PTH e da vitamina D é a causa da hipocalcemia. No presente caso, a paciente desenvolveu hipocalcemia com hipofosfatemia, magnesemia normal, níveis reduzidos de vitamina D e níveis elevados de PTH após tratamento da DG com metimazol. Portanto, a provável causa da hipocalcemia desta paciente seria a deficiência da vitamina D, em adição à resolução do hipertireoidismo. Contudo, devido à hipocalcemia importante desta paciente, associada aos sintomas de fadiga e diarreia ocasional, deveria ser investigada uma síndrome disabsortiva, como a doença celíaca, cujo risco de ocorrência é 10 vezes maior em casos de DG, em comparação à população geral.

A deficiência de vitamina D é a causa mais comum de hipocalcemia no atendimento primário. As causas mais comuns de deficiência de vitamina D são: ingestão dietética deficiente, baixa exposição à luz solar, inverno, altas latitudes, pele escura, idade avançada, uso de medicamentos antiepilépticos e síndromes de má absorção. Neste caso, a paciente restringiu a ingestão de alimentos ricos em gordura, na tentativa de evitar quadro de dor abdominal, provavelmente apresentava baixa exposição solar e era portadora de uma doença disabsortiva. O desenvolvimento de sintomas de hipocalcemia depende da concentração absoluta do cálcio e da velocidade de declínio deste. Assim, possivelmente, a paciente apresentou os sintomas de maneira mais evidente apenas após a correção do hipertireoidismo associado ao quadro diarreico.

Recentemente, foi demonstrado que a vitamina D apresenta efeito imunomodulatório potente e, assim, tem participação importante na patogênese de diversas doenças autoimunes. Diversos estudos demonstraram que a deficiência de vitamina D pode estar relacionada com a patogênese da DG. Em um estudo, pacientes com níveis baixos de 25-OHD apresentaram maior prevalência de DG do que os controles. Assim, a deficiência de vitamina D neste caso pode não ser coincidente e, sim, uma causa concomitante. Finalmente, a hipocalcemia subclínica, que ocorre durante a resolução do hipertireoidismo com agentes antitireoidianos, pode ser mais frequente do que o esperado em razão da possível concomitância de deficiência da vitamina D.

☑ **Resposta: C.**

Referências: 274 a 276.

CASO 8

Paciente de 64 anos de idade, do sexo feminino, branca, diabética há 16 anos, em tratamento com insulina NPH e regular, apresenta retinopatia diabética não proliferativa e doença renal crônica estágio III, em tratamento conservador. Antecedentes mórbidos: (1) fratura vertebral atraumática 6 meses antes; (2) hipotireoidismo em uso de L-T_4 (75 μg/dia); (3) cirrose hepática criptogênica.

Exames laboratoriais: glicemia = 130 mg/dL; hemoglobina glicada = 7% (VR: até 5,4); creatinina = 2,1 mg/dL (VR: 0,6-1,2); *clearance* de creatinina = 41 mL/min/1,73 m^2 (VR: 80-110); cálcio total = 9,2 mg/dL (VR: 8,4-10,2); fósforo = 4,0 mg/dL (VR: 2,4-4,6); PTH = 171 pg/mL (VR: 12-69), fosfatase alcalina = 60 UI/L (VR: 42-141); cálcio urinário = 47 mg/24 h (VR: 100-300), 25-OHD = 24 ng/mL (VR: 30-100); TGO = 25 UI/L (VR: 5-40); TGP = 28 UI/L (VR: até 34); triglicerídeos = 78 mg/dL (VR: < 150); colesterol total = 154 mg/dL, TSH = 2,4 μUI/mL (VR: 0,4-4,9); T_4 livre = 1,1 ng/dL (VR: 0,7-1,5).

Endoscopia digestiva: varizes esofágicas de fino calibre; gastropatia hipertensiva portal moderada.

US abdominal: sinais de hepatopatia crônica com hipertensão portal, esplenomegalia; sinais de circulação colateral; pequena ascite.

Densitometria óssea: DMO em L1-L4 = 0,794 (T-escore de –2,7); DMO em colo do fêmur = 0,786 (T-escore de –1,0); DMO em fêmur total: 0,940 (T-escore de –0,6).

■ Com base neste caso, assinale a alternativa correta com relação ao tratamento adequado desta paciente:

a) A melhor opção para esta paciente é otimizar o tratamento do diabetes e do hipotireoidismo, iniciar sinvastatina e tratar a deficiência de vitamina D.
b) Devemos iniciar tratamento para osteoporose, com bisfosfonato via oral, combinado a vitamina D em altas doses, para normalizar o PTH.
c) Uma opção interessante seria a reposição de vitamina D ativa (calcitriol), mantendo níveis adequados de PTH ajustados à insuficiência renal do paciente, associada ao tratamento para osteoporose e prevenção de novas fraturas com denosumabe.
d) Iniciar tratamento da osteoporose com zolendronato e altas doses de vitamina D, visando normalizar o PTH.
e) Nenhum tratamento está indicado para osteoporose desta paciente, pois seu risco de fraturas é baixo.

Comentários:

Hiperparatireoidismo secundário ocorre na doença renal crônica como resposta adaptativa à disfunção renal. Uma combinação de fatores contribui para aumentar os níveis séricos de PTH. Os níveis da 1,25$(OH)_2D_3$ começam a cair no estágio 2 da insuficiência renal e continuam a diminuir com a perda progressiva da massa renal, bem como com a inibição da 1α-hidroxilase renal pelo FGF-23, hiperuricemia e acidose metabólica. Diante de uma taxa de filtração glomerular (TFG) < 60 mL/min/1,73 m^2 ocorrem retenção de fosfato e aumento na síntese e secreção de PTH. Hipocalcemia se desenvolve com uma TFG < 50 mL/min/1,73 m², aumentando o estímulo à secreção de PTH. Cronicamente, o hiperparatireoidismo está associado a perda de massa óssea, maior risco de fraturas, doenças cardiovasculares e aumento da mortalidade.

A expressão osteodistrofia renal é usada para descrever a variedade de doenças ósseas associadas à disfunção renal. O aumento dos níveis de PTH está relacionado com aumento da remodelação óssea, ocasionando doenças de alta remodelação; por outro lado, a doença óssea adinâmica ou de baixa remodelação se associa a níveis normais/baixos de PTH. O critério que define a doença óssea renal e estabelece o diagnóstico específico é a avaliação histomorfométrica quantitativa através da biópsia óssea; critérios clínicos e laboratoriais têm baixa especificidade nesta área. Além disso, seja pela evolução natural da doença, seja pelo uso de agentes farmacológicos como calcimiméticos e vitamina D, a doença óssea pode evoluir de uma forma histológica para outra.

Em pacientes com insuficiência renal crônica, os níveis recomendados de PTH variam de acordo com a taxa de filtração glomerular (Quadro 5.2).

Quadro 5.2 Níveis recomendados de PTH, de acordo com o estágio de insufiência renal

Insuficiência renal crônica	Taxa de filtração glomerular (mL/min/1,73 m²)	Níveis recomendados de PTH (pg/mL)
Estágio 3	30 a 59	35 a 70
Estágio 4	15 a 29	70 a 110
Estágio 5	< 15	150 a 300

Adaptado da referência 278.

A reposição de vitamina D ativa (calcitriol) é uma alternativa para reduzir os níveis de PTH em pacientes com insuficiência renal, uma vez que a ativação renal da 25-OHD é limitada. A dose deve ser ajustada conforme os níveis de cálcio e PTH. Os novos ativadores seletivos dos receptores de vitamina D (análogos da vitamina D), como o paracalcitol e maxacalcitol, são mais seletivos e não induzem tanto o aumento da absorção de fósforo, facilitando, assim, um melhor controle bioquímico. São, portanto, considerados alternativas promissoras, quando bem indicados.

Com relação ao tratamento da osteoporose, no caso descrito a paciente apresenta contraindicação absoluta ao uso de bisfosfonatos orais, em razão da presença de varizes esofágicas e gastropatia. Por outro lado, bisfosfonatos devem ser usados com cautela em pacientes com doença renal, sendo considerados seguros se TFG > 30 mL/min/1,73 m². No caso apresentado, o uso do ácido zoledrônico, ranelato de estrôncio e teriparatida não estaria contraindicado, visto que a paciente apresenta TFG de 41 mL/min/1,73 m². Entretanto, o denosumabe, um anticorpo monoclonal humano que tem como alvo o RANKL, foi a única medicação cujo estudo clínico mostrou eficácia e segurança em pacientes com insuficiência renal. Seu metabolismo e farmacocinética não são afetados em pacientes com disfunção renal ou hepática. O denosumabe se liga com elevada afinidade ao RANKL, impedindo a ligação a seu receptor RANK na su-

Doenças Osteometabólicas

perfície dos osteoclastos, propiciando, assim, potente inibição da remodelação óssea. Faltam estudos de histomorfometria óssea em pacientes com doença renal crônica após o uso do denosumabe.

☑ **Resposta: C.**

Referências: *277 a 280.*

■ CASO 9

Uma paciente de 35 anos de idade, portadora de doença renal crônica de causa urológica, em hemodiálise há 2 anos, foi submetida a transplante renal com doador vivo relacionado. Na avaliação pré-operatória foram detectados: PTH intacto (PTHi) = 970 pg/dL (VR: 15-68); cálcio sérico = 10,1 mg/dL (VR: 8,4-10,2); fósforo sérico = 6,0 mg/dL (VR: 8,4-10,2), glicemia = 89 mg/dL (VR: 70-99 mg/dL), 25-OHD = 35 ng/mL (VR: 30-100). Nunca realizou densitometria óssea nem sofreu qualquer fratura atraumática.

Por se tratar de doador vivo com boa compatibilidade, a dose de glicocorticoide foi reduzida rapidamente, mantendo-se ainda com uso de tacrolimus e micofenolato mofetil. Oito meses após o transplante, a paciente procurou o endocrinologista com as seguintes queixas: ganho de peso, hiperglicemia e fratura do colo de fêmur.

■ **Neste caso, sobre as implicações endócrinas e a fisiopatologia da doença renal óssea pós-transplante, podemos dizer que:**

a) Após o transplante renal, o hiperparatireoidismo secundário (HPTS) sofre reversão e não há necessidade de permanecer acompanhando os níveis de cálcio, fósforo e PTHi.
b) Como o paciente é jovem e o glicocorticoide (GC) foi reduzido rapidamente, não há riscos de osteoporose, visto que somente o GC é indutor de doença óssea em transplantados renais.
c) A paciente deveria ter realizado uma densitometria antes do transplante e a cada 6 meses, uma vez que a perda óssea no primeiro ano após o procedimento é importante.
d) O ganho de peso é o responsável pela hiperglicemia e, com frequência, pacientes transplantados tornam-se diabéticos, independentemente da imunossupressão.
e) Possivelmente, esta paciente ainda apresenta HPTS; assim, paratireoidectomia deve ser indicada em caso de persistência do HPTS por um período superior a 1 ano.

Comentários:

O transplante renal melhora muito a qualidade de vida do paciente renal crônico, porém está longe de representar a cura dessa doença. No pós-operatório imediato, ocorrem vários distúrbios eletrolíticos e hormonais, com considerável risco de hipofosfatemia grave, tanto pela poliúria que tende a se instalar como pela redução abrupta do estimulo às paratireoides. Entretanto, em pacientes com longa história de disfunção renal, independentemente do tempo em diálise, como é comum nas malformações de trato urinário, é possível encontrar hiperparatireoidismo terciário, no qual glândulas autônomas não são mais responsivas à retirada do estímulo. Os valores de PTHi, cálcio, fósforo e fosfatase alcalina pré-transplante são pouco sensíveis; contudo, implicam a necessidade de seguimento do metabolismo ósseo, mesmo que não haja disfunção do transplante e/ou queixas clínicas.

O uso da densitometria não se relaciona com o risco de fraturas, nem no paciente em diálise nem no período pós-transplante. Apesar disso, alguns autores sugerem que seria desejável o paciente com função adequada e estabilidade do enxerto realizasse ao menos uma densitometria anualmente após o primeiro ano de transplante, no sentido de manter parâmetros de comparação individual.

Os pacientes transplantados apresentam risco elevado de desenvolvimento de doenças neoplásicas, entre elas, cânceres de pele. É frequente a indicação de não exposição solar nessa população; portanto, deficiência de vitamina D deve ser sempre prevenida.

Além do glicocorticoide, os agentes inibidores da calcineurina (ciclosporina e tacrolimus) também exercem efeitos importantes sobre osteoblastos e osteoclastos. De fato, eles reduzem a formação óssea e influenciam a síntese de colágeno, embora os mecanismos ainda não sejam totalmente esclarecidos. Outro efeito importante do tacrolimus é a indução de resistência insulínica e diabetes melito, motivo que pode determinar a substituição do medicamento, pois o controle glicêmico não dependeria apenas de medidas como perda de peso e cuidado dietético.

A perda óssea no transplantado renal é acelerada, principalmente no primeiro ano, ocasionando um risco de fraturas elevado e superior ao observado no paciente em hemodiálise. O tratamento medicamentoso pode ser tentado; entretanto, a persistência de hipercalcemia e hipercalciúria pode levar a prejuízo da função do enxerto renal; assim, a paratireoidectomia não deve ser adiada por um tempo muito maior do que 12 meses.

☑ **Resposta: E.**

Referências: 277 a 281.

■ CASO 10

Paciente de 75 anos de idade, branco, teve fratura de braço direito recente ao ser atingido por bola de futebol. O exame radiológico mostrou lesões líticas e espessamento cortical no terço superior do úmero. Referia cefaleia há 7 anos, bem como diminuição da audição e vertigem há 2 anos. Vinha em uso de paracetamol (1.500 mg/dia), com pouca melhora da cefaleia, e 75 mg/dia de captopril (hipertensão há 6 anos). Ao *exame físico*, notavam-se achatamento da base do crânio e alargamento anteroposterior. O exame físico da região fraturada não era possível naquela ocasião. Não havia outras deformidades ósseas ou regiões dolorosas.

Como alterações laboratoriais, constatou-se elevação da fosfatase alcalina (FA) total (1.900 UI/L; [VR: de 40-129]) e do C-telopeptídeo do colágeno (CTx) (3,127 ng/mL [VR: 0,025-0,584]). A radiografia do crânio mostrou padrão tipo flocos de algodão difuso,

Doenças Osteometabólicas

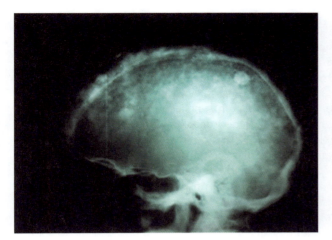

Fig. 5.3 Radiografia de crânio, padrão típico de doença de Paget, em flocos de algodão (alternância de áreas de esclerose e radiolucência), platibasia e aumento anteroposterior.

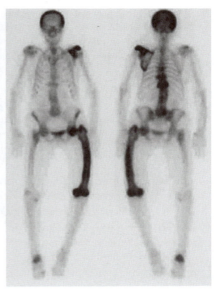

Fig. 5.4 Doença de Paget poliostótica. Na cintilografia óssea, observa-se o envolvimento de crânio, escápula esquerda, vértebras torácicas (T7, T9 e T11), fêmur esquerdo e calcâneo direito.

platibasia e aumento do diâmetro anteroposterior (Fig. 5.3). Diante do quadro sugestivo de DPO, foi realizada radiografia do esqueleto, que não mostrou outras alterações. Na cintilografia óssea, evidenciou-se hipercaptação em crânio, escápula esquerda, vértebras torácicas (T7, T9 e T11), fêmur esquerdo e calcâneo direito (Fig. 5.4).

■ I – Em relação ao papel da FA no diagnóstico da DPO, podemos afirmar que:

I – A FA total aumenta durante a atividade da doença.
II – A fração óssea da FA pode ser útil no diagnóstico da DPO, se o paciente tiver doença hepática e das vias biliares.
III – Elevação da fração óssea da FA é patognomônica da DPO.
IV – A FA mostra-se elevada durante 6 a 12 meses após fratura, sem que haja doença óssea.
V – A FA está aumentada em todas as fases da DPO.
VI – A FA é um bom indicador de controle da doença após início do tratamento.
    a) Estão corretas as afirmativas I, III, IV e VI.
    b) Estão corretas as afirmativas I, II, IV e VI.
    c) Estão corretas as afirmativas II, III, V e VI.
    d) Estão corretas as afirmativas II, III, IV e V.
    e) Todas as afirmativas estão corretas.

■ **II – Em relação a outros aspectos da DPO, analise as afirmativas a seguir e opine:**

I – Os bisfosfonatos estão indicados antes da cirurgia ortopédica, visando à redução do sangramento durante a intervenção.
II – A cintilografia óssea é o método mais específico para o diagnóstico.
III – É comum que a doença venha a atingir outros segmentos do esqueleto não acometidos quando da realização da primeira cintilografia óssea.
IV – O paciente com DPO pode ser assintomático.
V – Artrite degenerativa e osteossarcoma podem ser complicações da doença.
VI – Dor óssea é uma contraindicação para tratamento com bisfosfonatos.
    a) Estão incorretas as afirmativas I, II e IV.
    b) Estão incorretas as afirmativas I, III e V.
    c) Estão incorretas as afirmativas III, V e VI.
    d) Estão incorretas as afirmativas II, III e VI.
    e) Estão incorretas as afirmativas IV, V e VI.

Comentários:

A DPO é caracterizada por áreas localizadas em que há aumento da reabsorção, seguida de formação óssea acelerada, levando à fragilidade óssea, pois a remodelação é desordenada. É mais frequente em homens caucasianos > 50 anos de idade e aumenta progressivamente com a idade. A prevalência real da doença é difícil de ser determinada, pois a maioria dos pacientes é assintomática. Em geral, a suspeita é levantada diante de um exame com FA muito elevada ou durante exame radiológico.

Como ocorreu com este paciente, costuma haver uma história de sinais e sintomas de longa data antes do diagnóstico, pois estes se confundem com os de outras doenças. Variam com a extensão e a atividade da doença e com a relação do osso acometido com as estruturas adjacentes. A suspeita foi levantada devido à fratura por trauma mínimo, o que pode ocorrer em 7% dos pacientes. A cefaleia é comum em caso de acometimento craniano, em razão do aumento da vascularização óssea, do comprometimento do periósteo ou de compressão. Em 10% a 30% desses casos, há envolvimento dos nervos cranianos. Os sintomas de surdez e vertigem no paciente sugerem acometimento do VIII par de nervos cranianos.

A FA total bastante elevada, como se observava neste paciente, é marcador da intensa formação óssea e típica da doença; contudo, existem outras causas de elevação da FA associada à dor musculoesquelética, como, por exemplo, a osteomalácia. Por outro lado, a FA pode estar normal nas fases avançadas da doença em fase de cicatrização. Assim, é um dado indicativo da atividade e extensão da doença, mas não é patognomônico. O paciente fazia uso de paracetamol e captopril de longa data, dois medicamentos capazes de aumentar a FA. No entanto, a elevação da FA induzida por esses fármacos usualmente propicia níveis mais discretos do que os observados na DPO em atividade. Quando há doença hepática, das vias biliares, ou outras causas não ósseas de grandes aumentos de FA total, a FA óssea pode ser útil, na medida em que reflete especificamente o acometimento do osso.

Outros marcadores de formação óssea, como o propeptídeo do colágeno tipo 1 (P1NP) e a osteocalcina, também estão elevados, mas não são habitualmente necessários para o diagnóstico, se a FA está elevada. O CTx, um marcador de reabsorção óssea, elevado também é característico da doença. Apesar de sua dosagem não ser essencial, grandes aumentos, como o visto neste paciente, reforçam o diagnóstico. Apesar de a FA ser um ótimo marcador do controle pós-tratamento, os outros marcadores de formação e reabsorção podem ser úteis se há níveis de FA duvidosos e a suspeita de doença ativa persiste (pode estar normal em até 20% dos casos).

A radiografia do crânio mostrava a platibasia, que ocorre quando a base do crânio é acometida pela DPO, e alterações das dimensões e da forma. Os achados radiológicos refletem as fases de osteólise e de formação óssea desordenada da doença, que ocorrem simultaneamente em diferentes focos no paciente e no mesmo osso.

O paciente apresenta a forma mais comum da doença, poliostótica, que ocorre em 60% dos casos. A cintilografia óssea é o método mais sensível na avaliação da extensão da doença. Mostra aumento da vascularização e da atividade osteoblástica e pode detectar lesões que ainda não aparecem à radiografia. No entanto, essas alterações podem ocorrer em outras doenças, como, por exemplo, neoplasias, de modo que o exame tem alta sensibilidade, mas baixa especificidade para o diagnóstico da DPO.

O paciente tinha indicação cirúrgica, e o uso de bisfosfonatos previamente é uma das indicações a fim de reduzir a hipervascularidade. Em casos de fratura, é sempre necessária a parceria com o ortopedista na avaliação do risco-benefício de aguardar a cirurgia ou aperar imediatamente. Em geral, pamidronato ou ácido zoledrônico, administrados pelo menos 1 semana antes da cirurgia, já são capazes de diminuir o sangramento do procedimento cirúrgico. Outra indicação importante para o uso de bisfosfonatos consiste no controle da dor óssea associada à doença. No entanto, se esta não for decorrente de atividade da doença, mas sim de deformidade óssea ou artrite, pode ser tratada com analgésicos. O Quadro 5.3 mostra as principais medicações utilizadas, com doses e diminuição prevista da FA.

Quadro 5.3 Bisfosfonatos na doença de Paget óssea

Bisfosfonato	Doses e esquemas de tratamento	Diminuição média percentual da FA e tempo de tratamento
Alendronato	20 a 40 mg/dia VO 80 mg/dia	77%/6 meses 100%/6 meses
Risedronato	30 mg/dia VO	72%/1 mês
Tiludronato	400 mg/dia VO 800 mg/dia VO	50%/6 meses 60%/6 meses
Zoledronato	4 a 5 mg em dose única EV	80%/6 meses
Pamidronato	60 mg em dose única 90 a 180 mg por 3 dias (dose máxima de 90 mg/dia em 4 a 6 h)	73%/6 meses
Ibandronato	2 mg em dose única EV	75%/1 ano

Adaptado das referências 282 a 287.

A osteoartrite degenerativa é comum nas articulações adjacentes às lesões, ocorrendo em 37% dos pacientes. Por outro lado, a degeneração sarcomatosa maligna, que ocorre em apenas 1% dos pacientes, pode ser fatal. Ambas as complicações ocorrem mais frequentemente nas articulações dos ossos que sustentam peso.

Finalmente, é bastante raro que a doença, durante seu seguimento, venha a acometer outros sítios não visualizados na cintilografia óssea inicial.

☑ **Respostas: (I) B e (II) D.**

Referências: 282 a 287.

■ CASO 11

Um menino de 10 anos com baixa estatura foi encaminhado ao endocrinologista. Ao exame físico, chamavam a atenção a ausência de pelos no couro cabeludo, a escassez de cílios e sobrancelhas, bem como o arqueamento externo do fêmur, associado a arqueamento interno da tíbia e da fíbula.

■ Qual seria o diagnóstico mais provável?

a) Raquitismo hereditário resistente à vitamina D.
b) Raquitismo hipofosfatêmico autossômico dominante.
c) Raquitismo dependente de vitamina D tipo I.
d) Raquitismo hipofosfatêmico autossômico recessivo.
e) Clinicamente, é impossível distinguir as diversas formas hereditárias de raquitismo.

Comentários:

O menino, muito provavelmente, tem raquitismo hereditário resistente à vitamina D, também chamado de raquitismo dependente de vitamina D tipo II. Trata-se de uma rara doença autossômica recessiva, decorrente da resistência tecidual ao calcitriol. Na maioria das vezes, é determinado por mutação em ponto no gene do receptor da vitamina D. Alopecia parcial ou total é encontrada em dois terços dos casos de raquitismo hereditário resistente à vitamina D, mas não nas outras formas de raquitismo.

☑ **Resposta: A.**

Referências: 288 e 289.

■ CASO 12

Adolescente de 16 anos de idade, branca, proveniente do interior da Bahia, procura o endocrinologista para avaliação de quadro iniciado aos 6 anos de idade, caracterizado por contraturas musculares e evolução para episódios de tetania. Ela passou vários anos sem diagnóstico, até que identificaram hipocalcemia importante, mas sem definição etiológica.

Relata início de reposição de cálcio oral (chegando a 3 g/dia de carbonato de cálcio) sem resposta satisfatória; após a introdução de vitamina D_3, houve melhora importante do quadro. Atualmente em uso irregular (omissão frequente de doses) de calcitriol (0,25 µg/dia). Nega histórico de fraturas.

Ao *exame físico*, a paciente apresentava estatura de 1,58 m (a estatura-alvo a partir da altura dos pais era 1,63 m), dentes com bom estado de conservação, ausência de alterações metacarpianas, sem alterações do exame do estado mental. Sinais de Chvostek e Trousseau positivos.

A *avaliação laboratorial*, realizada sob o tratamento atual, apresentou cálcio sérico de 7,0 mg/dL (VR: 8,4-10,2); fósforo sérico de 7,0 mg/dL (VR: 2,5-4,5); albumina sérica de 3,5 mg/dL (VR: 3,5-5,0); PTH de 134 pg/mL (VR: até 72); 25-OHD de 36,4 ng/mL (VR: 30-100). A radiografia em perfil do crânio demonstrou padrão típico em "sal e pimenta". A cintilografia com sestamibi evidenciou hiperplasia das paratireoides.

■ **Para diferenciação bioquímica dos subtipos da principal suspeita diagnóstica nesta paciente, qual dos parâmetros abaixo é o mais eficaz?**

a) Características clínicas.
b) Dosagem do cálcio urinário antes e após infusão endovenosa de PTH.
c) Dosagem de AMP cíclico urinário antes e após infusão endovenosa de PTH.
d) Dosagem da $1,25(OH)_2$-vitamina D sérica antes e após infusão endovenosa de PTH.
e) Dosagem do fosfato urinário antes e após infusão endovenosa de PTH.

Comentários:

O termo pseudo-hipoparatireoidismo (PHP) compreende um conjunto de desordens raras, heterogêneas e de componente genético estabelecido, com prevalência estimada em 0,79 por 100 mil pessoas. A doença é caracterizada pela resistência periférica à ação do PTH, tendo sido primeiramente reportada por Albright, em 1942, em pacientes com quadro de baixa estatura, fácies arredondada, braquidactilia (redução do metacarpo), hipoplasia dentária, atraso do desenvolvimento neuropsicomotor – estas características clínicas, em conjunto, levam a denominação de osteodistrofia hereditária de Albright (OHA). Posteriormente, foram descobertos casos de resistência ao PTH em pacientes sem os aspectos fenotípicos da OHA, levando à caracterização de subtipos da doença. Bioquimicamente, os pacientes com PHP apresentam hipocalcemia de moderada a grave, hiperfosfatemia e níveis séricos elevados de PTH; a cintilografia com sestamibi usualmente demonstra hiperplasia das paratireoides.

O avanço dos estudos de biologia molecular tornou possível a definição da fisiopatologia do PHP mediante o estudo do receptor do PTH e de sua cascata de transdução de sinal intracelular. O receptor do PTH é acoplado a uma proteína G estimuladora (Gsα) que, por sua vez, leva à formação do AMP cíclico (AMPc). No PHP tipo 1, a infusão endovenosa do PTH não eleva a excreção de AMPc urinário e da fosfatúria, como ocorre em indivíduos normais. No subtipo 1a, além da ausência da resposta do AMPc à infusão de PTH, estão presentes as características fenotípicas da osteodistrofia hereditária de Albright (OHA). No subtipo 1b não estão presentes os aspectos clínicos da OHA, e a resistência ao PTH parece ser limitada, pois costuma ser evidentes sinais radiológicos da ação do PTH no nível ósseo. No subtipo 1c (muito raro), o quadro clínico assemelha-se ao do tipo 1a, inclusive a resistência à ação de outros hormônios com atividade acoplada ao sistema adenilciclase (p. ex., TSH, ACTH). A diferenciação entre os tipos 1a e 1c exige a análise da atividade da proteína Gsα (normal no tipo 1c e diminuída no tipo 1a).

Em indivíduos afetados pelo raro PHP tipo 2 (PHP-2), a resistência ao PTH é caracterizada por uma resposta fosfatúrica reduzida à administração do PTH, apesar do aumento normal na excreção urinária do AMPc. Essa variante genética carece de uma clara base familiar, e existe a possibilidade de que seja um defeito adquirido. De fato, um quadro clínico e laboratorial similar ocorre em pacientes com deficiência grave de vitamina D, e, portanto, essa hipótese precisa ser sempre excluída em pacientes com PHP-2.

Os aspectos clínicos, ou seja, a ausência da OHA, descartam o diagnóstico de PHP-1a e PHP-1c e apontam para o diagnóstico de PHP-1b, bem menos raro do que o PHP-2. A distinção entre essas duas condições pode ser facilmente obtida pela avaliação da resposta da excreção urinária de AMPc ao PTH (normal no PHP-2 e ausente no PHP-1b). Além disso, defeitos de impressão no gene *GNASI* são encontrados apenas no PHP-1b.

☑ **Resposta: C.**

Referências: 290 e 292.

■ CASO 13

Mulher de 64 anos de idade, parda, 67 kg, encaminhada ao endocrinologista em razão de hipoparatireoidismo de difícil controle. Sua queixa era de cansaço. Fora recentemente submetida a tireoidectomia quase total por apresentar bócio multinodular atóxico. Teve alta com prescrição médica de 1.500 mg/dia de carbonato de cálcio, 0,75 µg/dia de calcitriol e 100 µg/dia de L-tiroxina (L-T$_4$). Seus níveis de cálcio total (CaT) eram de 8,5 e 8,7 mg/dL, até que foi internada por dor abdominal intensa e diarreia importante durante 1 semana. Em seguida, teve sintomas de câimbras e formigamento e seu CaT foi de 7,5 mg/dL com fosfato (PO$_4^-$) de 4,8 mg/dL. Apresentava história de osteoporose há 3 anos e, antes da tireoidectomia, usava 3 comprimidos/dia de composto definido como "nutracêutico", contendo cálcio, o qual havia suspendido antes da cirurgia e reiniciado após o episódio de diarreia. Diante do resultado do CaT, seu médico acrescentou 50 mg/dia de hidroclorotiazida (HCT) ao tratamento.

Não havia alterações ao exame físico, exceto por cicatriz de Kocher e tireoide impalpável. Sinais de Trousseau e Chvostek negativos. Os exames que trazia mostravam: CaT = 10,1 mg/dL (VR: 8,4-10,4); fosfato = 3,0 mg/dL (VR: 2,3-3,7); PTH indetectável (VR: 12-65). Solicitamos novos exames, que mostraram: CaT = 10,0 mg/dL; fosfato = 2,9 mg/dL; PTH = 12,6 pg/mL; cálcio iônico (Cai) = 1,4 nmol/L (VR: 1,11-1,4); calciúria de 301 mg/24 horas (4,5 mg/kg/dia) (VR: < 4,0 mg/kg/dia). O TSH era de 5,6 µUI/mL (VR: 0,4-5,8). Os valores de magnésio, filtração glomerular estimada, bicarbonato e 25-OHD eram normais.

Durante o acompanhamento, foram suspensos o nutracêutico e a HCT. O PTH era normal, mas a paciente ainda necessitava de cálcio e vitamina D para manter a calcemia em 8,6 mg/dL, sem hipercalciúria. As doses de cálcio e calcitriol foram progressivamente diminuídas e, 4 meses depois, não necessitava mais de sua reposição, mantendo-se sem clínica de hipocalcemia e com bioquímica normal (veja Quadro 5.4 para todos os exames). A paciente foi encaminhada a um gastroenterologista, que diagnosticou doença diverticular do intestino delgado, e a possibilidade de uma intervenção cirúrgica está sendo discutida com sua equipe.

Quadro 5.4 Resumo dos resultados dos exames laboratorias e sua relação com as medicações utilizadas e os eventos ocorridos

Período	Cálcio	Calciúria	Outros exames	Observações
1 mês pós-operatório	CaT = 8,5 e 8,7	–	–	$CaCO_3^-$: 1.500 mg/dia Calcitriol: 0,75 µg/dia L-T_4: 100 µg/dia
Após episódio diarreico	CaT= 7,5	–	$PO_4^- = 4,8$	Mesmas medicações anteriores
15 dias após (confirmação)	CaT =10,1	–	$PO_4^- = 3,0$ PTH = indosável	Mesmas anteriores + HCT = 50 mg/dia + nutracêutico com cálcio + L-T_4: 100 µg/dia
	CTCA = 10,3 Cai = 1,4	301 (4,49)	$PO_4^- = 2,9$ PTH = 12,6	
1 mês após	CTCA = 8,6	160 (2,22)	$PO_4^- = 3,7$ PTH = 19,8	$CaCO_3^-$: 1.500 mg/dia + Calcitriol: 0,75 µg/dia L-T_4: 100 µg/dia
2 meses	CTCA = 9,1	175 (2,61)	$PO_4^- = 3,4$ PTH = 35,3	L-T_4: 100 µg/dia

Obs.: a cronologia dos eventos está relacionada com a consulta anterior.
Cai: cálcio iônico (em nmol/L); calciúria em mg/24 horas e em mg/kg/dia; CaT: cálcio total (em mg/dL); CTCA: cálcio total corrigido pela albumina.

■ Diante deste caso, pode-se afirmar que:

I – O diagnóstico de hipoparatireoidismo pós-cirúrgico está descartado.
II – Diarreia não é causa de hipocalcemia.
III – Diuréticos tiazídicos aumentam a reabsorção tubular de cálcio, independentemente do PTH.
IV – Diuréticos tiazídicos aumentam a reabsorção tubular de cálcio somente na presença de PTH.
V – Trata-se de um caso de hipoparatireoidismo transitório.
VI – Nutracêuticos não contêm cálcio suficiente para promover hipercalciúria.
    a) Estão corretas as afirmativas I e II.
    b) Estão corretas as afirmativas I e III.

c) Estão corretas as afirmativas II e VI.
d) Estão corretas as afirmativas III e IV.
e) Estão corretas as afirmativas III e V.

Comentários:

O hipoparatireoidismo pós-cirúrgico ocorre quando a quantidade de PTH remanescente é insuficiente para manter a normocalcemia e a normofosfatemia. Pode ser transitório, mais frequentemente, quando esta secreção se restabelece dentro de 6 meses do período pós-operatório; ou definitivo, se as alterações bioquímicas permanecem após este período. Esta paciente apresentava hipoparatireoidismo transitório, uma vez que 4 meses após a cirurgia estava compensada sem medicação.

As metas do tratamento crônico do hipoparatireoidismo são: manutenção do cálcio total corrigido pela albumina (CTCA) no limite inferior da normalidade (geralmente permanece em torno de 8,5 a 8,6 mg/dL), fosfato dentro do valor de referência alto, calciúria normal e produto cálcio-fosfato < 55, mediante a administração de cálcio e vitamina D. Um produto cálcio-fósforo elevado predispõe a depósitos de cálcio em tecidos moles. O Cai é o ideal durante a fase aguda e, posteriormente, o CaT pode ser utilizado, desde que sempre corrigido pela albumina, por meio da fórmula:

$$CTCA = \text{cálcio total (em mg/dL)} + 0{,}8 \times (4{,}0 - \text{albumina [em g/dL]})$$

No mês seguinte à cirurgia, a paciente tinha CaT dentro do esperado com as doses habitualmente utilizadas de cálcio e calcitriol. A vitamina D é necessária para a absorção intestinal de cálcio e deve ser administrada em função da diminuição de sua síntese pela falta de PTH. Seu reflexo nos níveis de cálcio são observados, em média, 3 dias após ajustes de dose.

A doença diverticular do intestino delgado é pouco comum, mas pode evoluir com dores abdominais intensas e complicações como inflamação, diarreia e má absorção. Episódios de diverticulite nesses casos costumam ser graves e podem ser a causa de hipocalcemia devido à esteatorreia consequente à desconjugação dos sais biliares, além da própria inflamação. A gordura não digerida leva à precipitação do cálcio, em virtude da formação de estearato de cálcio, um sal insolúvel. Além disso, há diminuição da absorção de vitamina D por ser esta lipossolúvel. Os dados sugerem que o episódio agudo de infecção decorrente da doença diverticular tenha sido a causa da descompensação.

Após a alta hospitalar, além da medicação já utilizada, foi acrescentado HCT, e a paciente reiniciou o uso da medicação nutracêutica contendo cálcio. Os diuréticos tiazídicos (TZD) diminuem a excreção de cálcio por inibição do cotransportador de sódio, e o nutracêutico contribuía com quantidade adicional de cálcio, o que elevou os níveis de cálcio para normais/altos e promoveu hipercalciúria. O termo nutracêutico é aplicado a alimentos e componentes alimentícios com apelo de saúde. Alguns dos mais comumente utilizados alardeiam melhoras de doenças com base no suprimento de minerais e vitaminas. São oferecidos ao consumidor nas farmácias, supermercados e em *sites* da internet. Vimos posteriormente que o utilizado por esta paciente fornecia altas quantidades de cálcio.

O PTH intacto estará baixo ou inapropriadamente normal/baixo no hipoparatireoidismo. Mesmo meses após a cirurgia, pode estar dentro do valor de referência, mas em níveis

Doenças Osteometabólicas

insuficientes para a manutenção da calcemia, indicando que as paratireoides não se encontram exercendo sua função plena. Nesta paciente, o hipoparatireoidismo foi transitório e o PTH aumentou progressivamente. No entanto, quando em 19,8 pg/mL (isto é, teoricamente dentro do valor de referência), era inapropriadamente baixo para o cálcio de 8,6 mg/dL. Em geral, elevação do PTH para valores em torno de 25 a 30 pg/mL é indicativa de recuperação funcional das paratireoides. A normalização do fosfato sérico também é um bom parâmetro indicativo da suficiência terapêutica, sendo importante no ajuste das doses de cálcio e vitamina D. A hipercalciúria geralmente ocorre antes que o cálcio se eleve; assim, ela é essencial no ajuste fino da medicação, evitando-se complicações como nefrocalcinose e cálculos renais.

☑ **Resposta: E.**
Referências: 292 a 294.

■ CASO 14

Homem de 62 anos de idade, com história de dor em região de quadril à direita há 5 anos e sem histórico de neoplasias prévias. *Exames laboratoriais*: cálcio sérico = 9,2 mg/dL (VR: 8,6-10,2); fósforo = 3,5 mg/dL (VR: 2,3-3,7); fosfatase alcalina (FA) = 1.898 UI/L (VR: 40-129); PTH = 62 pg/mL (VR: 12-69). A cintilografia óssea mostrou intensa captação em pelve à direita e menor à esquerda e em algumas vértebras torácicas e lombares (Fig. 5.5).

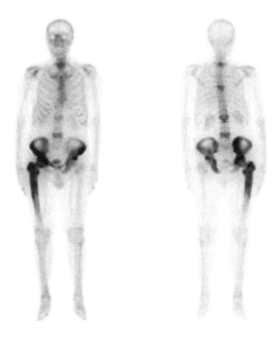

Fig. 5.5 A cintilografia óssea mostrou intensa captação em pelve, à direita e menor à esquerda, e em algumas vértebras torácicas e lombares.

■ **Sobre este caso, analise as afirmativas a seguir e opine:**

I – A anormalidade primária dessa doença é caracterizada pela ativação acelerada dos osteócitos.
II – O aumento da FA é característico da doença, estando presente em virtualmente todos os pacientes ao diagnóstico.
III – As lesões osteolíticas são encontradas em fases mais avançadas da doença.
IV – As principais opções terapêuticas são os bisfosfonatos, podendo ser usados: alendronato (70 mg/semana), risedronato (35 mg/semana) ou zolendronato (5 mg/anual), sendo o último o mais eficaz.
V – Mesmo em indivíduos assintomáticos, o tratamento está indicado quando há acometimento de ossos de sustentação e vértebras.
 a) As afirmativas III e V estão corretas.
 b) As afirmativas III, IV e V estão corretas.
 c) As afirmativas IV e V estão corretas.
 d) As afirmativas II, III e V estão corretas.
 e) Somente a afirmativa V é correta.

Comentários:

A DPO é uma doença geralmente assintomática, cuja anormalidade primária é a formação localizada e descontrolada de osteoclastos ativos, os quais promovem excessiva reabsorção óssea, seguida de aumento exagerado na formação óssea. Isso gera um tecido ósseo desorganizado, que favorece o desenvolvimento de deformidades e fraturas.

O diagnóstico, em geral, é estabelecido a partir dos achados laboratoriais quando o indivíduo é assintomático, principalmente pelos níveis elevados de FA. Entretanto, valores de FA podem estar normais em até 10% a 20% dos pacientes, principalmente naqueles com doença monostótica. Em caso de sintomas, predominam dor óssea e deformidades. Fraturas são complicações da doença, bem como compressões de estruturas nervosas em razão do acometimento espinhal ou da base do crânio.

Os achados radiológicos são bastante característicos da doença, incluindo lesões osteolíticas, escleróticas, ossos aumentados de tamanho e espessamento cortical. As lesões osteolíticas são características da fase precoce da doença. A cintilografia óssea é o teste de maior sensibilidade para demonstrar o envolvimento do esqueleto, revelando intensa captação do traçador nas áreas afetadas (Fig. 5.5).

As indicações de tratamento são dores ósseas, complicações neurológicas, perda de audição, envolvimento de ossos longos de sustentação, vértebras, em virtude do risco de fraturas e estenose medular, lesões com risco de fratura e complicações como déficits neurológicos e hipercalcemia secundária à imobilização. Os medicamentos principais são os bisfosfonatos (BF), os quais costumam ser usados da seguinte maneira: (a) alendronato, 40 mg/dia por 6 meses; (b) risedronato, 30 mg/dia por 2 meses; (c) pamidronato, 60 a 90 mg/dose semanalmente; ou (d) zolendronato, em infusão EV única de 5 mg, constituindo a opção de escolha. Remissões são mais frequentes e mais duradouras com zoledronato do que com os demais BF. Eventualmente, essa remissão pode durar 4 anos ou mais após uma única administração da medicação.

☑ **Resposta: E.**

Referências: 282, 295 e 296.

■ CASO 15

Adolescente de 15 anos de idade, sexo masculino, foi atendido na emergência com quadro de crise convulsiva tônico-clônica. Genitora referiu ser o primeiro episódio de convulsão. Passado de desenvolvimento neuropsicomotor normal. Negava outras comorbidades. *Exame físico* normal. Realizou tomografia computadorizada (TC) de crânio, que revelou calcificações de gânglios da base (Fig. 5.6).

Exames laboratoriais: cálcio = 5,3 mg/dL (VR: 8,6-10,2), fósforo = 6,0 mg/dL (VR: 2,3-3,7); magnésio = 1,6 mg/dL (VR: 1,9-2,5); albumina = 4,1 g/dL (VR: 3,5-5,0); creatinina = 0,9 mg/dL (VR: 0,7-1,2); sódio = 134 mEq/L (VR: 135-145); potássio = 3,78 mEq/L (VR: 3,5-5,0); PTH = 358 pg/mL (VR: 15-65).

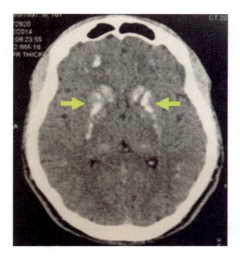

Fig. 5.6 TC de crânio com calcificações em gânglios da base (*setas*).

■ Diante destes achados, analise as seguintes afirmativas e opine:

I – O paciente tem pseudo-hipoparatireoidismo (PHP), uma doença hereditária rara, caracterizada por resistência à ação do PTH.
II – O tratamento adequado é paratireoidectomia subtotal ou total com implante de paratireoide em antebraço.
III – O paciente em questão deverá ser tratado com reposição de cálcio e calcitriol.
IV – O paciente tem pseudopseudo-hipoparatireoidismo, visto que não há osteodistrofia hereditária de Albright (OHA) associada à hipocalcemia.
V – O PHP tipo Ia é caracterizado por OHA, além de resistência ao PTH, porém não são vistas outras resistências hormonais, ao contrário do tipo 1b, em que está presente a resistência a outros hormônios.

    a) Estão corretos os itens I, III, IV e V.
    b) Estão corretos os itens I, III e IV.
    c) Apenas os itens I e III estão corretos.
    d) Apenas o item I é falso.
    e) Somente os itens III e V estão corretos.

Comentários:

PHP compreende um grupo heterogêneo de raras desordens metabólicas, todas caracterizadas por resistência dos órgãos-alvo ao PTH. Trata-se de uma doença hereditária que se manifesta laboratorialmente por hipocalcemia, hiperfosfatemia e níveis elevados de PTH. Existem dois tipos principais de PHP (tipos 1a e 1b), e mais recentemente foram descritos o PHP tipo 1c e o PHP tipo 2.

O PHP-1a é caracterizado pela presença de atividade diminuída da subunidade alfa da proteína G estimuladora (Gsα), decorrente de mutações no gene *GNAS1*. É herdado como um traço autossômico dominante, e o gene mutante tem herança materna. Os pacientes, em geral, têm face arredondada, pescoço curto, baixa estatura, calcificações ou ossificações subcutâneas e braquidactilia, características denominadas, em conjunto, osteodistrofia hereditária de Albright (OHA). Retardo mental é visto em cerca de metade dos pacientes. Como a Gsα também acopla vários outros receptores à adenilciclase, pode ocorrer resistência parcial a outros hormônios (gonadotrofinas, TSH, GH e prolactina). O fenótipo de OHA pode ser herdado de modo separado, sem resistência ao PTH nem hipocalcemia, caracterizando o chamado pseudopseudo-hipoparatireoidismo. Nesses casos, o gene mutante *GNAS1* é transmitido por herança paterna.

Pacientes com PHP tipo 1b têm hipocalcemia, mas não apresentam as anormalidades fenotípicas da OHA. Esta rara desordem autossômica dominante parece ser causada por mutações que afetam os elementos regulatórios do gene *GNAS1* em vez de mutações no gene em si.

Pacientes com PHP tipo 1c são clinicamente idênticos aos pacientes com PHP tipo 1a, porém não há mutações na proteína Gsα no tipo 1c.

A terapia em longo prazo da hipocalcemia em pacientes com PHP é semelhante à de outras formas de hipoparatireoidismo. Metabólitos ativos de vitamina D, preferencialmente calcitriol, com ou sem suplementação de cálcio, devem ser oferecidos e a dose deve ser ajustada para manutenção da normocalcemia.

O paciente em questão não apresentava características clínicas compatíveis com OHA e, após investigação, não foram evidenciadas outras resistências hormonais, tampouco valores baixos de 25-OHD, o que torna provável o diagnóstico de PHP tipo 1b. Após início de suplementação de cálcio e calcitriol, o paciente evoluiu com normalização da calcemia e não apresentou novos episódios de convulsão.

☑ **Resposta: C.**

Referências: 290, 292 e 297.

■ CASO 16

Mulher de 38 anos de idade, é encaminhada ao endocrinologista em virtude da elevação do cálcio (10,5 mg/dL; VR: 8,6-10,2) e PTH (82 pg/mL; VR: 16-87), com medidas semelhantes em outros exames realizados nos últimos meses. Ela nega fraturas prévias, nefrolitíase, sintomas relacionados com hipercalcemia, bem como casos semelhantes na família. De antecedentes pessoais, ela apresenta um nódulo tireoidiano, com citologia benigna realizada no último ano; hipertensão em uso de losartano (50 mg/dia), bem controlada; transtorno afetivo bipolar, em uso atual de lítio (900 mg/dia), com bom controle. Outros exames revelaram: creatinina = 0,8 mg/dL; 25-OHD = 28 ng/mL (VR: 30-100); fósforo = 3,3 mg/dL (VR: 2,7-4,5 mg/dl); albumina = 4,1 g/dL (VR: 3,5-5,0); calciúria = 320 mg/24h (VR: até 250). Densitometria óssea: L1-L4 – Z-escore de –1,6; colo de fêmur – Z-escore de –1,1; fêmur total – Z-escore de –0,3; terço proximal do rádio distal – Z-escore de –1,8.

- **Sobre esta paciente, podemos afirmar que:**

   I – Provavelmente apresenta hipercalcemia independente do PTH, devendo ser excluída malignidade como etiologia.
   II – Neste momento, deve ser realizada cintilografia de paratireoide como exame localizatório.
   III – Deve ser realizada troca de medicações, se possível, seguida, mais tarde, de reavaliação laboratorial.
   IV – Independentemente do diagnóstico final, a paciente não apresenta indicação cirúrgica.
   V – Confirmado quadro de hiperparatireoidismo primário, síndromes genéticas devem ser consideradas como diagnóstico diferencial.
   a) Apenas a afirmativa I está correta.
   b) As afirmativas II, IV e V estão corretas.
   c) As afirmativas II e V estão corretas.
   d) As afirmativas III e V estão corretas.
   e) As afirmativas III, IV e V estão corretas.

Comentários:

A paciente apresenta hipercalcemia dependente de PTH, pois, a despeito da calcemia elevada, mantém níveis inadequadamente normais de PTH. O uso de lítio pode levar a um quadro laboratorial idêntico ao do hiperparatireoidismo primário (HPTP), devendo-se, sempre que possível, suspender seu uso e posteriormente realizar nova avaliação do metabolismo ósseo. A cintilografia de paratireoides idealmente é realizada apenas se confirmado HPTP após a suspensão do lítio. Levando em consideração que a paciente não faz parte do grupo com maior incidência de HPTP esporádico (mulheres > 50 anos de idade), caso confirmado HPTP, deve-se pensar em síndromes genéticas (HPTP familiar, NEM-1, NEM-2 etc.) como diagnóstico diferencial. Apesar de ser assintomática e não ter acometimento de órgãos-alvo, se confirmado HPTP, esta paciente teria indicação cirúrgica devido à sua idade (< 50 anos).

☑ **Resposta: D.**
Referências: 269 e 298.

- **CASO 17**

Homem de 52 anos de idade, com hipoparatireoidismo pós-cirúrgico há 2 anos, apresenta-se em consulta com queixas de parestesia perioral e de extremidades pela manhã.

Nega câimbras e espasmos musculares. Vem em uso de calcitriol, na dose de 1 cápsula de 0,25 μg duas vezes ao dia. Não usa suplementação de cálcio, devido à grande ingestão de leite e derivados, conforme lhe foi orientado no início do tratamento:

- Café da manhã: 300 mL de leite desnatado + 2 fatias grossas de queijo branco.
- Lanche da manhã: 200 mL de iogurte + 1 fatia de queijo amarelo.
- Almoço: 200 mL de leite desnatado.
- Lanche da tarde: 300 mL de leite desnatado + 2 fatias grossas de queijo branco.

Exames laboratoriais, coletados às 6 h da manhã: cálcio = 8,5 mg/dL (VR: 8,6-10,2), fósforo = 7,1 mg/dL (VR: 2,7-4,5); creatinina = 1,0 mg/dL; 25-OHD = 26 ng/mL (VR: 30-100); PTH = 8 pg/mL (VR = 15-675); albumina = 4,2 g/dL (VR = 3,5-5,0); calciúria = 420 mg/dia (VR: até 300).

■ Diante deste paciente, qual seria a melhor conduta?

a) Orientar redução da ingestão de laticínios e sal e introduzir carbonato de cálcio (1.250 mg) no café da manhã, almoço e jantar.
b) Aumentar a dose de calcitriol para duas cápsulas de manhã e à noite e introduzir hidroclorotiazida (25 mg/dia).
c) Adicionar um copo de leite ao deitar e iniciar reposição de vitamina D.
d) Adicionar um copo de leite ao deitar e iniciar reposição de vitamina D e uso de quelantes de fósforo, como sevelamer.
e) Iniciar sevelamer e hidroclorotiazida e aumentar a dose de calcitriol para duas cápsulas de manhã e à noite.

Comentários:

O paciente apresenta sintomas leves de hipocalcemia, e apenas pela manhã. Além disso, o cálcio sérico encontra-se próximo ao limite inferior da normalidade, que é o alvo no tratamento desses pacientes. Como o paciente apresenta ingestão de cálcio apenas durante a manhã e à tarde, a redistribuição dessa ingestão deve ser suficiente para mantê-lo assintomático. Por outro lado, o paciente apresenta hiperfosfatemia e hipercalciúria, complicações comuns do hipoparatireoidismo e de seu tratamento. Como há grande concentração de fosfato nos derivados lácteos, reduzir a ingestão destes é o primeiro passo no tratamento da hiperfosfatemia; se não houver normalização do fósforo com essa medida, podem ser introduzidos quelantes de fósforo posteriormente. A calciúria deve ser mantida, idealmente, < 300 mg/24 h. Como o cálcio é excretado nos túbulos renais juntamente com sódio, dietas ricas em sódio tendem a elevar a calciúria. Se não houver redução da calciúria após orientação de dieta hipossódica, deve ser considerado o emprego de um diurético tiazídico.

☑ **Resposta: A.**

Referências: 292 e 299.

CASO 18

Mulher de 74 anos de idade foi encaminhada pelo dermatologista para avaliação de quadro de osteopenia (a densitometria atual mostra T-escore de –2,1 nas vértebras, de –2,1 no colo do fêmur e de –1,8 no fêmur total. Ela iniciou quadro de dermatite bolhosa, tendo sido iniciado tratamento com prednisona (20 mg/dia) há 15 dias.

A paciente tem boa ingestão de cálcio na dieta; atualmente, não deve se expor ao sol devido à doença dermatológica, e é pouco ativa – sai pouco de casa e não faz exercícios. Nega fraturas prévias, porém com frequência apresenta quedas dentro de casa. Como antecedentes pessoais, é hipertensa (em uso de enalapril, 10 mg/dia) e teve a menopausa aos 51 anos de idade. Nega tabagismo e etilismo.

Em relação ao tratamento desta paciente, para prevenção de osteoporose:

a) A indicação de tratamento medicamentoso deve ser feita após 6 meses de uso contínuo de glicocorticoide.
b) Ela não apresenta diagnóstico de osteoporose e não há, portanto, indicação de tratamento medicamentoso.
c) Ela apresenta alto risco de fratura, devendo ser indicado tratamento com bisfosfonato por, no máximo, 3 anos ou teriparatida por 2 anos.
d) O tratamento de escolha nesta situação é com bisfosfonato, não devendo ser utilizada a teriparatida.
e) Ela tem indicação de tratamento medicamentoso, devendo ser considerada a suspensão deste quando a paciente cessar o uso de glicocorticoide, ou se apresentar efeito colateral/contraindicação ao tratamento.

Comentários:

Osteoporose induzida por glicocorticoide (OIG) é a causa mais frequente de osteoporose secundária. Ela tem características distintas; de fato, rápida perda óssea e aumento do risco de fratura ocorrem logo após ter sido iniciada a terapia. Assim, em pacientes com alto risco de fratura, como é o caso da paciente em questão, o tratamento medicamentoso da osteoporose idealmente deve ser introduzido juntamente com o uso de glicocorticoide (em qualquer dose), caso se pretenda mantê-lo por 3 meses ou mais. As opções medicamentosas de primeira linha para esses pacientes são os bisfosfonatos (alendronato, etidronato, risedronato e zoledronato) ou teriparatida. Uma vez iniciado o tratamento para osteoporose, apesar da falta de evidências demonstrando o tempo ideal de manutenção de medicamentos, a maioria dos consensos recomenda que se considere a suspensão do tratamento apenas após interrupção da corticoterapia. Suplementação de cálcio e vitamina D é fundamental, devendo, pois, ser realizada sempre que a ingestão de alimentos ricos em cálcio (p. ex., laticínios e vegetais de coloração verde-escura) for insuficiente e os níveis séricos de 25-OHD, baixos. Também está recomendada a prática de exercícios, bem como não fumar e evitar o consumo abusivo de bebidas alcoólicas.

☑ **Resposta: E.**

Referências: 300 e 301.

CASO 19

Mulher de 74 anos de idade vinha em acompanhamento por osteoporose primária pós-menopausa em suplementação de carbonato de cálcio e vitamina D. Relata ter feito uso de alendronato (70 mg/semana) por, pelo menos, 8 anos. Nega história de fraturas, menopausa prematura, uso de glicocorticoides e tabagismo. Caminha regularmente. As densitometrias ósseas realizadas pela paciente ao longo do acompanhamento apresentavam os seguintes resultados (Quadro 5.5):

Quadro 5.5 Achados da densitometria óssea ao longo do seguimento

Data	Coluna lombar		Colo femoral		Fêmur total		Equipamento
	DMO	T-escore	DMO	T-escore	DMO	T-escore	
20/07/2006	0,646	−4,45	0,660	−2,67			LUNAR
09/03/2007	0,638	−4,50	0,648	−2,8	0,734	−2,2	LUNAR
24/03/2008	0,623	−4,60	0,616	−3,0	0,744	−2,1	LUNAR
15/04/2009	0,659	−4,30	0,631	−2,9	0,749	−2,1	LUNAR
05/10/2010	0,585	−5,00	0,633	−2,9	0,754	−2,1	LUNAR
07/10/2013	0,566	−4,40	0,540	−2,8	0,743	−1,6	HOLOGIC

DMO: densidade mineral óssea.

Exames laboratoriais mais recentes revelam estar normais os seguintes parâmetros: hemograma, VHS, transaminases, creatinina, TSH, T_4L, cálcio total, fósforo, fosfatase alcalina, calciúria de 24 h e 25-OHD.

Considerando os dados apresentados, qual seria a melhor opção terapêutica para prevenção de fraturas nesta paciente?

a) Estrogênios.
b) Raloxifeno.
c) Risedronato.
d) Denosumabe.
e) Teriparatida.

Comentários:

O uso prolongado de bisfosfonatos (BF), apesar da boa tolerabilidade e segurança, tem sido associado a efeitos adversos: osteonecrose de mandíbula, fibrilação atrial, fraturas atípicas subtrocantéricas, inflamação de estruturas oculares e queda da função renal. Por isso, tem sido sugerida a interrupção do tratamento com BF após 5 a 10 anos de seu uso continuado, aproveitando-se da longa meia-vida biológica dos BF incorporados à matriz óssea.

Doenças Osteometabólicas

Em situações clínicas de maior risco, alguns autores indicam, como alternativa à suspensão dos BF, sua substituição por medicamento com diferente mecanismo de ação (p. ex., teriparatida ou ranelato de estrôncio).

A teriparatida é uma opção terapêutica para os casos em que os BF não podem mais ser considerados. Está especialmente indicada nas seguintes situações clínicas: (1) osteoporose grave (T-escore ≤ –2,5 associado a uma ou mais fraturas patológicas) ou casos com T-escore ≤ –3,0 a –3,5, mesmo na ausência de fraturas; (2) intolerância aos BF ou contraindicações ao seu uso; (3) falha de tratamento com terapias antirreabsortivas. A teriparatida aumenta a DMO em mulheres previamente tratadas com BF, embora este aumento possa ser menor do que em mulheres não previamente expostas aos BF. A administração injetável e o custo elevado são limitações para seu uso mais amplo.

☑ **Resposta: E.**

Referências: 302 e 303.

■ CASO 20

Na investigação de osteoporose em mulher de 52 anos de idade, diagnosticou-se HPTP: cálcio sérico de 11,7 e 11,2 mg/dL (VR: 8,6-10,1); PTH = 322,55 e 299,12 pg/mL (VR: 8,6-10,1); 25-OHD = 8,8 ng/mL (VR: 30-100); T-escore de –4,2 no rádio 33%, –2,8 em L1-L4 e –3,7 no colo femoral; presença de tumores marrons em tíbias, arcos costais, metacarpo e úmero; calota craniana com aspecto de sal e pimenta (Fig. 5.7); reabsorção subperiosteal falangiana em ambas as mãos. A cintilografia com Tc-99m-sestamibi mostrou imagem compatível com adenoma paratireóideo à direita (Fig. 5.8).

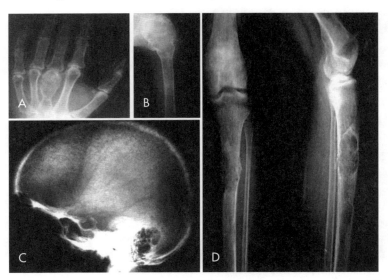

Fig. 5.7 Algumas das alterações ósseas típicas do HPTP encontradas no paciente: **(A)** tumor marrom envolvendo o terceiro metacarpo; **(B)** tumor marrom em úmero esquerdo; **(C)** crânio com aspecto de "sal e pimenta" e **(D)** tumores marrons em tíbia.

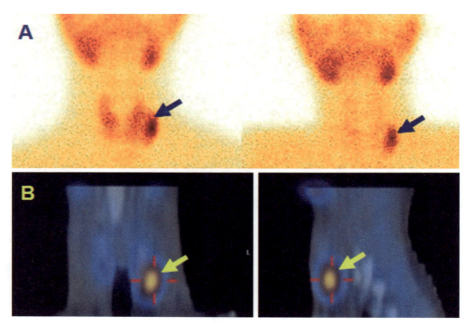

Fig. 5.8 Adenoma paratireóideo (*setas*) visualizado pela cintilografia com sestamibi (**A**) e pelo SPECT-CT (**B**).

- **A paciente será submetida à paratireoidectomia. Qual seria a melhor conduta para redução do risco da síndrome da fome óssea no pós-operatório imediato?**

    a) Administrar alendronato oral (20 a 30 mg/dia) por 6 semanas.
    b) Administrar pamidronato (90 mg, em infusão endovenosa [EV] única).
    c) Administrar ácido zoledrônico (5 mg, em infusão EV única).
    d) Administrar alendronato oral (140 mg/semana) por 6 semanas.
    e) Todas as opções citadas parecem ser ficazes.

Comentários:

A osteíte fibrosa cística (OFC) representa a forma grave do HPTP, caracterizada por alterações radiológicas típicas, como osteoclastomas, reabsorção subperiosteal, crânio com aspecto de "sal e pimenta" etc.

Em geral, a maioria dos pacientes com OFC desenvolve hipocalcemia grave logo após a paratireoidectomia, em decorrência da síndrome da fome óssea (SFO), que é secundária à alta remodelação óssea e mais proeminente quando há deficiência de vitamina D concomitantemente. Durante o hiperparatireoidismo, existe um estado de intensa remodelação óssea, resultando no efluxo de cálcio do osso. Após a paratireoidectomia, a queda abrupta dos níveis de PTH ocasiona um desequilíbrio entre a formação óssea mediada pelos osteoblastos e a reabsorção óssea mediada pelos osteoclastos, afetando o fluxo ósseo de cálcio e levando a aumento intenso da captação deste íon pelo osso, o que causa a hipocalcemia.

Doenças Osteometabólicas

Ainda não há recomendação vigente para o uso de bisfosfonatos (BF) no pré-operatório de pacientes com HPTP. Existem, contudo, relatos escassos de pacientes que se beneficiaram dessa conduta. Um estudo recente retrospectivo que avaliou seis pacientes com OFC grave tratados com BF (cinco com alendronato e um com pamidronato) concluiu que a terapia com BF antes da paratireoidectomia parece ser eficaz na diminuição da remodelação óssea e na atenuação da hipocalcemia grave consequente à SFO no pós-operatório de pacientes com OFC, sem impedir o marcante aumento de massa óssea observado durante o acompanhamento desses pacientes.

☑ **Resposta: E.**

Referências: 304 a 306.

■ CASO 21

Paciente do sexo feminino, 82 anos de idade, hipertensa e diabética, apresenta história de hipoparatireoidismo pós-tireoidectomia total por carcinoma papilífero de tireoide (CPT) há 5 anos. Admitida no ambulatório de câncer de tireoide em bom estado geral, relatando início recente das seguintes queixas: anorexia, náuseas, prurido, constipação intestinal, poliúria e polidipsia. Refere consulta com alergologista que prescreveu antialérgico, porém mantinha prurido por todo o corpo. Refere uso regular de calcitriol (0,25 μg três vezes ao dia), carbonato de cálcio (600 mg, duas vezes ao dia), vitamina D_3 (400 UI, duas vezes ao dia), enalapril (10 mg, duas vezes ao dia), hidroclorotiazida (25 mg/dia) e a combinação de vildagliptina (50 mg) e metformina (500 mg) duas vezes ao dia.

Ao *exame físico*, destacamos desidratação (+/+) e escoriações generalizadas em razão de intenso prurido. Sem outras alterações dignas de nota. *Exames laboratoriais* levados para a consulta: cálcio = 16 mg/dL (VR: 8,5-10,2); PTH = 9,5 pg/mL (VR: 15-65); fósforo = 7,4 mg/dL (VR: 3,0-4,5); albumina = 3,9 g/dL (VR: 3,5-5,0); cálcio urinário: 450 mg/24 h (VR: até 250); creatinina = 3,39 mg/dL (VR = 0,6-1,3); ureia = 95 mg/dL (VR = 10-40); tireoglobulina (Tg) = 0,14 ng/mL; anti-Tg: negativo; TSH = 0,22 μUI/mL (VR: 0,3-0,5); T_4 livre, glicemia, hemograma e transaminases normais. Radiografia de tórax: normal.

■ Qual seria sua hipótese diagnóstica para o caso?

a) Sarcoidose.
b) Linfoma.
c) Uso abusivo de hidroclorotiazida.
d) Intoxicação pela vitamina D.
e) Metástase óssea.

Comentários:

A hipercalcemia relacionada com malignidade é uma causa relativamente comum de hipercalcemia, sobretudo em paciente internado. Nas doenças malignas, a hipercalcemia pode resultar de três principais mecanismos: (1) secreção de fatores locais produzidos pelos tumores metastáticos ou hematológicos no osso, estimulando diretamente o osteoclasto; (2) produção do peptídeo relacionado com o PTH ou PTHrP (fator humoral mais importante na fisiopatologia da hipercalcemia da malignidade); ou (3) produção de $1,25(OH)_2D_3$ pelo tumor.

Considerando bom estado geral, ausência de febre, linfadenopatia ou sintomas respiratórios e a radiografia do tórax normal, diagnósticos como linfoma e doenças granulomatosas (sarcoidose e tuberculose) foram afastados. A hipercalciúria e a ausência de hipocalemia falam contra uso abusivo de tiazídicos. Metástases ósseas se caracterizam por grande reabsorção óssea nas áreas afetadas, dor intensa, fratura ao trauma mínimo e hipercalcemia nos casos mais avançados. Apesar de nossa paciente ter uma história de CPT, a dosagem da tireoglobulina suprimida e o bom estado geral sugerem doença controlada e falam contra esta hipótese.

A intoxicação pela vitamina D é rara e mais frequentemente observada no contexto de erros na formulação da vitamina ou superdosagem intencional ou acidental desta vitamina. A hipervitaminose D aumenta a absorção intestinal de cálcio e causa hipercalcemia. Esta última, por sua vez, pode causar diversos efeitos colaterais, principalmente neurológicos, gastrointestinais e renais. Dentre os sintomas relacionados com a hipercalcemia, destacam-se: náuseas, vômitos, poliúria, polidipsia, fraqueza muscular, perda de apetite, fadiga, perda de peso, formigamentos, constipação intestinal, confusão mental, depressão e prurido. A hipercalcemia de instalação aguda pode levar a lesão renal por vasoconstrição renal direta, assim como em consequência da desidratação resultante das náuseas, anorexia, vômitos e redução na capacidade de concentrar a urina. Já na hipercalcemia crônica, pode haver formação de cálculos e nefrocalcinose.

Dentre os achados laboratoriais característicos da intoxicação pela vitamina D destacamos, além da hipercalcemia, fósforo normal ou elevado, calciúria aumentada e PTH diminuído. No caso de nossa paciente, níveis baixos de PTH já são esperados, uma vez que ela apresenta história de hipoparatireoidismo pós-cirúrgico. Uma avaliação laboratorial adicional mostrou níveis elevados de $1,25(OH)_2D_3$ (160 pg/mL; VR: 18-78), em associação a níveis diminuídos de 25-OHD (12,5 ng/mL; VR: 30-100), confirmando a hipótese diagnóstica de intoxicação pelo calcitriol.

A paciente foi internada assim que foi suspeitado o diagnóstico de intoxicação pela vitamina D e teve sua reposição de cálcio e calcitriol suspensa. Durante a internação, ela foi submetida a dieta pobre em cálcio e fósforo, expansão salina, diuréticos de alça e corticoterapia em dose alta. Evoluiu com resolução completa da hipercalcemia e normalização da função renal. Deixou o hospital após 7 dias e compareceu ao ambulatório 30 dias depois, com exames laboratoriais normais. A rápida resolução da intoxicação pela vitamina D (poucos dias depois da suspensão da medicação ou redução da dose) é observada na intoxicação pela $1,25(OH)_2D_3$ (calcitriol) em função de sua curta meia-vida. Em contraste, na intoxicação pela 25-OHD, os efeitos da toxicidade podem perdurar por meses, mesmo depois de suspensa a reposição. Isso se deve ao fato de a 25-OHD ser estocada no tecido adiposo.

☑ **Resposta: D.**

Referências: 307 e 308.

Doenças Osteometabólicas

■ CASO 22

Durante a investigação de dor lombar, evidenciou-se fratura em coluna lombar (L4) em homem de 64 anos de idade que não bebe, e nunca fez uso de glicocorticoide (Fig. 5.9). A densitometria (DXA) revelou redução da DMO e osteoporose na coluna lombar (T-escore de –3,6 em L2-L4) e no colo do fêmur (T-escore de < –3,6). Ao *exame físico* (EF): IMC = 27,2 kg/m^2; PA = 140/90 mmHg (em uso de losartana e anlodipino); circunferência abdominal = 105 cm; restante do EF, sem anormalidades.

A *avaliação laboratorial* mostrou: cálcio sérico = 8,6 mg/dL (VR: 8,6-10,2); PTH = 36,1 pg/mL (VR: 15-65); 25-OHD = 27,4 ng/mL (VR: 30-100); fosfatase alcalina = 112 UI/L (VR: < 125); testosterona total = 245 ng/dL (VR: 241-827); testosterona livre = 8,20 (VR: 1,86-19,0); = 17,10 nmol/L (VR: 17,3-65,8); TSH = 1,91 µUI/mL (VR: 0,5-5,0); estradiol = 22 pg/mL (VR: 11-44); glicemia = 105 mg/dL (VR: 70-99); triglicerídeos = 240 mg/dL (VR: < 150); protidograma eletroforético normal.

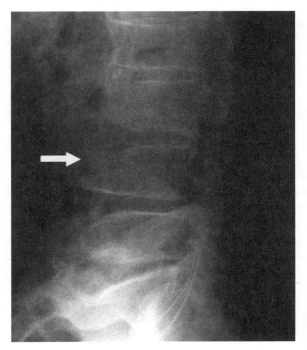

Fig. 5.9 Radiografia da coluna lombar em perfil mostrando fratura na vértebra L4 (*seta*).

■ Sobre este caso e seu tratamento, pode-se afirmar que:

a) O paciente, muito provavelmente, tem osteoporose idiopática, a causa mais comum de osteoporose em homens.
b) Testosterona seria útil para melhorar a DMO, já que o paciente tem hipogonadismo.
c) Bisfosfonatos seriam a melhor opção terapêutica.
d) A administração de cálcio e vitamina D seria o melhor tratamento.
e) Existe mais de uma opção correta.

Comentários:

Osteoporose em homens tem como fatores etiológicos principais: alcoolismo, hipercortisolismo e hipogonadismo. Hipertireoidismo, síndrome de Cushing e o uso de diversas medicações também podem estar envolvidos. Raramente, mutações no gene da aromatase ou no gene do receptor do estrogênio são o fator etiológico.

Contudo, em 35% a 50% dos casos, não se consegue identificar um fator etiológico, caracterizando a chamada osteoporose idiopática (OI). Homens com OI na ocasião do diagnóstico geralmente se apresentam com importante redução na DMO e são sintomáticos em razão de fraturas vertebrais ou dor nas costas.

O paciente muito provavelmente tem OI, cujo tratamento de escolha são os bisfosfonatos. Alternativas são o ranelato de estrôncio, o denosumabe e a teriparatida (para os casos mais graves). Atividade física e ingestão adequada de cálcio (1.200 a 1.500 mg/dia) e vitamina D (400 a 800 UI/dia), bem como a proscrição do tabagismo e do consumo excessivo de bebidas alcoólicas, estão sempre indicadas. Reposição de testosterona apenas está indicada se houver hipogonadismo. No paciente em questão, o valor baixo da testosterona se deve à queda da SHBG, induzida por obesidade abdominal e síndrome metabólica. Note que a testostoterona livre está normal.

☑ **Resposta: E.**

Referências: 309 a 311.

■ CASO 23

Uma paciente de 75 anos de idade procurou o endocrinologista com queixas de cefaleia, tonturas, fraqueza nas pernas e parestesias em ambas as mãos há cerca de 30 dias. Ela tem hipotireoidismo primário há 10 anos (atualmente em uso de 75 µg/dia de L-tiroxina (L-T_4), hipertensão há 15 anos (atualmente em uso de 100 mg/dia de losartano e 12,5 mg/dia de hodroclorotiazida) e refluxo gastroesofágico (tratado como 40 mg/dia de omeprazol há 5 anos). Ao *exame físico*, chamava a atenção a presença do sinal de Trousseau; PA = 140 × 80 mmHg; sem outras anormalidades

Exames laboratoriais: TSH = 1,91 µUI/mL (VR: 0,5-5,0); T_4 livre = 1,4 ng/dL (VR: 0,7-1,8); anti-TPO = 212 UI/mL (VR: < 35); glicemia = 104 mg/dL (VR: 70-99); cálcio sérico = 7,8 mg/dL (VR: 8,6-10,2); PTH = 18,1 pg/mL (VR: 15-65); magnésio = 0,7 mg/dL (VR: 1,5-2,5); fósforo = 2,8 mg/dL (VR: 15-65); 25-OHD = 16,2 ng/mL (VR: 30-100); fosfatase alcalina = 112 UI/L (VR: 45-129); sódio, potássio, creatinina e hemograma normais.

■ Com base nestes achados, analise os itens a seguir e opine:

I – Provavelmente, a paciente tem hipoparatireoidismo de origem autoimune.

II – A hipomagnesemia, a hipocalcemia e a hipofosfatemia supostamente são complicações da terapia com hidroclorotiazida neste caso.

III – Os valores baixos de vitamina D poderiam justificar o quadro clínico e laboratorial da paciente.

IV – Deve-se suspender o omeprazol e iniciar reposição de cálcio, magnésio e vitamina D.
   a) Apenas o item IV está correto.
   b) Somente os itens I e III estão corretos.
   c) Apenas os itens II e III estão corretos.
   d) Apenas o item I está correto.
   e) Apenas o item III está correto.

Comentários:

Hipomagnesemia pode ter várias causas (Quadro 5.6). As três principais são desnutrição, alcoolismo e nutrição parenteral prolongada. Nos últimos anos tem sido descrito um número crescente de casos de hipomagnesemia grave associada à terapia crônica com inibidores da bomba de prótons (IBP), particularmente o omeprazol. Por inibir a secreção de PTH, a hipomagnesemia é sabidamente uma das causas de hipoparatireoidismo. Nos casos descritos associados ao uso de IBP, a hipomagnesemia apareceu associada a hipocalcemia, hipofosfatemia e, ocasionalmente, hipocalemia. Nesses casos, esses distúrbios metabólicos geralmente se mostram refratários à reposição oral de cálcio e magnésio e se revertem apenas após a suspensão do IBP. Acredita-se que os IBP reduzam a absorção intestinal de magnésio. Portanto, para os pacientes em uso crônico de IBP, é recomendável a dosagem anual (ou quando os pacientes não se sintam bem) dos níveis de magnésio, cálcio e fósforo.

Deficiência de vitamina D (valores de 25-OHD < 20 ng/mL) pode se acompanhar de níveis baixos de cálcio, fósforo e magnésio, mas não causa redução do PTH (na realidade, o PTH aumenta em resposta à hipocalcemia). É muito improvável que doses de HCT tão baixas como 12,5 mg/dia sejam responsáveis pelos distúrbios metabólicos da paciente.

A conduta adotada na paciente consistiu na retirada do omeprazol, o que resultou em normalização do cálcio, fósforo e magnésio dentro de 2 semanas. Posteriormente, foi iniciada a terapia com vitamina D (2.000 UI/dia).

Quadro 5.6 Causas de hipomagnesemia

Diminuição da ingestão Desnutrição Alcoolismo Nutrição parenteral total **Medicamentos** Uso prolongado de antimicrobianos: anfotericina B, aminoglicosídeos, pentamidina, capreomicina, viomicina e foscarnet Uso prolongado de inibidores da bomba de prótons Uso prolongado de diuréticos de alça e tiazídicos Uso de adrenérgicos Uso de antineoplásicos: cisplatina Uso de imunossupressores: tacrolimus e ciclosporina	**Doenças** Diarreia crônica Infarto agudo do miocárdio Pancreatite aguda Diabetes melito Síndrome de Bartter Hiperaldosteronismo primário Síndromes de má absorção intestinal Cirurgia bariátrica **Outras causas** Deficiência de vitamina D Deficiência de selênio Deficiência de vitamina B_6 Deficiência de cálcio Tratamento da cetoacidose metabólica

☑ **Resposta: A.**

Referências: 312 e 313.

CASO 24

Em mulher de 57 anos de idade foi detectada hipercalcemia (cálcio = 15,2 mg/dL; VR: 8,6-10,2) em investigação de rotina. Em exames subsequentes, foram evidenciados: cálcio = 15,3 mg/dL; fósforo = 2,1 mg/dL (VR: 2,7-4,5); PTH = 1.150 pg/mL (VR: 15-68,3). Na ocasião, palpava-se uma tumoração de cerca de 3 cm na região cervical anterior, definida pela US como nódulo no lobo direito tireoidiano. A cintilografia das paratireoides com sestamibi mostrou captação unilateral tardia do radioisótopo (Fig. 5.10), o que levou ao diagnóstico de hiperparatireoidismo primário (HPTP). A TC revelou volumosa tumoração de paratireoide (3,7 cm) (Fig. 5.11).

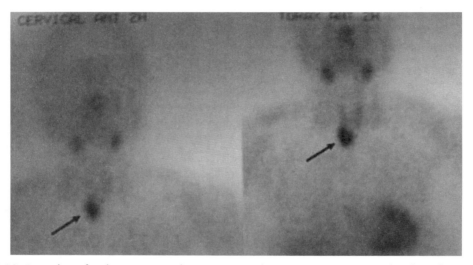

Fig. 5.10 A cintilografia das paratireoides com sestamibi mostrou captação tardia do radioisótopo à direita (setas), indicativa de tumor (adenoma ou carcinoma).

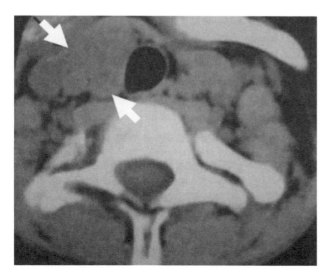

Fig. 5.11 Volumosa tumoração de paratireoide (3,7 cm) à TC (setas).

I – Com relação a este caso, analise os itens a seguir:

I – A possibilidade de adenoma paratireóideo de células oxifílicas deve ser considerada.
II – Carcinoma paratireóideo é a principal hipótese diagnóstica.
III – O PET-CT *scan* seria imprescindível na definição etiológica.
IV – Apenas o exame histopatológico consegue diferenciar, sem dificuldade, o adenoma do carcinoma paratireóideo.
   a) Apenas o item I está incorreto.
   b) Apenas os itens I e II estão corretos.
   c) Apenas o item III está incorreto.
   d) Somente os itens II e IV estão corretos.
   e) Apenas o item II está correto.

II – Qual(is) das manifestações da paciente favoreceria(m) a hipótese diagnóstica de carcinoma paratireóideo?

   a) Calcemia persistentemente > 15 mg/dL.
   b) Níveis de PTH > 1.000 pg/mL.
   c) Presença de massa cervical palpável.
   d) Apenas as opções "a" e "b" estão corretas.
   e) Todas as opções estão corretas.

Comentários:

Menos de 1% dos casos de HPTP é causado por carcinomas. Em cerca de 20 mil casos de HPTP, 89% resultaram de adenoma único, 5,7% de hiperplasia, 4% de adenoma duplo e 0,7% de carcinoma. Pacientes com carcinomas, em comparação àqueles com adenomas, costumam se apresentar com valores mais elevados de PTH e calcemia, bem como maior envolvimento ósseo e/ou renal. O diâmetro médio dos carcinomas na maioria das séries situa-se entre 3 e 3,5 cm, comparado com cerca de 1,5 cm para os adenomas. Por isso, 22% a 48% dos carcinomas são palpáveis, contra menos de 2% dos adenomas. Assim, o achado de tumor palpável é fortemente sugestivo da presença de carcinoma. Calcemia persistentemente > 14 mg/dL é também indicativa de carcinoma. No entanto, ocasionalmente, adenomas podem mimetizar as características clinicolaboratoriais dos carcinomas, sobretudo os raros adenomas de células oxifílicas. Tanto adenomas como carcinomas são mais frequentemente diagnosticados entre os 40 e os 65 anos de idade.

Muitas vezes, a diferenciação histopatológica entre adenoma e carcinoma é difícil, ocasionando erros diagnósticos, com descoberta do carcinoma apenas após o surgimento de metástases.

A paciente foi submetida à paratireoidectomia e o diagnóstico histopatológico foi de adenoma paratireóideo de células oxifílicas.

☑ **Respostas: (I) B e (II) E.**

Referências: 270, 271, 298 e 314.

■ CASO 25

Mulher de 68 anos de idade apresenta-se com osteoporose na coluna lombar e no fêmur (T-escore de –2,8 em L1-L4 e –3,4 no colo femoral). Ela tem gastrite e esofagite de refluxo e não tolerou a terapia oral com alendronato (70 mg/semana) e risedronato (35 mg/semana). As avaliações bioquímica (glicemia, cálcio, creatinina e fosfatase alcalina) e hormonal (função tireoidiana, 25-OHD e PTH) mostraram-se normais.

■ Qual dos tratamentos a seguir seria mais eficaz na redução do risco de fraturas osteoporóticas vertebrais e não vertebrais?

a) Ácido zoledrônico ou zoledronato (infusão anual de 5 mg EV).
b) Pamidronato (infusão trimestral de 30 mg EV).
c) Ibandronato (30 mg VO mensalmente).
d) Raloxifeno (60 mg/dia).
e) Existe mais de uma alternativa correta.

Comentários:

Ácido zoledrônico ou zoledronato (ZLN) é o mais potente dos bisfosfonatos. Foi demonstrado que uma única infusão anual de 5 mg EV, em comparação ao placebo, reduziu em 70% o risco para fraturas na coluna lombar e em 41% para fraturas no colo do fêmur em mulheres com idade entre 65 e 89 anos. Infusões de 30 mg de pamidronato propiciaram aumento significativo na DMO na coluna lombar e no colo do fêmur, mas não reduziram o risco de fraturas osteoporóticas.

Raloxifeno é um modulador seletivo do receptor estrogênico (SERM) que, a despeito do limitado aumento na DMO, em comparação ao placebo, reduziu significativamente a ocorrência de fraturas vertebrais (em cerca de 50%), o que não aconteceu em relação às fraturas não vertebrais. Resultados similares foram obtidos com o ibandronato.

☑ **Resposta: A.**

Referências: 302 e 315.

■ CASO 26

Uma mulher de 38 anos de idade procurou a assistência médica com queixas de câimbras nas pernas e parestesias nas mãos e periorais, além de fraqueza em membros inferiores e mialgias. Refere, também, amenorreia há cerca de 1 ano, bem como diminuição da libido e calores excessivos noturnos. Ao *exame físico*, apenas é digna de nota a presença do sinal de Trousseau.

Exames laboratoriais: glicemia = 82 mg/dL; cálcio total = 7,3 mg/dL (VR: 8,6-10,3); albumina = 3,8 g/dL (VR: 3,5-5,0); fósforo = 6,4 mg/dL (VR: 2,7-4,5); PTH = 8,2 pg/nL (VR: 15-65); TSH= 7,3 µUI/mL (VR: 0,30-5,0); T$_4$ livre = 0,9 ng/dL (VR: 0,7-1,8); anti-TPO = 262

Doenças Osteometabólicas   **233**

UI/mL (VR: < 35); prolactina = 20,2 ng/mL (VR: 2,8-29,2); estradiol = 18,4 pg/mL; LH = 20,8 UI/L; FSH = 43,3 UI/L; CS às 8 h = 15,2 µg/dL (VR: 5,0-25,0).

- **Sobre o tratamento do hipoparatireoidismo nesta paciente, analise os itens a seguir e opine:**
  I – Deve ser feito, preferencialmente, com carbonato de cálcio e vitamina D.
  II – Deve ser feito, preferencialmente, com carbonato de cálcio e calcitriol.
  III – O esquema terapêutico deve ser ajustado para manter a paciente assintomática e os níveis séricos do cálcio no limite superior da normalidade.
  IV – O esquema terapêutico deve ser ajustado para manter a paciente assintomática e elevar o cálcio sérico para valores no limite inferior da normalidade.
  V – A adição do PTH (1-84) permitiria a obtenção de uma calcemia mais estável e o emprego de menores doses de cálcio e calcitriol.
    a) Apenas os itens I e IV estão corretos.
    b) Apenas os itens II e IV estão corretos.
    c) Apenas os itens II e III estão corretos.
    d) Somente os itens I e IV estão incorretos.
    e) Somente os itens I e III estão incorretos.

Comentários:

A paciente tem síndrome poliglandular autoimune tipo 2, evidenciada pela presença de tireoidite de Hashimoto, falência ovariana precoce e hipoparatireoidismo (HPT).
É preferível que o tratamento do HPT seja feito com cálcio e calcitriol, uma vez que a conversão de 1,25(OH)$_2$D$_3$ em calcitriol está prejudicada pela deficiência de PTH. As doses devem ser ajustadas para aliviar os sintomas e alcançar os principais objetivos do manejo crônico do HPT, que incluem os seguinetes parâmetros bioquímicos: (a) cálcio sérico total no limite inferior da normalidade; (b) fósforo sérico na faixa normal alta; (c) excreção urinária de cálcio nas 24 h < 100 mg/dia; e (d) produto cálcio-fósforo < 55 mg^2/dL^2.
Estudos recentes têm enfatizado o papel do PTH (1-84) no tratamento do HPT, propiciando uma calcemia mais estável e a necessidade por doses menores de carbonato (ou citrato) de cálcio e calcitriol.

☑ **Resposta: E.**
Referências: 292, 297, 299 e 316.

- # CASO 27

Em uma mulher de 64 anos de idade foram diagnosticadas a forma assintomática do hiperparatireoidismo primário (HPTP) e a doença de Paget óssea (DPO), com comprometimento de escápula, tíbia e fêmur esquerdos, bem como crânio, pelve, esterno e pé direito (Fig. 5.12). A paciente não tem queixas de dores ósseas nem de redução da acuidade auditiva. Últimos *exames laboratoriais*: cálcio = 11,1 e 10,7 mg/dL (VR: 8,6-10,3); albumina = 4,3 g/dL (VR: 3,5-5,2); fosfatase alcalina = 361 UI/L (VR: 35-104); glicemia = 91 mg/dL (VR: 70-99); PTH = 163 pg/mL (VR: 15-65).

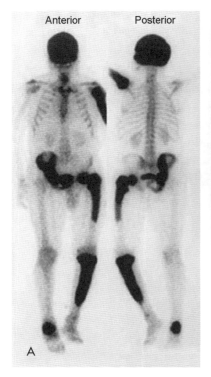
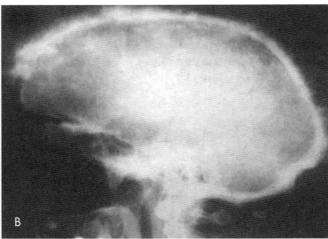

Fig. 5.12A. Cintilografia óssea mostrando captação aumentada do traçador (MDP-Tc99) em crânio, pelve, esterno, pé direito, bem como escápula, tíbia e fêmur esquerdos. **B.** Na radiografia do crânio observa-se o aspecto característico do crânio pagético. Note o predomínio de lesões blásticas e a hipertrofia da calota craniana.

■ **Qual seria a melhor conduta para este caso?**

a) Tratar a DPO com pamidronato (três cursos de 30 mg, EV).
b) Tratar a DPO com zoledronato (5 mg, EV).
c) Tratar a DPO com risedronato (35 mg/semana, VO).
d) Tratar a DPO com zoledronato e o HPTP com cirurgia.
e) Não tratar a paciente, uma vez que ela está assintomática.

Comentários:

A DPO deverá ser tratada quando houver sintomas ou quando atingir o crânio ou ossos de sustentação do corpo, mesmo em pacientes assintomáticos, como no presente caso.

O ácido zoledrônico ou zoledronato (ZLN) representa a primeira escolha no tratamento da DPO. Sua potência é superior à dos outros bisfosfonatos (BF) atualmente disponíveis (100 vezes mais potente que o pamidronato). Uma infusão endovenosa (EV) de 5 mg de ZLN durante 15 a 20 minutos propicia normalização da fosfatase alcalina sérica (FAS) em até 93% dos pacientes. Pacientes com resistência a outros BF no tratamento de DPO podem responder ao ZLN. A remissão da doença com ZLN é também mais duradoura, podendo atingir de 2 a 4 anos após uma única aplicação. Em estudo brasileiro, que avaliou 103 pacientes com DPO, observaram-se os seguintes percentuais de normalização da fosfatase alcalina (FA), de acordo com o agente utilizado: 45% com etidronato, 65% com alendronato, 70% com risedronato, 70% com pamidronato e 90% com ZLN (Griz et al., 2013).

Doenças Osteometabólicas

A DPO usualmente não cursa com hipercalcemeia, cuja presença deve, portanto, alertar para a possibilidade de concomitância de HPTP. Não está claro se há relação entre essas duas doenças, porém HPTP tem sido relatado em até 15% a 20% dos casos de DPO. Nessa situação, a correção do HPTP frequentemente leva à melhora dos sintomas ósseos da DPO e à redução na FA.

A melhor abordagem terapêutica para este caso seria, portanto, o tratamento da DPO com zoledronato e do HPTP com paratireoidectomia.

☑ **Resposta: D.**

Referências: 282 a 285.

■ CASO 28

Mulher de 55 anos de idade foi encaminhada pelo nefrologista com história de nefrolitíase recorrente e hipercalcemia. É hipertensa e faz uso de anlodipino (5 mg/dia) e ramipril (10 mg/dia). *Exame físico* sem anormalidades, exceto pelo achado de níveis pressóricos elevados (PA = 160 × 95 mmHg).

Exames laboratoriais: cálcio sérico = 10,9 e 10,8 mg/dL (VR: 8,6-10,2); albumina = 4,4 g/dL (VR: 3,5-5,2); creatinina = 0,9 mg/dL (VR: 0,7-1,3); *clearance* de creatinina = 88,2 mL/min/1,73 m^2 (VR: 75-129); 25-OHD = 15,6 ng/mL (VR: 30-100); PTH = 415 pg/mL (VR: 15-65); cálcio urinário = 340 mg/dia (VR: até 250).

Exames de imagem: a cintilografia com 99-Tc-sestamibi não mostrou imagem compatível com adenoma ou hiperplasia paratireóidea. A ultrassonografia (US) sugeriu a presença de adenoma paratireóideo único de 1,7 cm à direita. As radiografias simples de crânio, mãos e ossos longos tampouco mostraram alterações típicas do HPTP. A densitometria óssea revelou osteopenia em rádio 33% e colo do fêmur.

■ Com base nos dados mencionados, analise os itens a seguir e opine:

I – Em nosso meio, nefrolitíase é um achado raro em casos de HPTP.
II – A cintilografia negativa com ^{99m}Tc-sestamibi torna o diagnóstico de HPTP bastante improvável.
III – Um diurético tiazídico deve ser acrescentado ao esquema anti-hipertensivo.
IV – Paratireoidectomia não estaria indicada, considerando a discreta elevação do cálcio sérico e a ausência de osteoporose.
 a) Os itens II e IV estão corretos.
 b) Apenas o item III está correto.
 c) Somente o item IV está correto.
 d) Todos os itens estão incorretos.
 e) Apenas os itens I e II estão corretos.

Comentários:

O HPTP é a causa mais comum de hipercalcemia diagnosticada ambulatorialmente. Na atualidade, na maioria dos países, 80% a 90% dos pacientes com HPTP têm a forma assintomática da doença, enquanto cálculos renais são vistos em 15% a 20% e a doença óssea acomete menos de 5%. No Brasil e em outros países, como China, ainda é grande o número de pacientes com doença óssea ao diagnóstico. Entre 124 pacientes atendidos em um serviço no Recife, 47% se apresentaram sem sintomas relacionados com o HPTP, enquanto 25% cursaram com envolvimento ósseo grave e osteíte fibrosa cística, 25% com cálculos renais sem acometimento ósseo franco e 2%, síndrome neuropsiquiátrica típica.

Uma vez confirmado o diagnóstico de HPTP, a cintilografia com sestamibi é o exame mais sensível para localização pré-operatória das paratireoides. Em casos de adenomas, a positividade do exame é de 80% a 100%, na dependência do tamanho do tumor. Osteoclastomas ou tumores marrons podem também captar o tecnécio-99m sestamibi, simulando metástases. Da mesma maneira, a presença de um tumor marrom em esterno pode sugerir a presença de tecido paratireóideo funcionante ectópico no mediastino. Este achado pode, eventualmente, levar o paciente a uma exploração cirúrgica desnecessária do tórax. Outras causas potenciais de resultados falso-positivos incluem: nódulos tireoidianos, linfoma, metástases, doença de Paget óssea, sarcoidose e, até mesmo, a presença de marca-passo cardíaco.

Tumores paratireóideos não detectados pela cintilografia podem, eventualmente, ser detectados pela US, o que aconteceu no caso em questão, tendo sido visualizado um adenoma único à direita, o qual foi removido. Em casos de HPTP, cirurgia estará sempre indicada se houver nefrolitíase ou osteíte fibrose cística. Nas mãos de um cirurgião experiente em paratireoides, a cura cirúrgica do HPTP por adenoma ocorre em até 98% dos casos.

Diuréticos tiazídicos devem ser evitados em pacientes com HPTP devido ao risco de indução ou piora da hipercalcemia.

☑ **Resposta: D.**

Referências: 282 e 286.

■ CASO 29

Mulher de 43 anos de idade, residente em Recife, procurou o clínico geral com queixas de dores musculares progressivas. A paciente menstrua normalmente, não bebe nem faz uso crônico de nenhuma medicação, exceto suplementos vitamínicos, visto que se submeteu à derivação gástrica em Y de Roux (DGYR) há 3 anos. Refere que seu intestino funciona normalmente. Diz ainda que raramente vai à praia. Ao *exame físico*, nada digno de nota.

Exames laboratoriais: glicemia de jejum = 91 mg/dL; cálcio ionizado = 1,11 e 1,17 nmol/L (VR: 1,11-1,40); 25-OHD = 12,7 e 13,6 ng/mL (VR: 30-100); PTH = 82,15 e 77,13 pg/mL (VR: 15-65); função tireoidiana normal; anticorpos antigliadina e antiendomísio negativos.

■ Analise os itens a seguir e opine:

I – A paciente tem deficiência de vitamina D, exclusivamente em decorrência da limitada exposição solar.

II – Seu tratamento deve ser feito com suplementação oral de vitamina D_3 (1.000 a 2.000 UI/dia), por tempo indeterminado, para manter níveis séricos de 25-OHD > 30 ng/mL.
III – Seu tratamento inicial pode ser feito com suplementação oral de vitamina D_3 (6.000 a 10.000 UI/dia ou 50.000 UI/semana), objetivando-se níveis de 25-OHD > 30 ng/mL.
IV – O tratamento deve ser feito, de preferência, com calcitriol.
a) Todos os itens estão corretos.
b) Apenas os itens I e III estão corretos.
c) Apenas o item III está correto.
d) Somente os itens I e IV estão corretos.
e) Somente os itens III e IV estão corretos.

Comentários:

A hipovitaminose D tem se tornado endêmica em razão da inadequada ingestão oral de vitamina D, combinada ao uso de cremes de proteção solar, e é responsável por várias consequências deletérias à saúde, incluindo fraqueza muscular, fragilidade esquelética e múltiplas morbidades extraesqueléticas. No caso da paciente, a má absorção induzida pela DGYR seria uma causa adicional de deficiência de vitamina D.

A 25-OHD sérica é a forma mais estável da vitamina D. Sua dosagem constitui o melhor indicador da deficiência, insuficiência e toxicidade da vitamina D. Não há consenso em relação aos níveis séricos ideais da 25-OHD. A maioria dos especialistas define a deficiência de vitamina D como níveis de 25-OHD < 20 ng/mL, enquanto valores entre 20 e 29 ng/mL indicariam insuficiência e concentrações ≥ 30 ng/mL seriam ideais. No entanto, o Instituto de Medicina (IOM) dos EUA sugere nível sérico ideal a partir de 20 ng/mL, uma vez que 97,5% da população estariam protegidos contra queda e fraturas.

Usualmente, a osteomalácia se estabelece com níveis de 25-OHD muito baixos (< 10 ng/mL). No entanto, valores entre 10 e 20 ng/mL estão associados a HPTS e fraqueza muscular.

A dose usual de suplementação de vitamina D, preferencialmente na forma de vitamina D_3, é de 800 a 2.000 UI/dia. Em casos de deficiência ou insuficiência de vitamina D, a dose utilizada depende da faixa etária e do fator causal. Em algumas condições, como síndrome de má absorção secundária a doença celíaca, ressecção intestinal e cirurgia bariátrica, essa dose pode ser de 50.000 UI/semana.

☑ **Resposta: C.**

Referências: 317 a 319.

■ CASO 30

Em um paciente de 65 anos de idade com queixas de astenia e poliúria foi detectada hipercalcemia grave (cálcio sérico = 15,6 mg/dL; VR: 8,8-10,3), associada a valores baixos de PTH (8,2 pg/mL; VR: 15-65). O paciente referia ainda perda de 4 kg nos últimos 5 meses e tosse ocasional. Ele parou de fumar há 5 anos após mais de duas décadas de tabagismo. Os exames de imagem e a biópsia pulmonar confirmaram a presença de carcinoma broncogênico com múltiplas metástases ósseas (Fig. 5.13).

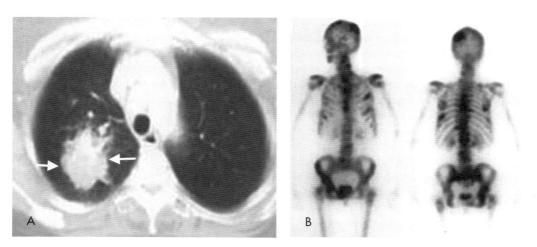

Fig. 5.13A. Carcinoma broncogênico de 4 cm no pulmão direito (*setas*). **B.** Múltiplas metástases ósseas (áreas de hipercaptação) à cintilografia.

■ **Para o tratamento da hipercalcemia grave neste paciente, avalie as afirmativas a seguir e opine:**

I – Infusão endovenosa (EV) de solução fisiológica (SF) a 0,9% + furosemida EV é a primeira conduta a ser tomada.
II – Após a infusão EV de pamidronato, a calcemia costuma cair rapidamente, atingindo valores normais dentro de 2 a 3 dias, na grande maioria dos pacientes.
III – O ácido zoledrônico (infusão de 5 mg EV em 15 minutos) é a conduta mais eficaz.
IV – Denosumabe é a melhor opção nos casos de hipercalcemia de malignidade refratária aos bisfosfonatos.
    a) Apenas a afirmativa I está incorreta.
    b) Apenas as afirmativas I e II estão corretas.
    c) Somente a afirmativa III está incorreta.
    d) Somente as afirmativas II e IV estão corretas.
    e) Apenas a afirmativa II está correta.

Comentários:

Num paciente com hipercalcemia grave, a prioridade inicial é corrigir a depleção de volume extracelular, que está sempre presente, utilizando-se SF a 0,9% (2 a 4 L/dia). O uso rotineiro da furosemida ou de outros diuréticos de alça para promover a calciurese pode exacerbar a depleção de volume extracelular se feito precocemente durante o tratamento. Por isso, e em virtude da disponibilidade de alternativas terapêuticas eficazes, a furosemida deve ficar reservada para os casos em que as medidas alternativas não corrijam a hipercalcemia, ou se houver risco de descompensação cardíaca pela infusão da SF.

Em razão de sua maior potência, o ácido zoledrônico ou zoledronato (ZLN) é o bisfosfonato de escolha no manejo da hipercalcemia grave associada a metástases ósseas. Estudos recentes têm sugerido que o denosumabe (anticorpo monoclonal humano para o ligante do receptor de ativação nuclear kappa B [RANKL]) é bastante eficaz em casos de hipercalcemia de malignidade ou hipercalcemia do carcinoma paratireóideo refratária ao tratamento com pamidronato ou ZLN.

☑ **Resposta: A.**

Referências: 320 e 321.

Distúrbios Gonadais 6

Fabiano Marcel Serfaty, Luiz Augusto Casulari, Amanda Athayde, Lucio Vilar,
Lucília Domingues C. Motta, Paulo Augusto C. Miranda, Fábio Moura,
Viviane Canadas, André M. Faria, Madson Q. Almeida, Vinícius L. Câmara,
Giulliana N. Guimarães, Jucimar Brasil de Oliveira & Ricardo A. Oliveira

■ CASO 1

Mulher de 58 anos de idade, menopausada há 4 anos, procurou o médico sobretudo em razão de importante redução da libido. À paciente foi inicialmente prescrita uma medicação contendo 1 mg de estradiol e 10 mg de didrogesterona (Femoston® 1/10), sem resposta satisfatória. Em seguida, ela foi medicada com a combinação de estradiol (1 mg/dia) e progesterona natural micronizada (100 mg/dia) por 6 meses, sem que tenha havido melhora em suas queixas.

Exames laboratoriais: glicemia = 88 ng/mL; lipídios, prolactina (PRL), TSH, T_4 livre (T_4L), testosterona e globulina ligadora dos hormônios sexuais (SHBG) normais; FSH = 45 UI/L; estradiol = 17,2 pg/mL.

■ Entre as opções terapêuticas a seguir, qual seria a mais apropriada?

a) Associar testosterona em baixa dose.
b) Estradiol + drospirenona.
c) Estradiol (2 mg/dia) e progesterona natural micronizada (100 mg/dia).
d) Tibolona (2,5 mg/dia).
e) Existe mais de uma alternativa correta.

Comentários:

A libido, na mulher, é muito complexa e multifatorial. Muitas vezes, acreditamos ser menopausa a responsável pela diminuição da libido. Contudo, se formos relacionar a libido a níveis de testosterona, veremos que a queda desta acontece progressivamente desde os 40 anos de idade e não se acentua com a menopausa. Isso se deve ao fato de que os ovários, apesar de perderam a capacidade de produzir estrogênios, ainda produzem androgênios, em decorrência da estimulação da teca pelo LH elevado.

Pensando única e exclusivamente do ponto de vista hormonal, esta paciente recebeu inicialmente uma boa reposição estrogênica, por meio do Femoston® 1/10, mas a resposta não foi satisfatória; consequentemente, é possível que a prescrição de testosterona possa aumentar sua libido.

Progestogênios com ação androgênica, como a tibolona, podem agir para a melhora da libido, porém, diferentemente da testosterona, exercem uma ação proliferativa sobre as células das mamas, aumentando a incidência de câncer. Portanto, não devem ser usados com este objetivo.

Assim, a melhor conduta para este caso seria o uso não oral da testosterona, em doses fisiológicas e pelo tempo em que estiver exercendo efeitos positivos, clínicos e laboratoriais. As desvantagens da reposição da testosterona estão relacionadas com as doses extrafisiológicas, com consequente androgenização indesejada.

Vale a pena chamar a atenção, também, para os seguintes fatos: (1) o uso da testosterona deve ser feito em mulheres adequadamente estrogenizadas; (2) muitas vezes, o uso incorreto do estradiol percutâneo pode propiciar uma estrogenização insuficiente.

☑ **Resposta: A.**

Referências: 322 e 325.

■ CASO 2

Mulher de 60 anos de idade, menopausada há 8 anos, vem em uso de terapia de reposição hormonal (TRH) nos últimos 5 anos. Nesse período, foi medicada com a combinação de estradiol e progestogênios, em esquemas variados. No momento, encontra-se em uso de esquema contínuo de TRH, que envolve a tomada diária de estradiol (1 mg/dia) e didrogesterona (5 mg/dia) (Femoston® Conti), sem apresentar nenhuma queixa relacionada com sintomas vasomotores ou na esfera sexual. A paciente não é hipertensa ou diabética, nem tem antecendentes familiares de câncer de mama. Os exames bioquímicos e a função tireoidiana estão normais.

■ Qual a melhor conduta para este caso?

a) Suspender o tratamento devido ao maior risco de câncer de mama quando a duração da TRH excede os 5 anos.
b) Manter o tratamento atual.
c) Substituir a didrogesterona pela progesterona natural micronizada.
d) Substituir o estradiol oral pelo estradiol em gel.
e) Existe mais de uma alternativa correta.

Comentários:

O ideal é que a TRH seja usada enquanto houver benefícios e ausência de contraindicações. Seu uso por 5 anos, no máximo, foi motivado pela observação de aumento da incidência de câncer de mama em usuárias de progestogênios derivados de androgênios e/ou com ação glicocorticoide-símile (p. ex., acetato de medroxiprogesterona), o que não é o caso desta paciente. De fato, isso não é observado quando se usa didrogesterona ou progesterona natural em usuárias com útero íntegro.

O esquema cíclico da TRH é o mais fisiológico, garantindo melhor proteção uterina e menos tempo de uso de um progestogênio. No entanto, como as mulheres resistem a manter as menstruações, o uso em doses menores de didrogesterona ou progesterona natural, continuamente, não tem sido acompanhado de complicações.

Classicamente, tem se dado preferência à via percutânea para o uso do estradiol, visando minimizar o risco de complicações como hipertensão, hipertrigliceridemia e tromboembolismo. Contudo, esta paciente não apresenta contraindicações ao uso oral do estradiol e, portanto, poderíamos mantê-lo. Muitas vezes, apesar de oferecermos a opção da via percutânea para o uso do estradiol em gel, as pacientes acreditam ser mais prática a tomada de um único comprimido diário.

Não há indicação para a troca do didrogesterona pela progesterona natural micronizada, visto que ambas não se correlacionam com aumento na incidência de câncer de mama; ademais, a didrogesterona está sendo bem tolerada.

☑ **Resposta: B.**
Referências: 323 a 326.

■ CASO 3

Uma mulher de 33 anos de idade procura o endocrinologista por história de amenorreia secundária há 5 anos. Dois anos antes da consulta, ela havia notado aparecimento de acne e hirsutismo, além de progressivo aumento da massa muscular, clitoromegalia e engrossamento da voz, sendo estes sinais confirmados ao exame físico, com escore de hirsutismo de 9 pela escala de Ferriman-Gallwey. A paciente negou veementemente ser usuária de esteroides anabolizantes e/ou suplementos nutricionais para aumento do desempenho físico e ganho de massa muscular.

Exames laboratoriais: LH = 0,3 UI/L; FSH < 1,0 UI/L; testosterona total = 1.200 ng/dL (VR: até 98); SHBG = 43 nmol/L (VR: 22-130); testosterona livre calculada > 640 pmol/L (VR: 2-45); androstenediona = 4,1 ng/mL (VR: 0,6-2,9); sulfato de deidroepiandrosterona (DHEA-S) = 1.620 ng/mL (VR: 988-3.400).

Exames de imagem: a tomografia computadorizada (TC) de abdome não revelou alterações nas glândulas adrenais e a ultrassonografia (US) transvaginal evidenciou anel periférico anecoico bilateral circundando área ecogênica central; o ovário direito media 1,5 × 0,9 × 2,1 cm (volume de 1,6 cm³) e o esquerdo, 3,1 × 1,6 × 2,8 cm (volume de 7,9 cm³).

- **Considerando o diagnóstico mais provável para o caso, analise as afirmativas a seguir, referentes ao diagnóstico diferencial das síndromes hiperandrogênicas:**

    I – A síndrome de ovários policísticos (SOP) é a causa mais comum de hiperandrogenismo feminino, mas níveis de testosterona total > 200 ng/dL e síndrome virilizante afastam este diagnóstico.
    II – Níveis muito elevados de androgênios e presença de sinais progressivos de virilização devem sempre levantar a suspeita para a possibilidade de hiperandrogenismo de origem tumoral.
    III – Tumores ovarianos virilizantes são raros (< 0,5% das causas de hiperandrogenismo), sendo frequentemente de difícil visualização na US transvaginal e, ocasionalmente, até mesmo no intraoperatório.
    IV – Tumores do córtex da suprarrenal deverão ser suspeitados diante de quadro de virilização, quando houver achado na imagem de nodulação ou massa nessa topografia, e invariavelmente cursam com níveis muito elevados de DHEA-S.
    a) Somente a afirmativa IV está correta.
    b) Apenas as afirmativas II e III estão corretas.
    c) Apenas a afirmativa I está correta.
    d) Somente a afirmativa III está correta.
    e) Somente a afirmativa I é incorreta.

Comentários:

Chama a atenção, neste caso, a apresentação clínica e laboratorial de um hiperandrogenismo proeminente. Níveis muito elevados de androgênios em mulheres, principalmente se associados a quadro clínico de virilização, devem sempre levar à suspeita de tumor secretor de androgênios, seja de origem adrenal ou ovariana. Há ainda a descrição de tumores virilizantes ectópicos, mas estes são de frequência bastante rara. A SOP é, de fato, a causa mais comum de hiperandrogenismo, representando mais de 70% de todas as causas. Em sua grande maioria, as mulheres se apresentam clinicamente com quadro de hirsutismo e irregularidade menstrual, mas casos mais graves podem cursar com síndrome virilizante de instalação mais lenta, de difícil diagnóstico diferencial com os casos de etiologia tumoral. Casos mais proeminentes também podem cursar com níveis de testosterona consideravelmente elevados e, na faixa de 150 a 400 ng/dL, pode haver grande sobreposição entre SOP e tumores virilizantes. Outro dado importante a ser mencionado é que níveis de testosterona total < 200 ng/dL também não têm poder discriminatório suficiente para excluir a presença de um tumor secretor de androgênios. Na realidade, a apresentação clínica de virilização, especialmente quando rapidamente progressiva, é um norteador fundamental da busca desse diagnóstico. Embora não seja descrito um corte na literatura, em nossa experiência e conhecimento, níveis extremamente elevados de testosterona total (p. ex., > 500 ng/dL são muito sugestivos de origem tumoral, sendo, obviamente, sempre importante afastar uso exógeno.

Os tumores ovarianos virilizantes são realmente muito raros, sendo os subtipos histológicos de Sertoli-Leydig e Leydig os mais comuns na menacme e na menopausa, respectivamente. Os tumores de Sertoli-Leydig mais comumente podem apresentar massas anexiais palpáveis e facilmente visíveis aos exames de imagem, enquanto os tumores de Leydig frequentemente se apresentam com nódulos pequenos, muitas vezes passando despercebidos nos exames radiológicos. Achados inespecíficos de assimetria entre um ovário e outro podem, ocasionalmente, ser descritos. Esses tumores podem ser tão pequenos (subcentimétricos) que algumas vezes podem ser invisíveis, até mesmo ao olho do cirurgião no intraoperatório.

Outros métodos de localização topográfica já empregados com sucesso em alguns relatos de casos foram ressonância magnética (RM) de pelve e o FDG-PET-CT *scan*, porém os dados ainda são limitados. Cateterismo de veias ovarianas com coleta seletiva de androgênios também é um método proposto por alguns para localização de tumores ocultos. Contudo, trata-se de um procedimento tecnicamente difícil, que envolve riscos potenciais e exige um radiologista intervencionista extremamente capacitado e experiente.

Tumores adrenocorticais secretores de androgênios frequentemente se apresentam com massas grandes à TC do abdome, sendo o diagnóstico relativamente simples. A presença de hipercortisolismo e/ou níveis muito elevados de DHEA-S são bastante sugestivos dessa etiologia, porém não são obrigatórios, já que esses achados podem estar ausentes em pacientes com esse diagnóstico.

☑ **Resposta: B.**
Referências: 327 e 328.

■ CASO 4

Mulher de 50 anos de idade, IMC de 24,8 kg/m², com sintomas progressivos de déficit estrogênico (fogachos noturnos frequentes, insônia, fadiga física e psíquica). Não há história familiar de câncer de mama ou doença cardiovascular. Histerectomia há 2 anos devido a miomas múltiplos.

Exames laboratoriais: LH = 23,5 UI/L; FSH = 43,2 UI/L; estradiol = 22 pg/mL; PRC e função tireoidiana normais; glicemia = 96 mg/dL; triglicerídeos = 325 mg/dL; LDL-colesterol (LDL-c) = 124 mg/dL; densitometria óssea com osteopenia na coluna lombar.

■ Qual a melhor opção terapêutica para esta paciente?

a) Estradiol transdérmico diário e progesterona natural micronizada, VO, durante 7 a 10 dias, mensalmente.
b) Contraceptivo oral contínuo.
c) Estradiol transdérmico contínuo.
d) Estrogênios conjugados + medroxiprogesterona (5 dias ao mês).
e) Estradiol oral contínuo.

Comentários:

Como a paciente previamente se submetera a uma histerectomia, não há a necessidade de associar o progestogênio para minimizar o risco de hiperplasia ou câncer endometrial.

Levando em conta que a paciente tem hipertensão e hipertrigliceridemia, a estrogenioterapia transdérmica é preferível à oral, a qual estimula a produção hepática de triglicerídeos e de angiotensinogênio (contribuindo para elevação da pressão arterial [PA]).

☑ **Resposta: C.**
Referências: 323 e 325.

■ CASO 5

Mulher de 51 anos de idade procura o ambulatório de endocrinologia, pois acredita ter algum problema hormonal. Relata que há cerca de 1 ano e meio não menstrua e vem se sentindo mais nervosa, apresentando labilidade emocional importante. Relata que oscila entre períodos de irritabilidade e tristeza, o que vem ocasionando, inclusive, conflitos com seu esposo e filhos. Vem notando, ainda, diminuição importante da libido, além de dispareunia, e diz que seu sono é muito prejudicado em razão de ondas de calor que a importunam quase que diariamente. Estas tendem a ocorrer durante o período noturno e predominam na região de tronco e face, durando cerca de segundos a poucos minutos. Nega outras comorbidades, como diabetes melito e hipertensão.

Seus *exames laboratoriais* não revelam anormalidades, exceto hipercolesterolemia (LDL-c = 180 mg/dL), estradiol baixo (14 pg/mL) e elevação do FSH (52 UI/L).

■ Com relação a este caso, analise os itens a seguir e opine:

I – Trata-se de sintomas clássicos relacionados com a síndrome climatérica, havendo indicação formal de terapia hormonal da menopausa (THM).

II – Com base apenas na história clínica e nos níveis séricos de FSH, é possível estabelecer o diagnóstico de síndrome climatérica.

III – Em pacientes com hipercolesterolemia, a via oral tem como vantagem sobre a via não oral o fato de promover elevação do HDL-c e redução do LDL-c e da liproteína (a).

IV – Em mulheres não histerectomizadas com indicação de TRH, o estrogênio não deve ser reposto isoladamente em razão do risco de hiperplasia endometrial.

a) Apenas os itens II e III estão corretos.
b) Apenas os itens I e IV estão corretos.
c) Apenas os itens I, II e III estão corretos.
d) Todos os itens estão corretos.
e) Apenas os itens II, III e IV estão corretos.

Comentários:

A síndrome climatérica é composta por uma miríade de sintomas e acomete boa parte das mulheres. Alteração de humor, labilidade emocional, alteração do sono, ressecamento vaginal, dentre outros, interferem de maneira significativa na qualidade de vida dessas mu-

Distúrbios Gonadais   247

lheres. História clínica detalhada e determinação dos níveis séricos de FSH são suficientes para o diagnóstico. A via oral só é preferida em relação à via não oral na presença de hipercolesterolemia, uma vez que promove redução dos níveis de LDL-c. É válido lembrar, no entanto, que esta via promove aumento de triglicerídeos, de fatores de coagulação e da viscosidade da bile (favorecendo colelitíase). O uso de estrogenioterapia isolada por mulheres não histerectomizadas, por 10 anos ou mais, aumenta em 10 vezes o risco de carcinoma de endométrio, o que pode ser evitado mediante a associação de um progestogênio durante, no mínimo, 10 dias ao mês.

☑ **Resposta: D.**
Referências: 323 a 325.

Ainda em relação a este caso clínico, o endocrinologista optou pela prescrição de THM, acreditando que os benefícios sobrepujavam possíveis riscos no caso em questão.

■ **Em relação à THM, é correto afirmar que:**

I – A THM continua sendo a terapia de escolha para os sintomas relacionados com a menopausa, e seus benefícios atingem o máximo quando é iniciada na perimenopausa.
II – Ressecamento vaginal e dispareunia raramente respondem ao uso tópico de estrogênios.
III – A tibolona é considerada uma terapia alternativa de THM, com a vantagem de melhorar a libido e não aumentar o risco de câncer de mama.
IV – As indicações clássicas para a prescrição de testosterona na mulher são queixas na esfera sexual, como redução de libido e prazer sexual.
   a) Apenas os itens I e II estão corretos.
   b) Apenas os itens I e III estão corretos.
   c) Apenas os itens I e IV estão corretos.
   d) Todos os itens estão corretos.
   e) Apenas os itens II e III estão corretos.

Comentários:

A THM continua, de fato, sendo a terapêutica de escolha para os sintomas menopausais. Sua segurança depende da boa indicação, do monitoramento e da individualização do tratamento. Seus benefícios são máximos quando iniciada na perimenopausa, aproveitando o que chamamos de "janela de oportunidade". Muitas vezes, as alterações tróficas, como ressecamento vaginal, podem ser tratadas com sucesso com o uso tópico de estrogênios. A tibolona é um metabólito sintético cujos metabólitos exercem atividade estrogênica, progestogênica e androgênica. Em razão de sua atividade androgênica, pode melhorar a libido. Tem como inconveniente maior o fato de induzir ganho de peso e reduzir o HDL-c. Além disso, devido às suas propriedades estrogênicas, exerce ação proliferativa sobre células das mamas, aumentando potencialmente a incidência de câncer. No estudo Million

Women Study (MWS), o risco relativo de câncer de mama com estrogênios conjugados equinos (ECE) ou estradiol (E2) foi maior quando um progestogênio foi adicionado, tanto sequencial como continuamente, sem considerar o tipo de progestogênio. O risco de câncer de mama associado à tibolona foi menor que o risco associado à THM combinada estrogênio-progestogênio, mas maior que o risco associado ao tratamento com estrogênio isolado. As indicações clássicas e previamente estabelecidas para a prescrição de testosterona na mulher são as queixas na esfera sexual. Existem evidências, ainda, de que possa promover aumento de massa óssea e força muscular em mulheres.

☑ **Resposta: C.**

Referências: 322 a 325.

■ CASO 6

Mulher estava em avaliação para infertilidade havia 10 meses. A menarca ocorreu aos 12 anos de idade e os catamênios posteriores ocorreram com atrasos de até nove meses. Continuou com essas queixas até os 18 anos de idade associadas a hirsutismo e acne. Teve diagnóstico de SOP e tomou anticoncepcional hormonal oral (acetato de ciproterona e etinilestradiol) por muitos anos. Em todas as ocasiões em que suspendeu seu uso, voltou a apresentar alterações menstruais. Aos 28 anos de idade, interrompeu o contraceptivo oral com o objetivo de engravidar. Ficou em amenorreia por 5 meses e desenvolveu galactorreia. As dosagens de PRL em duas ocasiões foram: 76,3 e 87,2 ng/mL (valor normal < 27 ng/mL). A RM da sela túrcica com contraste mostrou microadenoma de hipófise medindo 7 × 4 mm. Usou cabergolina (CAB) 0,5 mg/semana por 5 meses, e a PRL caiu para 22,2 ng/mL. Como não engravidou, parou de usar CAB e reiniciou o anticoncepcional. Aos 33 anos de idade, retornou o projeto de engravidar. A PRL estava em 73,5 ng/mL e o tumor da hipófise apresentava as mesmas características anteriores. Foi-lhe prescrita CAB (0,5 mg/semana), a PRL manteve-se em torno de 23 ng/mL e a paciente não menstruou. A dose foi aumentada para 1,0 mg por semana e a PRL reduziu-se para 9,5 ng/mL, mas a paciente continuou sem menstruar.

■ Qual seria a melhor conduta neste caso?

a) Indicar cirurgia do tumor de hipófise porque a paciente tem resistência à CAB.
b) Aumentar a dose de CAB para 2,0 mg/semana.
c) Associar a metformina (1.500 mg/dia) à CAB.
d) Indicar inseminação intrauterina.
e) Voltar ao uso de anticoncepcional, para suspendê-lo alguns meses depois, de modo a regularizar o ciclo menstrual.

Comentários:

A paciente tem história compatível com a SOP: menarca na idade correta, alterações menstruais, acne e hirsutismo. Em mulheres com SOP, os ACO são úteis para melhorar a irregularidade menstrual (opção mais eficaz) e o hirsutismo. Contudo, eles podem determinar elevação da pressão arterial (PA), hipertrigliceridemia, redução da libido (caso se empregue um progestogênio com ação antiandrogênica, como o acetato de ciproterona) e tromboembolismo. Neste contexto, o tratamento mais fisiológico seria a metformina, que melhora a RI e reduz a glicemia, além de poder restaurar a ciclicidade menstrual e induzir a ovulação. No entanto, é importante lembrar que seu efeito sobre o hirsutismo é mínimo e sua habilidade em melhorar as alterações menstruais e restaurar a fertilidade é inferior à dos ACO e do acetato de clomifeno, respectivamente.

Tradicionalmente, a SOP tem sido incluída como uma das possíveis causas de hiperprolactinemia. No entanto, estudos recentes têm mostrado, à luz dos melhores recursos diagnósticos atualmente disponíveis, que a maioria das mulheres com SOP e hiperprolactinemia apresenta uma causa adicional para a elevação da PRL, seja tumores hipofisários, seja macroprolactinemia. Além disso, a hiperprolactinemia *per se* leva à anovulação crônica e à imagem de ovários policísticos à US, idêntica àquela vista na SOP.

No nosso caso, além de SOP, a paciente tinha um microprolactinoma. Ela somente restaurou a ciclicidade menstrual e a ovulação quando passou a usar a metformina (1.500 mg/dia) para o tratamento da SOP e a CAB (1,0 mg/semana) para tratar o microprolactinoma.

☑ **Resposta: C.**

Referências: 329 e 330.

■ CASO 7

Homem de 27 anos de idade procurou assistência médica em razão de dor testicular, intermitente, exacerbada pelo esforço físico e evacuatório. Negava micropênis ou criptorquidia ao nascimento, atraso no desenvolvimento puberal e diminuição da libido. Negava, também, comorbidades ou uso crônico de medicamentos, etilismo, trauma ou cirurgias testiculares e quimioterapia prévia. Ignorava história pregressa de orquite viral.

A US de bolsa escrotal revelou testículos tópicos, atróficos (testículo direito com 1,7 × 0,6 × 1,2 cm e testículo esquerdo com 1,7 × 0,7 × 1,1 cm), contornos irregulares e ecotextura heterogênea, com focos hiperecoicos de permeio (calcificações) em projeção do mediastino e na periferia. Ausência de varicocele.

Exames laboratoriais: testosterona = 173 ng/dL (VR: 280-800); FSH = 40,9 mUI/mL (VR: 1,5-12,4); LH = 26,9 mUI/mL (VR: 1,7-8,6); PRL = 46,6 ng/mL (VR: 2,0-15,2). Espermogramas, coletados em 3 dias não consecutivos, não continham espermatozoides na material examinado.

■ Qual seria a conduta inicial na definição etiológica do quadro?

a) RM da sela túrcica.
b) Pesquisa de macroprolactina.
c) Teste terapêutico com agonista dopaminérgico.
d) Cariótipo.
e) Biópsia testicular.

Comentários:

Este paciente apresenta comprometimento das duas principais funções testiculares: a produção de testosterona e a de espermatozoides. Em virtude da concomitante elevação das gonadotrofinas, pode ser realizado o diagnóstico funcional de hipogonadismo primário ou hipergonadotrófico. O hipogonadismo primário resulta de distúrbios congênitos ou adquiridos. Entre as causas congênitas, destacam-se distúrbios cromossômicos, dos quais o mais comum é a síndrome de Klinefelter (SKF). Dada a variabilidade fenotípica da SKF, recomenda-se que seja realizado um cariótipo em todos os pacientes com hipogonadismo hipergonadotrófico.

Hiperprolactinemia leve tem sido relatada em séries de pacientes com SKF. Apesar de algumas hipóteses terem sido levantadas para explicar a hiperprolactinemia, sua etiologia permanece indefinida.

☑ **Resposta: D.**
Referências: 331 e 332.

■ CASO 8

Mulher de 41 anos de idade, com antecedente de hipotireoidismo primário em uso irregular de levotiroxina (L-T$_4$), refere história de irregularidade menstrual desde os 24 anos de idade. Há aproximadamente 5 anos, encontra-se em amenorreia. Menarca aos 12 anos de idade. Apresentava ciclos menstruais regulares até o início do quadro atual. Nega outras comorbidades além do hipotireoidismo.

Ao *exame físico*: peso = 60,6 kg; altura = 1,54 m; índice de massa corporal (IMC) = 25,5 kg/m^2; tireoide aumentada de volume e de aspecto lobulado. Sem acne ou hirsutismo.

Exames laboratoriais: glicemia = 87 mg/dL; colesterol total = 253 mg/dL; HDL-c = 54 mg/dL; triglicerídeos = 260 mg/dL; creatinina = 0,6 mg/dL; TSH = 12,65 µUI/mL (VR: 0,3-5); T$_4$L = 1,06 ng/dL (VR: 0,7-1,8); anticorpos antitireoperoxidase (anti-TPO) = 364 (VR: < 35); FSH = 81,42 UI/L; LH = 33,86 UI/L; estradiol = 13,3 pg/mL; PRL = 64 ng/mL (VR: 2,8-19,2).

US tireoidiana: glândula aumentada de volume difusamente com ecotextura sólida e heterogênea. Sem evidência de imagens nodulares sólidas ou císticas. US pélvica: útero e ovários de aspecto atrófico.

■ Qual seria a provável etiologia para o hipogonadismo desta paciente?

a) Síndrome dos ovários policísticos.
b) Falência ovariana precoce de causa autoimune.
c) Hiperprolactinemia.
d) Gonadotrofinoma.
e) Deficiência da 17α-hidroxilase.

Comentários:

A falência ovariana precoce (FOP), também conhecida como menopausa prematura, é caracterizada por amenorreia, elevação de gonadotrofinas hipofisárias e deficiência dos esteroides sexuais, ocorrendo antes dos 40 anos de idade.

Distúrbios Gonadais

> O diagnóstico é confirmado ao se demonstrar hipogonadismo hipergonadotrófico com pelo menos duas dosagens de FSH > 40 mUI/L, em ocasiões separadas com, pelo menos, 1 mês de intervalo. Avaliar a função tireoidiana e os níveis de PRL é recomendável para o diagnóstico diferencial de amenorreia.
> FOP de causa autoimune corresponde a cerca de 20% dos casos de FOP. Seu diagnóstico é relativamente difícil e baseado na exclusão de outras causas conhecidas de FOP, além da presença de um ou mais critérios para doenças autoimunes (associação com outras doenças autoimunes, autoanticorpos circulantes, evidência histológica de ooforite linfocítica, marcadores imunogenéticos, recuperação da função ovariana após terapia imunossupressiva).
> A autoimunidade tireoidiana é a alteração autoimune mais prevalente (14% a 27%) associada à FOP.

☑ **Resposta: B.**

Referências: 333 e 334.

■ CASO 9

Homem de 60 anos de idade, obeso, portador de diabetes melito tipo 2 e dislipidemia, queixa-se que há cerca de 1 ano vem apresentando falta de energia, diminuição de libido e disfunção erétil. Sua esposa diz que ele não é mais o mesmo e acredita que ele se encontra deprimido. Vem apresentando, ainda, alteração de humor e diminuição da capacidade de concentração, e acredita estar perdendo massa muscular. Durante avaliação endócrina inicial, a única alteração hormonal encontrada foram níveis de testosterona total de 190 ng/dL (VR: 240-850). Diante da confirmação de tal alteração hormonal num momento subsequente, o endocrinologista aventou a possibilidade de *disfunção androgênica do envelhecimento masculino (DAEM)*.

■ Analise os itens a seguir e opine:

I – Antes de firmar o diagnóstico de DAEM, é fundamental a confirmação de níveis baixos de testosterona num segundo momento.
II – Níveis inequivocamente baixos de testosterona são suficientes para o diagnóstico de DAEM.
III – A dosagem de SHBG é importante para o cálculo da testosterona livre e é fundamental em situações em que possa haver alterações dos níveis desta proteína de ligação.
IV – Envelhecimento, diabetes melito e obesidade são condições que podem causar diminuição dos níveis séricos de SHBG.
   a) Apenas a alternativa I está correta.
   b) Apenas as alternativas II e III estão corretas.
   c) Apenas as alternativas I e III estão corretas.
   d) Todas as alternativas estão corretas.
   e) Não existe alternativa correta.

Comentários:

O hipogonadismo de início tardio (DAEM) se refere ao declínio dos níveis de testosterona para valores persistentemente baixos, obrigatoriamente na presença de sinais e sintomas de deficiência androgênica. Trata-se de um tipo misto de hipogonadismo, causado por disfunção tanto nos testículos (diminuição do número de células de Leydig e de sua sensibilidade ao LH/FSH) como na hipófise (diminuição no número e na intensidade dos pulsos de LH). Diante de situações em que haja alterações dos níveis de SHBG, é importante a dosagem desta última para o cálculo da testosterona livre. Hiperestrogenismo, deficiência androgênica, envelhecimento e hipertireoidismo são exemplos de condições que promovem elevação da SHBG. Por outro lado, obesidade, diabetes melito e hipotireoidismo são exemplos de condições que promovem redução dos níveis da SHBG.

☑ **Resposta: C.**
Referência: 335.

Ainda em relação a este caso clínico, após discussão dos possíveis benefícios relacionados com a reposição androgênica, optou-se por sua introdução. O paciente apresentou melhora importante de todos os sintomas listados, em especial aqueles relacionados com a esfera sexual.

- **Segundo as recentes diretrizes da Endocrine Society, não se recomenda a reposição de testosterona nas seguintes condições:**

  I – Câncer de mama ou próstata.
  II – Hematócrito > 50%.
  III – Nódulo prostático sem avaliação urológica adicional.
  IV – PSA > 4 ng/mL ou > 3 ng/mL em indivíduos com alto risco para câncer de próstata, como negros ou aqueles com história familiar deste tipo de câncer.
  V – Hipertrofia prostática benigna com escore de sintomas do International Prostate Symptom Score (IPSS) > 19.
  a) Todas as alternativas estão incorretas.
  b) Apenas as alternativas I e II estão corretas.
  c) Apenas as alternativas I e III estão corretas.
  d) As alternativas I, II e III estão corretas.
  e) Todas as alternativas estão corretas.

Comentários:

Todas as alternativas listadas representam contraindicação à terapia de reposição androgênica (TRA). Além disso, tampouco se recomenda TRA em indivíduos que desejem fertilidade, bem como naqueles com hiperviscosidade, apneia do sono não tratada e insuficiência cardíaca grave não compensada.

☑ **Resposta: E.**
Referência: 335.

■ CASO 10

Homem de 42 anos de idade, portador de obesidade e diabetes tipo 2, chega à consulta com endocrinologista acompanhado de sua esposa. Relatam estar há 2 anos tentando engravidar, sem sucesso. Sua esposa informa que já engravidou previamente, porém provocou aborto. Relata, ainda, que sua investigação ginecológica descartou qualquer tipo de problema. Por isso, decidiram procurar seu endocrinologista para investigação de infertilidade masculina.

■ Com base nestes dados, analise os itens a seguir e opine:

I – O exame do sêmen constitui o aspecto mais importante da investigação de um homem infértil.
II – A coleta deve ser realizada após 3 a 7 dias de abstinência sexual.
III – A concentração normal de espermatozoides situa-se em 15 milhões/mL, embora homens com contagem mais baixa possam ser férteis.
IV – Em casos nos quais a avaliação endócrina está indicada, a rotina inclui a dosagem de testosterona, LH, FSH e PRL.
    a) Somente a alternativa I está correta.
    b) Apenas a alternativa II está correta.
    c) Apenas as alternativas I e III estão corretas.
    d) Todas as alternativas estão corretas.
    e) Todas as alternativas estão incorretas.

Comentários:

Além das alternativas listadas, é válido ressaltar que a avaliação endócrina está indicada nas seguintes situações: concentração de espermatozoides < 10 milhões/mL, disfunção erétil, hipospermia (volume < 1 mL) ou sinais e sintomas de hipogonadismo.

☑ **Resposta: D.**
Referência: 336.

■ CASO 11

Homem de 41 anos de idade, negro, natural do Rio de Janeiro, procurou o ambulatório de Andrologia com as queixas de "queda de pelos", afinamento da voz, disfunção erétil e redução da libido, com piora nos últimos 10 anos. Relatava início dos sinais puberais aos

12 anos de idade, com surgimento dos pelos pubianos e axilares em pequena quantidade, sem desenvolvimento de pelos faciais e pequeno aumento do pênis, sem crescimento dos testículos. Presença de ginecomastia bilateral. Em relação à estatura, informou que tinha estatura próxima à das irmãs e inferior à dos irmãos e do pai.

Ao *exame físico*, apresentava fácies atípicas, biótipo brevilíneo com distribuição de gordura tipo androide, fâneros escassos em tronco e membros e pelos faciais ralos e finos. Estatura abaixo do percentil 3 para homens de acordo com a curva do National Center for Health Statistics e ausência de hábito eunucoide. Genitália externa masculina, distribuição masculina de pelos, Tanner IV, pênis bem formado, com abertura do meato uretral bem posicionada na glande do pênis. Bolsa escrotal bem pigmentada com testículos direito e esquerdo palpáveis na bolsa, de volume reduzido e consistência algo endurecidas, medindo, ambos, 3 mL. Restante do exame sem alterações.

Os *exames laboratoriais* iniciais evidenciaram níveis elevados de FSH (16,46 UI/L; VR: 1-10,5) e reduzidos de testosterona (31 ng/dL; VR: 241-827), enquanto o LH encontrava-se dentro do valor de normalidade para o método (7,18 UI/L; VR: 1,5-10,3). Não havia alteração em outros exames hormonais ou bioquímicos.

Foi reiniciada a reposição de testosterona injetável, com melhora da disposição, da libido e do desempenho sexual, aumento de pelos e melhora da sintomatologia geral. Realizou-se biópsia testicular bilateral, que mostrou túbulos seminíferos hialinizados, alguns com células de Sertoli vacuolizadas, degeneradas, bem como ausência de espermatogênese com células intersticiais nítidas.

■ A melhor conduta diagnóstica seria:

a) Dosagem da prolactina.
b) RM de sela túrcica.
c) Realização de cariótipo de bandas.
d) Reestudo funcional do eixo hipotálamo-hipofisário.
e) Nova avaliação hormonal após 6 meses de testosterona.

Comentários:

Diante de pacientes com sinais e sintomas de hipogonadismo primário, associados a diminuição de volume testicular e alterações seminais, é fundamental a realização de cariótipo para demonstração de anomalias numéricas e/ou estruturais dos cromossomos sexuais.

☑ **Resposta: C.**

Referências: 332 e 335.

A análise do cariótipo pela técnica de bandeamento GTG no caso em questão mostrou ausência de anomalias estruturais e numéricas nas metáfases analisadas e par sexual XX (cariótipo 46,XX). A pesquisa da presença do gene *SRY* pela técnica de PCR (reação em cadeia da polimerase), realizada pelo Grupo Interdisciplinar de Estudos da Determinação e Diferenciação do Sexo (GIEDDS), mostrou resultado positivo.

■ Qual é o diagnóstico mais provável?

a) Pseudo-hermafroditismo masculino.
b) Hermafroditismo verdadeiro.
c) Síndrome de Klinefelter (mosaico).
d) Síndrome do homem XX.
e) Disgenesia gonadal mista.

Comentários:

O estudo genético e molecular confirmou o diagnóstico de síndrome do homem XX, uma condição clínica rara, com incidência de, aproximadamente, 1:20.000 nascimentos. A maioria apresenta um fenótipo masculino normal com testículos hipoplásicos, semelhantes aos dos pacientes com síndrome de Klinefelter (SKF). Trata-se de uma condição geneticamente heterogênea, e várias teorias têm sido aventadas para explicar esse tipo de sexo reverso, entre elas: (1) perda do cromossomo Y precocemente na embriogênese, em indivíduos 47,XXY; (2) translocação do *SRY* do cromossomo Y para o cromossomo X, durante a meiose paterna.

Cerca de 80% a 90% dos pacientes apresentam o gene *SRY* e, nesse grupo, a maioria tem genitália externa normal. Em contraste, a maior parte dos indivíduos *SRY*-negativos tem genitália ambígua. Em geral, os homens XX, em sua maioria, apresentam estatura inferior à média de homens normais, situando-se na faixa da normalidade do sexo feminino, o que diferencia esse grupo de pacientes daqueles com a SKF (cariótipo 47,XXY), que cursam com estatura mais elevada.

Os valores de testosterona total reduzidos e FSH elevados são compatíveis com quadro de hipogonadismo primário. O LH encontrava-se baixo neste paciente, apesar dos valores reduzidos da testosterona sérica, o que poderia ser explicado pelo fato de os testículos dos pacientes portadores da síndrome do homem XX evoluírem gradualmente com processos degenerativos e falência progressiva das células de Leydig. Podem, portanto, apresentar ainda função endócrina residual, apesar da ausência de espermatogênese e sintomas iniciais compatíveis com deficiência androgênica.

☑ **Resposta: D.**

Referências: 337 e 338.

■ CASO 12

Mulher de 50 anos de idade, IMC de 24,5 kg/m^2, procura o endocrinologista com queixas de fogachos frequentes e progressivos, além de redução da libido, nos últimos 7 meses. A paciente está sem menstruar há 9 meses. Não há história familiar de câncer de mama ou doença cardiovascular. *Exames laboratoriais*: LH = 27,9 UI/L FSH = 66,2 UI/L; estradiol = 17 pg/mL; PRL, função tireoidiana, glicemia e perfil lipídico normais.

■ Sobre este caso, podemos afirmar que:

I – A paciente, com certeza, está na menopausa e deve ser tratada.
II – A terapia com estradiol oral ou transdérmico seria, *a priori*, a melhor conduta para aliviar os sintomas da paciente.
III – Tibolona seria preferível à estrogenioterapia por melhorar a libido e não implicar risco aumentado para câncer de mama.
IV – A combinação de estradiol transdérmico e progesterona natural micronizada seria abordagem eficaz e segura para o alívio da sintomatologia da paciente.

a) Apenas a afirmativa IV está correta.
b) Todas as afirmativas estão corretas.
c) Somente as afirmativas I e IV estão corretas.
d) Existe apenas uma afirmativa incorreta.
e) Somente as afirmativas II e IV estão corretas.

Comentários:

Menopausa costuma ser definida como um período mínimo de 12 meses sem menstruar. Na perimenopausa (período que antecede a menopausa) são frequentes os sintomas vasomotores, como os fogachos, bem como a elevação transitória do FSH e do LH.

Fogachos são os sintomas mais característicos do climatério e acometem mais de 50% das mulheres. Os sintomas são mais prevalentes nos primeiros 2 anos após a menopausa, passando a declinar gradualmente. Sua duração costuma variar de 6 meses a 2 anos, embora possam permanecer por décadas.

O tratamento hormonal (estrogênio e/ou progesterona) ainda é a opção mais utilizada e mais eficaz para o manejo dos fogachos, com redução de 77% a 90% em sua ocorrência. Tibolona é um fármaco sintético, cujos metabólitos têm efeitos estrogênicos, progestogênicos e androgênicos. Pode promover melhora na libido, mas induz ganho de peso e reduz o HDL-c. Existem evidências de que também implica risco aumentado para câncer de mama. Como a paciente tem útero intacto, o uso isolado de estradiol não está recomendado, em virtude do risco de hiperplasia e câncer endometriais. Portanto, a combinação de estradiol transdérmico com progesterona natural micronizada seria uma abordagem eficaz para alívio da sintomatologia apresentada pela paciente.

Em razão dos temores de câncer de mama associados à terapia hormonal da menopausa, terapias alternativas vêm sendo cada vez mais procuradas. Diversas medicações, como neurolépticos (veraliprida), antidepressivos (fluoxetina, citalopram, paroxetina, venlafexina etc.), fitoestrogênios, anticonvulsivantes (gabapentina) e anti-hipertensivos (clonidina), têm sido testadas e se mostrado superiores ao placebo. No entanto, convém ressaltar que, nesses estudos, até um terço das mulheres apresentou redução dos fogachos quando em uso de placebo. Além disso, os fogachos podem ceder espontaneamente.

☑ **Resposta: C.**

Referências: 339 e 341.

Distúrbios Gonadais

■ CASO 13

Mulher de 20 anos de idade, solteira, apresenta história de ausência de menstruação há aproximadamente 6 meses. Na investigação inicial, foi submetida a duas dosagens de β-hCG (negativas), a uma US pélvica ("útero normal e ovários diminuídos") e a um teste com medroxiprogesterona, que também foi negativo (ausência de menstruação), sendo, então, enviada para avaliação especializada.

A paciente estava assintomática e, ao ser questionada, negou fogachos, secura vaginal, acne, surgimento de pelos, alterações no timbre da voz, galactorreia, alterações no peso corporal ou estresse emocional recente. A menarca ocorrera aos 11 anos de idade e os ciclos menstruais foram normais até 6 meses atrás. Negava doenças prévias, assim como o uso de qualquer medicação ou cirurgias. Negava, também, outros casos semelhantes na família; a mãe tem hipotireoidismo.

Ao *exame físico*, apresentava caracteres sexuais secundários completamente desenvolvidos (mamas e pelos pubianos e axilares normais), ausência de sinais de virilização; eutrofismo (160 cm, 57 kg, IMC = 22,3 kg/m^2); PA = 120/80 mmHg; tireoide impalpável.

■ Sobre este caso, analise os itens a seguir e opine:

I – O diagnóstico mais provável é falência ovariana precoce (FOP) de etiologia autoimune (FOP-AI).
II – A FOP-AI é a causa mais comum de FOP.
III – A paciente deve ser esclarecida sobre sua incapacidade de procriar.
IV – A paciente tem risco aumentado de desenvolver doença de Addison.
   a) Todos os itens estão corretos.
   b) Existe apenas um item incorreto.
   c) Somente o item I está correto.
   d) Somente os itens I e IV estão corretos.
   e) Apenas os itens II e III estão corretos.

Comentários:

A paciente tem falência ovariana precoce (FOP) de etiologia autoimune (FOP-AI), associada à tireoidite de Hashimoto, muito provavelmente como parte da síndrome poliglandular autoimune tipo 2.

FOP é definida como a falência gonadal que ocorre antes dos 40 anos de idade. Sua incidência se situa em torno de 1 em 250 mulheres com idade de 35 anos e 1 em 100 mulheres com idade de 40 anos. Ela é idiopática em 74% a 90% das pacientes e acredita-se que em muito desses casos estejam presentes anormalidades cromossômicas (autossômicas ou ligadas ao X, bem como polimorfismos genéticos). Por exemplo, formas da síndrome de Turner em mosaico podem se expressar como amenorreia secundária, FOP e disgenesia gonadal. Causas mais raras incluem mutações no receptor do LH ou FSH, deficiência isolada de 17-20 liase, deficiência isolada de 17α-hidroxilase, galactosemia, deficiência de aromatase, fatores ambientais (p. ex., exposição ao solvente de limpeza 2-bromopropano), pré-mutações no gene *FMR1* (síndrome do X frágil), doenças infecciosas (malária, infecção por *Shigella*), quimioterápicos etc.

Clinicamente, a FOP pode se manifestar como oligomenorreia, amenorreia (primária ou, mais comumente, secundária) e até sangramento uterino disfuncional, não havendo um padrão característico. Laboratorialmente, caracteriza-se por hipogonadismo hipergonadotrófico (estradiol e inibina baixos, com LH e FSH elevados).

FOP pode ser causada por dois mecanismos: depleção folicular e disfunção folicular. A primeira situação resulta da diminuição do número inicial de folículos (disgenesia gonadal), atresia folicular acelerada (síndrome de Turner), infecções (varicela), medicamentos (quimioterápicos), autoimunidade, galactosemia, ou pode ser idiopática. Disfunção folicular é decorrente de déficits enzimáticos, déficits de sinalização e autoimunidade.

A FOP de etiologia autoimune é a segunda causa mais frequente, sendo responsável por 20% dos casos. Seu diagnóstico nem sempre é fácil e baseia-se na presença de autoanticorpos (anticorpos antiovarianos, antirreceptor de gonadotrofinas, antizona pelúcida e anticélulas produtoras de esteroides), na história familiar de autoimunidade e na presença de doenças autoimunes associadas. Os anticorpos antiovarianos são os mais frequentemente encontrados, principalmente na fase inicial da doença, estando presentes em 65% dos casos de FOP isolada e em 75% dos casos de FOP associada a outras doenças autoimunes. Infelizmente, além de apresentarem baixa especificidade, eles podem desaparecer em fases mais tardias da doença. Ademais, não estão facilmente disponíveis nos laboratórios comerciais. Os anticorpos anticélulas produtoras de esteroides são os mais específicos, embora pouco frequentes. Os demais têm importância questionável.

As doenças autoimunes mais frequentemente associadas à FOP são as tireopatias, seguidas de adrenalite autoimune, doença celíaca, diabetes tipo 1 e miastenia grave.

O tratamento da FOP tem dois objetivos: o primeiro, e mais simples, consiste no alívio dos sintomas de menopausa e na prevenção de osteoporose, o que pode ser conseguido mediante reposição hormonal; o segundo, mais difícil, consiste na restauração da fertilidade, o que pode ser tentado por meio do uso de glicocorticoides. No entanto, convém ressaltar que, em cerca de 5% a 10% das pacientes com FOP-AI submetidas à reposição estroprogestogênica, pode haver regressão espontânea do quadro, com restauração da fertilidade e gravidez.

☑ **Resposta: D.**

Referências: 333 e 334.

■ CASO 14

Homem de 43 anos de idade, desempregado há 6 meses, apresenta disfunção erétil como queixa principal. Refere ainda insônia e cefaleia ocasional. Nega uso de qualquer medicação.

Exames laboratoriais: testosterona = 451 ng/dL (VR: 240-850); testosterona livre = 9,1 ng/dL (VR: 2,67-18,3); LH, FSH e função tireoidiana normais; PRL = 145 ng/mL (VR: 2-18); PRL após precipitação do soro com polietilenoglicol (PEG) = 17,2 ng/mL. A avaliação urológica foi normal. A RM revelou adenoma hipofisário de 0,6 cm.

Distúrbios Gonadais

■ I – Qual é o diagnóstico mais provável para justificar a disfunção erétil (DE)?

a) DE psicogênica.
b) Macroprolactinemia.
c) Microprolactinoma.
d) Incidentaloma hipofisário.
e) Existe mais de uma resposta correta.

■ II – Qual seria a melhor conduta para este caso?

a) Cabergolina.
b) Suporte psicológico.
c) Cirurgia transesfenoidal.
d) Repetir a RM de sela túrcica após 6 a 12 meses.
e) Existe mais de uma alternativa correta.

Comentários:

O paciente, muito provavelmente, tem DE psicogênica (causa mais comum de DE). A baixa recuperação da PRL (< 30%) após precipitação do soro com PEG, associada ao valor normal da PRL monomérica (17,2 ng/mL), confirma o diagnóstico de macroprolactinemia. Esta última é definida como uma hiperprolactinemia resultante de predomínio de macroprolactina (MP), a qual tem elevado peso molecular e baixa bioatividade. Na maioria dos casos, a MP representa um complexo antígeno-anticorpo de PRL monomérica e IgG. Em pacientes com prolactinomas, DE geralmente se manifesta apenas quando os níveis de testosterona estão baixos, o que não é observado em nosso paciente. Portanto, suporte psicológico é prioritário neste caso. O microadenoma hipofisário é não funcionante, com chance de crescimento mínima. Nesta situação, recomenda-se repetir a RM após 6 a 12 meses.

☑ **Respostas: (I) A e (II) B.**

Referências: 10 e 61.

■ CASO 15

Na investigação de mulher de 28 anos de idade com galactorreia e amenorreia, IMC de 28,2 kg/m^2 e hirsutismo facial discreto, a investigação laboratorial revelou PRL de 320 ng/mL (VR: 1,8-29), TSH normal, β-hCG negativo, estradiol baixo, bem como FSH e LH normais. Um adenoma hipofisário de 0,7 cm foi identificado à RM. Exames posteriores mostraram PRL de 325 ng/mL (basal) e 82 ng/mL (após precipitação com PEG).

■ I – Qual seria o diagnóstico mais provável?

a) SOP + incidentaloma hipofisário.
b) Microprolactinoma.

c) Macroprolactinemia.
d) Galactorreia idiopática.
e) Microprolactinoma + macroprolactinemia.

- **II – Como esta paciente deveria ser tratada?**

    a) Modificações do estilo de vida (MEV) + associação de etinilestradiol e ciproterona (Diane®).
    b) MEV + cabergolina.
    c) Apenas MEV.
    d) MEV + metformina.
    e) Existe mais de uma resposta correta.

Comentários:

Apesar de a pesquisa da macroprolactina ter sido positiva (recuperação da PRL < 30% após PEG), a PRL monomérica permaneceu elevada (82 ng/mL), confirmando a presença de um microprolactinoma. É preciso, portanto, manter-se atento à possibilidade de concomitância da macroprolactinemia com outras doenças hipofisárias ou sistêmicas.

Embora SOP costume ser citada nos livros de texto como uma das causas de hiperprolactinemia, estudos recentes têm mostrado que, nesses casos, sempre haveria uma causa adicional para a elevação da PRL, como prolactinomas, macroprolactinemia ou uso de medicações.

Assim, o melhor tratamento seria cabergolina, associada a MEV, devido ao sobrepeso da paciente.

☑ **Respostas: (I) E e (II) B.**

Referências: 10, 61 e 329.

- **CASO 16**

Homem de 37 anos de idade procurou o endocrinologista com queixas de infertilidade. Sua altura era de 158 cm e peso de 66 kg. O paciente tinha genitália masculina normal, plenamente desenvolvida, e apresentava virilização completa. Os testículos estavam presentes na bolsa escrotal, mas eram pequenos em tamanho, com volumes de 4,8 e 5,1 mL (faixa normal, 18-30 mL). Os pelos axilares e pubianos eram de padrão e densidade normais.

Exames laboratoriais: glicemia, lipídios, hemograma, creatinina, PRL e função tireoidiana normais. Também estavam normais a testosterona total (580 ng/dL; VR: 241-827) e a testosterona livre (8,51 ng/dL; VR: 2,67-18,3). Encontravam-se elevados os níveis séricos de LH (15,8 UI/L; VR: 2,0-14,0) e FSH (25,8 UI/L; VR: 1,5-12,0). Exames adicionais revelaram azoospermia e cariótipo 46,XX. A ausência do gene *SRY* foi confirmada por duas PCR independentes.

■ **Sobre este caso, analise os itens a seguir e opine:**

I – Trata-se de uma variante da síndrome de Klinefelter.
II – O exame genético precisaria ser refeito, visto que é necessária a presença do gene *SRY* para o desenvolvimento normal da genitália.
III – O paciente deve ser alertado sobre sua incapacidade de procriar.
IV – O paciente tem risco aumentado para hipotireoidismo primário (HTP).
   a) Todos os itens estão corretos.
   b) Existe apenas um item incorreto.
   c) Somente o item III está correto.
   d) Somente os itens I e IV estão corretos.
   e) Somente os itens II e III estão corretos.

Comentários:

Trata-se de um caso *SRY*-negativo da rara síndrome do homem XX, cuja frequência é de 1 para cada 20 mil a 25 mil homens. Os pacientes *SRY*-positivos representam cerca de 90% dos casos da síndrome. Os pacientes afetados podem se apresentar com infertilidade isolada ou associada a graus variados de hipogonadismo primário. Existem três categorias clínicas: homens XX com genitália normal; homens XX com genitália ambígua; e XX hermafroditas verdadeiros XX com tecidos ovariano e testicular.

O gene *SRY* está localizado no braço curto do cromossomo Y e é o determinante do sexo masculino em homens, pois codifica a produção do fator determinante de testículo (TDF). Ele funciona como um fator de transcrição que desencadeia uma cascata de interações entre genes que induzem o desenvolvimento das gônadas fetais nos testículos. A despeito da ausência do gene *SRY*, nosso paciente apresenta desenvolvimento dos testículos e genitália masculina normal, o que fornece pistas para a existência de outros genes autossômicos ou ligados ao X na via determinante do sexo. O paciente deve ser alertado sobre sua incapacidade de procriar e encaminhado para aconselhamento genético.

Diferentemente da síndrome de Down e da síndrome de Turner, a síndrome do homem XX não implica risco aumentado para HTP.

☑ **Resposta: C.**

Referências: 342 e 343.

■ **CASO 17**

Homem de 60 anos de idade foi encaminhado ao endocrinologista para avaliação em razão de glicemia elevada, disfunção erétil e testosterona baixa. No interrogatório sintomatológico, o paciente queixou-se de astenia, diminuição da libido, além de dificuldade para ter e manter ereções. Negava diminuição de pelos corporais ou da força muscular, bem como tabagismo ou etilismo. O paciente era sedentário e hipertenso (em uso de atenolol, 50 mg/dia).

Ao *exame físico*: bom estado geral; PA = 140 × 90 mmHg; FC = 64 bpm; tireoide sem anormalidades à palpação. Ausculta cardiorrespiratória normal. Caracteres sexuais adequados para gênero e idade; testículos com volume normal. Ausência de ginecomastia. Altura = 1,76 m; envergadura = 1,78 m; peso = 90 kg; IMC = 29,1 kg/m^2; circunferência abdominal = 110 cm.

Exames laboratoriais iniciais: glicemia de jejum (GJ) = 110 mg/dL (VR: 70-99); HbA1c = 6,3% (VR: 4,8-5,6); LH = 5,0 UI/L (VR: 1,0-10,5); FSH = 4,5 UI/L (VR: 1,5-10,3); testosterona total (TT) = 247 ng/dL (VR: 241-827). *Exames laboratoriais* subsequentes: glicemia de jejum = 109 mg/dL; HbA1c = 6,2%; testosterona total (TT) = 240 ng/dL; SHBG = 28 nmol/L (VR: 17,3-65,8), com testosterona livre calculada = 3,7 ng/dL (VR: 2,67-18,3); PRL = 12,9 ng/mL (VR: 2,6-18,1); TSH = 2,2 µUI/mL (VR: 0,35-5,5). RM da sela túrcica sem anormalidade.

■ **Sobre este caso, podemos afirmar que:**

a) O paciente tem hipogonadismo central.
b) O paciente tem hipogonadismo masculino tardio (HMT).
c) O paciente não tem hipogonadismo e a redução nos níveis de testosterona está de acordo com o esperado para sua faixa etária.
d) O paciente não tem hipogonadismo e os níveis baixos de testosterona são resultantes da redução da SHBG, a qual é secundária à síndrome metabólica.
e) O paciente tem hipogonadismo central e deve ser tratado com testosterona.

Comentários:

Envelhecimento, hipotireoidismo e obesidade são causas de redução dos níveis da SHBG e, consequentemente, da TT, porém a testosterona livre permanece normal (reduz-se apenas quando há hipogonadismo).

Diferentemente do que ocorre na menopausa, nos homens não se observa uma queda acentuada e relativamente abrupta dos hormônios sexuais. De fato, essa redução é habitualmente muito mais lenta e gradual.

A expressão hipogonadismo masculino tardio (do inglês LOH, *late onset hypogonadism*), também denominado deficiência androgênica do envelhecimento masculino (DAEM), tem sido sugerida para designar a associação de baixos níveis de testosterona sérica (dois exames) a sinais/sintomas decorrentes desta alteração que acomete homens a partir dos 40 anos de idade. Seria causado por disfunção tanto nos testículos (diminuição do número de células de Leydig e de sua sensibilidade ao LH/FSH) como na hipófise (diminuição no número e na intensidade dos pulsos de LH).

Por vários motivos, trata-se de um diagnóstico polêmico. De fato, diminuição progressiva dos níveis de testosterona a partir dos 40 anos de idade pode ser um fenômeno "fisiológico", e não há consenso sobre qual seria o valor de TT patológico (> 300, 250 ou 200 ng/dL), o que causa dificuldades não só para o diagnóstico, mas também para estudos de prevalência e comparação dos tratamentos. No último consenso conjunto da ISSAM/ISA/EAU foram adotados os seguintes pontos de corte para TT: níveis ≥ 340 ng/dL como definitivamente normais e < 240 ng/dL como definitivamente baixos, enquanto valores intermediários foram considerados duvidosos. Nesses casos, e na avaliação de obesos e idosos, deve-se sempre dosar a SHBG para calcular a testosterona livre, além de PRL, LH e FSH. A RM não é obrigatória, e a necessidade de realizá-la deve ser considerada caso a caso. Além disso, os sintomas são muitos e inespecíficos (astenia, osteopenia, diminuição de massa muscular, diminuição da libido [DL], DE etc.), sendo DL e DE os mais frequentes. No exame físico não existem sinais importantes, embora haja uma forte associação entre a síndrome metabólica (SM), como foi observado neste caso, e o hipogonadismo tardio. De fato, os pacientes com LOH têm mais SM e vice-versa.

☑ **Resposta: B.**

Referências: 331, 332 e 335.

■ **Sobre a terapia de reposição de testosterona (TRT) para o paciente deste caso, analise os itens a seguir e opine:**

I – Traria inquestionáveis benefícios para a qualidade de vida.
II – Implicaria aumento significativo no risco de câncer prostático.
III – Resultaria em aumento da densidade mineral óssea (DMO) e da massa magra.
IV – Propiciaria melhora dos parâmetros metabólicos.
   a) Todos os itens estão corretos.
   b) Apenas os itens II e III estão corretos.
   c) Os itens I e IV estão corretos.
   d) Somente os itens III e IV estão corretos.
   e) Apenas o item IV está correto.

Comentários:

Em vários estudos, a TRT nos pacientes com LOH melhorou os diversos parâmetros da síndrome metabólica (composição corporal, PA, tolerância à glicose e resistência à insulina, além do perfil lipídico). Aumento da DMO foi também relatado, mas sem evidências na redução no risco de fraturas. Quatro estudos randomizados, controlados com placebo, avaliaram o efeito da TRT na qualidade de vida, movendo resultados inconsistentes e imprecisos. Houve melhora significativa apenas para o domínio da função física. Dois estudos controlados com placebo sobre a função sexual também chegaram a resultados imprecisos.

Embora nenhum estudo controlado já tenha sido realizado e haja uma escassez de dados a longo prazo, a literatura disponível fortemente sugere que TRT não aumenta o risco de diagnóstico de câncer de próstata (CaP) em homens normais nem propicia recorrência do câncer em homens normais cujo tratamento do CaP fora bem-sucedido. Grandes estudos prospectivos, abordando o efeito da TRT a longo prazo, são necessários para corroborar ou refutar estas hipóteses.

A maioria dos autores concorda que devem ser tratados os pacientes com diagnóstico de LOH que se apresentem com sintomas de hipogonadismo e níveis de TT comprovadamente baixos (< 240 ng/dL). Diante de valores duvidosos, entre 240 e 340 ng/dL, deve-se individualizar cada caso, em função da maior ou menor presença de sintomas.

☑ **Resposta: E.**

Referências: 331, 335, 344 e 345.

■ CASO 18

Homem de 62 anos de idade foi encaminhado ao endocrinologista em razão de redução da libido e disfunção da libido há cerca de 1 ano. Refere, também, sonolência excessiva durante o dia. Sabe ter hipertensão arterial há 5 anos. Nega diabetes melito e tabagismo. Faz uso de enalapril e anlodipino. Segundo a esposa, o paciente ronca muito à noite e, às vezes, acorda sufocado (*sic*). Seu pai teve câncer de próstata.

Ao *exame físico*: PA = 140 × 90 mmHg; FC = 84 bpm; ausculta cardiorrespiratória normal; caracteres sexuais adequados para gênero e idade; testículos com volume normal; ausência de ginecomastia; altura = 175 cm; envergadura = 176 cm; IMC = 27,2 kg/m^2; e circunferência abdominal = 97 cm.

Exames laboratoriais iniciais: glicemia de jejum (GJ) = 108 mg/dL (VR: 60-99); LH = 15,6 UI/L (VR: até 9); FSH = 38,5 UI/L (VR: até 10); TT = 124 ng/dL (VR: 240-850). *Exames laboratoriais* subsequentes: GJ = 112 mg/dL; HbA1c = 6,1% (VR: 4,8-5,9); testosterona total (TT) = 144 ng/dL; SHBG = 28,2 nmol/L (VR: 12-75), com testosterona livre calculada = 39,2 pg/mL (VR: 60-312); PRL = 14,6 ng/mL (VR: 2,6-18,1); TSH = 2,9 µUI/mL (VR: 0,35-5,5); PSA = 3,6 ng/mL (VR: até 4,0); hemoglobina = 15,9 g/dL; hematócrito = 52%.

■ Com relação a este caso, analise os itens a seguir e opine:

I – O paciente tem hipogonadismo primário e certamente se beneficiaria da terapia de reposição de testosterona (TRT).
II – A princípio, a TRT não seria adequada, já que o paciente se apresenta com PSA elevado e eritrocitose.
III – Em virtude da história familiar de câncer prostático, a TRH estaria contraindicada.
IV – A TRT deve ser evitada, já que o paciente tem SM.

a) Todos os itens estão corretos.
b) Apenas os itens I e II estão corretos.
c) Apenas os itens I e IV estão corretos.
d) Somente os itens III e IV estão corretos.
e) Somente o item III está incorreto.

Comentários:

Segundo as diretrizes da Endocrine Society, a TRT não está recomendada em algumas condições, como em pacientes com nódulo palpável na próstata ou PSA > 3 ng/mL sem avaliação urológica adicional, hipertrofia prostática benigna com escore de sintomas da IPSS > 19, câncer de mama ou próstata, eritrocitose (hematócrito > 50%), hiperviscosidade, apneia do sono obstrutiva grave não tratada e insuficiência cardíaca grave não controlada. Contudo, história familiar de CaP não é contraindicação à TRT.

O paciente tem síndrome metabólica (SM) (obesidade abdominal, dislipidemia, pré-diabetes e hipertensão), a qual *não* constitui contraindicação para TRT. De fato, existem evidências dos efeitos benéficos da TRT em hipogonádicos com SM. Por exemplo, em estudo recente, com 5 anos de duração, o undecilato de testosterona (UT), 1.000 mg a cada 3 meses, foi administrado a 261 homens com hipogonadismo de início tardio e DE. Este tratamento melhorou significativamente os parâmetros de obesidade (peso, circunferência da cintura e IMC) e reduziu o colesterol total, o HDL-c, os triglicerídios, a glicemia de jejum, o HbA1c e a PA, além de elevar o HDL-c. O tratamento com UT também resultou em melhora sustentada na função erétil e nas dores musculares e articulares, o que contribuiu para a melhoria da qualidade de vida. Finalmente, não se encontrou nenhuma evidência de que o tratamento a longo prazo com UT aumenta o risco de CaP.

☑ **Resposta: B.**

Referências: 331, 335, 344 e 345.

■ CASO 19

Mulher de 27 anos de idade queixa-se de aumento progressivo de pelos em face e tronco. Relata, ainda, acne e amenorreia há cerca de 3 meses. Ao *exame físico:* IMC = 27,2 kg/m²; índice de Ferriman-Gallwey = 15. Sem outras alterações dignas de nota.

Exames laboratoriais: glicemia de jejum = 95 mg/dL (VR: 70-99); β-hCG = negativo; LH = 8,2 UI/L (VR: 0,2-71,8); FSH = 5,7 UI/L (VR: 0,3-13,2); PRL = 12,6 ng/mL (VR: 0,6-24,5); 17-OHP basal = 880 ng/dL (VR: 20-200); testosterona total = 145 ng/dL (VR: 20-85); SHBG = 28 nmoL/L (VR: 18-114 nmoL/L); DHEA-S = 226 µg/dL (VR: 99-407); cortisol salivar à meia-noite (CsaMn) = 88 ng/mL (VR: até 100). A US de abdome total revelou apenas múltiplos microcistos ovarianos.

■ I – Qual seria o diagnóstico mais provável?

a) Síndrome dos ovários policísticos.
b) Hiperplasia adrenal congênita forma não clássica.
c) Carcinoma ovariano.
d) Síndrome de Cushing.
e) Carcinoma adrenal.

■ II – Que exame deveria ser feito para confirmação diagnóstica?

a) US transvaginal.
b) dosagem da 17-OHP após estímulo com ACTH sintético.
c) TC de abdome.
d) Dosagem do ACTH.
e) Existe mais de uma alternativa correta.

Comentários:

Os carcinomas adrenais geralmente se apresentam com > 4 a 6 cm ao diagnóstico e, assim, são facilmente visualizados à US abdominal. Em contraste, alguns carcinomas ovarianos podem medir < 1 cm e escapar até à TC e à RM. Contudo, os níveis de testosterona associados a esses tumores costumam ser > 200 ng/mL. O CsaMn tem despontado como exame de rastreamento ideal para a SC. Como sua acurácia fica em torno de 95%, valores persistentemente normais falam contra o diagnóstico. A dosagem do ACTH é útil para determinação da etiologia da SC mas não para confirmação de seu diagnóstico.

Cerca de 1% a 8% das mulheres hirsutas têm como etiologia a hiperplasia adrenal congênita por deficiência da 21-hidroxilase (D21OH) na sua forma não clássica (FNC-21). A FNC-21 e a SOP podem ser idênticas em vários aspectos, como presença de oligo/amenorreia, hirsutismo, acne e infertilidade. Nas duas condições também se encontram imagem de ovários policísticos à US e elevação tanto da testosterona como da 17-OHP.

O marcador diagnóstico da D21OH é a 17-OHP sérica, precursora imediata da 21-hidroxilase. Para contornar as flutuações de seus valores, a coleta para 17-OHP deve ser realizada na fase folicular precoce, em torno das 8 h da manhã. Níveis basais muito elevados de 17-OHP (em geral, 20 a 100 vezes o valor máximo de referência, usualmente > 10.000 ng/dL) estabelecem o diagnóstico da forma clássica da D21OH. Contudo, valores basais pouco elevados, e mesmo normais, podem ocorrer na FNC (em geral, entre 200 e 10.000 ng/dL). Da mesma maneira, elevação discreta da 17-OHP é frequente em mulheres com SOP (habitualmente < 800 ng/dL). Embora níveis de 17-OHP > 800 ng/dL sejam bastante sugestivos da FNC, valores tão altos quanto 1.400 ng/dL podem raramente ser vistos na SOP. A melhor maneira de diferenciar as duas doenças consiste em dosar a 17-OHP 60 minutos após a administração endovenosa de 0,25 mg de ACTH sintético (cosintropina). Valores após estímulo de 17-OHP > 1.000 ng/dL são indicativos de FNC. Contudo, valores < 1.000 ng/dL não discriminam heterozigotos para D21OH de indivíduos genotipicamente normais. A genotipagem da CYP21A2 ainda é o padrão-ouro para diferenciação entre heterozigotos e a população normal.

Como os níveis estimulados de 17-OHP ainda não estão definitivamente estabelecidos para o diagnóstico da forma não clássica (FNC) da D21OH, Bachega et al. propuseram um valor de corte de 1.700 ng/dL, o que concorda bastante com a genotipagem da CYP21A2. Adicionalmente, pode-se dosar o 21-desoxicortisol (21DF), esteroide resultante da 11β-hidroxilação da 17-OHP. Em estudo realizado na Unifesp, os valores de 21DF compatíveis com o diagnóstico da FNC foram ≥ 40 ng/dL (basal) e ≥ 300 ng/dL (após estímulo com ACTH), não havendo superposição dos valores com heterozigotos ou indivíduos genotipicamente normais (Costa-Barbosa et al., 2010).

☑ **Resposta: (I) B e (II) B.**

Referências: 346 a 349.

■ CASO 20

Mulher de 25 anos de idade com amenorreia secundária e infertilidade apresentou desenvolvimento normal da puberdade e menarca aos 13 anos, seguida por oligomenorreia e, finalmente, amenorreia. As mamas e os pelos eram estádio 5 de Tanner. Sem hirsutismo ou sinais de virilização. Seus pais eram primos de primeiro grau. A US pélvica revelou útero e ovários de dimensões normais, endométrio atrófico e ovários com múltiplos folículos antrais não restritos à periferia. As concentrações séricas de estradiol e progesterona estavam nos limites normais baixos para a fase folicular do ciclo menstrual. O FSH era normal, mas o LH revelou-se indetectável. Após o estímulo com GnRH, o FSH teve resposta normal e

Distúrbios Gonadais

o LH continuou indetectável. As avaliações de outros hormônios e a RM da sela túrcica foram normais.

■ **Qual seria o diagnóstico mais provável para este caso?**

a) Hipogonadismo hipogonadotrófico idiopático (HHI).
b) Síndrome de Kallmann.
c) Falência ovariana precoce.
d) Deficiência seletiva do LH.
e) Existe mais de uma resposta correta.

Comentários:

A resposta das gonadotrofinas ao GnRH sugere deficiência seletiva de LH. A avaliação genética revelou que a paciente tinha uma nova mutação em homozigose no gene da subunidade β do LH, o que comprometia a secreção do LH. A deficiência seletiva desse hormônio, condição rara, não impede o desenvolvimento de mama e a menarca por não comprometer a secreção de estrogênio. Contudo, ela seria essencial para a ovulação. A falência ovariana precoce caracteriza-se por estradiol baixo, com LH e FSH elevados. Na síndrome de Kallmann, tipicamente, o LH e FSH respondem ao estímulo com o GnRH, já que o defeito básico é a deficiência de GnRH, associada a hiposmia ou anosmia. No HHI observa-se, também, resposta normal do LH/FSH ao GnRH.

☑ **Resposta: D.**

Referências: 350 e 351.

■ **CASO 21**

Homem de 34 anos de idade procura o endocrinologista em razão do surgimento de ginecomastia bilateral há 3 meses. Ele vem em uso de risperidona há 6 meses. Nega disfunção erétil, bem como o uso de substâncias ilícitas. Ao *exame físico*: altura = 172 cm; envergadura = 168 cm; IMC = 24,2 kg/m²; ginecomastia bilateral, dolorosa à esquerda, sem galactorreia.

Exames laboratoriais: PRL = 82 ng/mL (VR: 2,6-13,1); testosterona = 408 ng/dL (VR: 240-816); estradiol (E2) = 145 pg/mL (VR: 11-44); glicemia, creatinina, hemograma, LH e FSH normais.

■ **Qual dos seguintes exames seria de menor utilidade na avaliação diagnóstica adicional deste paciente?**

a) Dosagem de β-hCG.
b) Ultrassonografia (US) testicular.
c) Função tireoidiana.
d) Tomografia computadorizada (TC) toracoabdominal.
e) Ressonância magnética (RM) de sela túrcica.

Comentários:

Níveis elevados de E2 em pacientes com ginecomastia podem resultar de tumores testiculares secretores de estrogênio ou gonadotrofina coriônica (hCG), tumores adrenais feminilizantes ou tumores extratesticulares secretores de hCG (p. ex., tumores broncogênicos, hepáticos e carcinomas gástricos). No hipertireoidismo, a ginecomastia decorre de redução da testosterona livre (por aumento da SHBG) e elevação dos níveis plasmáticos de E2. O uso de estrogênios e o contato involuntário ou acidental com estrogênios são outras possíveis causas. Em um caso bizarro, um homem com ginecomastia bilateral e E2 elevado tinha o estranho hábito de beber a urina de suas parceiras sexuais, algumas das quais usavam creme vaginal à base de estrogênio. Risperidona sabidamente pode determinar elevação da PRL e, supostamente, o aparecimento de ginecomastia. Contudo, seu uso não explicaria o aumento do E2.

Entre os exames citados, a RM da sela túrcica seria o menos útil, já que a elevação da PRL provavelmente está relacionada com o uso de risperidona. A US testicular e a TC toracoabdominal seriam importantes na investigação dos tumores secretores de hCG, bem como dos tumores adrenais virilizantes.

A US com Doppler colorido mostrou aumento de volume do testículo direito, onde se visualizava massa heterogênea, com vascularização irregular (Fig. 6.1). O paciente foi submetido à orquiectomia direita, e a histologia foi indicativa de um seminoma.

Os tumores de células germinativas constituem o tipo de câncer mais comum em homens entre as idades de 15 e 35 anos. Eles são divididos nos subtipos seminomatosos (seminoma puro) e não seminomatosos (carcinoma embrionário, carcinoma do saco vitelino, coriocarcinoma e teratoma). Esses tumores secretam hCG, a qual, em razão de sua analogia com o LH, é capaz de estimular o receptor do LH nas células de Leydig, resultando em incremento da produção testicular de estrogênio.

O câncer de testículo representa de 1% a 1,5% de todas as neoplasias do sexo masculino e 5% dos tumores urológicos em geral, com três a seis novos casos ocorrendo por 100 mil homens por ano na sociedade ocidental. Além disso, nos últimos 30 anos, tem sido observada uma tendência clara em direção ao aumento na incidência de câncer testicular na maioria dos países industrializados. Assim, em qualquer paciente com ginecomastia, mesmo em adolescentes, são imprescindíveis o exame e a palpação testiculares. A presença de assimetria ou nodulação deve alertar o médico para a possibilidade de neoplasia.

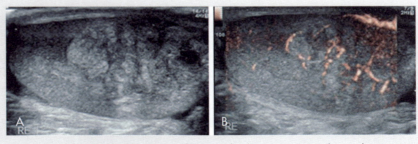

Fig. 6.1 US (imagem longitudinal) mostrando testículo direito aumentado, onde se vê uma massa heterogênea **(A)** com vascularização irregular **(B)**.

☑ **Resposta: E.**

Referências: 352 a 354.

CASO 22

Paciente de 21 anos de idade vem sendo tratada de modo irregular para hirsutismo há 5 anos. Apresenta ciclos irregulares desde a menarca (aos 14 anos de idade). Ao *exame físico*: hirsutismo com escore de 16 na escala de Ferriman-Gallway (normal até 8). Na investigação para hirsutismo, os seguintes resultados foram observados: LH = 4,5 UI/L; FSH = 3,6 UI/L; testosterona = 184 ng/mL (VR: 9-83); 17α-OHP = 650 ng/mL (basal; VR: até 100) e 2.680 ng/mL (60 minutos após ACTH). A ultrassonografia transvaginal mostrou a presença de polimicrocistos ovarianos.

I – Sobre o diagnóstico desta paciente, assinale a opção correta:
a) A paciente tem SOP.
b) A paciente tem a forma tardia ou não clássica da deficiência da FNC-21, evidenciada por hiper-resposta da 17-OHP ao estímulo com ACTH sintético.
c) Tumor virilizante adrenal ou ovariano não pode ser descartado e deve ser pesquisado em exame de TC.
d) O uso de medicamento contendo testosterona deve ser fortemente considerado.
e) Existe mais de uma afirmativa correta.

II – Qual seria a melhor forma de tratamento do hirsutismo neste caso?
a) Prednisolona.
b) Espironolactona.
c) Espironolactona + anticoncepcional oral (ACO).
d) ACO contendo etinilestradiol (0,035 mg) e ciproterona (2 mg) (Diane 35®, Diclin®).
e) Existe mais de uma afirmativa correta.

Comentários:

O provável diagnóstico é de forma não clássica de deficiência de 21-hidroxilase (FNC-21), que, clinicamente, muito se assemelha à SOP. Existe, também, grande superposição dos níveis de 17-OHP (basais e pós-estímulo) nas duas doenças. No entanto, pico de 17-OHP > 1.700 ng/dL após estímulo com ACTH sintético é observado apenas na FNC-21 (2.680 ng/mL em nossa paciente). Em casos de tumor virilizante adrenal ou ovariano, bem como com o uso de testosterona, seriam esperados níveis de testosterona muito mais elevados (usualmente > 200 ng/dL). Além disso, nessas situações, os sinais e sintomas de hiperandrogenismo se manifestam de maneira progressiva e mais ou menos abrupta. Uma história de alterações menstruais e hirsutismo desde a menarca é típica de SOP e FNC-21.

A despeito de a paciente ter FNC-21, o tratamento do hirsutismo deve ser feito com antiandrogênicos, os quais são mais eficazes do que os glicocorticoides. Considerando a intensidade do hirsutismo que a paciente apresenta, certamente melhores resultados serão obtidos com a associação de um ACO à espironolactona do que com o uso isolado desses medicamentos.

☑ Respostas: (I) B e (II) C.

Referências: 185, 346 e 348.

■ CASO 23

Paciente de 24 anos de idade procurou o endocrinologista em razão do surgimento de ginecomastia há alguns anos. Ao ser interrogado, referiu também redução de sua capacidade olfatória e dificuldade em conseguir ereção. Ao *exame físico*: altura = 172 cm; envergadura = 179 cm; presença de fenda palatina; escassez de pelos faciais e pubianos; genitália, Tanner P2,G2; ginecomastia bilateral, não volumosa, indolor.

Exames laboratoriais: glicemia = 88 mg/dL; testosterona = 164 ng/dL (VR: 240-816); função tireoidiana, estradiol e PRL normais; LH = 1,6 UI/L (VR: 1,5-10,3); FSH = 1,2 UI/L (VR: 1,0-10,3); β-hCG negativo.

■ De acordo com estes dados, analise os itens a seguir e escolha a alternativa correta:

I – O paciente tem hipogonadismo por deficiência de GnRH.
II – O hipogonadismo neste paciente vai exigir terapia de reposição de testosterona (TRT) indefinidamente.
III – A ginecomastia deve ser corrigida cirurgicamente, em virtude do risco aumentado de câncer de mama.
IV – O paciente deve ser submetido à RM para estudo da região selar e dos bulbos olfatórios.
V – O cariótipo seria de grande utilidade na definição diagnóstica.
  a) Somente os itens I e IV estão corretos.
  b) Apenas os itens II e III estão corretos.
  c) Apenas os itens I e II estão corretos.
  d) Todos os itens estão corretos.
  e) Somente o item V está incorreto.

Comentários:

Hipogonadismo hipogonadotrófico congênito (HHC) pode vir associado a hiposmia/anosmia (síndrome de Kallmann [SK]) ou a olfato normal (HHC idiopático). Trata-se de uma condição rara que tem como característica principal falha parcial ou completa do desenvolvimento puberal, resultante de deficiência de GnRH e, consequentemente, secreção insuficiente de LH e FSH.

O paciente em questão tem SK, caracterizada por hipogonadismo hipogonadotrófico (HH) associado a hiposmia ou anosmia. Esta associação é decorrente da migração inadequada dos neurônios produtores de GnRH e olfatórios, determinando agenesia ou hipoplasia dos bulbos e tratos olfatórios.

A SK é a forma mais comum de deficiência isolada das gonadotrofinas, com incidência estimada em 1/10.000 homens e 1:50.000 mulheres. Pode ocorrer sob a forma familiar ou esporádica e é geneticamente heterogênea. Seu modo de herança pode ser ligado ao cromossomo X (mais comum), autossômico dominante ou como um traço autossômico recessivo. Até recentemente, haviam sido identificadas mutações em cinco genes: *KAL1*, *FGFR1*, *FGF8*, *PROKR2* e *PROK2*. No entanto, essas mutações são apenas encontradas em 30% de todos os casos de SK.

O principal diagnóstico diferencial da SK é com o HH idiopático, que não cursa com hiposmia ou anosmia. Contudo, é importante lembrar que muitos pacientes com SK não têm

Distúrbios Gonadais

percepção de seu distúrbio olfatório. Esses pacientes podem ser reconhecidos por meio do teste *The Smell Identification Test* (www.smelltest.com).

Ao contrário do que se acreditava inicialmente, o hipogonadismo na SK e no HH idiopático não é necessariamente irreversível. De fato, em quase 10% dos pacientes, a doença parece não ser permanente, como evidenciado pela recuperação parcial da atividade pulsátil do eixo hipotalâmico-hipofisário-gonadal após a descontinuação da TRT na idade adulta. Na série de Laitinen et al. (2012), reversão ocorreu em 7,7% dos pacientes com SK na faixa etária de 21 a 39 anos (mediana de 23). Crescimento testicular espontâneo durante a TRT foi altamente indicativo de reversão do hipogonadismo. Portanto, adolescentes e adultos jovens com HHC devem ser alertados sobre a possibilidade de reversibilidade do hipogonadismo.

Todo paciente com HH, a princípio, deve ser submetido à RM da região selar na pesquisa de algum processo tumoral ou inflamatório. Em uma revisão dos achados da RM de crânio em 64 casos de SK, observou-se agenesia bilateral dos bulbos olfatórios em 56% (unilateral em 2%) e sulcos olfatórios anormais ou ausentes bilateralmente em 56% (unilateralmente, em 17%). Ao todo, em menos de 10% dos pacientes a RM foi normal.

Diferentemente da síndrome de Klinefelter (SKF), a SK não se associa a risco aumentado para câncer de mama. O cariótipo tem grande utilidade na investigação diagnóstica do hipogonadismo hipergonadotrófico, mas não nos casos de hipogonadismo secundário ou hipogonadotrófico.

☑ **Resposta: A.**

Referências: 331, 355 e 356.

■ CASO 24

Paciente de 20 anos de idade procura o endocrinologista em razão da dificuldade em ter e manter ereções. Nega alterações do olfato. Ao *exame físico*: altura = 176 cm; envergadura = 185 cm; IMC = 27,9 kg/m²; estádio puberal (Tanner) G2-P2, com testículos pequenos (2,5 cm³) e endurecidos; pênis com 5,1 cm; ginecomastia bilateral volumosa, indolor (Fig. 6.2).

Exames laboratoriais: testosterona = 222 ng/dL (VR: 240-816); LH = 19 UI/L (VR: 1,0-10,5); FSH = 35,9 UI/L (VR: 1,5-10,3); PRL = 14,8 ng/mL (VR: até 20); função tireoidiana, estradiol e glicemia normais. Diante destes achados, foi solicitado o cariótipo, que se revelou como 46,XY/47,XXY.

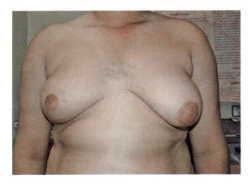

Fig. 6.2 Ginecomastia bilateral volumosa.

■ **Sobre este caso, analise os itens a seguir e opine:**

I – A correção cirúrgica da ginecomastia deve ser avaliada em virtude do risco aumentado para câncer de mama.
II – O paciente deve ser alertado sobre sua absoluta impossibilidade de procriar.
III – Deve ser iniciada de imediato a reposição de testosterona.
IV – O citrato de clomifeno poderia ser útil na restauração da fertilidade.
   a) Todos os itens estão incorretos.
   b) Apenas os itens I e III estão corretos.
   c) Todos os itens estão corretos.
   d) Existe apenas um item correto.
   e) Existe apenas um item incorreto.

Comentários:

O paciente tem a síndrome de Klinefelter (SKF), que é a etiologia mais comum de hipogonadismo masculino oriundo de aberração cromossômica, afetando um em cada 660 recém-nascidos do sexo masculino. Representa, também, uma das causas genéticas mais frequentes de infertilidade (encontrada em 11% dos homens azoospérmicos e em 3% dos homens inférteis). Trata-se, contudo, de uma condição profundamente subdiagnosticada. De fato, estudos epidemiológicos mostraram que somente 25% dos casos de SKF são devidamente diagnosticados e que o diagnóstico raramente é feito antes da puberdade.

O defeito básico na SKF é a presença de um cromossomo X extra, resultante de não disjunção meiótica dos cromossomos durante a gametogênese. O cariótipo mais usual é o 47,XXY (forma clássica), presente em dois terços dos casos, seguido do 46,XY/47,XXY (forma mosaico). Outros possíveis cariótipos são 48,XXXY, 48,XXYY e 49,XXXXY.

A SKF se caracteriza pela presença de testículos pequenos e endurecidos (por fibrose e hialinização dos túbulos seminíferos), azoospermia, pilosidade facial reduzida (em 60% a 80%), pilosidade pubiana diminuída (em 30% a 60%) e de disposição triangular, pênis de tamanho reduzido (em 10% a 25%), criptorquidia (em 7%), alta estatura com proporções eunucoides, ginecomastia (em 50% a 85%) e hipogonadismo hipergonadotrófico. Este fenótipo apenas se evidencia a partir da puberdade. Pacientes com mosaicismo 46,XY/47,XXY podem ter um fenótipo mais variável e cursar com testosterona sérica normal ou no limite inferior da normalidade. Alguns, excepcionalmente, são férteis.

Até recentemente, a infertilidade era considerada uma condição incurável na SKF. No entanto, com o desenvolvimento de novas técnicas de reprodução assistida avançadas, como a extração testicular (TESE), combinada com injeção intracitoplasmática de espermatozoides (ICSI), parece que pacientes com SKF não devem mais ser rotulados como inférteis.

O tratamento da SKF consiste na reposição de testosterona. A correção cirúrgica da ginecomastia em pacientes com SKF é defendida por alguns especialistas em virtude do risco aumentado para câncer de mama, condicionado, talvez, pela presença de um ou mais cromossomos X extras. No caso do paciente, a indicação maior seria pelo fato de a ginecomastia ser muito volumosa.

Em razão de seu efeito antiestrogênico, o citrato de clomifeno tem se mostrado útil em restaurar ou melhorar a fertilidade em casos de HH, prolactinomas, acromegalia e SOP. No entanto, este benefício não se estende aos pacientes com hipogonadismo primário.

☑ **Resposta: B.**
Referências: 357 e 358.

■ CASO 25

Homem de 45 anos de idade procura o endocrinologista queixando-se de disfunção erétil (DE), expressa pela dificuldade em manter a ereção. Nega consumo excessivo de bebidas alcoólicas ou o uso de substâncias ilícitas. Vem sendo tratado com perindopril, atenolol, fenofibrato, dinitrato de isossorbida e citalopram.

Ao exame físico: PA = 140 × 90 mmHg; IMC = 24,8 kg/m²; circunferência abdominal = 112 cm; restante sem anormalidades.

Exames laboratoriais: glicemia = 98 mg/dL (VR: 70-99); PRL = 20,2 ng/mL (VR: 2,6-18,1); testosterona = 220 ng/dL (VR: 240-816); SHBG = 13,5 ng/dL (VR: 17,3-65,8); estradiol = 2,8 pg/mL (VR: 0,8-4,3); LH, FSH e função tireoidiana, normais.

■ I – Entre as prováveis causas de DE neste paciente, não se inclui:

a) Uso do atenolol.
b) Uso do citalopram.
c) Síndrome metabólica.
d) Uso do fenofibrato.
e) Deficiência de testosterona.

■ II – Entre as medidas apresentadas, qual ou quais seria(m) inadequada(s)?

a) Iniciar a reposição de testosterona.
b) Orientar o paciente a tomar o tadalafil quando necessário.
c) Orientar o paciente a seguir mudanças no estilo de vida (MEV), visando à perda ponderal.
d) Dosar a testosterona livre.
e) As condutas citadas nas alternativas "a" e "b" seriam as menos apropriadas.

Comentários:

Antigamente, devido ao pouco conhecimento da fisiopatologia da DE, acreditava-se que a maior parte dos casos se devia a fatores psicogênicos. Hoje, com o avanço dos meios diagnósticos, estima-se que cerca de 70% dos casos sejam consequentes a fatores orgânicos. Um estudo em particular evidenciou que 70% dos homens com DE grave tinham uma ou mais das seguintes comorbidades: hipertensão arterial, diabetes melito (DM), dislipidemia e depressão. Também foi observado que, quanto maior o número de patologias associadas, mais grave era a DE. Disfunção erétil vascular (DEV) representa, de longe, o tipo mais comum de DE. Os principais fatores de risco associados a sua fisiopatologia são: obesidade (sobretudo, abdominal), DM, hipercolesterolemia, hipertensão arterial, tabagismo, estresse e outras doenças crônicas. Todos esses elementos causam estresse oxidativo, com lesão precoce das células endoteliais e subsequente disfunção endotelial, ocasionando diminuição da produção de óxido nítrico.

O paciente não tem deficiência de testosterona. Os valores baixos da testosterona total são consequentes à queda dos níveis da SHBG, cujas causas mais frequentes são obesidade (sobretudo abdominal), DM, síndrome metabólica e hipotireoidismo. Nestas situações, a testosterona livre deve ser sempre calculada e costuma se mostrar normal. No caso em questão, o valor da testosterona livre foi de 10,4 ng/dL (VR: 2,67-18,3).

Diversas substâncias podem estar envolvidas na gênese da DE, como anti-hipertensivos (p. ex., betabloqueadores [exceto, nebivolol], α-metildopa, clonidina etc.), psicotrópicos (p. ex., antidepressivos tricíclicos, lítio, fenotiazinas, butirofenonas, inibidores da monoaminoxidase, inibidores seletivos da recaptação de serotonina), hipolipemiantes (p. ex., estatinas e fibratos), antiandrogênicos (p. ex., finasterida, espironolactona, flutamida etc.), análogos do GnRH (p. ex., leuprolida, goserelina, triptorelina e buserelina etc.), álcool, estrogênio, anticonvulsivantes (fenobarbital, hidantal, topiramato etc.) e antagonistas H_2 (p. ex., cimetidina, ranitidina etc.) entre outras.

A principal contraindicação para o uso dos inibidores da PDE5 (sildenafil, tadalafil, vardenafil e iodenafil) é o uso concomitante de nitratos. De fato, o somatório dos efeitos hipotensores desses fármacos pode precipitar infarto agudo do miocárdio (IAM) ou acidente vascular encefálico (AVE). Contraindicações relativas são: IAM recente (nos últimos 6 meses), AVE e insuficiência cardíaca (grau III a IV).

☑ **Respostas: (I) E e (II) E.**

Referências: 331, 359 e 360.

■ CASO 26

Mulher de 26 anos de idade, com diagnóstico de SOP, resolveu mudar de endocrinologista por não estar satisfeita com a resposta ao tratamento do hirsutismo, problema que surgiu na adolescência e que se intensificou após os 20 anos de idade. A paciente foi inicialmente tratada com 0,035 mg de etinilestradiol e 2 mg de ciproterona (Diclin®) que, como não propiciou a resposta terapêutica esperada, foi posteriormente associada à espironolactona (na dose inicial de 100 mg/dia). Atualmente, a paciente está em uso de Diclin® e espironolactona, 200 mg/dia, há 6 meses.

■ Diante da ineficácia desse esquema, qual seria a melhor conduta?

a) Aumentar a dose da espironolactona para 300 mg/dia.
b) Adicionar finasterida.
c) Adicionar metformina.
d) Substituir espironolactona por um análogo do GnRH.
e) Existe mais de uma conduta correta.

Distúrbios Gonadais

Comentários:

As opções terapêuticas para o hirsutismo incluem o tratamento cosmético e o uso de medicamentos para a supressão da produção androgênica e/ou bloqueio dos androgênios sobre o folículo piloso (ação antiandrogênica). Atualmente, há ainda a opção do uso da eflornitina (Vaniqa®), que retarda o crescimento do pelo, mediante uso tópico, para o hirsutismo facial.

Como terapia isolada, os antiandrogênios geralmente são mais eficazes do que os anticoncepcionais. Há potencialização da resposta quando se associa mais de uma classe medicamentosa: anticoncepcional oral (ACO) + antiandrogênios (espironolactona, finasterida ou ciproterona). Pode-se tentar, também, o uso de dois antiandrogênios de mecanismos distintos. A metformina pode ser acrescentada, mas exerce ação mínima na melhora do hirsutismo. Outra opção terapêutica seriam os agonistas do GnRH, porém têm custo muito elevado e apresentam efeitos colaterais indesejáveis (sintomas de menopausa). Seu uso deve, portanto, ficar restrito aos casos de hirsutismo refratários a outros fármacos.

No caso desta paciente, provavelmente não adiantaria aumentar a dose da espironolactona para 300 mg/dia, pois os melhores resultados são obtidos com 200 mg/dia. Doses maiores produzem poucos benefícios adicionais na redução dos pelos, além de causarem mais reações adversas. Para os casos mais graves de hirsutismo, como o caso apresentado, que não respondem bem às associações convencionais (antiandrogênio + ACO ou dois antiandrogênios), pode ser avaliada a associação do ACO com dois antiandrogênios. Na paciente em questão, a melhor conduta seria adicionar a finasterida (antiandrogênio que inibe a conversão da testosterona em diidrotestosterona).

☑ **Resposta: B.**

Referências: 185, 348 e 361.

■ CASO 27

Homem de 28 anos de idade, filho de casal consanguíneo, procura endocrinologista em razão de infertilidade. Teve puberdade normal e nega disfunção erétil ou ejaculatória. Ao *exame físico*: altura = 1,72 m; envergadura = 1,74 m; IMC = 24,8 kg/m^2; estádio genital G-4; sem ginecomastia.

Exames laboratoriais: testosterona = 430 ng/mL (VR: 250-870); PRL = 15 ng/mL (VR: até 20); LH = 4,5 UI/L (basal; VR: 1,0-10,5) e 16,2 UI/L (pico após 100 μg de GnRH); FSH < 0,01 UI/L (basal; VR: 1,0-11,0) e < 0,01 UI/L (pico após GnRH). As demais avaliações hormonais e a RM da sela túrcica foram normais. Ao espermograma, azoospermia.

■ I – O diagnóstico mais provável seria:

a) Deficiência seletiva de FSH.
b) Síndrome de Klinefelter.
c) Síndrome de Kallmann.
d) Microadenoma hipofisário secretor de LH.
e) Deficiência primária das células de Sertoli.

Comentários:

Os achados laboratoriais são indicativos da rara deficiência seletiva de FSH, o que foi confirmado pelo estudo genético. De fato, foi constatada uma mutação homozigótica Tyr76X no gene que codifica a fração beta do FSH. Na série de Salama e El-Sawy, entre cerca de 3.300 homens inférteis, foram identificados apenas 29 casos (0,87%) de deficiência isolada de FSH. A função do FSH é estimular as células de Sertoli, mas ele pode estar envolvido na produção de androgênios, os quais são necessários para a fertilização. Contudo, devido à preservação da secreção e função do LH, o paciente tinha testosterona normal e vida sexual também normal. Em mulheres, a deficiência seletiva de FSH causa hipodesenvolvimento puberal e amenorreia.

■ **II – Entre as alterações na biópsia testicular deste paciente, não seria esperado encontrar:**
a) Hiperplasia das células de Leydig.
b) Aplasia de células germinativas.
c) Túbulos seminíferos pequenos e esparsos.
d) Fibrose peritubular.
e) Hiperplasia das células de Sertoli.

Comentários:

O FSH é responsável pela proliferação e maturação das células de Sertoli e sua ausência, como no caso apresentado, leva a atrofia dessas células.

■ **III – Qual seria o efeito esperado do tratamento com FSH recombinante humano (rhFSH) neste paciente?**
a) Aumento da produção de testosterona.
b) Ausência de interferência na produção de testosterona, visto que os receptores de FSH são exclusivos das células de Sertoli.
c) Aumento importante na secreção de E2.
d) Sem interferência na produção de testosterona, já que o paciente tem função preservada das células de Leydig.
e) Existe mais de uma alternativa correta.

Comentários:

O uso do rhFSH ocasionou aumento de testosterona e androstenediona neste paciente, conforme previamente mostrado por Lofrano-Porto et al. (2008). Nesse estudo evidenciou-se, pela primeira vez em humanos, o efeito observado *in vitro* e *in vivo* que sugeria que o estímulo do rhFSH nas células de Sertoli poderia intensificar a produção de testosterona pela célula de Leydig. É bem estabelecido que os receptores de FSH estão presentes exclusivamente nas células de Sertoli. Assim, esse efeito seria mediado indiretamente por fatores parácrinos secretados por essas células. Também é importante salientar, como demonstrado

Distúrbios Gonadais

neste caso, que as células de Leydig podem permanecer funcionalmente bem na completa ausência de ação do FSH.

Em nosso paciente, o uso do rhFSH não elevou o E2. Lofrano-Porto et al. evidenciaram que o uso isolado de hCG ou de rhFSH não alterou de maneira importante a secreção de E2. Entretanto, quando se associaram os dois hormônios, houve elevação em duas vezes nos níveis séricos do E2. Isto sugere que a atividade da aromatase testicular nos pacientes com déficit de FSH é regulada primariamente pelo LH (reproduzido pelo estímulo do hCG), mas é aumentada pela administração do rhFSH.

☑ **Respostas: (I) A, (II) E e (III) A.**

Referências: 362 a 364.

■ CASO 28

Mulher de 24 anos de idade tem como queixa principal ganho de cerca de 10 kg nos últimos 12 meses. Refere ciclos menstruais irregulares há mais de 1 ano (no momento, está há 3 meses sem menstruar) e a prática não rotineira de atividade física. Relata tratamento anterior com dieta e o uso de sibutramina (15 mg/dia) por cerca de 3 meses, com perda de cerca de 3 kg, porém houve novo ganho ponderal superior subsequentemente. Na ocasião, submeteu-se à US abdominal, que revelou esteatose hepática leve. No momento, não faz uso de nenhuma medicação. Nega doenças heredofamiliares, etilismo ou tabagismo.

Ao *exame físico*: aspecto fisionômico incaracterístico; peso = 68,8 kg; altura: 1,61 m; IMC = 26,5 kg/m^2; cintura abdominal = 89 cm; PA = 130 × 85 mmHg; deposição de gordura em fossa supraescapular; estria avermelhada com cerca de 0,5 cm de espessura na região lombar direita; sem hirsutismo, equimoses ou sinais de virilização (voz grossa, aumento da massa muscular ou cliteromegalia). Tireoide palpável. Sem galactorreia à expressão mamilar. Exame abdominal, bem como ausculta cardiopulmonar, sem anormalidades.

■ I – A princípio, qual das hipóteses diagnósticas seria a menos provável para justificar as queixas da paciente?

a) Hipotireoidismo primário (HTP).
b) Síndrome de Cushing (SC).
c) Prolactinoma.
d) Síndrome dos ovários policísticos (SOP).
e) Existe mais de uma resposta correta.

Comentários:

HTP é a hipótese diagnóstica menos provável. De fato, o ganho de peso observado em hipotireóideos é tipicamente discreto (máximo de 2 a 3 kg) e está muito relacionado com a retenção de líquidos e a formação de edemas. Ademais, a alteração menstrual mais característica do HTP é a metrorragia. Tanto a SC como a SOP, e os prolactinomas podem cursar com amenorreia e ganho de peso.

- **II – Escolha a alternativa na qual constem os exames mais adequados a serem solicitados inicialmente para nossa paciente:**
  a) β-hCG, TSH, T$_4$ livre (T$_4$L), prolactina (PRL), cortisol livre urinário (UFC), cortisol salivar à meia-noite (CsaMn), ACTH, E2, LH e FSH, testosterona, US transvaginal (US-tv) e ressonância magnética (RM) da sela túrcica (RMST).
  b) β-hCG, TSH, T$_4$L, PRL, UFC, E2, LH e FSH, testosterona, US-tv e RMST.
  c) β-hCG, PRL, CsaMn, UFC, E2, LH e FSH, US-tv e testosterona.
  d) β-hCG, PRL, ACTH, CsaMn, UFC, E2, US-t , LH e FSH e testosterona.
  e) β-hCG, PRL, UFC, E2, LH e FSH, testosterona, US-tv , TSH e RMST.

Comentários:

Gravidez deve ser sempre descartada em qualquer mulher em idade fértil com amenorreia, mesmo que ela veementemente negue tal possibilidade.

Os exames úteis para confirmação da SC são a dosagem do UFC e a do CsaMn, bem como os testes de supressão com doses baixas de dexametasona. A dosagem do ACTH e a RMST são empregadas para determinação da etiologia da SC, após sua confirmação. Adicionalmente, a RMST estaria indicada diante de hiperprolactinemia sem causa aparente ou muito pronunciada (p. ex., > 200 ng/mL) ou de HH. Nunca deve ser utilizada com avaliação inicial, a fim de se evitar o diagnóstico de incidentalomas hipofisários, presentes em 10% da população adulta. A US-tv é útil para visualização da morfologia ovariana; contudo, imagem de múltiplos cistos ovarianos é encontrada em qualquer situação que curse com anovulação crônica, como SOP, SC e prolactinomas.

☑ **Respostas: (I) A e (II) C.**

Referências: 10, 28, 30, 167 e 196.

A avaliação laboratorial da paciente deste caso revelou: β-hCG negativo; PRL, testosterona, LH e FSH normais; estradiol baixo (20 pg/mL); elevação do CsaMn (13,7 nmol/L; VR: < 9,7) e do UFC (250 μg/dL; VR: 10-90). Na US-tv, foi visualizado aspecto policístico em ambos os ovários. *Exames laboratoriais* subsequentes mostraram: ACTH = 64 pg/mL (basal; VR: até 46) e 120 pg/mL (pico após 10 μg de desmopressina endovenosa). Diante desses achados, solicitou-se RMST, que evidenciou macroadenoma hipofisário (2,6 × 1,6 cm) (Fig. 6.3).

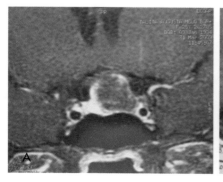
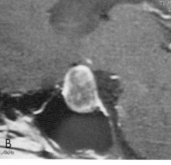

Fig. 6.3 RM mostrando macroadenoma adeno-hipofisário (2,6 × 1,6 cm) com extensão suprasselar e compressão quiasmática: (**A**) corte coronal e (**B**) corte sagital.

■ Diante desses achados, seria adequado:

a) Submeter a paciente a uma adenomectomia transesfenoidal.
b) Solicitar tomografia computadorizada de tórax e abdome.
c) Submeter a paciente a cateterismo bilateral do seio petroso inferior (CBSPI).
d) Dosar o cortisol sérico após supressão noturna com 8 mg de dexametasona.
e) Existe mais de uma alternativa correta.

Comentários:

Diante de um(a) paciente com hipercortisolismo ACTH-dependente, o achado de um macroadenoma hipofisário praticamente confirma o diagnóstico de adenoma hipofisário secretor de ACTH (doença de Cushing), ratificado, em nosso caso, pela resposta excessiva (pico > 50%) do ACTH à desmopressina. Nesta situação, torna-se desnecessário o CBSPI. A paciente foi submetida à cirurgia transesfenoidal, o que resultou em remoção completa do tumor, reversão do hipercortisolismo, normalização do ACTH, restauração do ciclo menstrual regular e perda de 9 kg (Fig. 6.4).

Este caso chama a atenção para o fato de que SC deve ser considerada em qualquer mulher com sintomas de hipogonadismo e ganho de peso, mesmo na ausência dos achados fenotípicos clássicos da doença (face em lua cheia, giba de búfalo, equimoses de aparecimento fácil e estrias violáceas largas). Nesta situação, o principal diagnóstico diferencial é com a SOP.

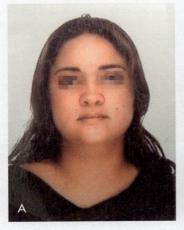
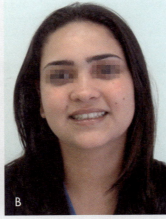

Fig. 6.4 Aspecto da paciente antes (**A**) e 6 meses após a cirurgia transesfenoidal (**B**), após perder 9 kg. Note o apecto fisionômico incaracterístico da paciente.

☑ **Resposta: A.**

Referências: 10, 28, 30, 167 e 196.

■ CASO 29

Uma mulher de 34 anos de idade está sendo submetida à avaliação laboratorial em razão de amenorreia e hirsutismo progressivo há 1 ano. Para o tratamento do hirsutismo foi-lhe prescrito Diclin® (associação de 0,035 mg de etinilestradiol e 2,5 mg de ciproterona) pelo ginecologista há 2 meses. Ao *exame físico*: IMC = 25,4 kg/m²; grau 18 no escore de Ferriman & Gallwey (VR: < 9); sem sinais sugestivos de hipercortisolismo; ausculta cardíaca e palpação abdominal normais; PA = 140 × 90 mmHg; sem clitoromegalia ou aparente aumento da massa muscular.

Exames laboratoriais: β-hCG negativo; PRL, estradiol, LH e FSH normais; elevação da testosterona (280 ng/dL; VR: até 75), do DHEA-S (2.550 µg/dL; VR: 110-660) e do cortisol sérico (CS) (35 µg/dL; VR: 5-25); CS pós-supressão noturna com 1 mg de dexametasona = 4,6 µg/dL (VR: < 1,8); ACTH = 14 pg/mL (VR: até 46).

Diante desses achados, solicitou-se TC de abdome, que revelou massa na adrenal direita (3,4 cm), com densidade pré-contraste de 15 UH (Fig. 6.5).

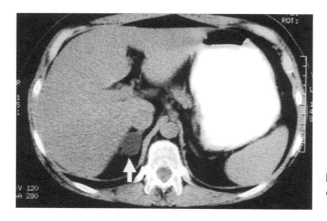

Fig. 6.5 TC mostrando massa adrenal com 3,3 cm e densidade pré-contraste de 15 UH (seta).

- **Qual das hipóteses diagnósticas seria a mais provável?**
  a) Carcinoma adrenal.
  b) Adenoma adrenal secretor de DHEA-S.
  c) Tumor adrenal secretor de cortisol e DHEA-S.
  d) Carcinoma ovariano + incidentaloma adrenal.
  e) Existe mais de uma alternativa correta.

Comentários:

As características da massa adrenal à TC são sugestivas de adenoma (lesão < 4 cm, bem delimitada, com limites precisos e densidade pré-contraste < 20 UH). Contudo, elevação marcante do DHEA-S é muito mais frequente nos carcinomas do que nos adenomas adrenais. Por isso, a adrenalectomia está indicada.

A elevação do CS e a falta de supressão do CS com 1 mg de dexametasoma são consequentes ao aumento da transcortina (CBG) induzido pela estrogenioterapia. Nesses casos, o cortisol livre urinário e o cortisol salivar à meia-noite encontram-se normais.

☑ **Resposta: C.**

Referências: 167 e 196.

Ainda com relação a este caso, a paciente foi submetida a adrenalectomia direita, e a histologia foi compatível com adenoma adrenal. Após a cirurgia, houve diminuição abrupta dos valores do DHEA-S (caíram para 218 µg/dL), porém o quadro clínico não se modificou e a testosterona elevou-se para 370 ng/dL. A paciente foi submetida a US transvaginal e RM pélvica, que não revelaram anormalidades ovarianas. A paciente nega o uso de qualquer medicação contendo testosterona.

- **Diante desses achados, seria adequado:**
    a) Submeter a paciente a um cateterismo seletivo das veias ovarianas (CSVO).
    b) Solicitar cintilografia com ^{111}In-pentreotide (OctreoScan®).
    c) Submeter a paciente a um 18FDG-PET-CT *scan*.
    d) Encaminhar a paciente à exploração cirúrgica dos ovários.
    e) Existe mais de uma alternativa correta.

Comentários:

Foi realizado CSVO, que se mostrou sugestivo de neoplasia secretora de testosterona no ovário direito. Por isso, a paciente foi submetida à ooforectomia. A lesão foi identificada na cirurgia e o exame histopatológico mostrou tratar-se de um tumor de células hilares que media 1,3 cm.

Menos de 5% dos tumores ovarianos são virilizantes, e sua prevalência em mulheres com hiperandrogenismo é < 0,5%. Entre esses tumores se incluem tumores de células de Sertoli-Leydig, tumores de células hilares, tumores de células lipoides e tumores de restos adrenais. Ademais, menos de 20% dessas neoplasias exibem comportamento maligno. Na maioria das vezes, são visualizados pelos exames de imagem convencional, mas eventualmente, devido a seu pequeno tamanho, são diagnosticados apenas pelo CSVO. Além disso, existem relatos de tumores em que o CSVO foi normal e o tumor foi detectado apenas na exploração cirúrgica.

A concomitância de tumores adrenais e ovarianos secretores de androgênios é uma condição excepcionalmente rara, havendo poucos casos relatados na literatura.

☑ **Resposta: A.**

Referências: 365 a 367.

- **CASO 30**

Adolescente de 15 anos de idade foi encaminhada ao endocrinologista por hipodesenvolvimento somatopuberal e amenorreia primária. Refere se alimentar bem e ter bom desempenho escolar. Ao *exame físico*: altura = 148 cm; IMC = 25,1 kg/m^2; estádio puberal M2P2; sem hipertelorismo, galactorreia, cúbito valgo, implantação baixa de cabelo, pescoço curto e alado, hirsutismo, nem alterações fisionômicas dignas de nota. Ausculta cardíaca e pressão arterial normais.

■ **Qual das hipóteses diagnósticas seria a menos provável para justificar as queixas da paciente?**

a) Hipotireoidismo primário.
b) Síndrome de Turner.
c) Tumor da região selar.
d) Síndrome dos ovários policísticos (SOP).
e) Deficiência da 17α-hidroxilase.

Comentários:

Todas as condições supramencionadas podem cursar com hipodesenvolvimento somatopuberal (HSP) e amenorreia primária. Embora a SOP mais comumente se apresente como amenorreia secundária, associada a excesso ponderal e hirsutismo, também se manifesta por amenorreia primária. Síndrome de Turner deve ser pesquisada em toda menina com HSP, mesmo na ausência dos estigmas clássicos da doença. A deficiência da 17α-hidroxilase (segunda causa mais comum de hiperplasia adrenal congênita em nosso meio) cursa tipicamente com hipertensão arterial (devido à secreção aumentada de corticosterona e desoxicorticosterona) associada a hipogonadismo primário (a 17α-hidroxilase participa da esteroidogênese adrenal e ovariana). Portanto, seria a doença menos provável em nossa paciente, que é normotensa.

A investigação laboratorial confirmou tratar-se de macroprolactinoma volumoso (4,0 × 2,5 × 2,0 cm) (Fig. 6.6A), associado a marcante elevação da PRL (15.100 ng/mL). O tratamento com cabergolina (até 2 mg/semana) resultou em normalização da PRL e aparecimento de imagem de sela vazia, bem como desenvolvimento puberal normal (Fig. 6.6B). Atualmente, a paciente tem 22 anos de idade e já teve duas gravidezes normais a termo.

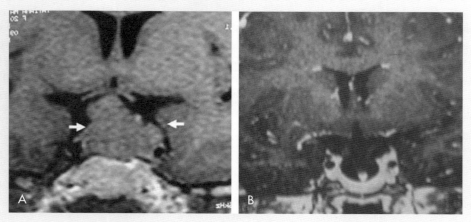

Fig. 6.6 Volumoso prolactinoma (4,0 × 2,5 × 2,0 cm) ao diagnóstico (**A**) e após 6 meses de tratamento com CAB (**B**). Note o desaparecimento completo do tumor e o surgimento de uma sela vazia.

☑ **Resposta: E.**

Referências: 346 e 368.

Dislipidemia e Obesidade 7

Maria Cristina O. Izar, Francisco A. H. Fonseca, Lucio Vilar, Josivan G. Lima,
Lúcia Helena C. Nóbrega, Ane Daliane P. Sousa, George Robson Ibiapina,
Ricardo A. Oliveira, Lúcia Helena C. Lima, Vera Maria Santos G. Ferreira,
Ruy Lyra, Fábio R. Trujilho, Thaísa D. G. Trujilho, Fabiano Marcel Serfaty,
Patrícia Sampaio Gadelha, Renan M. Montenegro,
Josemberg M. Campos & Ney Cavalcanti

■ CASO 1

Homem de 79 anos de idade, caucasiano, foi encaminhado ao endocrinologista em razão de dislipidemia. Após 6 meses de mudanças no estilo de vida (MEV), apresentava-se com 68,2 kg, índice de massa corporal (IMC) de 23,6 kg/m^2 e pressão arterial (PA) de 140 × 90 mmHg. Na ocasião, submeteu-se a nova avaliação bioquímica, que revelou: glicemia de jejum (GJ) = 108 mg/dL; HbA1c = 6,1%; colesterol total (CT) = 252 mg/dL; colesterol HDL (HDL-c) = 40 mg/dL; colesterol LDL (LDL-c) = 170 mg/dL; triglicerídeos (TG) = 210 mg/dL; creatinina = 0,8 mg/dL; TGO e TGP normais. O paciente realizou avaliação cardiológica há 1 ano, que foi considerada normal. Não é fumante nem usa nenhuma medicação.

■ Sobre o tratamento deste paciente, analise os itens a seguir e opine:

I – Deve-se iniciar sinvastatina (20 a 40 mg/dia).
II – Deve-se iniciar atorvastatina (10 a 20 mg/dia), pitavastatina (2 a 4 mg/dia) ou rosuvastatina (5 a 10 mg/dia).
III – Deve-se procurar manter o LDL-c < 130 mg/dL.
IV – O ideal seria insistir nas MEV.
    a) Existe apenas um item incorreto.
    b) Apenas o item I está correto.
    c) Somente os itens I e II estão corretos.
    d) Apenas os itens III e IV estão corretos.
    e) Somente o item IV está correto.

Comentários:

O paciente em questão é um homem de 79 anos de idade, hipertenso e pré-diabético, que se apresenta com hipercolesterolemia (LDL-c ≥ 160 mg/dL) e hipertrigliceridemia (TG ≥ 150 mg/dL). Tem, portanto, um risco cardiovascular global de Framingham alto (> 30% de chance para doença coronariana, cerebrovascular, doença vascular periférica ou insuficiência cardíaca em 10 anos). Grande parte desse risco se deve à sua idade, e mudanças nos níveis lipídicos ou pressóricos poderiam atenuar seu risco cardiovascular. Se estimarmos seu risco pelas diretrizes norte-americanas de 2013 do American College of Cardiologists e da American Heart Association (ACC/AHA), que se basearam em dados de quatro estudos observacionais, o paciente tem risco elevado (38,4%) para o desenvolvimento de doença coronariana ou acidente cerebrovascular em 10 anos, fatal ou não fatal. Se fosse afrodescendente, ele também teria alto risco (20,4%).

De acordo com V Diretriz Brasileira de Dislipidemias e Prevenção da Aterosclerose, publicada pela Sociedade Brasileira de Cardiologia (SBC) em 2013, a meta principal para o paciente seria atingirmos um LDL-c < 70 mg/dL. Contudo, de acordo com as diretrizes do ACC/AHA, o tratamento não seria voltado para metas, mas para o uso de terapia com estatina de moderada intensidade para redução no LDL-c (30% a 50%), devido à idade > 75 anos. Quanto à estatina a ser usada, a escolha poderia recair sobre a sinvastatina (20 a 40 mg/dia), atorvastatina (10 a 20 mg/dia), rosuvastatina (5 a 10 mg/dia) ou pitavastatina (2 a 4 mg) (Quadro 7.1). Com relação a esta última, trabalhos iniciais sugerem menor incidência de diabetes, o que poderia ser interessante, visto que o paciente é pré-diabético. Com o uso de estatinas de meia-vida mais longa, como atorvastatina, rosuvastatina ou pitavastatina, também poderia ser esperada melhor resposta sobre triglicerídeos em relação às estatinas de primeira geração (sinvastatina, pravastatina e lovastatina).

Quadro 7.1 Terapia estatínica de acordo as diretrizes do ACC/AHA

Terapia com estatina de alta intensidade	Terapia com estatina de moderada intensidade	Terapia com estatina de baixa intensidade
Doses diárias reduzem, em média, LDL-c ≥ 50%	Doses diárias reduzem, em média, LDL-c em aproximadamente 30% a < 50%	Doses diárias reduzem, em média, LDL-c < 30% a < 50%
Atorvastatina (40 a 80 mg) Rosuvastatina (20 a 40 mg)	Atorvastatina (40 a 80 mg) Rosuvastatina (20 a 40 mg Atorvastatina (10 a 20 mg) Rosuvastatina (5 a 10 mg) Sinvastatina (20 a 40 mg) Pravastatina (40 a 80) mg Lovastatina (40 mg) Fluvastatina XL (80 mg) Fluvastatina (40 mg 2 × dia) Pitavastatina (2 a 4 mg)	Sinvastatina (10 mg) Pravastatina (10 a 20 mg) Lovastatina (20 mg) Fluvastatina (20 a 40 mg) Pitavastatina (1 mg)

☑ **Resposta: C.**

Referências: 369 a 371.

■ CASO 2

Mulher de 48 anos de idade, com diabetes tipo 2 e hipertensão, submeteu-se a angioplastia coronariana e colocação de *stent* 12 meses atrás. Está em uso de sinvastatina (40 mg/dia), vildagliptina (50 mg duas vezes ao dia), metformina (850 mg, duas vezes ao dia), ácido acetilsalicílico (AAS) 100 mg/dia, atenolol (50 mg/dia) e losartano (100 mg/dia). Ao *exame físico*: PA = 135 × 85 mmHg; IMC = 25,2 kg/m²; circunferência abdominal (CA) = 85 cm.

Exames laboratoriais: glicemia de jejum (GJ) = 122 mg/dL (VR: 70-99); HbA1c = 7,2% (VR: até 5,4); colesterol total (CT) = 223 mg/dL; LDL-c = 135 mg/dL; HDL-c = 38 mg/dL; triglicerídeos (TG) = 250 mg/dL (VR: < 150); TSH, normal.

De acordo com as novas diretrizes do ACC/AHA, visando à redução do risco cardiovascular neste paciente, inicialmente seria necessário:

I – Adicionar ezetimiba (10 mg/dia).
II – Adicionar ácido nicotínico de liberação estendida (ANLE) 2 g/dia.
III – Aumentar a dose da sinvastatina para 80 mg/dia.
IV – Trocar sinvastatina por rosuvastatina (20 a 40 mg/dia).

   a) Todos as condutas seriam igualmente seguras e eficazes.
   b) Apenas o item IIII está incorreto.
   c) Somente os itens III e IV estão corretos.
   d) Somente os itens I e IV estão corretos.
   e) Apenas o item IV está correto.

Comentários:

Por ser diabética e hipertensa, bem como ter doença arterial coronariana (DAC), esta paciente tem alto risco cardiovascular, tanto pela diretriz brasileira, cuja meta para o LDL-c seria < 70 mg/dL (objetivo primário) e colesterol não HDL < 100 mg/dL (objetivo secundário), como pela diretriz americana. Nesta última, não há objetivos específicos quanto à meta lipídica e é sugerido o uso de terapia estatínica de alta, moderada ou baixa intensidade para redução do LDL-c, em virtude do maior ou menor risco cardiovascular. Por ser de alto risco, estaria indicada terapia estatínica com alta intensidade que possibilite redução no LDL-c ≥ 50%. Assim, a conduta inicial deveria ser a troca da sinvastatina por um esquema mais efetivo (p. ex., 20 a 40 mg/dia de rosuvastatina). O uso da rosuvastatina também poderia reduzir os níveis de triglicerídeos e aumentar o HDL-c. A troca do atenolol por um betabloqueador de mais nova geração (que não interfira nos níveis de TG e HDL-c nem na resistência à insulina) também seria interessante.

A adição de 2 g/dia de ANLE propiciaria aumento do HDL-c, bem como redução de LDL-c, TG, lipoproteína (a) e do número de partículas de LDL pequenas e densas (sabidamente mais aterogênicas). Contudo, dois grandes estudos americanos não demonstraram benefícios clínicos adicionais na redução de eventos cardiovasculares, quando o ANLE foi associado à sinvastatina. Esses estudos, contudo, apresentavam limitações notáveis. Ademais, na dose proposta, o ANLE pode, eventualmente, deteriorar o controle glicêmico, já que agrava a resistência insulínica. De acordo com as novas diretrizes do ACC/AHA, não há evidências suficientes sobre os benefícios da adição do ANLE ou de um fibrato em pacientes já em uso de esquemas estatínicos de alta intensidade.

Uma recente revisão sistemática concluiu que os clínicos poderiam considerar o uso da combinação de terapia estatínica de intensidade mais baixa com sequestrantes de ácidos biliares ou ezetimiba em pacientes de alto risco não responsivos ou intolerantes às estatinas. Contudo, foi salientado que essa abordagem deve ser adotada com cuidado, em razão de seus riscos potenciais e da falta de evidência de benefícios clínicos a longo prazo. Assim, a melhor abordagem inicial, neste caso, seria a troca da sinvastatina por rosuvastatina (20 a 40 mg/dia).

☑ **Resposta: E.**

Referências: 369 a 373.

■ CASO 3

Um homem de 35 anos de idade, não fumante e sem história familiar de DAC, submeteu-se a exames de rotina que revelaram os seguintes resultados: colesterol total (CT) = 279 mg/dL; LDL-c = 194 mg/dL; HDL-c = 40 mg/dL; triglicerídeos (TG) = 220 mg/dL; glicemia de jejum (GJ) = 95 mg/dL. Na ocasião, sua PA era de 135 × 80 mmHg. Uma nova avaliação, 15 dias após, mostrou similaridades com a primeira. O paciente, com IMC de 26,2 kg/m^2 e circunferência abdominal (CA) de 96 cm, foi orientado a seguir uma dieta hipolipídica e a aumentar sua atividade física. Seis meses após, a PA estava em 120 × 80 mmHg e evidenciou-se redução tanto do IMC (24,8 kg/m^2) como da CA (90 cm). Novos exames mostraram: CT = 248 mg/dL; LDL-c = 178 mg/dL; HDL-c = 42 mg/dL, TG = 140 mg/dL; proteína C reativa ultrassensível (PCR-us) = 1,5 mg/L. Um eco-Doppler carotídeo e vertebral foi considerado normal, assim como a função tireoidiana.

■ Qual seria a melhor conduta para este caso?

a) Iniciar sinvastatina (40 mg/dia).
b) Iniciar ciprofibrato (100 mg/dia).
c) Iniciar rosuvastatina (10 mg/dia).
d) Apenas insistir nas medidas não farmacológicas.
e) Existe mais de uma opção terapêutica correta.

Comentários:

Este caso, que envolve um homem de 35 anos de idade com dislipidemia mista, é muito interessante e não está contemplado nos grandes ensaios clínicos ou recomendações. O risco de Framingham global usado pela diretriz brasileira é baixo em 10 anos (4,7%), mas seu escore de risco pelo tempo de vida (ERTV) é alto, se projetado para a idade de 50 anos (50%). Com base na diretriz norte-americana, o risco também é baixo para os próximos 10 anos (2%). Vários estudos observacionais mostraram que a redução do colesterol ao longo da vida determina expressiva redução do risco coronário na vida adulta. Da mesma maneira, polimorfismos genéticos associados a menores valores de LDL-c também propiciam reduções maiores no risco cardiovascular do que os obtidos por tratamento com estatinas iniciado mais tarde na vida adulta. A diretriz norte-americana considera que LDL-c > 160 mg/dL e ERTV alto são condições que individualizam a decisão terapêutica. Pela diretriz brasileira, apenas a história familiar de DAC prematura reclassificaria o risco cardiovascular em pacientes de baixo risco para intermediário. Assim, a melhor opção seria uso de estatina em baixa dose, buscando-se redução de média intensidade no LDL-c (30% a 50%), o que poderia ser alcançado com rosuvastatina, 5 a 10 mg/dia.

Outro aspecto importante diz respeito à dislipidemia de base genética, que deve ser considerada para este paciente. De fato, hipercolesterolemia familiar seria um diagnóstico possível, com base no valor do CT (250 mg/dL), pelo critério Dutch MedPed. Outra possibilidade seria a hiperlipidemia familiar combinada, condição geralmente associada a aumento de apoB e história familiar de DAC prematura e dislipidemia mista, assim como aumento de LDL-c e/ou triglicerídeos.

☑ **Resposta: C.**

Referências: 369 a 371.

■ CASO 4

Em exame de rotina em homem de 44 anos de idade, com IMC de 26,8 kg/m² e PA de 120/85 mmHg, foram evidenciados triglicerídeos (TG) de 625 mg/dL. Seu pai havia morrido de infarto agudo do miocárdio aos 45 anos de idade. Após 6 meses de dieta e MEV, o IMC do paciente baixou para 24,8 kg/m², porém os TG permaneceram elevados (350 mg/dL). As funções tireoidiana, hepática e renal encontram-se normais. Outros exames: glicemia = 98 mg/dL; HDL-c = 40 mg/dL; LDL-c = 130 mg/dL.

■ **Qual seria a melhor conduta para este caso?**

a) Apenas insistir nas MEV.
b) Introduzir fenofibrato ou ciprofibrato.
c) Iniciar rosuvastatina.
d) Introduzir ácidos graxos ômega-3.
e) Existe mais de uma alternativa correta.

Comentários:

Homem de 44 anos de idade com hipertrigliceridemia e antecedente familiar de DAC prematura. Com base nos dados laboratoriais e considerando seus níveis tensionais, seu risco global de Framingham é de 7,5%, ou seja, risco intermediário. Entretanto, como tem história familiar de DAC prematura, pode ser reclassificado como de alto risco. Segundo a diretriz da SBC, deveria tomar estatina para alcançar a meta de LDL-c < 70 mg/dL. Pela diretriz norte-americana, seu risco seria considerado baixo, apesar do antecedente familiar e de o escore de risco pelo tempo de vida ser elevado (50%). Assim, com base nas orientações dessa diretriz norte-americana, o paciente seria elegível para tratamento com estatina de intensidade moderada (visando a 30% a 50% de redução no LDL-c). Como houve considerável redução de triglicerídeos, o que diminui muito o risco de pancreatite, a atenção quanto aos lipídios se volta para a prevenção primária da doença aterosclerótica. Assim, ao lado de um estilo de vida saudável, seria conveniente o uso de estatina de moderada intensidade, que poderia incluir o uso da rosuvastatina (5 ou 10 mg/dia) ou outra estatina cuja efetividade ou dose reduza moderadamente o LDL-c (Quadro 7.1). O uso preferencial de estatina com meia-vida mais longa ajudaria a controlar os triglicerídeos de maneira mais efetiva.

A possibilidade de dislipidemia de base genética, como a hipercolesterolemia familiar, poderia ser considerada. Testes funcionais (ergométrico/ECO de estresse) ou escore de cálcio coronário seriam interessantes na documentação da aterosclerose e suas repercussões, mas não obrigatórios para a instituição do tratamento.

☑ **Resposta: C.**

Referências: 369 e 370.

■ CASO 5

Homem de 56 anos de idade, com diagnóstico prévio de diabetes melito tipo 2 e hipertensão arterial sistêmica, chega à consulta com endocrinologista visando à perda de peso. Relata várias tentativas anteriores, com algum sucesso inicial, porém sempre seguido de novo ganho de peso. Informa alguma preocupação sobre notícias divulgadas na mídia leiga concernentes aos riscos do uso de medicações antiobesidade. Seu esquema terapêutico inclui metformina (2 g/dia) e ramipril (5 mg/dia).

Ao *exame físico*, presença de acantose *nigricans* em região axilar; peso = 97,2 kg; altura = 1,72 m; IMC = 32,8 kg/m^2, CA = 104 cm; PA = 150 × 80 mmHg.

Exames laboratoriais: GJ = 152 mg/dL; HbA1c = 7,4% (VR: até 5,4); CT = 240 mg/dL; HDL-c = 30 mg/dL; TG = 200 mg/dL; LDL-c = 170 mg/dL.

■ Sobre este caso, podemos afirmar que:

I – Com base nos resultados do estudo SCOUT (Sibutramine Cardiovascular Outcome Trial), este paciente não é elegível para o uso de sibutramina, em razão do aumento de 16% no risco relativo de eventos cardiovasculares não fatais.

II – O uso de orlistat seria uma boa opção terapêutica, apesar de seus benefícios estarem restritos exclusivamente à perda de peso.

III – A liraglutida seria útil porque, além de promover melhora do controle glicêmico, apresenta como vantagens adicionais proporcionar perda de peso e diminuição da PA.

IV – A lorcaserina (agonista dos receptores 5-HT) seria útil porque, além não implicar risco aumentado de valvulopatia cardíaca, tipicamente propicia perda ponderal média > 8 kg/ano.

V – A combinação topiramato-fentermina seria benéfica, já que possibilita uma perda superior à obtida com sibutramina ou orlistast; contudo, pode causar parestesias e elevação da frequência cardíaca.
   a) Somente o item IV está incorreto.
   b) Somente os itens II e III estão corretos.
   c) Somente os itens I e V estão corretos.
   d) Apenas os itens I, III e V estão corretos.
   e) Todos os itens estão corretos.

Comentários:

O estudo SCOUT, cujos resultados foram publicados em 2010 e registrou um aumento de 16% no risco relativo de eventos cardiovasculares não fatais, como acidente vascular encefálico (AVE) e infarto agudo do miocárdio (IAM). É importante salientar que a população estudada foi completamente distinta daquela indicada em bula, com idade e riscos cardiovasculares mais elevados. O orlistat é um potente inibidor de lipases do trato gastrointestinal e, além de perda de peso, promove melhora significativa dos níveis tensionais, assim como dos perfis lipídico e glicêmico. A liraglutida é um agonista do receptor de GLP-1 que aumenta a secreção de insulina e reduz a secreção de glucagon. Adicionalmente, promove redução dos níveis tensionais, retarda o esvaziamento gástrico e exerce atuação central, inibindo o apetite e aumentando a saciedade. A lorcaserina é um agonista seletivo do receptor serotoninérgico 5-HT2c, não apresentando risco de toxicidade valvular cardíaca, uma vez que esta está relacionada com o estímulo do receptor 5-HT2b, como observado em pacientes submetidos à terapia com fenfluramina ou dexfenfluramina, as quais exercem ação estimulatória não seletiva sobre os receptotes 5-HT (5-HT2a, 5-HT2b e 5-HT2c). Contudo, por si só, a lorcaserina produz perda de peso apenas modesta. De fato, uma recente meta-análise de cinco estudos controlados e randomizados mostrou perda de peso média de apenas 3,2 kg em 1 ano, bem como redução de 1,2 kg/m² no IMC, em comparação com o placebo (Chan et al., 2013).

Aprovado no Brasil para tratamento da epilepsia e profilaxia de enxaqueca, o topiramato também induz perda de peso. Seu mecanismo de ação se relaciona com a modulação dos receptores do ácido gama-aminobutírico (GABA). Nos EUA, a combinação fentermina/topiramato já se encontra aprovada e disponível, estando associada a perda ponderal importante e persistente (média de 8% a 10% em 56 semanas), bem como superior à observada em estudos clínicos com as fenfluraminas, o rimonabanto, orlistat e a sibutramina.

☑ **Resposta: A.**

Referências: 374 a 378.

■ CASO 6

Uma mulher de 35 anos de idade procura ambulatório de endocrinologia bastante preocupada com suas "taxas" e com o risco de morte por IAM, que acontecera com seu vizinho uma semana antes. Nega tabagismo, diabetes e história familiar de evento cardiovascular em parente de primeiro grau, realiza atividade física irregular de baixa intensidade (caminhada de 20 minutos duas vezes por semana) e refere hipertensão, mas nunca usou esquema terapêutico. Ao *exame físico*, observamos PA de 150 × 90 mmHg em ambos os braços, em duas medidas, IMC de 28 kg/m^2 e CA de 88 cm.

Exames laboratoriais: GJ = 100 mg/dL; CT = 250 mg/dL; HDL-c = 44 mg/dL; LDL-c = 174 mg/dL TG = 160 mg/dL.

- **Como a paciente em questão não foi enquadrada imediatamente em uma condição clínica que a classificasse como de alto risco, aplicamos o escore de risco (ER) global e encontramos a pontuação 10, que equivale a risco de 6,3% de um evento em 10 anos. Com base neste cálculo, classifique a paciente quanto ao risco cardiovascular e aponte suas metas primárias (LDL-c) e secundárias (colesterol não HDL), conforme recomendado pela V Diretriz Brasileira de Dislipidemias e Prevenção da Aterosclerose:**

 a) Baixo risco; LDL-c < 130 mg/dL; colesterol não HDL < 160 mg/dL.
 b) Baixo risco; LDL-c < 160 mg/dL; colesterol não HDL < 190 mg/dL.
 c) Médio risco; LDL-c < 130 mg/dL; colesterol não HDL < 160 mg/dL.
 d) Médio risco; LDL-c < 100 mg/dL; colesterol não HDL < 130 mg/dL.
 e) Alto risco; LDL-c < 70 mg/dL; colesterol não HDL < 100 mg/dL.

Comentários:

O risco de doença aterosclerótica é estimado com base na análise conjunta de características que aumentam a chance de um indivíduo desenvolver a doença; portanto, o mais claro identificador de risco é a manifestação prévia da própria doença. Desse modo, o primeiro passo na estratificação do risco consiste na identificação de manifestações clínicas da doença aterosclerótica ou de seus equivalentes, como a presença de diabetes melito tipo 1 ou 2, de doença renal crônica ou de aterosclerose na forma subclínica documentada por metodologia diagnóstica, mesmo em prevenção primária. Indivíduos assim identificados, homens e mulheres, têm risco > 20% em 10 anos de apresentar novos eventos cardiovasculares ou de um primeiro evento cardiovascular.

O paciente que se enquadrar em uma dessas categorias não necessita de outras etapas para estratificação de risco, sendo considerado automaticamente de alto risco. Não é o caso de nossa paciente, que, por não se enquadrar diretamente como de alto risco, foi avaliada pelo ER Global para classificação. Este escore foi adotado pela V Diretriz Brasileira de Dislipidemias e Prevenção da Aterosclerose; ele estima IAM, AVE, insuficiência vascular periférica ou insuficiência cardíaca (ICC) em 10 anos.

São considerados de baixo risco aqueles com probabilidade < 5% de apresentarem os principais eventos cardiovasculares (DAC, AVE, doença arterial obstrutiva periférica ou ICC) em 10 anos. Os pacientes classificados nessa categoria e que apresentem histórico familiar de doença cardiovascular prematura serão reclassificados para risco intermediário.

Risco intermediário se confirma diante de homens com risco calculado ≥ 5% e ≤ 20% e mulheres com risco calculado ≥ 5% e ≤ 10% de ocorrência de algum dos eventos citados. São considerados de alto risco aqueles com risco calculado > 20% para homens e > 10% para mulheres no período de 10 anos.

Nossa paciente, portanto, seria classificada como de risco intermediário, já que seu percentual foi somente de 6,5%. Contudo, nos indivíduos de risco intermediário, deve-se pesquisar a presença de fatores agravantes (história familiar de DAC prematura, critérios de síndrome metabólica, microalbuminúria ou macroalbuminúria, hipertrofia ventricular esquerda, proteína C reativa de alta sensibilidade > 2 mg/L, espessura íntima-média de carótidas > 1,0, escore de cálcio coronário > 100 ou > percentil 75 para idade ou sexo, índice tornozelo-braquial [ITB] < 0,9) que, quando presentes (pelo menos um desses fatores), reclassificam o indivíduo para a condição de alto risco. Logo, como nossa paciente apresenta critérios de síndrome metabólica, ela é classificada como de alto risco, e suas metas primárias e secundárias por essa mesma diretriz seriam LDL-c < 70 mg/dL e colesterol não HDL < 100 mg/dL, respectivamente.

☑ **Resposta: E.**
Referência: 369.

■ CASO 7

Em uma mulher de 55 anos de idade, IMC de 24,6 kg/m², hipertensa e com história familiar de DAC, foi iniciada terapia com sinvastatina (20 mg/dia), em razão de hipercolesterolemia persistente (LDL-c entre 160 e 180 mg/dL). Anteriormente, ela se submetera a MEV por 6 meses, sem mudança significativa no perfil lipídico. Após 20 dias de uso da sinvastatina, a paciente ligou para seu médico, queixando-se de dores musculares generalizadas e câimbras frequentes.

■ Neste caso, seria necessário:

I – Substituir sinvastatina por rosuvastatina.
II – Reduzir a dose da sinvastatina para 10 mg/dia.
III – Avaliar os níveis da creatinoquinase (CK) e suspender a sinvastatina apenas se excederem em três vezes o limite superior da normalidade.
IV – Suspender a sinvastatina de imediato e excluir a presença de hipotireoidismo.
  a) Somente os itens III e V estão corretos.
  b) Apenas o item IV está correto.
  c) Somente os itens II e III estão corretos.
  d) Existe apenas um item incorreto.
  e) Somente o item I está correto.

Comentários:

Hipotireoidismo (HT) é sabidamente causa de dislipidemia secundária, sobretudo elevação do LDL-c. Além disso, é um dos fatores precipitantes para miotoxicidade induzida pelas estatinas, a exemplo do diabetes melito e do uso concomitante de medicações, como fibratos (sobretudo a genfibrozila), claritromicina, eritromicina, ciclosporina, inibidores de protease, fluconazol, itraconazol, cetoconazol, fluoxetina, verapamil etc. HT deverá, portanto, ser sempre suspeitado quando os sintomas miálgicos surgirem com doses baixas ou relativamente baixas da estatina.

Diante da sintomatologia da paciente, optou-se por suspender a sinvastatina, e 4 dias depois ela estava assintomática. Foram dosados os níveis de CK, que se mostraram normais. Além disso, foi avaliada a função tireoidiana, que revelou hipotireoidismo primário (HPT), secundário à tireoidite de Hashimoto. A paciente foi tratada com levotiroxina (L-T$_4$) – 75 μg/dia – e, mesmo a após a obtenção do eutireoidismo, permaneceu com LDL-c de 152 mg/dL. Optou-se por reiniciar a terapia com sinvastatina (20 mg/dia) que, dessa vez, foi bem tolerada. No caso em questão, além de HPT, a paciente tinha hipercolesterolemia primária. Quando a hipercolesterolemia é decorrente do HPT, a simples reposição da L-T$_4$ reverte a dislipidemia.

☑ **Resposta: B.**

Referências: 379 e 380.

■ CASO 8

Homem de 50 anos de idade, IMC de 26,8 kg/m², tem diabetes tipo 2 diagnosticado há 5 anos, tratado com metformina (1g, duas vezes ao dia) e gliclazida MR (90 mg/dia). Traz os seguintes *exames laboratoriais*: GJ = 112 mg/dL (VR: 70-99); glicemia pós-prandial = 168 mg/dL; HbA1c = 12,2% (VR: até 5,4); CT = 198 mg/dL; HDL-c = 30 mg/dL; TG = 3.430 mg/dL; creatinina = 1,1 mg/dL; função tireoidiana normal. Refere que dois de seus irmãos também apresentam hipertrigliceridemia.

■ Sobre este caso, analise os itens a seguir e opine:

I – O paciente deve ser estimulado a intensificar as MEV.
II – Deve-se iniciar tratamento com rosuvastatina ou atorvastatina.
III – Deve-se iniciar tratamento com fenofibrato ou ciprofibrato.
IV – Deve-se adicionar um terceiro fármaco oral ou um análogo do GLP-1 para melhorar o controle glicêmico.
   a) Todos os itens estão corretos.
   b) Apenas os itens I e III estão corretos.
   c) Somente os itens II e III estão corretos.
   d) Existe apenas um item incorreto.
   e) Apenas o item II está correto.

Comentários:

O paciente, muito provavelmente, tem hipertrigliceridemia familiar (HTF), agravada pelo diabetes tipo 2 e o excesso de peso. A HTF parece ser decorrente de uma produção hepática exagerada de VLDL e é transmitida como um defeito autossômico dominante. Os níveis séricos de TG são, usualmente, > 500 mg/dL, enquanto o colesterol total está normal ou discretamente elevado. Trata-se de uma dislipidemia frequente, geralmente diagnosticada em virtude da associação com outras doenças (p. ex., obesidade, diabetes melito ou hipotireoidismo), ingestão excessiva de bebidas alcoólicas ou uso de alguns fármacos (p. ex., diuréticos tiazídicos, betabloqueadores, estrogênios, tamoxifeno etc.).

Neste caso, a intensificação das MEV será útil não só para redução nos TG, como para a perda de peso e a melhora do controle glicêmico. Fibratos, fármacos mais eficazes na redução dos TG, devem ser utilizados inicialmente para obtenção de níveis de TG < 500 mg/dL. Posteriormente, sua retirada pode ser tentada, com a perda ponderal. As estatinas são as medicações mais eficazes na diminuição do LDL-c.

A aparente discrepância entre os valores das glicemias e os da HbA1c resultaria da hipertrigliceridemia, a qual é uma das causas de falsa elevação da HbA1c. Portanto, não é necessário adicionar outro medicamento para melhorar o controle glicêmico.

☑ **Resposta: B.**

Referências: 381 e 382.

■ CASO 9

Um homem de 33 anos de idade foi encaminhado ao cardiologista para investigação de dor precordial. Ao *exame físico*, chamava a atenção a presença de hepatoesplenomegalia discreta e amígdalas hipertrofiadas, com coloração alaranjada (Fig. 7.1). A PA e a ausculta cardíaca eram normais; IMC = 25,5 kg/m². *Exames laboratoriais*: glicemia = 92 mg/dL; CT = 122 mg/dL; HDL-c = 20 mg/dL; LDL-c = 66 mg/dL; TG = 180 mg/dL.

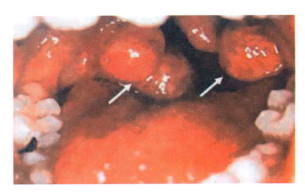

Fig. 7.1 Amígdalas hipertrofiadas, de coloração alaranjada, por depósito de colesterol (*setas*).

■ Qual seria o diagnóstico mais provável?

a) Doença de Tangier.
b) Deficiência da proteína transferidora do éster de colesterol (CETP).
c) Hipoalfalipoproteinemia familiar (HALF).
d) Deficiência da lecitina-colesterol acil-transferase (LCAT).
e) Existe mais de uma resposta correta.

Comentários:

O paciente certamente tem a doença de Tangier, também conhecida como deficiência familiar de alfalipoproteína. Essa rara condição resulta de mutações no gene *ABCA1*, codificador do *ATP binding cassette transporter A1*. Este último é uma proteína transmembrana que exerce importante papel no transporte reverso do colesterol executado pela partícula HDL ao longo dos vasos sanguíneos. Laboratorialmente, caracteriza-se por níveis baixos de HDL-c e LDL-c. Entre as principais manifestações clínicas incluem-se amígdalas de cor alaranjada (por depósito de colesterol), opacidades da córnea, hepatoesplenomegalia, neuropatia periférica, DAC prematura, acidente vascular encefálico (AVE) e insuficiência vascular periférica. Não existe tratamento específico.

Na maioria das vezes, a HALF tem transmissão autossômica dominante e se caracteriza por deficiência parcial de HDL. É comum (prevalência em torno de 1/400) e se manifesta por níveis baixos de HDL-c e risco aumentado para DAC prematura. O diagnóstico é sugerido pela detecção de valores de HDL-c < 30 mg/dL em homens e < 40 mg/dL em mulheres antes da menopausa. Não há achados físicos característicos, porém, frequentemente, existe história familiar de HDL-c baixo e DAC prematura.

A deficiência de LCAT é um raro distúrbio autossômico recessivo causado por mutações no gene da LCAT e pode se manifestar por opacidades na córnea, anemia normocítica, insuficiência renal em adultos jovens e DAC precoce.

Deficiência de CTEP é uma condição rara, exceto entre japoneses. Caracteriza-se por níveis de HDL-c muito aumentados (geralmente > 100 mg/dL), decorrente de atividade diminuída da CETP, enzima-chave no transporte reverso do colesterol, um sistema protetor contra aterosclerose.

☑ **Resposta: A.**

Referências: 382 e 383.

■ CASO 10

Paciente do sexo masculino, 36 anos de idade, realizou cirurgia bariátrica pela técnica do *bypass* gástrico em Y de Roux (Fobi-Capella) devido a um quadro de obesidade grau III. Na quinta semana após a cirurgia, começou a cursar com vômitos pós-prandiais, que persistiram na sexta semana. Na ocasião, suspendeu o polivitamínico que estava usando. Foi então solicitada uma endoscopia digestiva alta, que mostrou estreitamento da anastomose gastrojejunal, e foi realizada dilatação endoscópica. O paciente, porém, manteve o quadro de vômitos por mais 1 semana e começou a cursar com apatia e falta de atenção. Dois dias após o início do quadro, começou a apresentar nistagmo horizontal e desequilíbrio, que evoluiu para incapacidade de caminhar. A tomografia computadorizada (TC) foi normal e a ressonância magnética (RM) mostrou hipersinal em T2 e FLAIR (*Fluid-Attenuated Inversions Recovery*), envolvendo a região hipotalâmica, corpos mamilares e os núcleos mediais dos tálamos bilateralmente.

■ **Diante desses achados, qual seria a etiologia mais provável do quadro neurológico apresentado por este paciente?**

a) Infarto talâmico paramediano.
b) Síndrome de Miller-Fisher.
c) Ventriculoencefalite por citomegalovírus.
d) Encafalopatia de Wernicke.
e) Deficiência de vitamina B_{12}.

Comentários:

A deficiência de tiamina (vitamina B_1) pode levar a um quadro de encefalopatia aguda, conhecida como encefalopatia de Wernicke, caracterizada por oftalmoparesia, nistagmo, ataxia e confusão mental. A deficiência de tiamina tem sido descrita em pacientes que realizaram cirurgia bariátrica, principalmente, entre a oitava e a décima quinta semana após o procedimento, embora possa ocorrer mais precocemente. A presença de vômitos frequentes pode agravar o quadro e contribuir para o aparecimento da encefalopatia de Wernicke. A RM é considerada importante ferramenta diagnóstica e se caracteriza por aumento da intensidade do sinal nas sequências T2 e FLAIR, lesões da substância cinzenta periaqueductal, alterações simétricas bilaterais na região média do tálamo, quarto ventrículo, área periventricular do terceiro ventrículo, região tectal e lesões dos corpos mamilares.

O infarto talâmico paramediano se caracteriza por cursar com paralisia oculomotora, ataxia e déficit de atenção, e geralmente está associado à presença de fatores de risco cardiovascular. A síndrome de Miller-Fisher é uma doença autoimune caracterizada pela tríade de oftalmoplegia, ataxia e arreflexia e ocorre frequentemente após episódio de infecção respiratória ou digestiva. A ventriculoencefalite por citomegalovírus é uma complicação oportunista rara que habitualmente ocorre em pacientes imunodeprimidos. A deficiência de vitamina B_{12} é uma complicação mais tardia da cirurgia bariátrica e se caracteriza clinicamente por irritabilidade, alterações na memória, parestesias e anemia megaloblástica.

☑ **Resposta: D.**

Referências: 384 e 385.

■ **CASO 11**

Mulher de 55 anos de idade sabe ser portadora de diabetes melito tipo 2 há 10 anos e vem sendo tratada com insulina NPH (26 UI pela manhã e 18 UI à noite) e metformina (2 g/dia). Hipertensa, faz uso de losartano (100 mg/dia) e AAS (100 mg/dia). Em razão dos antecedentes de convulsões e arritmias cardíacas, faz uso também de fenobarbital e amiodarona, respectivamente. Recentemente iniciou o uso de cetoconazol (200 mg/dia) para controle de onicomicose. Tem dislipidemia com LDL-c de 178 mg/dL e forte história familiar para doença cardiovascular.

- **Dentre as seguintes opções medicamentosas, qual seria a menos recomendada para esta paciente?**

    a) Pitavastatina.
    b) Rosuvastatina.
    c) Pravastatina.
    d) Sinvastatina.
    e) Qualquer um dos fármacos seria igualmente seguro e eficaz.

Comentários:

> As estatinas são as medicações mais eficazes para a redução do LDL-c, sendo a rosuvastatina a mais potente, seguida, em ordem decrescente, pela atorvastatina, pitavastatina, sinvastatina, lovastatina e pravastatina. A toxicidade das estatinas é aumentada pelo uso concomitante de medicações que inibam o CYP3A4, aumentando seus níveis séricos (p. ex., derivados imidazólicos, macrolídeos, inibidores de protease, fluoxetina etc.). Em contraste, medicamentos que levam à indução do CYP3A4 (p. ex., barbitúricos, carbamazepina, primidona, rifampicina, nafcilina etc.) reduzem os níveis séricos das estatinas. Em pacientes em uso desses fármacos, deve-se dar preferência às estatinas não metabolizadas pelo CYP3A4 (rosuvastatina, pitavastatina e, sobretudo, pravastatina).

☑ **Resposta: D.**

Referências: 386 e 387.

- **CASO 12**

M.A.C.B., 52 anos de idade, sexo feminino, IMC = 26,3 kg/m², foi submetida a exames de rotina que evidenciaram os seguintes resultados: colesterol total (CT) = 215 mg/dL; LDL-c = 115 mg/dL; HDL-c = 40 mg/dL; triglicerídeos (TG) = 300 mg/dL; GJ = 97 mg/dL. Exames realizados 12 meses antes revelaram valores elevados do LDL-c (170 mg/dL) e dos TG (280 mg/dL). Na época, a paciente foi orientada a aumentar a atividade física e a seguir uma dieta hipolipídica, o que fez durante 30 dias. Um dos irmãos da paciente tem hipercolesterolemia e outro, hipertrigliceridemia.

- **Qual o mais provável tipo de dislipidemia apresentada por M.A.C.B., baseando-se nas diferenças observadas entre seus dois perfis lipídicos, sem que nenhuma forma de terapia tivesse sido adequadamente seguida?**

    a) Hiperlipidemia familiar combinada.
    b) Hipertrigliceridemia familiar.
    c) Hipercolesterolemia familiar heterozigótica.
    d) Hipercolesterolemia poligênica.
    e) Disbetalipoproteinemia familiar.

Comentários:

Muito provavelmente, a paciente tem hiperlipidemia familiar combinada (HFC), que tem herança autossômica dominante e representa a dislipidemia primária mais frequente. Sua prevalência foi originalmente estimada em 0,5% a 2%. Todavia, em estudo populacional mais recente, sua incidência mostrou ser bem maior (5% a 7%).

A HFC se caracteriza por produção aumentada de VLDL pelo fígado, com redução da capacidade de remoção de lipoproteínas ricas em TG (VLDL e quilomícrons). Os pacientes podem ter níveis de LDL e VLDL aumentados, bem como elevação de apenas uma dessas lipoproteínas. Assim, existem três fenótipos para a HFC: hipertrigliceridemia, hipercolesterolemia, ou ambas. Importante é o fato de que o padrão de alteração lipídica pode modificar-se ao longo do tempo num mesmo paciente. A doença costuma manifestar-se plenamente na idade adulta, sendo excepcional a detecção de hiperlipidemia em crianças. Com relação à clínica, os pacientes podem apresentar-se com xantelasmas, enquanto obesidade e diminuição da tolerância à glicose são frequentes.

O risco de DAC nos indivíduos com HFC é significativamente elevado. Na realidade, ela é a dislipidemia mais frequente em pacientes afetados por DAC (10%) e entre os sobreviventes de IAM com idade > 60 anos (11,3%). Esta porcentagem aumenta para 40% quando todos os sobreviventes de IAM são considerados, sem limite de idade. Estatinas, fibratos e niacina são os fármacos empregados no tratamento da HFC, na dependência do fenótipo apresentado pelos pacientes.

☑ **Resposta: A.**

Referências: 371, 382 e 388.

■ CASO 13

Hipercolesterolemia foi detectada em um homem caucasiano de 44 anos de idade, com história familiar de DAC. *Exames laboratoriais*: CT = 370 mg/dL; LDL-c = 300 mg/dL; HDL-c = 32 mg/dL; TG = 189 mg/dL; glicemia = 96 mg/dL; funções tireoidiana e renal normais. A análise genética no paciente e em quatro familiares não evidenciou nenhuma mutação no gene do receptor da LDL.

■ Qual o diagnóstico mais provável?

a) Hiperlipidemia familiar combinada.
b) Hipercolesterolemia autossômica recessiva.
c) Apoproteína-B100 defeituosa familiar.
d) Doença de Tangier.
e) Hipercolesterolemia familiar autossômica dominante.

Comentários:

Muito provavelmente, o paciente tem apoproteína-B100 defeituosa familiar (ADF), causada por mutação no gene da apo-B100, a qual prejudica a ligação da apoproteína ao receptor da LDL, resultando em menor catabolismo e elevação da LDL. A prevalência da ADF é de uma em cada 500 a 750 pessoas na população caucasiana. Numa população não selecionada etnicamente diversa, prevalência foi de 0,08%. Atualmente, uma única mutação – substituição da glutamina por arginina no resíduo 3.500 (apo B-3.500Arg-Gln) – responde por quase todos os casos de ADF. Esta condição cursa com níveis elevados de CT e LDL-c, bem como com suscetibilidade aumentada para DAC. Fenotipicamente, a ADF é similar à hipercolesterolemia familiar heterozigota (HFH), mas as manifestações cardiovasculares e bioquímicas são mais moderadas. Em laboratórios especializados, é possível fazer o rastreamento para a principal mutação causadora da ADF. O tratamento é similar ao da HFH: dieta pobre em gorduras e uso de estatinas, isolado ou associado a outros medicamentos.

☑ **Resposta: C.**

Referências: 371, 382 e 389.

■ CASO 14

Uma mulher de 46 anos de idade, IMC de 25,8 kg/m², sem história familiar de DAC, submeteu-se a exames de rotina, que revelaram: CT = 404 mg/dL; LDL-c = 320 mg/dL; HDL-c = 40 mg/dL; TG = 220 mg/dL; glicemia de jejum (GJ) = 112 mg/dL. A paciente foi orientada a seguir uma dieta hipolipídica e a aumentar sua atividade física. Uma nova avaliação bioquímica, 3 meses após, evidenciou: CT = 376 mg/dL; LDL-c = 300 mg/dL; HDL-c = 38 mg/dL; TG = 190 mg/dL; GJ = 102 mg/dL; HbA1c = 5,7%. Foi também avaliada a função tireoidiana, que mostrou TSH de 64 µUI/mL (VR: 0,3-5,5) e T_4 livre de 0,52 ng/dL (VR: 0,7-1,8).

■ Qual seria a melhor conduta para este caso?

a) Iniciar rosuvastatina (10 a 20 mg/dia).
b) Iniciar fenofibrato (160 mg/dia) ou ciprofibrato (100 mg/dia).
c) Iniciar L-tiroxina (L-T_4) (50 µg/dia).
d) Iniciar L-T_4 + rosuvastatina.
e) Iniciar L-T_4 + fenofibrato + rosuvastatina.

Comentários:

O hipotireoidismo é sabidamente causa de elevação do LDL-c e, menos frequentemente, dos TG. Assim, em todo paciente com hipercolesterolemia é recomendável excluir o hipotireoidismo, mesmo diante de níveis muito elevados de LDL-c. Do mesmo modo, deve-se corrigir o distúrbio tireoidiano, por meio da reposição de L-T_4, antes de se iniciar qualquer medicamento redutor da colesterolemia. No caso em questão, a obtenção do eutireoidismo (com 100 µg/dia de L-T_4) resultou em normalização do perfil lipídico (LDL-c de 130 mg/dL e TG de 148 mg/dL).

☑ **Resposta: C.**

Referências: 369, 379 e 382.

CASO 15

Homem de 48 anos de idade, com diabetes tipo 2 e hipertensão, submeteu-se a angioplastia coronariana e colocação de *stent* 12 meses atrás. Está em uso de sinvastatina (40 mg/dia), vildagliptina (50 mg, duas vezes dia), metformina (850 mg, duas vezes dia), AAS (100 mg/dia), atenolol (50 mg/dia) e losartano (100 mg/dia). Ao *exame físico*: PA = 135 × 85 mmHg; IMC = 25,2 kg/m^2; CA = 95 cm. *Exames laboratoriais*: GJ = 122 mg/dL; HbA1c = 7,2%; CT = 223 mg/dL; LDL-c = 135 mg/dL; HDL-c = 38 mg/dL; TG = 250 mg/dL; TSH, normal.

■ **Aponte a(s) conduta(s) a ser(em) tomada(s) inicialmente, visando à melhora do perfil lipídico e redução da mortalidade cardiovascular:**

I – Adicionar ezetimiba (10 mg/dia).
II – Adicionar fenofibrato (200 mg/dia) ou ácido nicotínico de liberação estendida (ANLE) 1g/dia.
III – Aumentar a dose da sinvastatina para 80 mg/dia.
IV – Trocar sinvastatina por rosuvastatina (20 a 40 mg/dia).
   a) Todas as condutas seriam igualmente seguras e eficazes.
   b) Apenas o item III está incorreto.
   c) Somente os itens II e IV estão corretos.
   d) Somente o item III está correto.
   e) Apenas o item IV está correto.

Comentários:

Neste caso, em que estamos diante de paciente em prevenção secundária, diabético e hipertenso, o recomendado, se possível, seria atingir a meta de LDL-c < 70 mg/dL, segundo as recentes diretrizes da SBC. Como o paciente já está em uso de 40 mg/dia de sinvastatina e continua distante desta meta, aumentar para 80 mg/dia seria inútil, porque isso implicaria redução adicional máxima de 10% nos níveis do LDL-c (média de 6% a 7%). Além disso, atualmente, a dose máxima recomendada de sinvastatina é de 40 mg/dia; de fato, foi demonstrado que doses de 80 mg/dia implicam risco aumentado para rabdomiólise. A adição de ezetimiba, fibratos ou ANLE poderia melhorar o perfil lipídico, mas não há evidências definitivas de que essa abordagem resulte em menor morbimortalidade cardiovascular. Por isso, neste caso, a melhor conduta seria a troca da sinvastatina por uma estatina mais potente, particularmente a rosuvastatina (20 a 40 mg/dia).

☑ **Resposta: E.**
Referências: 369 e 370.

CASO 16

M.V.C., 42 anos de idade, sexo feminino, submeteu-se a exames de rotina, que mostraram: glicemia = 98 mg/dL; CT = 340 mg/dL; HDL-c = 38 mg/dL; VLDL-c = 166 mg/dL; TG = 360 mg/dL. No exame físico: 1,66 m, 81 kg, PA e ausculta cardíaca normais; ausência de bócio à palpação; presença de xantomas palmares (Fig. 7.2).

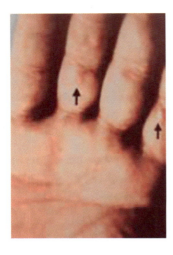

Fig. 7.2 Aspecto característico dos xantomas palmares (*setas*).

■ **Sobre este caso, analise os itens a seguir e opine:**

I – A paciente provavelmente tem disbetalipoproteinemia familiar (DLF).
II – A paciente tem hiperlipoproteinemia tipo 2b.
III – Hipotireoidismo deve ser obrigatoriamente pesquisado.
IV – O ácido nicotínico de liberação prolongada é a melhor opção terapêutica para este caso.

a) Todos os itens estão incorretos.
b) Apenas o item II está correto.
c) Apenas o item I está correto.
d) Somente os itens I e III estão corretos.
e) Somente os itens II e IV estão corretos.

Comentários:

A paciente certamente tem DLF (hiperlipoproteinemia tipo III), decorrente de mutação no gene que codifica a estrutura da apo-E, levando à presença de isoformas da apo-E que não interagem normalmente com seus receptores. Nesta condição existe acúmulo de remanescentes de quilomícrons, VLDL e IDL. Os valores de CT e TG estão, em geral, moderadamente elevados e de modo semelhante (CT e TG na faixa de 300 a 400 mg/dL). A HDL é normal e a LDL, quase sempre diminuída (devido ao bloqueio da transformação normal dos remanescentes da VLDL em LDL). A relação VLDL-c/TG é tipicamente > 0,3 na DLF e em torno de 0,2 nos indivíduos normais (no presente caso, 0,49).

A DLF responde por 0,2% a 1% de todos os distúrbios lipídicos associados a IAM em pessoas com menos de 60 anos de idade. Episódios de pancreatite aguda decorrentes da hipertrigliceridemia podem ocorrer ocasionalmente. As manifestações clínicas raramente aparecem antes dos 20 anos de idade, exceto nos raros casos de mutações apo-E autossômicas dominantes. A maioria dos pacientes (cerca de 80%) apresenta xantomas tuberosos ou tuberoeruptivos. Xantomas tendinosos e xantalasmas também são vistos eventualmente. No entanto, a presença de xantomas palmares é quase patognomônica da DLF (pode acontecer também na doença colestática).

Dislipidemia e Obesidade

A avaliação da função tireoidiana é mandatória, uma vez que hiperlipoproteinemia tipo III pode ter o hipotireoidismo como fator desencadeante.
Fibratos, niacina e estatinas são igualmente eficazes no manuseio da DLF.

☑ **Resposta: D.**
Referências: 371 e 382.

■ CASO 17

Homem de 40 anos de idade foi encaminhado ao endocrinologista por apresentar obesidade (peso = 85 kg, IMC = 28,3 kg/m² e CA = 99 cm) e dislipidemia. Não fazia uso de nenhum medicamento. Após 6 meses de dieta e mudanças do estilo de vida (MEV), o paciente perdera 10 kg (IMC = 26,9 kg/m² e CA = 93 cm). Novos *exames bioquímicos* mostraram: GJ = 160 mg/dL; HbA1c = 7,7% (VR: 4,8-5,9); CT = 224 mg/dL; HDL-c = 34 mg/dL; LDL-c = 130 mg/dL; TG = 300 mg/dL; TGO = 76 UI/L (VR: até 37); TGP = 106 UI/L (VR: até 55); γ-GT = 138 UI/L (VR: 12-73). A ultrassonografia (US) abdominal mostrou esteatose hepática acentuada.

■ Sobre este caso, pode-se afirmar que:

I – Metformina e pioglitazona seriam medicamentos potencialmente muito úteis na melhora da esteatose hepática.
II – O uso de estatinas não seria prudente devido à elevação das transaminases.
III – Deve-se usar uma sulfonilureia ou um inibidor da dipeptidil peptidase-4 (DPP-4), em vez de metformina ou pioglitazona, devido à disfunção hepática do paciente.
IV – É recomendável iniciar o fenofibrato micronizado (200 mg/dia) para melhorar o perfil lipídico.
  a) Somente o item III está incorreto.
  b) Apenas o item I está correto.
  c) Apenas os itens II e III estão corretos.
  d) Todos os itens estão incorretos.
  e) Somente os itens I e IV estão corretos.

Comentários:

O paciente em questão tem diabetes tipo 2, obesidade, dislipidemia diabética e síndrome metabólica, situações em que é frequente a ocorrência de esteatose hepática, bem como sua progressão para esteato-hepatite não alcoólica (NASH). O uso da pioglitazona seria útil tanto para reverter a hiperglicemia como para melhorar a NASH (indicação *off-label*). Vitamina E mostrou-se também superior ao placebo em pacientes não diabéticos. Em contraste, na maioria dos estudos, a metformina não se mostrou superior ao placebo na melhoria das alterações histológicas da NASH. Por isso, seu uso não tem sido mais recomendado nessa situação. Existem evidências limitadas dos benefícios da terapia com ezetimiba ou análogos do GLP-1 na melhora da NASH.

Nesta paciente, a elevação das transaminases e da γ-GT supostamente se deve à NASH. Valores de até três vezes o limite superior da normalidade dessas enzimas não contraindicam o uso da pioglitazona ou de uma das estatinas. Em pacientes com dislipidemia diabética ou outros tipos de dislipidemia mista, as estatinas são os fármacos de escolha. Assim, o uso de fibratos, *a priori*, deve ser considerado, sobretudo quando os níveis iniciais de TG forem > 1.000 mg/dia, devido ao elevado risco de pancreatite aguda. Nas demais situações, deve-se priorizar o controle de fatores desencadeantes ou agravantes da hipertrigliceridemia (sedentarismo, obesidade, diabetes, consumo excessivo de álcool, estrogenioterapia etc.). Ademais, deve-se escolher uma estatina com maior eficácia na redução dos TG (p. ex., rosuvastatina e atorvastatina).

Quando, a despeito de todas essas medidas, os TG permanecem elevados, pode-se adicionar um fibrato. Entretanto, não está confirmado que essa abordagem reduza a morbimortalidade cardiovascular. Além disso, deve-se ficar atento ao maior risco de miotoxicidade quando se associam estatinas e fibratos. Fenofibrato micronizado (160 mg/dia) parece ser a melhor opção (devido à menor interferência com o metabolismo das estatinas) e a genfibrozila, a pior.

☑ **Resposta: D.**
Referências: 369, 370, 390 e 391.

■ CASO 18

■ Analise as situações a seguir e opine sobre a adequação do tratamento:

I – Mulher de 27 anos de idade, na 24ª semana de gestação, com 1.200 mg/dL de TG e 90 mg/dL de GJ (após 4 semanas de dieta hipolipídica) – fenofibrato.

II – Homem de 50 anos de idade, não diabético, nefropata crônico sob tratamento dialítico, com 200 mg/dL de TG e 150 mg/dL de LDL-c – atorvastatina.

III – Homem de 52 anos de idade, não diabético, com infecção pelo vírus da hepatite C (HCV) e cirrose hepática, com 148 mg/dL de TG, GJ de 97 mg/dL e 162 mg/dL de LDL-c – ezetimiba ou colesevelan (devido à contraindicação às estatinas).

IV – Mulher de 44 anos de idade, com infecção pelo HIV, em uso de inibidor de protease, com GJ de 102 mg/dL, TGO = 40 UI/L (VR: até 34) e TGP = 46 UI/L (VR: até 55), LDL-c = 162 mg/dL e TG = 360 mg/dL – pravastatina.

V – Homem de 55 anos de idade, síndrome metabólica (SM) e esteatose hepática (EH) moderada, com GJ de 106 mg/dL, TGO = 120 UI/L (VR: até 34) e TGP = 172 UI/L (VR: até 55), LDL-c = 130 mg/dL e TG = 360 mg/dL – rosuvastatina (5 mg/dia).

    a) Somente o item III está incorreto.
    b) Apenas o item I está correto.
    c) Apenas os itens II e III estão corretos.
    d) Todos os itens estão corretos.
    e) Somente os itens I e IV estão corretos.

Comentários:

A terapia com estatinas está contraindicada em mulheres em idade fértil e sem contracepção adequada ou que desejem engravidar, gestantes e lactantes. Esta conduta se deve a relatos de teratogenicidade, embora as informações disponíveis na literatura sejam inconclusivas. Do mesmo modo, fibratos devem ser evitados na gestação. Contudo, seu uso poderá ser considerado nos casos de hipertrigliceridemia muito grave (TG > 1.000 mg/dL), sob a análise de risco/benefício para as gestantes (alta mortalidade para mãe e feto por pancreatite aguda durante a gravidez). Neste contexto, existem relatos do uso bem-sucedido e sem dano fetal de genfibrozila, bezafibrato e fenofibrato. Entretanto, o controle dietético deve ser o tratamento de eleição em gestantes e, em casos extremos, a aférese poderá ser recomendada.

Diferentemente das doenças hepáticas agudas, as doenças hepáticas não colestáticas crônicas e a cirrose hepática não representam contraindicação à terapia com estatinas. O mesmo se aplica a pacientes com elevação de transaminases de até três vezes o limite superior da normalidade, como é o caso do paciente do item V. Para ele, deveriam ser intensificadas as MEV, já que tem pré-diabetes, SM e EH. Ezetimiba e colesevelan (uma resina que melhora o controle glicêmico) seriam alternativas atraentes às estatinas, porém sua eficácia redutora do LDL-c costuma ser baixa (em torno de 20%).

Em pacientes com dislipidemia induzida pelos inibidores de protease para o HIV, devem ser evitadas as estatinas metabolizadas pelo CYP3A4 (sinvastatina e atorvastatina), devido ao risco de maior toxicidade muscular e hepática. Nesta situação, o agente de escolha é a pravastatina; contudo, como sua potência é baixa, pode ser necessário lançar mão da rosuvastatina e da pitavastatina. Estes fármacos praticamente não são metabolizados pelo CYP3A4, mas, eventualmente, pode ocorrer interação medicamentosa. Por isso, deve-se usar a menor dose possível.

A redução de LDL-c está associada à redução do risco cardiovascular em pacientes com doença renal crônica (DRC). Entretanto, estudos realizados apenas com pacientes já em fase dialítica (hemodiálise) falharam em mostrar este benefício. Portanto, o tratamento com estatinas não deve ser iniciado em pacientes que já se encontrem em tratamento hemodialítico. Nos demais pacientes, em especial naqueles com DRC avançada, a meta de LDL-c < 70 mg/dL deve ser atingida com estatina isolada ou associada à ezetimiba (segundo a V Diretriz da SBC).

☑ **Resposta: E.**

Referências: 369 e 392.

■ CASO 19

Paciente de 50 anos de idade, sexo masculino, sabe ter hipercolesterolemia há mais de 10 anos. Aos 43 anos, foi submetido à angioplastia com colocação de *stent*. Na ocasião, apresentou-se com os seguintes exames bioquímicos: GJ = 80 mg/dL; CT = 452 mg/dL; HDL-c = 42 mg/dL; LDL-c = 360 mg/dL; TG = 150 mg/dL. No *exame físico*, foi evidenciada a presença de xantelasma bilateral (Fig. 7.3) e xantomas, cujos aspectos são mostrados na Fig. 7.4. A função tireoidiana estava normal.

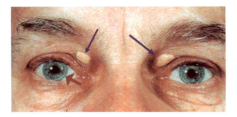

Fig. 7.3 O paciente apresentava xantelasmas (*setas azuis*) e arcos corneanos (*seta vermelha*) bilateralmente.

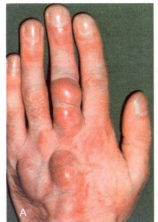 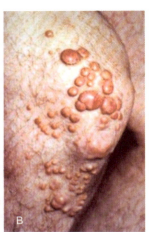

Fig. 7.4 Aspecto característico dos xantomas tendinosos na mão (**A**) e tuberosos no joelho (**B**).

■ **Qual seria o diagnóstico mais provável?**

a) Hipercolesterolemia poligênica.
b) Hipercolesterolemia familiar homozigótica.
c) Hipercolesterolemia familiar heterozigótica.
d) Hipercolesterolemia familiar combinada.
e) Disbetalipoproteinemia.

Comentários:

Na Fig. 7.4 observam-se xantomas tendinosos que são quase patognomônicos da hipercolesterolemia familiar (HF), estando presentes em aproximadamente 75% dos casos. A HF resulta da deficiência de receptores da LDL por mutações no gene deste receptor. Os homozigóticos praticamente não possuem receptores de LDL, enquanto nos heterozigóticos ocorre diminuição de 50% no número desses receptores. Isso leva a um menor catabolismo da LDL e, consequentemente, a aumento do LDL-c. A frequência estimada das formas heterozigótica e monozigótica é de 1:500 e 1:1.000.000, respectivamente. Pacientes com HF homozigótica têm valores do colesterol extremamente altos (tipicamente, CT de 600 a 1.000 mg/dL e LDL-c de 550 a 950 mg/dL) e sofrem de aterosclerose grave e prematura. A maioria já apresenta DAC na primeira década de vida e geralmente morre até os 20 anos de idade. Existe o relato de uma criança que teve IAM aos 18 meses de idade.

Nos adultos heterozigóticos, tipicamente, o CT é > 300 mg/dL e o LDL-c > 250 mg/dL, com TG normais. DAC se manifesta, usualmente, na terceira e quarta décadas de vida.

☑ **Resposta: C.**

Referências: 382 e 393.

Dislipidemia e Obesidade **305**

■ CASO 20

Mulher de 40 anos de idade submeteu-se a dieta e MEV durante 6 meses, tendo perdido 10 kg. Atualmente, está com 75 kg e IMC de 27,8 kg/m². *Exames bioquímicos*: glicemia = 108 mg/dL; CT = 380 mg/dL; HDL-c = 34 mg/dL; TG = 1.260 mg/dL; função tireoidiana normal. A mãe e uma irmã da paciente têm também hipertrigliceridemia.

■ Sobre este caso, analise os itens a seguir e opine:

I – A paciente tem hiperlipoproteinemia tipo IIb, devendo ser tratada com atorvastatina ou rosuvastatina.
II – O diagnóstico mais provável é hipertrigliceridemia familiar (HTF), cujo tratamento de escolha são os fibratos.
III – A paciente deve ser tratada com fenofibrato micronizado e atorvastatina.
IV – A paciente tem risco aumentado para DAC.
  a) Apenas os itens I e IV estão incorretos.
  b) Apenas o item II está correto.
  c) Apenas o item II está incorreto.
  d) Somente os itens I e III estão corretos.
  e) Apenas os itens II e IV estão corretos.

Comentários:

A paciente, muito provavelmente, tem HTF, devendo ser tratada com um fibrato devido ao risco de pancreatite aguda. Além disso, as medidas para perda de peso devem ser intensificadas. A elevação do CT se deve ao aumento do VLDL-c e não do LDL-c.

A HTF parece ser decorrente de produção exagerada de VLDL e é transmitida como defeito autossômico dominante. Os níveis de TG são, usualmente, > 500 mg/dL, enquanto o CT está normal ou de leve a moderadamente elevado. Trata-se de uma dislipidemia frequente, geralmente diagnosticada em virtude da associação com outras patologias (p. ex., obesidade, diabetes melito ou hipotireoidismo), ingestão excessiva de bebidas alcoólicas ou uso de alguns fármacos (p. ex., diuréticos tiazídicos, betabloqueadores, estrogênios, tamoxifeno etc.). Nessas situações, os TG costumam estar mais elevados, podendo exceder 1.000 mg/dL, e o HDL-c encontra-se baixo.

Na HTF, geralmente não há manifestações clínicas como xantomas, arco corneano ou xantelasmas. Episódios de pancreatite podem ocorrer, na dependência dos níveis dos TG. Existem controvérsias se a HTF, por si só, seria acompanhada ou não de risco aumentado para DAC. Cerca de 70% dos pacientes com HTF preenchem os critérios diagnósticos de síndrome metabólica.

☑ **Resposta: B.**
Referências: 369 e 381.

■ CASO 21

L.D.V., 67 anos de idade, sexo masculino, ex-fumante, diabético tipo 2 e hipertenso. Há 2 anos colocou dois *stents*, mas ainda apresenta episódios ocasionais de angina do peito.

Atualmente, o paciente vem sendo tratado com metformina (850 mg, duas vezes ao dia), gliclazida MR (90 mg/dia), AAS (100 mg/dia), atorvastatina (20 mg/dia), atenolol (50 mg/dia), anlodipino (10 mg/dia), losartano (100 mg/dia) e indapamida SR (1,5 mg/dia).

Exames bioquímicos: GJ = 110 mg/dL; HbA1c = 6,8% (VR: até 5,7); CT = 164 mg/dL; LDL-c = 90 mg/dL; HDL-c = 42 mg/dL; TG = 160 mg/dL.

- **Sobre o tratamento do paciente, analise os itens a seguir e opine:**

I – O esquema terapêutico atual poderia ser mantido, já que os parâmetros lipídicos estão dentro das metas recomendadas pelas atuais diretrizes da SBC.
II – Segundo as diretrizes de 2013 do ACC/AHA, deveria-se aumentar a dose da atorvastatina para 40 a 80 mg/dia ou substituí-la pela rosuvastatina (20 a 40 mg/dia).
III – Poderia-se adicionar fenofibrato (200 mg/dia) ou ANLE (1,5/dia).
IV – Deveria ser adicionada ezetimiba (10 mg/dia).
   a) Somente o item II está correto.
   b) Apenas o item III está incorreto.
   c) Somente os itens I e II estão corretos.
   d) Somente o item II está correto.
   e) Somente os itens II e IV estão corretos.

Comentários:

As estatinas são os agentes mais eficientes na redução do LDL-c e, portanto, a primeira escolha no tratamento da dislipidemia diabética. Entre as estatinas atualmente disponíveis, a rosuvastatina é a mais potente em reduzir o LDL-c.

Segundo as diretrizes da SBC (2013), no que se refere ao perfil lipídico, a meta principal em diabéticos deve ser a obtenção de níveis de LDL-c < 70 mg/dL, haja ou não DCV franca. Em contraste, de acordo com as diretrizes da ACC/AHA, deveria ser intituída uma terapia que possibilite redução ≥ 50% no LDL-c (40 a 80 mg/dia de atorvastatina ou 20 a 40 mg/dia de rosuvastatina).

A combinação das estatinas com fibratos, ezetimiba ou ácido nicotínico em diabéticos promove reduções adicionais nos níveis do LDL-c e TG, mas o efeito deste tratamento sobre os desfechos cardiovasculares ainda não está estabelecido. No recente estudo ACCORD, a combinação de fenofibrato e sinvastatina em diabéticos tipo 2 com alto risco para DCV não reduziu a taxa de eventos cardiovasculares fatais, infarto do miocárdio não fatal e AVE não fatal, em comparação com sinvastatina isoladamente. No entanto, uma análise pré-especificada de subgrupo sugeriu heterogeneidade nos efeitos do tratamento de acordo com o sexo, com benefício para homens e eventuais prejuízos para as mulheres, e um possível benefício para a terapia combinada em pacientes com TG ≥ 204 mg/dL e HDL-c ≤ 34 mg/dL. Contudo, isso precisaria ser confirmado. As atuais diretrizes do ACC/AHA não recomendam a adição de fibratos ou ANLE em pacientes submetidos à terapia estatínica de alta intensidade.

☑ **Resposta: A.**

Referências: 369, 370 e 394.

■ CASO 22

Níveis de triglicerídeos (TG) = 1.720 mg/dL foram detectados em mulher de 35 anos de idade no sexto mês de gestação. Após 30 dias de MEV, consistindo em restrição calórica e aumento da atividade física, foi feita nova *avaliação bioquímica*, que mostrou glicemia = 80 mg/dL; CT = 480 mg/dL; HDL-c = 40 mg/dL; TG = 1.360 mg/dL; função tireoidiana normal. A mãe e uma irmã da paciente têm também hipertrigliceridemia.

■ Sobre este caso, analise os itens a seguir e opine:

I – Estatinas estão contraindicadas em gestantes.
II – À paciente poderia ser prescrito um fibrato.
III – Colestiramina é a medicação ideal a ser utilizada, uma vez que não é absorvida no trato gastrointestinal.
IV – Pode-se utilizar a combinação de um fibrato e uma estatina em doses baixas.
    a) Apenas os itens II e IV estão corretos.
    b) Apenas o item II está correto.
    c) Apenas o item III está correto.
    d) Somente os itens I e III estão corretos.
    e) Somente o item IV está incorreto.

Comentários:

> Níveis de TG > 1.000 implicam risco aumentado para pancreatite aguda, condição cuja gravidade é ainda maior se ocorre durante a gestação. Fibratos são as medicações mais eficazes para tratamento da hipertrigliceridemia (HTG). Seu uso na gestação pode ser considerado como parte de análise de risco/benefício para as gestantes. De fato, existem alguns relatos do uso de genfibrozila, bezafibrato ou fenofibrato em gestantes com HTG grave, associada ou não a pancreatite aguda, sem aparentes efeitos deletérios sobre o feto.
>
> As estatinas, agentes de escolha para reduzir o LDL-c, estão contraindicadas na gestação, uma vez que os dados em humanos são limitados e os resultados de estudos em animais indicam que estão associadas a efeitos adversos fetais.
>
> Nos casos de hipercolesterolemia, os únicos fármacos liberados para uso na gestação são as resinas de troca (RT). Os representantes principais deste grupo são colestiramina (Questran Light®), colestipol (Colestid®) e, mais recentemente, colesevelan (Welchol®). Atualmente, apenas a colestiramina é comercializada no Brasil. As resinas não são absorvidas no trato gastrointestinal. Entre os efeitos bioquímicos adversos das RT, inclui-se aumento dos TG, secundário ao estímulo da síntese hepática de VLDL. Como consequência, seu uso deve ser evitado em caso de hipertrigliceridemia, particularmente se os níveis de TG estiverem > 400 mg/dL.

☑ **Resposta: B.**

Referências: 392, 395 a 397.

CASO 23

Homem de 50 anos de idade foi encaminhado ao endocrinologista em razão de diabetes tipo 2 (DM2), diagnosticado há, aproximadamente, 5 anos, e obesidade. Vinha sendo tratado com metformina (2.000 mg/dia), gliclazida MR (90 mg/dia) e pioglitazona (30 mg/dia), além de losartano (100 mg/dia), anlodipino (10 mg/dia) e clortalidona (12,5 mg/dia). Ao *exame físico*: IMC = 32,6 kg/m^2; circunferência abdominal (CA) = 99 cm; pressão arterial (PA) = 150 × 90 mmHg.

Exames laboratoriais: GJ = 181 mg/dL; HbA1c = 8,7% (VR: até 5,4); creatinina = 1,2 mg/dL (VR: 0,7-1,2); CT = 248 mg/dL; HDL-c = 41 mg/dL; LDL-c = 130 mg/dL; TG = 360 mg/dL; ferritina = 465 mg/dL (VR: 22-322); TGO = 52 UI/L (VR: até 34); TGP = 48 UI/L (VR: até 55).

Sobre o tratamento desta paciente, seria desejável:

I – Adicionar dapaglifozina ou canaglifozina e suspender a pioglitazona.
II – Iniciar liraglutida (1,8 mg, uma vez ao dia) e suspender a pioglitazona.
III – Iniciar insulina Glargina, uma vez ao dia e suspender a pioglitazona.
IV – Considerar encaminhar o paciente para cirurgia bariátrica (derivação gástrica em Y de Roux).
V – Acrescentar sibutramina (15 mg/dia) para favorecer a perda de peso.
VI – Trocar a pioglitazona pela vildagliptina ou outro inibidor da DPP-4.
   a) Somente os itens V e VI estão incorretos.
   b) Apenas os itens I, II e IV estão corretos.
   c) Somente os itens I, II e III estão corretos.
   d) Apenas os itens II e III estão corretos.
   e) Somente os itens III e IV estão incorretos.

Comentários:

O paciente em questão tem obesidade grau II (IMC = 32,3 kg/m^2), hipertensão, dislipidemia e diabetes tipo 2 mal controlado (HbA1c = 8,7%), a despeito do uso de três fármacos orais, dois dos quais (gliclazida MR e, sobretudo, pioglitazona) predispõem a ganho de peso. Apresenta, ainda, dislipidemia aterogênica e hiperferritinemia, além de alteração de enzimas hepáticas, sinalizando quadro de esteatose ou esteato-hepatite associada à SM.

Este paciente necessita, principalmente, perder peso, o que possivelmente resultará em melhora acentuada do controle glicêmico, da hipertensão, da dislipidemia e do quadro hepático. Como ele é hipertenso, necessitando de três classes de agentes anti-hipertensivos, a utilização da sibutramina não seria apropriada. As medicações antiobesidade mais seguras seriam o orlistate e a lorcaserina. Ademais, uma opção medicamentosa interessante seria a utilização de agonistas de GLP-1 (sobretudo a liraglutida), que promovem melhora de perfil glicêmico e lipídico, além de perda de peso (variável de indivíduo para indivíduo). Neste contexto, a liraglutida mostrou-se superior ao placebo e ao orlistate; os melhores resultados ocorreram quando se usou a dose de 3 mg/dia (perda de peso média, em 1 ano, de até 7,2%).

Os inibidores do transportador de sódio e glicose-2 (SGLT-2) ou glifozinas (dapaglifozina, canaglifozina, empagliflozina etc.) reduzem a glicemia por diminuírem a reabsorção tubular de glicose, propiciando aumento da excreção urinária de glicose. Adicionalmente, reduzem o peso corporal, a CA e a PA. Não interferem, contudo, sobre o apetite e a saciedade.

Os inibidores da DPP-4 (vildagliptina, linagliptina, sitagliptina, alogliptina e saxagliptina) são eficazes em reduzir a glicemia e a HbA1c, sobretudo quando associados à metformina. No entanto, têm efeito neutro sobre o peso; portanto, seriam menos atrativos de que as glifozinas e os análogos do GLP-1 neste caso.

Finalmente, embora a administração de insulina possa melhorar o controle glicêmico do paciente, ao mesmo tempo, provavelmente, acarretará ganho de peso, o que não seria desejável.

Uma alternativa atraente às condutas citadas seria a cirurgia bariátrica (CB), cuja indicação clássica consiste em obesos com IMC ≥ 40 kg/m² ou IMC ≥ 35 kg/m² na presença de comorbidades (p. ex., diabetes, hipertensão, dislipidemia etc.). No entanto, a International Diabetes Federation (IDF) recomenda que a CB seja considerada também para diabéticos tipo 2 com IMC ≥ 30 e < 35 kg/m², desde que não se consiga controle glicêmico adequado com a farmacoterapia.

☑ **Resposta: C.**

Referências: 374, 377 e 398 a 402.

■ CASO 24

A você foi encaminhada uma menina de 11 anos de idade com história de ganho de peso progressivo associado a hiperfagia desde os primeiros meses de vida. Aos 3 anos de idade, ela tinha IMC de 25,2 kg/m², resultando em um Z-escore de 5,6. Atualmente, tem IMC de 31,5 kg/m² e Z-escore de 4,8. Estádio puberal: M1P1.

Exames laboratoriais: glicemia, função tireoidiana, cortisol sérico (CS) às 8 horas, ACTH, cortisol salivar à meia-noite, PRL e função renal normais; triglicerídeos (TG) = 240 mg/dL; CS após supressão noturna com 1 mg de dexametasona = 3,5 µg/dL (VR: < 1,8).

■ Qual seria o diagnóstico mais provável?

a) Síndrome de Cushing por hiperplasia adrenal nodular pigmentada primária.
b) Deficiência de leptina.
c) Síndrome de Prader-Willi.
d) Mutação no gene do receptor da melanocortina-4 (*MC4R*).
e) Mutação no gene da pro-opiomelanocortina (POMC).

Comentários:

Muito provavelmente, a garota tem uma mutação no *MC4R*, uma condição rara, mas que representa a causa mais comum de obesidade grave monogênica. As mutações em sua maioria, têm sido descritas como heterozigóticas com perda de função, o que sugere que haploinsuficiência é o mecanismo mais provável de hereditariedade dominante. Os pacientes afetados apresentam obesidade grave precoce, resultante de hiperfagia. Deficiência congênita de leptina causa um quadro similar, mas é bem mais rara. De fato, até 2011, menos de 30 casos foram relatados na literatura.

☑ **Resposta: D.**

Referências: 403 e 404.

CASO 25

A um homem de 55 anos de idade, com IMC de 36,3 kg/m² e DM2 foi proposta a cirurgia bariátrica. Ele sabe ser diabético há cerca de 10 anos e nos últimos 3 anos vem usando três fármacos orais. No momento, encontra-se em uso de metformina (2 g/dia), gliclazida MR (120 mg/dia) e dapaglifozina (10 mg/dia). Nos últimos 3 anos, desenvolveu dois episódios de pancreatite aguda. Ao *exame físico*: IMC = 36,6 kg/m²; CA = 113 cm; PA = 160 × 90 mmHg (em uso de losartano e anlodipino).

Exames laboratoriais: GJ = 181 mg/dL; HbA1c = 8,9% (VR: até 5,4); creatinina = 1,2 mg/dL (VR: 0,7-1,2); CT = 248 mg/dL; HDL-c = 41 mg/dL; LDL-c = 130 mg/dL; TG = 360 mg/dL; ferritina = 465 mg/dL (VR: 22-322); TGO = 52 UI/L (VR: até 37); TGP = 78 UI/L (VR: até 55).

Sobre o tratamento desta paciente, pode-se afirmar que:

I – A gliclazida MR poderia ser substituída por um análogo do GLP-1.
II – A derivação gástrica em Y de Roux (DGYR) deve ser considerada, visto que proporciona, na maioria dos pacientes, reversão da hiperglicemia, que antecede a perda ponderal.
III – A gastrectomia vertical (GV) seria superior à DGYR, visto que proporciona maior perda ponderal e é tecnicamente mais fácil.
IV – Tanto a GV como a DGYR têm eficácia similar na perda de peso, porém melhora precoce da hiperglicemia ocorre apenas com a DGYR.
V – Reganho de peso é raramente visto após a DGYR, diferentemente do observado em pacientes submetidos à GV.
   a) Somente o item II está correto.
   b) Apenas os itens II e V estão corretos.
   c) Somente os itens I e III estão incorretos.
   d) Apenas os itens II, IV e IV estão corretos.
   e) Somente os itens II e III estão corretos.

Dislipidemia e Obesidade

Comentários:

O papel da cirurgia bariátrica, particularmente a DGYR, está bem estabelecido em diabéticos tipo 2 com IMC ≥ 35 kg/m². Remissão do DM2 ocorre em até 85% dos casos, e a redução da glicemia costuma anteceder a perda ponderal significativa. Isto se deve ao fato de a DGYR propiciar melhora da resposta incretínica, com consequente elevação do GLP-1, inibição da secreção de glucagon, maior secreção de insulina e diminuição da resistência insulínica. A IDF também recomenda que a DGYR seja considerada para diabéticos tipo 2 com IMC ≥ 30 e < 35 kg/m², desde que não se consiga controle glicêmico adequado com a farmacoterapia.

Pacientes diabéticos, de difícil controle, submetidos a tratamento clínico intensivo e cirurgia bariátrica (DGYR e GV), com o intuito de se obter controle glicêmico adequado, apresentam melhores resultados que aqueles submetidos a tratamento clínico intensivo exclusivo. Além do controle adequado, o grupo de pacientes operados também apresenta redução de risco cardiovascular e melhora da qualidade de vida, podendo apresentar remissão do diabetes.

A GV, também chamada de gastrectomia em manga (do inglês *sleeve gastrectomy*), é, teoricamente, apenas um procedimento restritivo, ao passo que a DGYR tem também um componente disabsortivo. Contudo, os estudos têm mostrado que a GV também propicia melhora da resposta incretínica, da função das células β e da sensibilidade à insulina. A curto prazo, a perda ponderal é semelhante quando se comparam as duas modalidades cirúrgicas. Por outro lado, reganho de peso a médio e longo prazos (observado em cerca de 25% dos pacientes submetidos à DGYR) tende a ser maior com a GV. O novo ganho ponderal geralmente, mas não obrigatoriamente, se acompanha de recidiva do DM2.

Existem relatos de pacientes que desenvolveram pancreatite aguda durante o tratamento com análogos do GLP-1 ou inibidores da DPP-4. Contudo, uma relação causa-efeito não está confirmada, visto que o DM2 por si só implica risco aumentado para pancreatite aguda. De qualquer modo, não tem sido recomendado o emprego desses fármacos em pacientes com história de pancreatite aguda.

☑ **Resposta: A.**

Referências: 402 e 405 a 407.

■ CASO 26

Adolescente do sexo masculino, com 13 anos de idade, procura o endocrinologista em razão de excesso de peso (Fig. 7.5A). Segundo a genitora, ele tem mau desempenho escolar e já foi reprovado várias vezes. Ao *exame físico*: altura = 148 cm; peso = 70,5 kg; IMC = 32,2 kg/m². Ausculta cardíaca e pulmonar sem anormalidades, a exemplo do exame abdominal; presença de polidactilia em mãos e pés (Fig. 7.5B). Estádio puberal: G1P1.

Exames laboratoriais: hemograma, bioquímica, prolactina e função tireoidiana normais; testosterona = 120 ng/dL (VR: 270-850); LH = 0,6 UI/L (VR: 0,5-10); FSH = 0,9 UI/L (VR: 0,5-10,5).

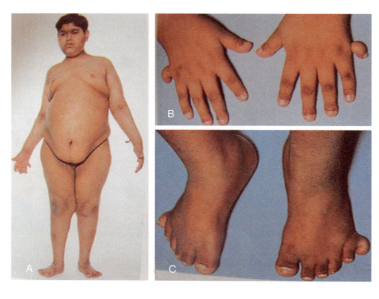

Fig. 7.5 Características do paciente com obesidade (**A**) associada a polidactilia em mãos (**B**) e pés (**C**).

- **Sobre este caso, podemos afirmar que:**

I – Deve-se pesquisar a presença de retinite pigmentosa.
II – Deve-se pesquisar a presença de malformações cardíacas e renais.
III – É de se esperar que o paciente venha a apresentar futuramente paraplegia espástica.
IV – O hipogonadismo tipicamente resulta de hipoplasia hipofisária.

   a) Somente o item II está correto.
   b) Apenas os itens III e IV estão incorretos.
   c) Somente os itens I e III estão corretos.
   d) Apenas os itens II e IV estão corretos.
   e) Todos os itens estão corretos.

Comentários:

O paciente, muito provavelmente, tem a síndrome de Bardet-Biedl (SBB), cujo principal diagnóstico diferencial é a síndrome de Laurence-Moon (SLM). Trata-se de distúrbios com herança autossômica recessiva, caracterizados por hipogonadismo, obesidade, baixa estatura, retardo mental, retinite pigmentosa, além de malformações cardíacas e renais. Os níveis de LH e FSH costumam estar normais, assim como a resposta ao estímulo com GnRH, sugerindo disfunção hipotalâmica. A obesidade também tem origem hipotalâmica e, tipicamente, resulta de hiperfagia intensa (52% dos pacientes são obesos e 16% têm obesidade mórbida). Deficiência de GH já foi também descrita. Pode, igualmente, haver atresia vaginal. As duas condições diferem pela ocorrência de polidactilia na SBB e paraplegia espástica na SLM. Resultam de mutação no gene *ARL6*.

☑ **Resposta: B.**

Referências: 408 a 410.

CASO 27

Paciente de 59 anos de idade, sexo feminino, apresenta histórico de pancreatites recorrentes. Nega diabetes. Não é tabagista. Colecistectomizada há 20 anos. Avó materna falecida por acidente vascular encefálico (AVE), avós paternos falecidos por cardiopatia e uma irmã falecida por pancreatite aguda. Estava usando ciprofibrato, rosuvastatina, ácido nicotínico e ômega-3. Mesmo assim, a trigliceridemia era de 2.550 mg/dL.

Ao *exame físico*: IMC = 25 kg/m²; PA = 120 × 80 mmHg; ausência de xantomas; abdome sem visceromegalias. Apesar de tratamento medicamentoso, continuou com hipertrigliceridemia (> 2.000 mg/dL) e teve outro episódio de pancreatite aguda, sendo indicada plasmaférese (Fig. 7.6).

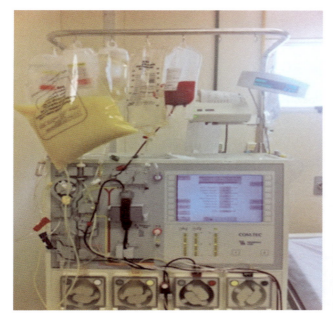

Fig. 7.6 Devido à persistência de hipertrigliceridemia grave (TG > 2.000 mg/dL) e episódios recorrentes de pancreatite aguda, a paciente foi submetida a uma plasmaférese.

Após uma melhora inicial, voltou a evoluir com piora dos níveis lipídicos e icterícia. Os novos *exames laboratoriais* revelaram: CT = 1.232 mg/dL; HDL = 31 mg/dL; TG = 2.409 mg/dL; TGP = 69 UI/L (VR: até 55); TGO = 117 UI/L (VR: até 34); bilirrubina total = 9,8 mg/dL (VR: até 1,2); bilirrubina direta = 7,31 (VR: até 0,4); bilirrubina indireta = 2,49 (VR: até 0,8). US abdominal revelou hepatopatia parenquimatosa leve.

Diante desses achados, o mais recomendado nesta situação seria:

a) Associar colestiramina.
b) Realizar novas sessões de plasmaférese diariamente.
c) Suspender os medicamentos e manter dieta hipolipídica.
d) Associar ezetimiba.
e) Aumentar as doses das medicações.

Comentários:

Foram suspensos os medicamentos e introduzida uma dieta hipolipídica mais rigorosa. Algum tempo depois, novos exames laboratoriais mostraram melhora: glicemia = 84 mg/dL; CT = 146 mg/dL; HDL-c = 15 mg/dL; TG = 646 mg/dL; TGO = 43 UI/L; TGP = 47 UI/L; INR = 1,2 (VR: até 1,0).

O provável diagnóstico, neste caso, é a hiperquilomicronemia familiar, uma doença autossômica recessiva, resultante da ausência de lipase lipoproteica (LPL) em todos os tecidos (hiperlipoproteinemia tipo I) ou, menos comumente, da ausência da apo-CII, cofator e ativador obrigatório da LPL (hiperlipoproteinemia tipo V). As manifestações clínicas consistem em crises recorrentes de dor abdominal e/ou pancreatite, xantomas eruptivos e início, geralmente, na infância.

Hepatomegalia e esplenomegalia são achados frequentes. Classicamente, os pacientes não são obesos e podem, numa pequena proporção dos casos, só ser diagnosticados na idade adulta, com uma pancreatite aguda ou mediante detecção de lipemia *retinalis* ao exame oftalmológico ou soro lipêmico em avaliação bioquímica de rotina. Com relação aos aspectos laboratoriais, os pacientes afetados têm hiperquilomicronemia, com grande aumento dos triglicerídeos, geralmente na faixa de 1.500 a 5.000 mg/dL. Como pequena parte do colesterol também é transportada pelos quilomícrons, o colesterol total pode estar elevado, mas geralmente numa proporção triglicerídeos:colesterol > 5:1.

Muitos pacientes têm aumento moderado da VLDL, mas a LDL e a HDL estão diminuídas. O chamado "teste da geladeira" é uma forma clássica e simples de demonstrar o aumento dos quilomícrons. Como estes têm densidade muito baixa, após 18 horas em geladeira ficarão na superfície, proporcionando o aspecto de uma camada superior "cremosa" e um infranadante límpido. Um diagnóstico de presunção pode ser feito pela restrição de gorduras para 10 a 15 g/dia por 3 a 5 dias, preferencialmente gorduras monoinsaturadas. Os TG caem vertiginosamente, em geral atingindo valores de 200 a 600 mg/dL. Confirmação da deficiência de LPL é obtida pela medida da atividade lipolítica do plasma após a injeção endovenosa de heparina (0,2 mg/kg). A hiperquilomicronemia familiar tem a dieta como tratamento de escolha.

A plasmaférese é um procedimento que não deve ser indicado rotineiramente, sendo reservado àqueles casos mais graves, nos quais as medidas usuais não estão sendo suficientes. Trata-se de um procedimento caro e não deve ser repetido desnecessariamente. As resinas sequestrantes de ácidos biliares (colestiramina) podem aumentar os níveis de TG, secundariamente ao estímulo à síntese hepática de VLDL. O uso das estatinas está contraindicado em pacientes com hepatopatias agudas. O ácido nicotínico e os fibratos também podem cursar com hepatite. Ezetimiba inibe a absorção do colesterol alimentar e do biliar. Deve ser evitado em pacientes com doença hepática.

☑ **Resposta: C.**

Referências: 411 e 412.

■ CASO 28

Mulher de 60 anos de idade, DM 2 e com hipertensão arterial sistêmica (HAS) há 8 anos, IMC = 27,2 kg/m². Angioplastia coronariana e colocação de dois *stents* em novembro de 2012. No momento, em uso de insulina Glargina (60 unidades às 18 h), metformina (2 g/dia) e vildagliptina (100 mg/dia); anlodipino (10 mg/dia), atenolol (100 mg/dia), losartano (100 mg/dia) e indapamida. Anteriormente havia sido tratada com metformina, glimepirida e sinvastatina, a qual foi suspensa em virtude do surgimento de dores musculares progressivas e elevação de creatinoquinase (CK).

Exames laboratoriais:
Setembro de 2012: GJ = 144 mg/dL; HbA1c = 7,8% (VR: até 5,4); TGO = 40 UI/L (VR: até 37); TGP = 46 UI/L (VR: até 55); CT = 231 mg/dL; LDL-c = 144 mg/dL; HDL-c = 35 mg/dL; TG = 260 mg/dL. US: esteatose hepática moderada.

Fevereiro de 2013 (3 meses após terapia com sinvastatina, 40 mg/dia): GJ = 122 mg/dL; HbA1c = 7,1%; TGO = 66 UI/L; TGP = 77 UI/L; CK = 1.200 UI/L (VR: 26 a 190); CT = 182 mg/dL; LDL-c = 100 mg/dL; HDL-c = 34 mg/dL; TG = 240 mg/dL.

Maio de 2013 (3 meses após a suspensão da sinvastatina): GJ = 120 mg/dL; HbA1c = 6,9%; TGP = 43 UI/L; TGP = 62 UI/L; CK = 185 UI/L; CT = 228 mg/dL; LDL-c = 140 mg/dL; HDL-c = 32 mg/dL; TG = 280 mg/dL.

- **Qual seria a melhor conduta para o controle dos lipídios, com base nos exames de maio de 2013?**

   a) Rosuvastatina.
   b) Fenofibrato.
   c) Fenofibrato + rosuvastatina.
   d) Ezetimiba.
   e) Ácido nicotínico.

Comentários:

As estatinas são bem toleradas, e menos de 2% dos pacientes necessitam interromper o tratamento. Miopatia representa a reação adversa mais comum, afetando até 5% dos pacientes tratados, sendo dose-dependente. Em geral, manifesta-se na forma de mialgia, definida como dores musculares associadas a elevação discreta da CK. Miosite é o termo reservado para caracterizar a presença de sintomas musculares, com elevação da CK > 10 vezes o limite superior da normalidade (LSN). O efeito colateral mais temido é a rabdomiólise, uma síndrome caracterizada por necrose muscular, elevação de CK > 10 vezes o LSN, acompanhada de dores musculares, mioglobinúria e determinando, em geral, risco de vida devido à insuficiência renal. De fato, a incidência de rabdomiólise fatal nos EUA foi descrita como de 0,15 caso por milhão de prescrições de estatinas.

A sinvastatina tem maior potencial de miosite devido ao fato de ser pró-droga e sofrer mais com polimorfismos relacionados com seu metabolismo hepático. Rosuvastatina e pitavastatina parecem se associar a menor risco de miopatia. Assim, em virtude do elevado risco cardiovascular desta paciente, estaria indicado iniciar rosuvastatina, na dose de 5 mg/dia, com aumento gradual até ser atingida a meta de LDL-c < 70 mg/dL (pode-se prosseguir, mesmo com elevações de CK de três a cinco vezes o LSN, se o paciente estiver assintomático). Caso não se consiga aumentar a dose, seria possível associar a ezetimiba, tendo como meta primária LDL-c < 70 mg/dL e meta secundária colesterol não HDL < 100 mg/dL. Segundo as diretrizes de 2013 do ACC/AHA, deveria ser empregada terapia estatínica de alta intensidade que promovesse redução ≥ 50% no LDL-c (p. ex., 20 a 40 mg/dia de rosuvastatina).

Uma vez atingidas as metas almejadas e normalizadas as transaminases, seria possível, eventualmente, pensar na adição de um fibrato, diante da persistência de TG elevados. Contudo, os benefícios desta associação, quanto à redução de eventos cardiovasculares, ainda não foram confirmados. Além disso, o risco de ocorrência de miopatia, inclusive rabdmiólise, ainda que pequeno, é maior com a terapia combinada. Outras medidas benéficas seriam o consumo de fitoesteróis (Acticol®, Proactive®) e fibras, além de modificações no estilo de vida (MEV).

☑ **Resposta: A.**

Referências: 369, 370, 387, 394, 413 e 414.

■ CASO 29

A você foi encaminhado paciente de 20 anos de idade com história de déficit intelectual e aumento intenso do apetite e obesidade progressiva a partir dos 8 anos de idade. Nascido de parto cesariano a termo, ele chorou normalmente após o nascimento. Embora não houvesse histórico de sucção deficiente ou hipotonia na infância, ele apresentou atraso no desenvolvimento motor e começou a andar sozinho aos 2 anos e meio de idade e a falar frases aos 5 anos. O paciente foi colocado numa escola especial, devido à inteligência subnormal. Aos 15 anos de idade, foi submetido a tratamento cirúrgico de criptorquidismo bilateral (orquipexia esquerda e orquidectomia direita). Não havia história de problemas auditivos ou visuais.

Aos 16 anos de idade, o paciente teve o diagnóstico de DM2 (GJ de 160 mg/dL e HbA1c de 8,2%). Na ocasião, seu IMC era de 32,6 kg/m². O paciente foi tratado, por 1 ano, com antidiabéticos orais e dieta, que ele não conseguiu seguir devido à fome intensa e ao desejo compulsivo e incontrolável por comida. Por isso, foi adicionada insulinoterapia. Atualmente, ele se encontra em uso de insulina Glargina (60 UI/dia) e metformina (2 g/dia), além de fluoxetina (40 mg/dia).

Na consulta atual, ao *exame físico*, foram anotados: altura = 1,50 m (a altura média dos pais era de 1,71 m), peso = 81,5 kg; IMC = 36,2 kg/m²; CA = 112,6 cm; sem polidactilia ou sinais de excesso de hipercortisolismo; PA = 160 × 90 mmHg; fundo de olho normal; comprimento do pênis estendido = 4 cm; ausência de testículo à direita; testículo esquerdo com 2 mL; pelos pubianos Tanner P1; diminuição do tônus com preservação da força muscular nos membros superiores e inferiores.

Exames laboratoriais: GJ = 140 mg/dL; glicemia pós-prandial (GPP) = 210 mg/dL; HbA1c = 7,7% (VR: até 5,5); TGO = 40 UI/L (VR: até 37); TGP = 46 UI/L (VR: até 55); CT = 210 mg/dL; LDL-c = 130 mg/dL; HDL-c = 30 mg/dL; TG = 250 mg/dL; função tireoidiana, cortisol, ACTH, PRL, LH e FSH normais; testosterona = 130 ng/dL (VR: 250-870). US: esteatose hepática moderada. O *estudo genético* mostrou: (1) cariótipo: 46,XY; (2) deleção na região 15q11-13.

■ Sobre este caso, podemos afirmar que:

I – Deve-se esperar a presença de níveis séricos elevados de grelina.
II – Deficiência de GH (DGH) é um achado provável.
III – Existe risco aumentado de hipotireoidismo primário (HTP).
IV – Trata-se de doença familiar, com transmissão autossômica recessiva.
   a) Somente o item II está correto.
   b) Apenas os itens III e IV estão incorretos.
   c) Somente os itens I e II estão corretos.
   d) Somente o item IV está incorreto.
   e) Todos os itens estão corretos.

Comentários:

O estudo genético confirmou o diagnóstico de síndrome de Prader-Willi (SPW), uma doença rara (frequência de 1:10.000 a 25.000 nascimentos vivos). Caracteriza-se por retardo mental variável, baixa estatura, hipotonia muscular, hiperfagia intensa e obesidade. Em geral, a SPW é esporádica, e casos familiares são raros.

De herança autossômica dominante, a SPW é uma doença genética complexa que, em cerca de 80% dos casos, resulta de deleção do braço longo proximal do cromossomo 15 paterno (15q11-q13). Nos casos restantes, é decorrente da herança de ambos os pares de cromossomos 15 maternos (dissomia uniparental) que é impressa (impressão genômica) e silenciosamente herdada. Acredita-se que essas alterações genéticas levem à disfunção de vários centros hipotalâmicos, sendo comuns a deficiência de GH (presente em 40% a 100% dos casos, na dependência do critério diagnosticado utilizado), hipotireoidismo (20% a 30%) e hipogonadismo. Os pacientes afetados têm risco aumentado para intolerância à glicose e diabetes melito (20% dos casos). Contudo, hipoglicemia pode também ocorrer em consequência da DGH e da insuficiência adrenal. Os níveis de grelina estão elevados, o que pode contribuir para obesidade e DGH. Não há risco aumentado de HTP.

Não existe meio de recuperar a informação genética perdida. Desse modo, o tratamento baseia-se em estratégias terapêuticas e educacionais para garantir à criança o melhor desenvolvimento físico e mental possível. As medidas incluem intervenções de pediatria e endocrinologia, fisioterapia, fonoaudiologia, pedagogia e psicologia, além do indispensável e importantíssimo apoio familiar, sobretudo no que tange aos estímulos e à manutenção de hábitos saudáveis, como a alimentação equilibrada e a prática de atividade física.

Com todo esse acompanhamento, o portador da síndrome pode chegar a um desenvolvimento e aprendizagem bastante razoáveis. O suporte psicológico é particularmente importante na adolescência, quando o cuidado com a alimentação pode ser mais difícil. Além disso, a terapia com GH recombinante foi aprovada pelo FDA para a SPW. Ela possibilita melhora da velocidade de crescimento (VC), melhora da altura final potencial, aumento da massa e força musculares e diminuição da massa gorda.

Como tratamento da obesidade associada à SPW, existem relatos de sucesso com o uso de sibutramina ou análogos do GLP-1. Cirurgia bariátrica deve ser considerada para casos selecionados de obesidade grave.

☑ **Resposta: C.**

Referências: 415 a 418.

■ CASO 30

Homem de 45 anos de idade procurou o endocrinologista portando os seguintes *exames laboratoriais*: GJ = 130 mg/dL (VR: 70-99); CT = 265 mg/dL; TG = 350 mg/dL; HDL-c = 35 mg/dL; LDL-c = 160 mg/dL. O paciente se submetera a angioplastia 2 anos antes. Ele sabe ter infecção pelo HIV há 5 anos e, desde então, vem usando terapia antirretroviral altamente ativa (HAART).

■ **Qual dos seguintes medicamentos seria o menos indicado para tratamento da dislipidemia neste paciente?**

a) Pravastatina.
b) Atorvastatina.
c) Pitavasvatina.
d) Rosuvastatina.
e) Todos os fármacos citados seriam igualmente seguros e eficazes.

Comentários:

A HAART pode resultar em aumento de CT, LDL-c e TG, além de redução no HDL-c. Ademais, pode haver mudança no fenótipo das partículas de LDL, que se tornam menores e mais densas, devido à ação da lipase hepática. Os pacientes que apresentam níveis de TG < 500 mg/dL devem ter seu tratamento baseado na meta de redução do LDL-c, priorizando o uso das estatinas.

Atualmente, estão disponíveis sete estatinas: sinvastatina, lovastatina, atorvastatina, pravastatina, fluvastatina, rosuvastatina e pitavastatina. A maioria delas é metabolizada por enzimas do complexo citocromo P450 (CYP), principalmente pela via 3A4 (sinvastatina, lovastatina, atorvastatina). Assim, o manejo da hipercolesterolemia em pacientes em uso da HAART é complicado pelo risco da combinação de estatina com inibidores de protease (IP), que são potentes inibidores do citocromo CYP3A4. Demonstrou-se, por exemplo, que o ritonavir aumenta os níveis da sinvastatina e atorvastatina em 2.600% e 74%, respectivamente. Assim, em pacientes em uso de IP para tratamento da infecção pelo HIV ou pelo vírus da hepatite C (p. ex., telaprevir ou boceprevir), deve-se dar preferência às estatinas não metabolizadas pelo CYP ou que tenham uma mínima dependência dele (pravastatina, rosuvastatina e sinvastatina). Classicamente, a pravastatina tem sido a estatina mais recomendada. Contudo, como tem baixa potência em reduzir o LDL-c, pode ser necessário lançar mão das mais potentes, rosuvastatina e pitavastatina. Em contrapartida, mesmo com esses fármacos, podem ocorrer interações medicamentosas, seja por redução da disponibilidade dos OATP (*Organic Anion Transporting Polypeptides*), seja pela existência de polimorfismos genéticos que diminuam sua expressão. Os OATP constituem uma família de transportadores expressa em vários órgãos. No fígado, o OATP-C é um membro específico desta superfamília e sua expressão foi confirmada por imuno-histoquímica na membrana basolateral dos hepatócitos. O OATP-C transporta várias substâncias, como ácidos biliares, conjugados glicuronídeos, hormônios tireoidianos, peptídeos, metotrexato e estatinas.

O paciente em questão tem DAC estabelecida e, segundo as diretrizes de 2013 do ACC/AHA, deveria receber terapia estatínica de alta intensidade, visando à redução ≥

50% no LDL-c. O paciente foi tratado com doses progressivas de rosuvastatina (dose inicial de 5 mg/dia) e atualmente encontra-se em uso de 30 mg/dia, o que resultou em queda do LDL-c para 85 mg/dL. Mialgias e elevação de transaminases ocorreram transitoriamente no início do tratamento.

☑ **Resposta: B.**

Referências: 370, 413, 414 e 419.

Doenças do Pâncreas Endócrino

8

Lucio Vilar, Maria da Conceição Freitas, Patrícia Sampaio Gadelha,
Josivan G. Lima, Alberto José S. Ramos, Rosângela Meira R. Cisneiros,
Saulo Cavalcanti, Amaro Gusmão, Lúcia Helena C. Nóbrega,
Gabriela P. Gonçalves, Denise B. F. Mendes Leite,
Hermelinda C. Pedrosa, Renan M. Montenegro Jr.,
Lúcia Helena O. Cordeiro, Lucyana Baptista, Monique Santos,
José Maria C. Lima e Silva & Ruy Lyra

■ CASO 1

Homem de 30 anos de idade, com índice de massa corporal (IMC) de 30,3 kg/m², deu entrada em serviço de emergência com cetoacidose diabética (CAD), tendo sido adequadamente tratado. Ele não sabia ter diabetes melito (DM), e nenhum fator desencadeante para a CAD foi identificado. O paciente teve alta 10 dias depois em uso de insulina NPH (duas vezes ao dia) e evoluiu com redução progressiva na dose de insulina, a qual foi suspensa dentro de 3 meses. Nos últimos 12 meses, o paciente vem se mantendo bem controlado em uso de metformina de liberação estendida (750 mg/dia). A pesquisa para o anticorpo anti-GAD foi negativa.

■ Qual é o diagnóstico mais provável?

a) Diabetes tipo 2.
b) Diabetes Flatbush.
c) Diabetes tipo LADA (diabetes autoimune latente em adultos).
d) Diabetes tipo 1 em fase de lua de mel.
e) Diabetes tipo MODY 3.

Comentários:

O paciente tem o diabetes Flatbush, também chamado de diabetes atípico, diabetes tipo 1½ ou, mais recentemente, diabetes tipo 2 (DM2) com tendência à cetose. Ele se caracteriza por ter como apresentação inicial cetoacidose diabética, sem um aparente fator desencadeante. Posteriormente, pelo menos 75% dos casos podem parar a insulinoterapia e se manter bem controlados com dieta apenas ou dieta e agentes orais por alguns meses ou vários anos. Inicialmente descrito em negros e latinos, também ocorre em outros grupos étnicos minoritários. Usualmente, manifesta-se entre a quarta e a quinta década de vida, porém um número crescente de casos tem sido descrito no grupo pediátrico. É cerca de duas a três vezes mais comum no sexo masculino. Os pacientes afetados geralmente têm sobrepeso ou obesidade, e em cerca de 80% deles há história familiar de DM2.

☑ **Resposta: B.**

Referências: 420 e 421.

■ CASO 2

Mulher de 54 anos de idade, IMC de 26,4 kg/m², sabe ter DM2 há 5 anos. Ultimamente, vem sendo tratada com metformina (2 g/dia) e gliclazida MR (120 mg/dia). Os últimos *exames laboratoriais* mostraram: glicemia de jejum (GJ) = 156 e 161 mg/dL; glicemia pós-prandial (GPP) = 254 e 266 mg/dL; HbA1c = 8,1% e 8,5%; creatinina = 1,1 e 1,2 mg/dL (VR: 0,7-1,3).

■ Para que se obtenha melhora do controle glicêmico, qual das condutas a seguir seria a mais apropriada?

a) Associar vildagliptina (100 mg/dia).
b) Aumentar a dose da metformina para 3 g/dia.
c) Adicionar insulina Glargina pela manhã ou à noite.
d) Adicionar liraglutida, exenatida ou lixisenatida.
e) Existe mais de uma alternativa correta.

Comentários:

Em casos de DM2, diante da falha da combinação de dois fármacos orais, pelo menos três opções são possíveis: (1) adicionar um terceiro medicamento oral; (2) adicionar um análogo do GLP-1; ou (3) adicionar insulina Glargina (uma vez ao dia), NPH (ao deitar) ou Detemir (ao deitar). A adição de Glargina ou NPH/Detemir ao deitar propiciaria controle da GJ, mas não da GPP. A dose máxima da metformina é de 2.550 mg/dia e, usualmente, doses > 2 g/dia não promovem benefícios metabólicos adicionais e causam mais efeitos colaterais gastrointestinais. Assim, as melhores opções seriam associar um inibidor da dipeptidil peptidase 4 (DPP-4) ou um análogo do GLP-1.

☑ **Resposta: E.**

Referências: 422 a 425.

■ CASO 3

Mulher de 25 anos de idade, com diabetes tipo 1 desde os 6 anos de idade, já com retinopatia diabética proliferativa, chega à consulta apresentando emagrecimento e fraqueza. Refere náuseas e plenitude pós-prandiais. Evolui com dor no hemitórax esquerdo, tipo queimação, que vem aumentando de intensidade nos últimos dias e que piora à noite. Nega tosse, febre ou dispneia. Já usara antibiótico prescrito em um serviço de emergência, sem melhora da dor.

Exames laboratoriais: HbA1c = 10,2%; GJ = 230 mg/dL; GPP = 345 mg/dL. Tomografia computadorizada de abdome e endoscopia digestiva alta normais.

■ Sobre este caso, analise os itens a seguir e opine:

I – Neuropatia diabética explicaria tanto os sintomas gástricos, como os dolorosos da paciente.
II – Deve ser realizada uma avaliação cardíaca, pois a dor torácica pode ser angina.
III – Os sintomas gastroparéticos são mais comuns em homens.
IV – Para os sintomas gástricos podemos usar medidas dietéticas, agentes pró-cinéticos e, até mesmo, aplicação de toxina botulínica no piloro.
  a) Os itens I, III e IV estão corretos.
  b) Apenas os itens I e IV estão corretos.
  c) Os itens I, II e IV estão corretos.
  d) Apenas o item IV está correto.
  e) Todos os itens estão corretos.

Comentários:

A neuropatia diabética é uma complicação que afeta 50% dos diabéticos tipo 2 e menor proporção dos diabéticos tipo 1. É causada pelos efeitos metabólicos da hiperglicemia crônica, que incluem ativação da via poliol, formação de espécies reativas ao oxigênio (pelo estresse oxidativo) e ao nitrogênio (devido ao estresse nitrosativo), assim como acúmulo de produtos finais da glicação avançada. O diagnóstico baseia-se na presença de sintomas e/ou sinais de disfunção dos nervos em pacientes diabéticos, após a exclusão de outras causas, podendo também estar presente mesmo na ausência de sintomas. As manifestações gastrointestinais da neuropatia diabética autonômica incluem uma variedade de sinais e sintomas, dentre os quais, diarreia, constipação intestinal, náuseas, vômitos e sinais de alteração na motilidade gástrica e/ou esofágica, sendo os sinais de gastroparesia mais comuns em mulheres. O tratamento baseia-se em medidas dietéticas e medicamentosas, com o uso de procinéticos, e em alguns casos pode ser realizada a abordagem cirúrgica ou, até mesmo, a injeção de toxina botulínica no piloro, a qual apresenta boa resposta.

O comprometimento de nervos intercostais pode levar a um quadro clínico de dor torácica que se assemelha à dor herpética, porém não há erupções cutâneas e a sorologia para herpes é negativa. Se não for feita uma anamnese adequada, poderá ser confundida com angina ou, até mesmo, com pneumonia, sendo erroneamente tratada. Uma eletroneuromiografia pode confirmar o diagnóstico. O tratamento específico para a neuropatia dolorosa costuma melhorar a dor.

Devemos lembrar que as complicações crônicas usualmente vêm juntas, principalmente naqueles pacientes com doença de longa duração e mau controle, como acontece neste caso. A paciente foi tratada com amitriptilina, melhorando do quadro doloroso. O uso de domperidona melhorou as queixas gástricas.

☑ **Resposta: B.**
Referências: 426 a 428.

■ **CASO 4**

Mulher de 71 anos de idade, IMC de 19,9 kg/m², diabética, em uso de insulina NPH (8 U pela manhã) e insulina Regular (4 U em cada refeição). Apresentou episódio de fratura pós-queda da própria altura há 3 anos; por isso, vem em uso de alendronato (70 mg/semana), além de cálcio e vitamina D. Refere dieta regular para diabetes. Comparece ao ambulatório com os seguintes exames: GJ = 108 mg/dL; HbA1c = 7,8%; colesterol total (CT) = 174 mg/dL; LDL-c = 100 mg/dL; HDL-c = 45 mg/dL; triglicerídeos (TG) = 145 mg/dL.

■ **Considerando este caso, sobre diabetes no idoso, é correto afirmar que:**

I – As metas para manejo do diabetes em idosos são similares às dos adultos jovens, incluindo manejo da hipoglicemia e seus fatores de risco; por isso, devemos acrescentar metformina ou pioglitazona à prescrição que pode diminuir a HbA1c, com baixo risco de hipoglicemia.
II – Apesar de a paciente ser diabética, não há necessidade de estatina, em vista de o CT ser < 200 mg/dL e o LDL-c = 100 mg/dL.
III – Inibidores da DPP-4 não apresentam risco de hipoglicemia e são neutros em relação ao peso, quando usados em monoterapia, sendo uma opção de tratamento.
IV – O aumento do risco de quedas no idoso diabético é multifatorial.
V – O tratamento intensivo no diabético reduz complicações associadas à doença e deve ser balanceado com a possibilidade de quedas, devendo-se considerar metas menos rigorosas no idoso.
   a) Todos os itens estão corretos.
   b) Apenas o item V está incorreto.
   c) Somente os itens I e II estão incorretos.
   d) Estão corretos os itens III, IV e V.
   e) Somente o item III está correto.

Comentários:

Idosos diabéticos têm aumento de morbidade e mortalidade, quando comparados a idosos sem diabetes. Além disso, apresentam-se mais polimedicados e com mais incapacidades funcionais e síndromes geriátricas, como disfunção cognitiva, depressão, incontinência urinária, tendência a quedas e dor persistente. A meta apropriada para HbA1c em pacientes diabéticos idosos com expectativa de vida > 10 anos deve ser similar à dos adultos jovens (< 7%). No entanto, a meta deve ser um pouco maior (≤ 8%) nos idosos com comprometimento funcional, como fragilidade (por quedas), ou naqueles com expectativa de vida < 10 anos ou com risco cardiovascular muito elevado (prevenção secundária). Nesta paciente, o uso da pioglitazona deve ser evitado, em virtude do risco de piora da massa óssea e ocorrência de fraturas.

De acordo com a Diretriz do American College of Cardiology e da American Heart Association (ACC/AHA), o uso de estatinas é recomendado para todos os pacientes diabéticos entre 40 e 75 anos de idade com LDL-c entre 70 e 189 mg/dL, mesmo na ausência de fatores de risco. A V Diretriz da Sociedade Brasileira de Cardiologia (SBC) sobre dislipidemia, publicada em 2013, sugere uma meta de LDL-c < 70 mg/dL para diabéticos. Segundo a diretriz americana, estaria indicado o uso de uma terapia estatínica de moderada intensidade, ou seja, em doses diárias que propiciem redução de 30% a 50% no LDL-c (p. ex., 10 a 20 mg/dia de rosuvastatina, 10 a 20 mg/dia de atorvastatina ou 20 a 40 mg/dia de sinvastatina).

Os inibidores de DPP-4 realmente não apresentam risco de hipoglicemia e são uma ótima opção para o idoso diabético.

Os idosos têm risco aumentado para fraturas, e o idoso diabético apresenta riscos adicionais, como neuropatia periférica e/ou autonômica, redução das funções renais, fraqueza muscular, debilidades funcionais, diminuição da acuidade visual por retinopatia, comorbidades como osteoartrite, além do risco de hipoglicemia. Estes fatores contribuem para o aumento de quedas nos idosos diabéticos. Pacientes idosos diabéticos em tratamento intensivo (HbA1c < 6% vs. < 8%) apresentam aumento no número de quedas, possivelmente em razão do maior número de episódios de hipoglicemia. Assim, esses pacientes devem ter um controle menos rigoroso e com estímulo a outros tratamentos, como atividade física (fortalecimento muscular).

☑ **Resposta: D.**

Referências: 429 a 431.

■ CASO 5

DM2 foi diagnosticado, em mulher de 37 anos de idade, 1 ano após o início do tratamento da infecção pelo HIV com inibidores de protease. Atualmente, ela se encontra em uso da combinação de metformina e vildaglitina (1.000/100 mg/dia) e diz tomar a medicação diariamente e seguir a dieta prescrita o mais fielmente possível. Ao ser questionada, a paciente refere astenia, mas nega sintomas indicativos de descompensação diabética, como poliúria, polidipsia, polifagia ou visão borrada.

Exames laboratoriais: GJ = 120 mg/dL; GPP = 145 mg/dL; HbA1c = 13,6%; CT = 232 mg/dL; TG = 640 mg/dL; creatinina = 0,9 mg/dL; função tireoidiana normal.

■ **Considerando a aparentemente ótima aderência da paciente à dieta e ao tratamento medicamentoso, podemos dizer que:**

a) A paciente deve iniciar o uso da insulina Glargina (uma vez ao dia), visto que os níveis elevados de HbA1c indicam péssimo controle glicêmico.

b) Há possibilidade de falsa elevação da HbA1c por causa da infecção pelo HIV.
c) A hipertrigliceridemia estaria causando pseudoelevação da HbA1c.
d) A paciente deve dobrar a dose das medicações para alcançar um controle glicêmico mais adequado.
e) Existe mais de uma alternativa correta.

Comentários:

> Diversas condições podem levar à falsa elevação da HbA1c, dentre elas, hipertrigliceridemia, insuficiência renal crônica, consumo de bebidas alcoólicas, deficiência de ferro, toxicidade por chumbo, esplenectomia e excesso de hemoglobina fetal (HbF).

☑ **Resposta: C.**

Referências: 430 a 432.

■ CASO 6

Mulher de 50 anos de idade com diagnóstico de DM2 há aproximadamente 4 anos. Desde então, vem "controlando" sua doença com dieta hipocalórica e mudanças no estilo de vida, bem como com o uso de metformina XR (1,5 g/dia). Nesse período, perdeu 8 kg. Há 6 meses foi submetida à angioplastia coronariana com colocação de *stent* e iniciada terapia com rosuvastatina (20 mg/dia) e ácido acetilsalicílico (AAS) (100 mg/dia). Ao *exame físico*: circunferência abdominal (CA) = 88 cm; pressão arterial (PA) = 140 × 85 mmHg; IMC = 27,8 kg/m².

Exames bioquímicos: GJ = 148 mg/dL; GPP = 218 mg/dL; HbA1c = 8%; TG = 250 mg/dL; CT = 153 mg/dL; LDL-c = 65 mg/dL; HDL-c = 38 mg/dL.

■ Para melhora do controle glicêmico e lipídico dever-se-ia, preferencialmente:

a) Associar vildagliptina (100 mg/dia VO).
b) Adicionar pioglitazona (30 mg/dia VO).
c) Introduzir liraglutida (1,8 mg/dia SC).
d) Adicionar glimepirida (4 mg/dia).
e) Todas as condutas supracitadas seriam igualmente úteis.

Comentários:

> Devido ao excesso ponderal da paciente, a melhor opção terapêutica seria a adição da liraglutida, um análogo do GLP-1 que, além de melhorar o controle metabólico, propicia redução ponderal por aumento da saciedade e redução do apetite. Pioglitazona e as sulfonilureias sabidamente aumentam o peso, ao passo que a vildagliptina e os demais inibidores da DPP-4 têm efeito neutro sobre o peso. Como alternativa à liraglutida, poder-se-ia adicionar um dos inibidores da SGLT-2 (p. ex., dapagliflozina, empagliflozina ou canagliflo-

zina), que também reduzem o peso e apresentam a vantagem de serem administradas por via oral e terem um custo menor.

☑ **Resposta: C.**

Referências: 374, 377, 398, 401 e 422.

■ CASO 7

Homem de 55 anos de idade, IMC de 28,2 kg/m², sabe ser portador de DM2 há 8 anos. Faz uso de metformina (2 g/dia), gliclazida MR (120 mg/dia) e sinvastatina (40 mg/dia). Submeteu-se à angioplastia coronariana há 6 meses, com colocação de *stent*. Últimos *exames laboratoriais*: GJ = 194 mg/dL; GPP = 178 mg/dL; HbA1c = 9,8% (VR: até 5,4); CT = 225 mg/dL; HDL-c = 35 mg/dL; LDL-c = 140 mg/dL; TG = 250 mg/dL.

■ Para melhora do controle metabólico, seria necessário, preferencialmente:

I – Associar vildagliptina (100 mg/dia).
II – Adicionar insulina Glargina pela manhã ou à noite.
III – Substituir sinvastatina por rosuvastatina (20 mg/dia).
IV – Adicionar exenatida, liraglutida ou lixisenatida.
V – Aumentar a dose da sinvastatina para 80 mg/dia.
    a) Todas as terapias seriam igualmente seguras e eficazes.
    b) Existe apenas um item incorreto.
    c) Somente os itens III e IV estão corretos.
    d) Apenas o item II está correto.
    e) Somente o item IV está correto.

Comentários:

O paciente tem alto risco cardiovascular e está sem controle adequado glicêmico e lipídico. De acordo com as recomendações atuais da American Diabetes Association (ADA) e as recentes diretrizes da Sociedade Brasileira de Cardiologia (SBC), as metas metabólicas para este paciente seriam: HbA1c < 7%; GJ entre 100 e 130 mg/dL; GPP < 180 mg/dL; TG < 150 mg/dL; LDL-c < 70 mg/dL. A introdução de um terceiro fármaco oral possibilita redução adicional < 2% na HbA1c (usualmente, < 1%). Por isso, para se alcançar a meta desejada, os melhores resultados são vistos quando a HbA1c é < 9%. A Glargina é um análogo insulínico de ação prolongada (até 24 h), sem picos. Assim, ela atua apenas sobre a GJ, sem efeito sobre as incursões pós-prandiais da glicemia, diferentemente dos análogos do GLP-1, que reduzem tanto a GJ como a GPP. Seriam, portanto, preferíveis à Glargina.

A rosuvastatina é a estatina mais potente; grosseiramente, 10 mg/dia de rosuvastatina equivalem a 40 mg/dia de sinvastatina. Duplicar a dose da sinvastatina ou das outras estatinas implica redução adicional média de 6% a 7% no LDL-c. Ademais, a posologia de 80 mg/dia de sinvastatina não está mais recomendada por implicar risco muito alto de miopatia, inclusive rabdomiólise. Portanto, para tentar alcançar a meta do LDL-c, a melhor opção seria trocar a sinvastatina pela rosuvastatina (20 mg/dia).

☑ **Resposta: C.**

Referências: 369, 422 e 430.

■ CASO 8

Paciente masculino de 55 anos de idade desenvolveu quadro de icterícia obstrutiva, e na investigação clínica foi confirmado o diagnóstico de coledocolitíase com indicação cirúrgica. Com IMC de 27,8 kg/m², ele tem DM2 e hipertensão, estando em uso das seguintes medicações: losartana, clortalidona, metformina + saxagliptina (1.000/5 mg/dia) e insulina Glargina (15 U à noite). Os exames pré-operatórios demonstraram: GJ = 130 mg/dL; HbA1c = 7,4%; creatinina = 1,1 mg/dL; coagulograma normal; radiografia de tórax e eletrocardiograma sem anormalidades; função hepática normal e hiperbilirrubinemia à custa de bilirrubina direta. No dia da cirurgia, o paciente apresentava glicemia capilar de 170 mg/dL no pré-operatório.

■ **Sobre o manejo perioperatório de cirurgias eletivas em pacientes diabéticos, marque a alternativa verdadeira:**

a) O paciente deve ter sua cirurgia suspensa nesse momento, até que seja atingido melhor controle glicêmico, já que se trata de cirurgia eletiva.
b) Pacientes diabéticos com hiperglicemia intra-hospitalar têm melhor prognóstico do que pacientes não diabéticos que desenvolvem hiperglicemia por estresse.
c) Estudos recentes mostram que um rígido controle glicêmico com o objetivo de manter normoglicemia (90 a 110 mg/dL) no pré-operatório de diabéticos levou a menores taxas de infecção de sítio cirúrgico.
d) Antes da cirurgia, devem ser suspensas a metformina (48 h antes) e a insulina Glargina (24 h antes).
e) No pós-operatório, enquanto o paciente ainda estiver em jejum, deve-se utilizar apenas esquema de insulina Regular SC, conforme o valor da glicemia capilar.

Comentários:

O efeito deletério da hiperglicemia no período transoperatório já foi demonstrado, particularmente nas cirurgias cardíacas, nas quais a hiperglicemia intraoperatória foi fator de risco independente para complicações, incluindo morte. Também já foi demonstrado que, em cirurgias ortopédicas, mamárias, colorretais e vasculares de membros inferiores, a hiperglicemia esteve associada a complicações maiores, como infecção do sítio cirúrgico. Embora a hiperglicemia no transoperatório pareça refletir um estresse cirúrgico fisiológico, as evidências ainda são insuficientes para a recomendação de um estrito controle glicêmico (90 a 120 mg/dL) como medida preventiva de infecção de sítio cirúrgico. Assim, as recomendações da ADA para pacientes que aguardam cirurgias eletivas são: manter GJ < 140 mg/dL e glicemias randômicas < 180 mg/dL.

Já está bem documentado que pacientes com hiperglicemia recém-descoberta numa internação hospitalar têm maiores taxas de mortalidade do que aqueles previamente diabéticos.

Não há necessidade de suspensão da insulina NPH ou análogos de longa ação no dia anterior à cirurgia, embora alguns especialistas advoguem uma redução de 20% a 50% da dose para aqueles que ficarão em jejum. No dia da cirurgia, podem ser usados 50% a 75% da dose de insulina basal, na dependência do horário da cirurgia. Os hipoglicemiantes orais devem ser suspensos no dia da cirurgia e a metformina, 48 h antes, devido ao potencial risco de acidose láctica.

Durante o pré- e o pós-operatório, deve-se manter o paciente diabético sempre com doses de insulina basal associadas a insulina prandial ou a insulinas SC para correção, de acordo com uma escala predefinida. Entretanto, não se deve deixar o paciente apenas com esquemas de insulina Regular conforme correção pelo HGT (*sliding scale*), uma vez que eles comprovadamente estão associados a grandes incursões glicêmicas.

☑ **Resposta: B.**

Referências: 433 e 434.

■ CASO 9

Adolescente de 18 anos de idade descobriu ser diabética há 6 meses, com necessidade de uso de insulinoterapia desde o diagnóstico. Chega à emergência com quadro de diabetes descompensado e surgimento de pápulas pelo corpo de início recente. Nega antecedentes familiares de DM e é a terceira filha de pais consanguíneos. Genitora refere que a paciente nasceu saudável, tem características físicas diferentes de outros membros da família, sempre foi a mais alta da turma da escola e desde a menarca, aos 12 anos, apresenta menstruações irregulares. Ao *exame físico*: presença de acantose nigricante, hipertrofia muscular e presença de xantomas eruptivos em cotovelos (Fig. 8.1); IMC de 21 kg/m².

Exames laboratoriais: GJ = 649 mg/dL; HbA1c = 13,5% (VR: até 5,4); TG = 6.616 mg/dL (VR: < 150); TGO = 9 UI/L (VR: até 34); TGP = 15 UI/L (VR: até 55); peptídeo C = 2,0 ng/mL (VR: 1-3); sódio = 128 mEq/L (VR: 135-148); funções tireoidiana e renal normais, a exemplo de potássio, testosterona, prolactina, LH e FSH.

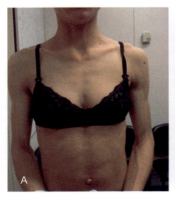
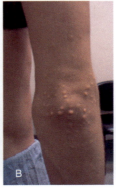

Fig. 8.1 Características fenotípicas da paciente. Note a aparente hipertrofia muscular (**A**), consequente à escassez de tecido gorduroso subcutâneo, e xantomas eruptivos no cotovelo direito (**B**).

I – Qual seria o diagnóstico mais provável?

a) Hipertrigliceridemia familiar, em razão da presença de xantomas eruptivos, típicos da síndrome.
b) Diabetes tipo 1 descompensado com hipetrigliceridemia secundária.
c) Diabetes lipoatrófico (síndrome de Berardinelli-Seip) e hipertrigliceridemia secundária.
d) Diabetes lipoatrófico (síndrome de Dunnigan) e hipertrigliceridemia secundária.
e) Diabetes lipoatrófico e hipertrigliceridemia primária (em razão dos altos valores de TG).

II – Qual é a provável causa da irregularidade menstrual da paciente?

a) Síndrome dos ovários policísticos.
b) Ooforite autoimune associada ao diabetes tipo 1.
c) Diabetes descompensado de longa data.
d) Oligomenorreia hipotalâmica.
e) Há mais de uma alternativa correta.

Comentários:

Trata-se de um caso de diabetes descoberto em paciente jovem, com estigmas de resistência insulínica, já com insulinodependência desde o diagnóstico e com alterações fenotípicas presentes desde a infância e sugestivas de lipodistrofia congênita. As lipodistrofias são doenças congênitas ou adquiridas e têm em comum a ausência quase completa de tecido adiposo subcutâneo, predispondo à aparente hipertrofia muscular e à resistência insulínica e suas consequências: DM, dislipidemia, acantose nigricante, esteatose hepática e ovários policísticos.

Existem, pelo menos, duas formas genéticas: a síndrome de Dunnigan, ou de Koberling-Dunnigan, e a síndrome de Berardinelli-Seip (SBS). A primeira, também conhecida como lipodistrofia parcial familiar, manifesta-se por lipoatrofia parcial, com acúmulo de gordura na face e no pescoço, tem herança autossômica dominante e é causada por mutações no gene *lamin A/C* (ou *LMNA*). A segunda, também chamada de lipoatrofia generalizada congênita, decorre de mutações nos genes *BSCL2* ou *AGPAT2*, sendo transmitida de modo autossômico recessivo. Manifestações adicionais da SBS incluem aspectos acromegaloides, cardiomiopatia, hipertensão e retardo mental.

A hipertrigliceridemia é secundária ao DM lipoatrófico descompensado e à resistência insulínica e foi corrigida com normalização da glicemia, dieta pobre em carboidratos e ciprofibrato. Deve ser lembrado que hipertrigliceridemia é uma das causas de falsa hiponatremia, como visto neste caso.

☑ **Respostas: (I) C e (II) A.**

Referências: 432 e 435.

■ CASO 10

Paciente de 42 anos de idade, sexo feminino, comparece à consulta com quadro de confusão mental transitória e episódios de sudorese há 7 meses. Realizou a dosagem da glicemia de jejum, que se mostrou em 43 mg/dL. Apresentava história negativa para uso de álcool e substâncias ilícitas, e as avaliações renal e hepática estavam normais. A paciente foi submetida ao teste do jejum de 72 horas, com dosagens de insulina, peptídeo C, proinsulina e glicemia nos momentos dos sintomas de hipoglicemia. Foram detectados: glicemia = 42 mg/dL; peptídeo C = 1,1 ng/mL (VR: até 3,0); insulina = 3,4 µUI/mL (VR: 2,5-20); proinsulina = 56,1 pmol/mL (VR: 5,6-16). Em avaliação posterior, foram evidenciados: glicemia = 35 mg/dL; peptídeo C = 1,5 ng/mL; insulina = 1,7 µUI/mL; proinsulina = 62,3 pmol/mL. Foram dosados, também, IGF-2, sulfonilureia e anticorpo anti-insulina, que se mostraram negativos. Os valores de GH e cortisol estavam normais.

■ Diante desses achados, qual a etiologia mais provável para a hipoglicemia nesta paciente?

a) Insulinoma.
b) Alcoolismo.
c) Hipoglicemia autoimune.
d) Insuficiência adrenal.
e) Produção ectópica de IGF-2.

Comentários:

Insulinomas são neoplasias raras e, em 99% dos casos, o tumor se localiza no pâncreas. Esses tumores se caracterizam por produção de insulina. O diagnóstico, durante o jejum prolongado, é confirmado pela detecção de níveis inadequadamente elevados de insulina (≥ 3 µUI/mL), peptídeo C (≥ 0,6 ng/mL) e proinsulina (≥ 5 pmol/L), na presença de hipoglicemia. Neste caso, foram vistos níveis muito elevados de proinsulina em relação aos valores de insulina, o que tem sido demonstrado em muitos pacientes, devido à produção aumentada de proinsulina pelo tumor em relação às células pancreáticas normais. A disponibilidade dos ensaios de proinsulina tem levado à utilização da proinsulina sérica como importante ferramenta diagnóstica. Entretanto, diferentemente da hiperinsulinemia, a hiperproinsulinemia não leva à hipoglicemia devido a sua baixa bioatividade. Alguns mecanismos são descritos na literatura para explicar os níveis baixos de insulina nesses pacientes. É possível que a liberação em pulsos de insulina pelo tumor leve a flutuações em seus níveis plasmáticos e que sua maior metabolização hepática resulte em níveis plasmáticos periféricos normais. Embora seja esperado que os receptores de insulina no insulinoma estejam reduzidos devido ao fenômeno de *down regulation*, foi descrito aumento do número desses receptores, o que poderia explicar a hipoglicemia frequente com níveis normais de insulina. No caso da paciente, ela apresentava história negativa para o uso de álcool e as dosagens de anticorpo anti-insulina, cortisol sérico e IGF-2 foram solicitadas para avaliação de hipoglicemia autoimune, insuficiência adrenal e produção tumoral de IGF-2, respectivamente.

☑ **Resposta: A.**

Referências: 436 a 438.

■ CASO 11

Homem de 56 anos de idade, servidor público, com hipertensão, DM-2 e dislipidemia há 5 anos, encontra-se em uso de metformina, insulina Glargina, pioglitazona e sinvastatina (40 mg/dia). Etilista social (2 doses/semana), refere nunca ter fumado. *Exame físico*: IMC = 35 kg/m^2, PA = 140 × 80 mmHg; CA = 107 cm.

Exames laboratoriais: GJ = 185 mg/dL; HbA1c = 9,2%; AST (TGO) = 158 UI/L (VR: até 32); ALT (TGP) = 98 UI/L (VR: até 23); ferritina = 450 mg/dL (VR = até 120); hemoglobina = 13%; índice de saturação da transferrina = 35% (VR: < 50). A ultrassonografia (US) de abdome mostrou esteatose hepática moderada.

■ Com base nestas informações, poderíamos dizer que:

I – O paciente tem indicação de flebotomia por apresentar níveis elevados de ferritina.
II – A ingestão alcoólica < 70 mg/semana afasta o diagnóstico de esteato-hepatite não alcoólica (NASH).
III – Há indicação de biópsia hepática em virtude do risco de progressão de doença hepática gordurosa não alcoólica para NASH, cirrose ou hepatocarcinoma.
IV – Pioglitazona está contraindicada neste paciente em razão do alto risco de agravar a doença hepática.
 a) Somente a alternativa III está correta.
 b) As alternativas I, III e IV estão corretas.
 c) Apenas a alternativa I está incorreta.
 d) As alternativas II e III estão corretas.
 e) Todos os itens estão corretos.

Comentários:

A denominação doença hepática gordurosa não alcoólica (DHGNA) engloba a esteatose hepática (EH) e a NASH. A DHGNA vem sendo considerada a doença hepática crônica mais comum, encontrada em 10% a 24% da população geral e numa proporção ainda maior entre obesos (60% a 95%), diabéticos tipo 2 (28% a 69%) e pacientes hiperlipidêmicos (27% a 92%). Atualmente, também representa uma das principais etiologias de transplante ortotópico de fígado no mundo ocidental, concorrendo com a epidemia de hepatite C crônica e o uso abusivo do etanol.

A NASH é a forma mais grave de DHGNA e, se não tratada, pode progredir para cirrose (em até um terço dos casos), doença hepática em estágio terminal ou, bem mais raramente, carcinoma hepatocelular (CHC). O risco aumentado para CHC possivelmente se restringiria aos casos de fibrose acentuada ou cirrose. São fatores de risco para progressão de EH para NASH: idade > 45 anos; obesidade (IMC > 30 kg/m^2); relação AST/ALT > 1 e DM2, sendo estes os critérios para indicação de biópsia hepática. Níveis elevados de ferritina e saturação de transferrina são demonstrados na NASH. Flebotomia não está indicada, mas a melhora do controle metabólico e perda de peso.

> Alguns medicamentos têm sido propostos para o tratamento da NASH, particularmente a pioglitazona e a vitamina E (em indivíduos não diabéticos); trata-se, contudo, de uso *off-label*. Outros fármacos considerados como úteis incluem ezetimiba, estatinas, fibratos e análogos do GLP-1.

☑ **Resposta: A.**

Referências: 390, 391, 439 e 440.

■ **Ainda em relação ao caso anterior, é verdadeiro afirmar que:**

a) O critério histológico que diferencia a NASH da esteato-hepatite alcoólica é a relação AST/ALT > 3, não sendo levada em consideração a história clínica.
b) Não existem testes laboratoriais que façam a distinção entre NASH e EH, sendo as duas diferenciáveis apenas por critérios histológicos.
c) Estigmas de cirrose hepática, como telangiectasia, eritema palmar e plaquetopenia, são critérios clínicos para o diagnóstico de NASH.
d) Na maioria dos pacientes com NASH, o quadro clínico se acompanha de sintomas como fadiga, dor em hipocôndrio direito e hepatomegalia.
e) A ressonância magnética (RM) com espectroscopia serve como diagnóstico para diferenciar EH da NASH.

Comentários:

> A DHGNA é definida como alteração hepática que se assemelha à doença hepática induzida por álcool, mas que ocorre em pacientes que não apresentam consumo significativo de álcool. Nos critérios de diagnóstico da DHGNA estão presença de esteatose na biópsia, consumo negligenciável de álcool (< 140 g/semana no homem e < 70 g/semana na mulher) e ausência de evidência sorológica de infecção pelos vírus B e C.
> Em geral, os pacientes com DHGNA não apresentam sintomas específicos e procuram assistência médica por queixas não relacionadas com o acometimento do fígado ou devido a anormalidades laboratoriais detectadas ocasionalmente. Os sintomas que têm sido descritos são astenia, indisposição e, ocasionalmente, desconforto ou dor discretos no quadrante superior direito, sobretudo quando há hepatomegalia. A alteração mais frequentemente encontrada ao exame físico é a hepatomegalia, que pode ocorrer em até 75% dos casos. Ascite, esplenomegalia e aranhas vasculares são raras, mas podem acompanhar os casos em que já houve progressão para cirrose. US abdominal, tomografia computadorizada (TC) ou mesmo a RM de espectroscopia podem informar o grau de esteatose, mas fornecem pouca informação sobre atividade necroinflamatória e fibrose. As enzimas hepáticas podem estar normais em até dois terços dos casos. A biópsia hepática é o exame de eleição para estabelecer o diagnóstico de NASH.

☑ **Resposta: B.**

Referências: 390, 391, 439 e 440.

■ CASO 12

Mulher de 37 anos de idade, portadora de doença de Graves, está sendo tratada com 30 mg/dia de metimazol (30 mg/dia). Há cerca de 2 meses vem apresentando sintomas compatíveis com hipoglicemia. Num desses episódios foram coletados *exames laboratoriais* que revelaram: glicemia = 37 mg/dL; insulina = 55 mUI/L (VR: 2-19); peptídeo C = 0,32 ng/mL (VR: 0,36-3,59). Ao *exame físico*, chamava a atenção a presença de bócio difuso e exoftalmia bilateral discreta.

■ Qual seria a hipótese diagnóstica mais plausível?

a) Insulinoma.
b) Hipoglicemia autoinduzida por insulina.
c) Hipoglicemia autoimune.
d) Hipoglicemia induzida diretamente pelo metimazol.
e) Nesidioblastose.

Comentários:

A paciente provavelmente tem hipoglicemia autoimune, que representa uma causa rara de hipoglicemia. Pode resultar de dois mecanismos principais: (1) produção de autoanticorpos contra a insulina ou (2) produção de autoanticorpos contra o receptor da insulina. A primeira situação usualmente está associada a doenças autoimunes (sobretudo a doença de Graves) ou ao uso de fármacos que contêm o grupamento sulfidril, principalmente o metimazol.

A hipoglicemia por anticorpos antirreceptor de insulina está associada a doenças autoimunes (p. ex., lúpus eritematoso sistêmico, tireoidite de Hashimoto e púrpura trombocitopênica idiopática) e a certas neoplasias (p. ex., doença de Hodgkin). Pode ser de jejum ou pós-prandial e é resultante do efeito agonista do anticorpo sobre o receptor insulínico. É comum o achado de acantose nigricante, um marcador cutâneo de resistência insulínica. Convém salientar que já foram descritos casos de hipoglicemia autoimune em indivíduos sem doenças autoimunes ou que não fizeram uso de medicamentos contendo o grupamento sulfidril.

A hipoglicemia autoimune pode se manifestar em jejum ou ser exacerbada pela atividade física. No entanto, geralmente surge de 3 a 4 horas após as refeições e resulta de liberação tardia da insulina que estava ligada ao complexo insulina-anticorpo, ocasionando uma hiperinsulinemia descontrolada. Paradoxalmente, a hipoglicemia pode acontecer imediatamente após uma refeição ou a ingestão de glicose anidra para realização do teste oral de tolerância à glicose.

☑ **Resposta: C.**

Referências: 441 e 442.

■ CASO 13

Mulher de 34 de anos de idade submeteu-se à derivação gastrointestinal em Y de Roux há 5 anos. Nos últimos 4 meses vem apresentando sintomas de hipoglicemia, que surgem tanto em jejum como 2 a 3 horas após as refeições. Em um desses episódios, foi feita avaliação bioquímica e hormonal, que mostrou: glicemia = 28 mg/dL; creatinina = 0,8 mg/dL (VR: 0,7-1,3); TSH e T$_4$ livre (T$_4$L) normais; insulina = 29,5 µUI/mL (VR: 2-19); peptídeo C = 7,3 ng/mL (VR: 0,36-3,59); cortisol = 16,3 µg/dL (VR: 5-25).

A paciente foi submetida à RM abdominal, bem como à ultrassonografia pancreática endoscópica (UPEN), que não visualizaram nenhuma tumoração pancreática.

■ I – Sobre este caso, qual seria a hipótese diagnóstica mais plausível?

a) Insulinoma.
b) Hipoglicemia autoinduzida por insulina.
c) Hipoglicemia autoimune.
d) Nesidioblastose.
e) Hipoglicemia mediada por IGF-2.

■ II – Como esta paciente poderia ser tratada?

a) Pancreatectomia distal.
b) Hidroclorotiazida.
c) Nifedipina.
d) Octreotida LAR.
e) Existe mais de uma opção correta.

Comentários:

Nos últimos anos tem sido descrita, com frequência crescente, uma síndrome similar à hipoglicemia pancreatógena não insulinoma em pacientes submetidos à derivação gástrica em Y de Roux para tratamento da obesidade grave. Os pacientes com essa síndrome apresentam episódios de hipoglicemia, associados a níveis elevados de insulina e peptídeo C. Sua patogênese ainda não está estabelecida, mas acredita-se que secreção aumentada de GLP-1 possa estar envolvida, ocasionando a hiperplasia ou hipertrofia das células β. No entanto, nesidioblastose não tem sido demonstrada em todos os casos.

Alguns pacientes necessitam de pancreatectomia distal, a qual nem sempre é curativa. A terapia medicamentosa com bloqueadores dos canais de cálcio, acarbose, diazóxido e análogos da somatostatina tem sido considerada benéfica, mas apresenta aderência e eficácia variáveis. Recentemente, foi relatado um caso em que a administração da alimentação através de um tubo de gastrostomia reduziu a resposta incretínica e aboliu a hipoglicemia. Outros autores reportaram que a restauração da restrição gástrica para lentificar a liberação de glicose no intestino melhorou a hipoglicemia.

A paciente em questão foi tratada com nifedipina (30 mg/dia), o que possibilitou melhora parcial dos episódios hipoglicêmicos. Regressão completa desses episódios foi obtida com o uso da acarbose, na dose de 100 mg, três vezes ao dia.

Numa série recente (Varma et al., 2011), a RM e a UPEN apresentaram sensibilidade de 82% e 94%, respectivamente, na detecção dos insulinomas. Portanto, o fato de esses exames terem sido normais em nosso paciente não descarta o diagnóstico de insulinoma, mas o torna bem menos provável.

☑ **Respostas: (I) D e (II) E.**

Referências: 438 e 443 a 445.

■ CASO 14

Mulher de 30 anos de idade, IMC de 26,6 kg/m², no curso da 28ª semana de gestação, submeteu-se a um teste oral de tolerância à glicose (TOTG), com 75 g de glicose anidra, no qual foram evidenciadas: GJ = 98 mg/dL; glicemia de 1 h = 181 mg/dL; glicemia de 2 h = 138 mg/dL. O valor da HbA1c foi de 5,3% (VR: até 5,4).

■ Sobre este caso, podemos dizer que:

I – A paciente não tem diabetes gestacional (DMG).
II – O valor normal da HbA1c não exclui diagnóstico de DMG.
III – Deve-se submeter a paciente a um novo TOTG 4 semanas após.
IV – Impõe-se a realização de um TOTG com 100 g de glicose anidra.
   a) Todas as afirmativas estão corretas.
   b) Existe apenas uma afirmativa incorreta.
   c) Somente as afirmativas II e III estão corretas.
   d) Somente as afirmativas I e II estão corretas.
   e) Apenas a afirmativa II está correta.

Comentários:

De acordo com os critérios da International Association of Diabetes and Pregnancy Study Groups (IADPSG), referendados pela ADA, o diagnóstico de DMG se estabelece quando, no TOTG-2h 75g, um ou mais dos seguintes valores de glicemia forem detectados: jejum = 92 mg/dL; após 1 h = 180 mg/dL; após 2 h = 153 mg/dL. Portanto, a paciente em questão tem DMG. Valores falsamente baixos de HbA1c podem ser encontrados na gravidez, devido à hemodiluição e à remodelação anormal das hemácias.

☑ **Resposta: E.**

Referências: 430 e 432.

A paciente do caso anterior foi submetida a uma dieta hipocalórica durante 20 dias. Após este período, um perfil glicêmico mostrou: GJ = 103 mg/dL; glicemia 2 h após o desjejum = 133 mg/dL; glicemia 2 h após o almoço = 150 mg/dL; e glicemia 2 h após o jantar = 130 mg/dL.

■ Entre as opções terapêuticas a seguir, qual seria a mais apropriada?

a) Manter a paciente apenas com restrição calórica.
b) Iniciar insulina Glargina.
c) Iniciar metformina ou glibenclamida.
d) Iniciar a insulina NPH, em doses baixas, duas vezes ao dia.
e) Mais de uma das terapias propostas poderia ser adotada.

Doenças do Pâncreas Endócrino

Comentários:

Em pacientes com DMG, a insulinoterapia está indicada quando a dieta não promove um perfil glicêmico adequado: GJ < 95 mg/dL; glicemia 1 h pós-prandial ≤ 140 mg/dL e glicemia 2 h pós-prandial ≤ 120 mg/dL. A insulina humana (NPH e Regular) e os análogos sintéticos de ação ultrarrápida (insulinas Lispro, Aspart e Glulisina) são as opções de escolha para gestantes. Embora a Glargina ainda não tenha tido seu uso aprovado na gravidez, existem evidências crescentes de sua eficácia e segurança em gestantes. Por ser uma insulina basal de longa ação, sem picos, a Glargina só atua no controle da GJ. Assim, isoladamente ela não seria uma boa opção terapêutica para esta paciente, a qual tem também apresentado hiperglicemia pós-prandial.

Como alternativa à insulina, poderiam ser empregadas a metformina e a glibenclamida. Nos últimos anos, têm sido demonstradas a eficácia e a segurança desses fármacos, tanto para a mãe como para o feto, em casos de DMG.

☑ **Resposta: E.**

Referências: 446 e 447.

■ CASO 15

Mulher de 28 anos de idade, IMC de 24,3 kg/m², tem DM1 (diagnosticado há 15 anos) e vem sendo tratada com o esquema basal-*bolus* (Glargina pela manhã e Glulisina antes de cada refeição). Também faz uso de fluoxetina (20 mg/dia). A paciente procurou seu médico referindo que, nos últimos 2 meses, tem apresentado vários episódios de hipoglicemia, sem horário preferencial, muitas vezes assintomáticos, tendo inclusive sido atendida em coma duas vezes num serviço de emergência.

Os últimos *exames laboratoriais* mostraram: GJ = 67 mg/dL; GPP = 140 mg/dL; HbA1c = 5,7%; creatinina = 1,1 mg/dL (0,6-1,1); TSH e T_4L normais.

■ Visando a uma diminuição dos episódios hipoglicêmicos neste caso, qual das condutas abaixo seria a menos apropriada?

a) Trocar a Glulisina pela insulina Regular e a Glargina pela NPH.
b) Reduzir a dose total diária de insulina com o intuito de elevar os níveis de glicemia média a ser alcançados.
c) Substituir a Glargina pela insulina Degludec.
d) Aumentar o número de pequenos lanches durante o dia e incrementar a frequência de automonitorização da glicemia.
e) Suspender o uso da fluoxetina.

Comentários:

Hipoglicemia assintomática ou hipoglicemia sem sinais de alarme pode acontecer em muitos pacientes tratados com insulina, sobretudo nos diabéticos tipo 1. De fato, até 50%

deles podem apresentar o problema, seja em função de uma deficiente liberação de hormônios contrarreguladores, seja por estarem submetidos a um controle muito rígido do diabetes (o que parece ser o caso da paciente).

Pacientes com hipoglicemia assintomática por resposta autonômica defeituosa devem elevar os níveis de glicemia média a ser alcançados, reduzir a dose total diária de insulina, usar esquemas de múltiplas pequenas doses de insulina Regular (ou, de preferência, os análogos de ação ultrarrápida Aspart, Lispro ou Glulisina), aumentar o número de pequenos lanches durante o dia e incrementar a frequência de automonitorização da glicemia. Para pacientes sem evidências de neuropatia autonômica, esforços devem ser feitos para evitar hipoglicemias durante semanas ou meses, visando à reversão da adaptação do sistema nervoso central (SNC).

Os análogos sintéticos de insulina sabidamente causam menos hipoglicemia do que as insulina Regular e NPH. A insulina Degludec é uma nova insulina basal com ultralongo e estável efeito de diminuição da glicemia. Estudos têm mostrado que, em uso de doses semelhantes, Degludec resulta em menor frequência de hipoglicemias noturnas, quando comparada à Glargina.

Determinados fármacos (p. ex., fluoxetina) podem favorecer o surgimento de hipoglicemias assintomáticas, devendo seu uso ser interrompido, caso o problema ocorra.

☑ **Resposta: A.**

Referências: 448 a 451.

■ CASO 16

Mulher de 53 anos de idade, IMC de 27,2 kg/m², tem DM2 (diagnosticado há 7 anos) e vem sendo tratada com metformina (2 g/dia) e insulina NPH antes do desjejum e do jantar. Contudo, permanece com GJ elevadas (> 180 mg/dL), a despeito do aumento progressivo da dose noturna da insulina (de 50 para 80 U).

Os últimos *exames laboratoriais* mostraram: GJ = 196 mg/dL; GPP = 193 mg/dL; HbA1c = 10,2%; creatinina = 1,2 mg/dL (VR: 0,7-1,3); hemograma e urocultura sem anormalidades. No dia da consulta, a glicemia capilar às 3 horas da manhã estava em 130 mg/dL.

■ Visando alcançar uma HbA1c < 7%, deve-se, preferencialmente:

a) Aumentar a dose noturna da NPH para 100 U.
b) Aplicar a insulina na hora de deitar.
c) Reduzir a dose da NPH para 60 U, visto que a hiperglicemia matinal, muito provavelmente, se deve ao efeito Somogyi.
d) Adicionar exenatida ou liraglutida.
e) Administrar a insulina NPH três vezes ao dia.

Comentários:

Nos pacientes em uso de insulina humana NPH em duas aplicações diárias, hiperglicemia matinal mais frequentemente resulta de dose insuficiente ou perda do efeito insulínico, cuja duração de ação varia de paciente para paciente e a dose empregada sendo, em geral, de 8 a 12 horas. Desaparecimento do efeito insulínico geralmente é visto nos pacientes que aplicam a insulina antes do jantar. Deve ser considerado sempre que o valor da GJ não se modifica significativamente, a despeito do aumento progressivo da dose da insulina. Na paciente em questão, a NPH foi aplicada à hora de deitar na dose de 60 U, o que possibilitou queda da GJ para 118 mg/dL.

Hipoglicemia no meio da madrugada, seguida de hiperglicemia matinal de rebote (supostamente resultante da liberação dos hormônios contrarreguladores), caracteriza o chamado efeito Somogyi. Deve ser suspeitado quando o paciente apresentar pesadelos frequentes, sudorese noturna e cefaleia matinal. Trata-se, contudo, de condição rara, bem menos frequente do que se costuma imaginar. De fato, estudos com CGMS (sistema de monitorização contínua da glicemia) não têm detectado a existência de hiperglicemia após hipoglicemia. Por exemplo, Høi-Hansen et al. estudaram 126 portadores de DM1 durante seis noites seguidas, perfazendo 756 noites. Em 23% delas, valores de glicemia intersticial < 40 mg/dL ocorreram com duração > 10 minutos. A glicemia na manhã seguinte foi cerca de 100 mg/dL menor nos pacientes que tiveram hipoglicemia de madrugada do que a dos que se mantiveram euglicêmicos ou hiperglicêmicos durante a noite.

Exenatida e liraglutida (análogos do GLP-1) têm maior eficácia sobre a GPP do que sobre a GJ. Por isso, não seriam medicações adequadas para esta paciente.

☑ **Resposta: B.**

Referências: 451 a 454.

■ CASO 17

Mulher de 55 anos de idade foi encaminhada ao endocrinologista em razão de DM2, diagnosticado há, aproximadamente, 10 anos. Vinha sendo tratada com glibenclamida (10 mg/dia, em duas tomadas diárias), metformina (850 mg/dia), sinvastatina (40 mg/dia), losartana (100 mg/dia) e clortalidona (12,5 mg/dia). Ao *exame físico*: IMC = 26,5 kg/m^2; CA = 90 cm; PA = 140 × 90 mmHg.

Exames laboratoriais: GJ = 181 mg/dL; HbA1c = 8,5%; creatinina = 1,6 e 1,7 mg/dL (VR: 0,7-1,3); *clearance* de creatinina (CrCl) = 50 mL/min; ureia = 85 e 82 mg/dL (VR: 0,7-1,3); colesterol total (CT) = 208 mg/dL; HDL-c = 36 mg/dL; LDL-c = 102 mg/dL; triglicerídeos (TG) = 350 mg/dL; ferritina, transaminases e ácido úrico normais.

■ Sobre o tratamento deste paciente, seria possível, com segurança:

I – Aumentar a dose da metformina para 850 mg duas vezes ao dia.
II – Substituir metformina por pioglitazona.
III – Suspender metformina e glibenclamida, reforçar mudanças no estilo de vida (MEV) e iniciar gliclazida MR (60 mg/dia) ou vildagliptina (50 mg/dia).
IV – Suspender metformina e glibenclamida e iniciar dapagliflozina (10 mg/dia) e linagliptina (2,5 mg/dia).

V – Suspender metformina e glibenclamida, reforçar MEV e iniciar gliclazida MR (30 mg/dia) e um análogo do GLP-1.
a) Os itens I e III estão incorretos.
b) Existe apenas um item correto.
c) Somente os itens III, IV e V estão corretos.
d) Apenas os itens II e III estão corretos.
e) Somente os itens III e V estão corretos.

Comentários:

Insuficiência renal (IR) é uma contraindicação formal para o uso da metformina (MET), devido ao risco elevado de acidose láctica, uma complicação potencialmente fatal (mais frequente com ClCr < 30 mL/min). Pioglitazona é um eventual substituto da metformina e não exige reajuste da dose em casos de IR de leve a moderada. Contudo, sua complicação mais grave, insuficiência cardíaca, é mais frequente em pacientes com IR. Glibenclamida (GLIB) é a sulfonilureia que mais se associa à hipoglicemia, e esse risco é ainda maior na presença de IR. Assim, a conduta inicial deveria consistir na suspensão da MET e da GLIB e na introdução da gliclazida MR e/ou de um inibidor da DPP-4. Caso esta abordagem não funcione adequadamente, deve ser considerada a adição à gliclazida MR de um análogo do GLP-1, como exenatida ou liraglutida (seguras em casos de IR de leve a moderada), ou insulinoterapia. A eficácia da dapagliflozina, um inibidor do transportador de sódio e glicose-2 (SGLT-2), diminui significativamente quando o CrCl é < 60 mL/min. Nesta situação, seu uso não está indicado.

Em casos de IR de leve a moderada, as doses preconizadas para os inibidores da DPP-4 são: (1) vildagliptina ou sitagliptina, 50 mg/dia (metade da dose usual); (2) saxagliptina, 2,5 mg/dia (metade da dose usual); (3) linagliptina, 5 mg/dia (igual à dose usual).

O esquema anti-hipertensivo deve ser modificado, visto que a PA continua elevada. Uma opção seria adicionar anlodipino (5 mg/dia, à noite) e trocar captopril por uma medicação que seja administrada uma vez ao dia (p. ex., losartano, ramipril etc.), o que garantiria maior adesão ao tratamento e melhor controle da PA.

☑ **Resposta: E.**

Referências: 422, 423 e 455.

■ CASO 18

Dois pacientes do sexo masculino (F.J.S. e O.P.C.) com GJ alterada se apresentam com valores similares de GJ (112 e 114 mg/dL) e HbA1c (5,8 e 5,9%) após se submeterem a MEV por 6 meses (Quadro 8.1). As glicemias de 2 horas no TOTG foram de 175 e 180 mg/dL, respectivamente. F.J.S. tem 62 anos de idade, IMC de 26,2 kg/m^2 e CA de 88 cm, enquanto O.P.C. é mais jovem (55 anos), apresenta IMC mais elevado (35,2 kg/m^2) e tem CA de 98 cm. Ambos são da raça branca e hipertensos: F.J.S. toma anlodipino (5 mg) e hidroclorotiazida (12,5 mg), ao passo que O.P.C. faz uso de atenolol (25 mg/dia). Os pacientes não têm DAC nem história familiar de DM2. Seus níveis pressóricos têm se mantido em torno de 140 × 90 mmHg com os esquemas anti-hipertensivos atuais.

Doenças do Pâncreas Endócrino

Quadro 8.1 Parâmetros bioquímicos dos pacientes, antes e após 6 meses de MEV

Paciente	GJ (mg/dL) [basal]	HbA1c (%) [basal]	Glicemia de 2 h no TOTG (mg/dL) [basal]	IMC (kg/m²) [basal]	Glicemia de 2 h no TOTG (mg/dL) [basal]	GJ (mg/dL) [após 6 meses de MEV]	HbA1c (%) [após 6 meses de MEV]	Glicemia de 2 h no TOTG (mg/dL) [após 6 meses de MEV]	IMC (kg/m²) [após 6 meses de MEV]
F.J.S.	117	6,1	182	26,8	182	112	5,8	175	26,2
O.P.C.	118	6,3	188	37,3	188	114	5,9	180	35,2

- **Visando à prevenção da progressão para DM2 nos dois pacientes, seria recomendável:**
  I – Manter os pacientes apenas com MEV.
  II – Iniciar para ambos metformina XR (500 mg/dia) e manter MEV.
  III – Trocar anlodipino e atenolol por inibidores da enzima conversora de angiotensina (IECA) ou bloqueadores do receptor AT1 da angiotensina II (BRA).
  IV – Iniciar metformina XR (500 mg/dia) apenas para O.P.C. e manter MEV para ambos.
  a) Apenas os itens I e III estão incorretos.
  b) Apenas o item I está incorreto.
  c) Somente os itens I e III estão corretos.
  d) Apenas os itens II e III estão corretos.
  e) Somente os itens III e IV estão corretos.

Comentários:

Embora os dois pacientes tenham pré-diabetes, a conduta terapêutica deveria ser diferente. Ambos devem intensificar as MEV, almejando uma redução ponderal de pelo menos 7%, e aumentar a atividade física para, no mínimo, 150 min/semana de atividade moderada, como caminhar. No entanto, segundo as recomendações da ADA, em virtude dos achados do estudo Diabetes Prevention Program (DPP), metformina estaria indicada, *a priori*, apenas para O.P.C.

Segundo as recomendações da ADA, a terapia com metformina em casos de pré-diabetes deve ser priorizada para pacientes com IMC ≥ 35 kg/m², idade < 60 anos, bem como para mulheres com diabetes gestacional prévio. Metformina também deve ser considerada para pacientes com hiperglicemia progressiva e aqueles com forte história familiar de DM2. Para alguns autores, a presença de síndrome metabólica (SM) poderia ser outra indicação para o início da metformina. Em outras situações, a eficácia da metformina parece não ser superior à das MEV.

O uso de IECA e BRA, agentes que reduzem reconhecidamente a resistência insulínica, tem se mostrado útil em diminuir a progressão para DM2 em indivíduos com pré-diabetes e hipertensão. Portanto, seu emprego seria benéfico para ambos os pacientes.

☑ **Resposta: E.**

Referências: 423, 456 a 458.

■ CASO 19

Homem de 55 anos de idade, IMC de 28,5 kg/m², sabe ter DM2 há 8 anos e se encontra em uso de metformina (2 g/dia), gliclazida MR (90 mg/dia) e perindopril (10 mg/dia) e rosuvastatina (10 mg/dia). Há cerca de 6 meses ele desenvolveu quadro de pancreatite aguda, tendo permanecido internado por 6 dias.

Exames laboratoriais atuais: GJ = 182 mg/dL; HbA1c = 8,7%; creatinina = 1,2 mg/dL (VR: 0,7-1,3); LDL-c = 98 mg/dL; TG = 280 mg/dL; transaminases, lipase e amilase normais.

■ Sobre o tratamento deste paciente, seria possível, com segurança:

I – Adicionar dapagliflozina (10 mg/dia).
II – Adicionar vildaglipina (100 mg/dia).
III – Adicionar exenatida LAR (2 mg/semana).
IV – Adicionar pioglitazona (30 mg/dia).
    a) Os itens I e III estão incorretos.
    b) Existe apenas um item incorreto.
    c) Todos os itens estão corretos.
    d) Apenas os itens II e III estão corretos.
    e) Somente os itens I e IV estão corretos.

Comentários:

Existem relatos de casos associando o uso de análogos do GLP-1 ou de inibidores da DPP-4 à ocorrência de pancreatite aguda, uma condição potencialmente muito grave. Assim, tem-se recomendado evitar o uso dessas medicações em indivíduos com história de pancreatite aguda. Contudo, o DM2, por si só, já implica risco aumentado de pancreatite aguda.

Dapagliflozina, empagliflozina e canagliflozina são inibidores do transportador de sódio e glicose-2 (SGLT-2) nos túbulos renais, o que resulta em aumento da excreção urinária de sódio e glicose. Trata-se de uma nova classe de medicações para o DM2. Os melhores resultados são observados quando são associados à metformina. Além de reduzirem a glicemia e a HbA1c, diminuem a PA sistólica, o peso e a CA. Estão contraindicados em pacientes com ClCr < 60 mL/min, desidratação ou em uso de diuréticos de alça.

☑ Resposta: E.

Referências: 398, 422, 423 e 459.

■ CASO 20

Paciente portadora de DM2, 50 anos de idade, vem usando 15 mg de glibenclamida ao dia. Há cerca de 2 horas iniciou quadro de palpitações, sudorese fria, tremores e, em seguida, perdeu a consciência, sendo levada ao hospital em coma. Nessa ocasião, a glicemia capilar estava em 15 mg/dL.

▪ A conduta inicial deveria ser:

a) Administrar duas ampolas de glicose a 50% EV e repetir a cada 15 minutos, até a paciente normalizar a glicemia.
b) Administrar glucagon por via SC, IM ou nasal.
c) Administrar duas ampolas de glicose a 50% EV e iniciar infusão EV de solução glicosada (SG) a 10%, inicialmente 60 gotas/min, e manter até que a glicemia normalize e se mantenha estável.
d) Fazer a paciente ingerir bebida açucarada.
e) Existe mais de uma alternativa correta.

Comentários:

Diante de um paciente com coma hipoglicêmico causado por sulfonilureias, devem ser infundidas de duas a três ampolas de glicose a 50% EV, mas o benefício deste tratamento, obviamente, é transitório. Assim, deve ser sempre seguido da infusão de SG a 5% ou, de preferência, a 10% (em razão da eficácia mais rápida), com titulação da velocidade e/ou da concentração, até que a glicemia volte ao normal, a paciente recobre a consciência e tenhamos certeza do final da ação do medicamento. O glucagon (seja por via IM, SC ou nasal) é particularmente útil em casos de hipoglicemia fora do ambiente hospitalar, quando o acesso EV é mais difícil de ser obtido. Tem como inconveniente maior a eventual ocorrência de náuseas e vômitos. Como nossa paciente encontra-se em coma, devemos evitar ingestão oral em virtude do risco de aspiração para a árvore traqueobrônquica.

Uma opção ainda não muito usada em nosso meio, em virtude do custo, é a octreotida (na dose de 40 a 100 μg EV ou SC), a qual, ao inibir a secreção de insulina, diminuirá o tempo do coma. Tem-se mostrado muito útil em casos de hipoglicemia refratária induzida pelas sulfonilureias. Os seguintes regimes de dose foram sugeridos por Glatstein et al. (2012): (1) para crianças – 1-1,5 μg/kg EV ou SC, seguido de mais duas ou três doses, a intervalos de 6 h; (2) em adultos – 50 μg SC ou EV, seguidos por três doses de 50 μg a cada 6 horas. Durante o tratamento, a infusão EV de glicose deve ser gradualmente reduzida.

☑ **Resposta: C.**

Referências: 460 a 462.

▪ CASO 21

J.B.S., masculino, 22 anos de idade, branco, solteiro, universitário, descobriu ter DM em exame admissional. Na ocasião, ele tinha IMC de 24,6 kg/m² e estava assintomático, tendo sua avaliação bioquímica revelado: GJ = 199 mg/dL (VR: 70-99); GPP = 233 mg/dL; HbA1c = 7,9% (VR: até 5,4%). Relata que o pai e um dos irmãos também apresentam DM, iniciada antes dos 25 anos de idade.

O paciente foi orientado pelo clínico geral a seguir uma dieta hipoglicídica e hipolipídica e a aumentar sua atividade física. Foram-lhe também prescritas insulina Glargina e metformina, as quais o paciente suspendeu por conta própria, devido a hipoglicemias frequentes. Após 6 meses, com IMC de 24,2 kg/m², o paciente procurou um endocrinologista e uma nova avaliação laboratorial mostrou: GJ = 188 mg/dL; GPP = 217 mg/dL; HbA1c = 7,6%; CT = 210 mg/dL; TG = 250 mg/dL; HDL-c = 40 mg/dL; LDL-c = 120 mg/dL; peptídeo C = 1,7 ng/dL (VR: 1,0-3,0). A pesquisa dos anticorpos anti-GAD foi negativa. O sumário de urina estava normal. Foi iniciada metformina XR, 1.500 mg/dia, e o paciente apresentou resposta parcial (GJ = 145 mg/dL e GPP = 201 mg/dL).

I – Qual era o diagnóstico mais provável?

a) Diabetes tipo MODY.
b) Diabetes tipo 1,5.
c) Diabetes tipo 1 idiopático.
d) Diabetes tipo LADA.
e) Diabetes tipo 2.

II – Qual seria a melhor conduta para este caso?

a) Aumentar a dose da metformina XR para 2 g/dia.
b) Iniciar um inibidor da DPP-4, visto que hiperglucagonemia é a principal alteração na fisiopatologia do caso.
c) Iniciar pioglitazona, pois a principal característica fisiopatológica deste paciente é uma grande resistência à insulina.
d) Associar uma das sulfonilureias, visando melhorar a secreção de insulina.
e) Existe mais de uma alternativa correta.

Comentários:

Muito provavelmente, o paciente tem MODY (do inglês *Maturity Onset Diabetes of the Young*), um subtipo de DM clinicamente heterogêneo, decorrente de um defeito genético na secreção de insulina estimulada pela glicose. Tipicamente, não cursa com resistência insulínica aumentada, nem hiperglucagonemia, achados frequentes no DM2. MODY acomete pacientes jovens, usualmente < 25 anos de idade, com forte história familiar de DM (acometimento de, no mínimo, duas gerações), não obesos, sem evidências de resistência à insulina, com pesquisa de autoanticorpos negativa e que não desenvolvem cetoacidose diabética.

Existem pelo menos seis subtipos de MODY, cada qual causado por uma mutação genética específica. MODY representa a causa mais comum de DM monogênico. Sua prevalência ainda não está definida, mas estima-se que de 2% a 5% dos indivíduos considerados como DM2 e cerca de 10% daqueles com aparente DM1 seriam, na verdade, portadores de MODY. Os MODY 1, 2 e 3 respondem por cerca de 85% do total de casos. Aparentemente, as mutações MODY 3 predominam em países como Inglaterra, Dinamarca, Escandinávia, Alemanha, EUA e Espanha, enquanto mutações MODY 2 parecem predominar na França e na Itália. No Brasil, existem descrições de algumas famílias portadoras das formas MODY 2 e MODY 3, sendo MODY 1, portanto, o menos comum desses três tipos. Mais raros ainda são os demais tipos da doença.

No MODY 3 e no MODY 1, diferentemente do MODY 2, o defeito secretório de insulina e a hiperglicemia tendem a se agravar com o tempo e muitos pacientes vão necessitar de hipoglicemiantes orais ou insulina. Além disso, são comuns nefropatia e retinopatia diabéticas. Pacientes com MODY 2 têm hiperglicemia leve, assintomática e estável; raramente desenvolvem complicações microvasculares e, na maioria dos casos, não necessitam de farmacoterapia para tratar a hiperglicemia.

O paciente em questão foi tratado com metformina XR (1 g/dia) e gliclazida MR (60 mg/dia), o que resultou em queda da GJ e da HbA1c para 120 mg/dL e 6,8%, respectivamente.

☑ **Respostas: (I) A e (II) D.**

Referências: 432, 463 e 464.

■ CASO 22

Mulher de 55 anos de idade sabe ter DM2 há mais de 10 anos. Atualmente em uso de metformina (2 g/dia), gliclazida MR (120 mg/dia) e Glargina (60 U/dia). *Exame físico*: IMC = 26,5 kg/m^2; PA = 140 × 90 mmHg; CA = 88 cm; ausculta cardíaca e palpação abdominal sem anormalidades.

Exames laboratoriais: GJ = 120 mg/dL; GPP = 240 mg/dL; HbA1c = 10,2%; creatinina = 0,9 mg/dL; CT = 195 mg/dL; HDL-c = 35 mg/dL; LDL-c = 110 mg/dL; triglicerídeos (TG) = 250 mg/dL.

■ Sobre o tratamento desta paciente, pode-se afirmar que:

I – Substituir a Glargina por um inibidor da dipeptidil peptidase 4 (DPP-4) teria grande chance de reduzir a HbA1c para valores < 7%.

II – Mudar o esquema terapêutico para insulina Aspart bifásica (duas vezes ao dia) + metformina XR 1g/dia seria uma opção importante para melhora do controle glicêmico.

III – Adicionar um análogo do GLP-1, mantendo a insulina Glargina e a meftomina, seria a melhor opção terapêutica.

IV – Aumentar a dose da insulina Glargina para 80 U/dia poderia ser de grande utilidade na normalização da glicemia (GJ e GPP) e na obtenção de HbA1c < 7%.

a) Todos os itens estão corretos.
b) Apenas o item I está incorreto.
c) Somente os itens III e IV estão corretos.
d) Apenas os itens II e III estão corretos.
e) Somente o item II está correto.

Comentários:

O fato de a paciente se apresentar com GJ normal indica que a dose da Glargina está adequada. Como se trata de uma insulina basal, com ação de até 24 horas e sem picos, a Glargina não atua sobre a GPP. Portanto, para este caso, devem ser priorizados esquemas terapêuticos que atuem sobre GJ e GPP, como a administração, juntamente com a metformina, de um dos análogos do GLP-1 (p. ex., exenatida e liraglutida) ou da insulina Aspart bifásica, análogo insulínico que corresponde à mistura da insulina Aspart (de ação ultrarrápida) com Aspart protamina (de ação intermediária). Os análogos do GLP-1 teriam a vantagem de possibilitar perda ponderal, o que seria desejável para a nossa paciente com sobrepeso.

Em virtude do aumento progressivo da glicemia e da HbA1c, indicativo de falência da célula β, é muito pouco provável que a adição de um terceiro agente oral vá propiciar a meta desejada (HbA1c < 7%). A chance de a terapia tríplice oral ser bem-sucedida é significativamente maior quando a HbA1c é < 9,5%.

☑ **Resposta: D.**

Referências: 422 a 424.

■ CASO 23

Mulher de 70 anos de idade, com diagnóstico de DM2 há 5 anos, foi encontrada inconsciente em casa por sua filha. A glicemia capilar estava em 28 mg/dL e à paciente foi aplicado glucagon SC, com recuperação da consciência dentro de poucos minutos. Dois dias depois, ela apresentou novo episódio de hipoglicemia grave (45 mg/dL). A paciente se alimenta bem, está em uso de metformina XR (750 mg/dia) e nunca tivera episódios de hipoglicemia. Três dias antes do primeiro episódio hipoglicêmico, ela iniciou tratamento de sinusite com levofloxacino (500 mg/dia).

■ **Sobre o tratamento desta paciente, pode-se afirmar que:**

I – Deve-se considerar a possibilidade de insuficiência renal ou hipotireoidismo para justificar as hipoglicemias da paciente.
II – A possibilidade de insulinoma deve ser fortemente considerada.
III – Deve-se reduzir a dose da metformina XR para 500 mg/dia.
IV – Deve-se substituir o levofloxacino pela combinação de amoxicilina e clavulanato.

 a) Todos os itens estão corretos.
 b) Apenas o item IV está correto.
 c) Apenas o item III está correto.
 d) Apenas os itens II e III estão corretos.
 e) Apenas os itens III e IV estão corretos.

Comentários:

Ultimamente, têm sido relatados casos de hipoglicemias, algumas fatais, em pacientes que fizeram uso de quinolonas. Em geral, o fármaco mais envolvido é o gatifloxacino (Tequin®, Zymar®). Para outras quinolonas (levofloxacino, ciprofloxacino, clinafloxacino, moxifloxacino e espafloxacino), a qualidade de evidência é muito baixa, e a proporção de pacientes tratados que apresentaram hipoglicemia variou de 1% a 6%. No caso em

Doenças do Pâncreas Endócrino

questão, a conduta adotada foi a troca do levofloxacino pela combinação de amoxicilina e clavulanato, com manutenção da dose habitual da metformina. Depois disso, não mais ocorreram episódios hipoglicêmicos. Episódios de coma hipoglicêmico atribuídos ao levofloxacino já foram previamente reportados na literatura.

☑ **Resposta: B.**
Referências: 465 a 467.

■ **CASO 24**

Paciente feminina de 12 anos de idade portadora de DM1 há 2 anos. Nos últimos meses, o controle não tem sido bom devido, principalmente, à omissão de doses de insulina e a transgressões alimentares grosseiras. Há 2 dias, os pais notaram piora da poliúria e da polidipsia. As glicemias capilares também aumentaram. Há 12 horas, a paciente passou a apresentar dor abdominal e vômitos e, poucas horas depois, entrou em coma. Ao *exame físico*: paciente emaciada, desidratada, taquipneica (30 irpm), com hálito cetônico. Ausculta cardíaca e pulmonar normais. Abdome discretamente distendido, com ruídos hidroaéreos presentes. Peso referido pelos pais de 40 kg 1 semana antes do quadro.

Exames laboratoriais: glicemia = 480 mg/dL; hemograma; série vermelha, normal; série branca: 22.000 leucócitos com 70 neutrófilos e 16 bastões. Tem pH de 6,9 e bicarbonato de 7,1 mEq/L (VR: 20-30); Na$^+$ = 151 mEq/L (VR: 136-148); K$^+$ = 4,8 mEq/L (VR: 3,5-5,1); sumário de urina: corpos cetônicos – 2+, glicose: 4+. Radiografia de tórax normal.

■ **O tratamento inicial deve constar de:**

1. Insulina Regular, em bomba de perfusão, na dose de 4 U/kg/h, independentemente dos níveis séricos de potássio.
2. Análogo insulínico de ação ultrarrápida (Lispro, Aspart ou Glulisina) na dose de 6 U a cada 2 horas, por via SC.
3. Solução fisiológica (SF) a 0,9%.
4. SF a 0,45%.
5. Cloreto de potássio, 30 mEq por litro de fluido, mantendo-se a potassemia entre 4 e 5 mEq/L.
6. Antibioticoterapia empírica de largo espectro.
7. Combinação de bicarbonato de sódio (100 mmol em 400 mL de H$_2$O) e 20 mL de KCl a 19,4%, infundida em 2 horas e repetida até que o pH esteja ≥ 7,1.

■ **Estão corretas apenas as assertivas:**

a) 1, 4, 5 e 6.
b) 2, 4, 5 e 6.
c) 3 e 5.
d) 1, 3, 5 e 6.
e) 1, 3, 5, 6 e 7.

Comentários:

A paciente apresenta cetoacidose diabética (CAD), muito possivelmente devido à omissão das doses de insulina. Fala a favor disso, a não adesão da paciente nos últimos meses. Além disso, adolescentes do sexo feminino têm risco maior de CAD por omissão de tratamento. Por este motivo, e por não haver queixas ou dados do exame físico que apontem para foco infeccioso, não está indicada a antibioticoterapia empírica de largo espectro. Deve-se administrar antibioticoterapia quando se suspeita de um foco ou quando se encontra leucocitose > 25.000 no início do quadro.

A insulinoterapia deve ser introduzida precocemente, exceto quando o potássio estiver < 3,3 mEq/L. Nesses casos, devemos inicialmente hidratar o paciente, instituir a reposição de potássio e aguardar que alcance valores > 3,3 mEq/L para iniciar a insulinização, como forma de evitar arritmias fatais e fraqueza dos músculos respiratórios. A insulinoterapia em bomba de infusão, na dose de 0,1 U/kg de peso, é o esquema mais indicado em quadros de CAD graves ou moderados. O uso de análogos na dose de 0,15 U/kg a cada 2 horas deve ser feito apenas nos casos de CAD de leve intensidade.

Em crianças e adolescentes, o uso de solução hipotônica deve ser restrito aos casos em que a natremia ultrapasse 160 mEq/L. A solução hipotônica aumenta o risco de edema cerebral.

É preciso ter em mente que em todos os episódios de CAD existe déficit do potássio corporal. Não obstante, a potassemia pode estar alta, normal ou baixa, dependendo, principalmente, da gravidade, do tempo de instalação e das diferenças individuais em relação às perdas. Se o paciente apresenta potassemia > 5,0 mEq/L, não se deve infundir potássio inicialmente. Deve-se estar atento para possíveis alterações do eletrocardiograma e a mensuração do potássio deve ser realizada a cada 2 horas. Quando o potássio se reduz para menos de 5,0 mEq/L e há diurese, deve-se acrescentar potássio (20 a 30 mEq) em cada litro da solução de reidratação, titulando a concentração de modo a manter níveis de potássio e potassemia entre 4 e 5 mEq/L. A reposição deve ser feita apenas com cloreto de potássio, uma vez que o uso de fosfato de potássio não apresenta vantagens e pode provocar hipocalcemia. Deve-se também ficar atento para a ausência de ruídos abdominais, já que pode refletir a existência de hipocalemia grave.

O uso de bicarbonato deve ser restrito àqueles casos em pH ≤ 6,9 e nos quais o paciente apresenta sinais clínicos de acidose metabólica grave. Deve ser lembrado que o uso do bicarbonato favorece a hipocalemia, o edema cerebral e a acidose paradoxal do LCR.

☑ **Resposta: C.**

Referências: 451, 468 e 469.

■ CASO 25

Mulher de 50 anos de idade sabe ter DM2 há, aproximadamente, 10 anos. Queixa-se de queimor e dor nas pernas, que se agravam à noite. Refere, também, bexiga neurogênica, glaucoma e hipertensão. Atualmente, encontra-se em uso de insulina Glargina (40 U pela manhã), metformina (2 g/dia) e vildagliptina (100 mg/dia). Também faz uso de losartano (50 mg/dia), indapamida SR (1,5 mg) e sinvastatina (20 mg/dia). Ao *exame físico*: IMC = 24,6 kg/m^2; PA = 140 × 85 mmHg.

Exames laboratoriais: GJ = 122 mg/dL; HbA1c = 7,5% (VR: 4-6); creatinina = 1,2 (VR: 0,7-1,3); ureia = 36 mg/dL (VR: 15-40); CT = 182 mg/dL; HDL-c = 38 mg/dL; LDL-c = 98 mg/dL; TG = 230 mg/dL; sumário de urina, sem glicosúria ou proteinúria.

- **Entre as medicações a seguir, qual seria a opção menos eficaz para aliviar a sintomatologia apresentada pela paciente?**
  a) Gabapentina ou pregabalina.
  b) Amitriptilina.
  c) Ácido tióctico (α-lipoico).
  d) Duloxetina.
  e) Todas as medicações acima seriam igualmente seguras e eficazes.

Comentários:

Diante da inexistência de fármacos específicos, que beneficiem todos os pacientes com dor neuropática, é de suma importância que a instituição da medicação siga um algoritmo baseado em seleção de medicamentos segundo evidências de estudos clínicos. A titulação das doses deve considerar os efeitos adversos (EA), incluindo o conhecimento do NNT (*number needed to treat*, ou número necessário para tratar) e o NNH (*number needed to harm*, ou número necessário para causar efeitos adversos), os quais mostram, em estudos clínicos, a quantidade de indivíduos que alcançaram as doses de maior eficácia e a quantidade de sujeitos que foram afastados por EA, respectivamente. As associações de medicamentos de classes diferentes ainda não foram alvos de estudos consistentes, mas têm sido recomendadas. Outro aspecto importante a ser mencionado é que uma redução de pelo menos 50% na intensidade da dor já é considerada significativa.

De acordo as recomendações do Painel de Toronto e da NeurALAD, as medicações consideradas de primeira linha para tratar o quadro sintomático da polineuropatia diabética dolorosa são: os anticonvulsivantes (moduladores dos canais de cálcio, ligantes da subunidade alfa-2-delta) gabapentina e pregabalina, os antidepressivos tricíclicos (ADT) amitriptilina e imipramina e o inibidor da recaptação de serotonina e noradrenalina (ISRSN) a duloxetina. A pregabalina deve ser a primeira escolha, ressalvando-se os ajustes para doença renal e o fato de que pode induzir ganho de peso. Os ADT também induzem ganho de peso e não são recomendados em idosos, sobretudo diante de neuropatia autonômica cardiovascular, ao passo que a duloxetina exige cuidados diante de doença hepática. Os opioides são fármacos de segunda linha e constituem uma alternativa em uso monoterapêutico ou em combinação.

O ácido tióctico é um potente antioxidante e importante no manejo da polineuropatia diabética, já que é o único que atua em seus mecanismos patogênicos. No entanto, sua potência no alívio dos sintomas dolorosos é inferior à dos medicamentos citados.

☑ **Resposta: C.**

Referências: 428, 470 e 471.

■ CASO 26

Homem de 65 anos de idade, com IMC de 26,7 kg/m² e CA de 96 cm, foi encaminhado pela gastroenterologia, onde estava sendo acompanhado em razão de angiodisplasia gástrica e duodenal. Sabe ter DM2 e hipertensão há 10 anos, e nos últimos 12 meses encontra-se em uso de gliclazida MR (60 mg/dia), metformina (850 mg, duas vezes ao dia), sinvastatina (20 mg/dia) e losartano (100 mg/dia).

Últimos *exames laboratoriais*: GJ = 172 mg/dL; GPP = 262 mg/dL; HbA1c = 6,6% (VR: até 5,4); creatinina = 2,4 mg/dL (VR: 0,6-1,3); ureia = 82 mg/dL (VR: 10-50); ClCr = 46,6 mL/min; CT = 240 mg/dL; HDL-c = 48 mg/dL; LDL-c = 120 mg/dL; TG = 350 mg/dL; hemoglobina = 8,2 g/dL (VR: 12-18); hematócrito = 29,4% (VR: 35-52); VCM = 78 fL (VR: 80-100); TGO = 35 UI/L (VR: até 34); TGP = 78 UI/L (VR: até 55).

■ Sobre as opções de tratamento para este paciente, analise os itens a seguir e opine:

I – Seria possível manter a terapia atual, pois o paciente está com a HbA1c dentro da meta desejada (< 7%).
II – Adicionar pioglitazona (30 mg/dia) seria seguro e eficaz.
III – Adicionar liraglutida (1,2 mg/dia, SC) possibilitaria controle adequado da glicemia de jejum e pós-prandial.
IV – Adicionar vildagliptina (50 mg/dia) seria seguro e eficaz.
V – Adicionar insulina Glargina (uma vez ao dia) seria seguro e eficaz.
    a) Todos os itens estão corretos.
    b) Somente os itens III e V estão corretos.
    c) Somente o item I está incorreto.
    d) Somente os itens I e II estão incorretos.
    e) Somente os itens III e IV estão corretos.

Comentários:

A metformina (MET) não deve ser usada em pacientes com condições que impliquem risco aumentado para acidose láctica, como disfunção renal (creatinina > 1,4 mg/dL em mulheres e > 1,5 mg/dL em homens). A pioglitazona (PGZ) deve ser usada com cautela em pacientes com insuficiência renal, uma vez que o risco de retenção hídrica, edema e descompensação cardíaca (insuficiência cardíaca e edema agudo pulmonar) é maior nessa situação. Outros inconvenientes da terapia com PGZ, além do custo elevado, são ganho de peso e anemia (na maioria das vezes, dilucional). Portanto, excesso ponderal, anemia e disfunção renal são dados que tornam problemático o emprego da PGZ neste paciente.

Neste paciente, possivelmente o nível da HbA1c está falsamente diminuído, devido à perda sanguínea pelo trato gastrointestinal, causada pela angiodisplasia. Nesta situação, a frutosamina pode ser um método alternativo para avaliação do controle glicêmico.

A adição da liraglutida poderia ser uma alternativa bastante válida, uma vez que seu mecanismo de ação é bastante abrangente (estimula a secreção de insulina, inibe a de glucagon, retarda o esvaziamento gástrico e ajuda na perda ponderal por seu efeito sacietógeno), possibilitando redução tanto da GJ como da GPP. Apresenta como inconvenientes maiores o fato de ser muito caro, causar náuseas e diarreia e ser injetável.

Da mesma maneira, acrescentar vildagliptina (50 mg/dia) seria útil e propiciaria melhora do controle glicêmico, com redução média adicional em torno de 0,8% na HbA1c.

A adição da insulina Glargina possibilitaria controle da GJ, mas não interferiria diretamente sobre a GPP, já que se trata de insulina basal, com até 24 horas de ação, sem picos.

☑ **Resposta: D.**

Referências: 398, 422 a 425 e 455.

■ CASO 27

A você foi encaminhada uma mulher de 73 anos de idade, com IMC de 24,8 kg/m² e diagnóstico de DM2 há 6 anos. Ela vem em uso de metformina XR (1 g/dia) e glimepirida (2 mg/dia) e queixa-se de hipoglicemias frequentes nos últimos meses. Tem, também, hipertensão e 2 meses atrás desenvolveu quadro de edema agudo pulmonar (EAP), após suspender, por conta própria, as medicações anti-hipertensivas. Ademais, há 2 anos sofreu fratura de colo de fêmur, após queda da própria altura.

Últimos *exames laboratoriais*: GJ = 120 mg/dL; GPP = 170 mg/dL; HbA1c = 7,5% (VR: até 5,4); creatinina = 1,2 mg/dL (VR: 0,6-1,3); CT = 240 mg/dL; HDL-c = 40 mg/dL; LDL-c = 120 mg/dL; TG = 220 mg/dL.

■ Sobre as opções de tratamento para esta paciente, analise os itens a seguir e opine:

I – Seria possível manter a terapia atual, pois a paciente apresenta níveis aceitáveis de HbA1c para sua idade.

II – Substituir glimepirida por pioglitazona (30 mg/dia) seria seguro e eficaz.

III – Substituir glimepirida por vildagliptina (100 mg/dia) seria seguro e eficaz.

IV – A combinação de metformina XR e inibidores da SGTL-2 (dapagliflozina, canagliflozina ou empagliflozina) seria uma opção terapêutica atraente para esta paciente.

V – Iniciar a terapia estatínica implicaria aumento potencial no risco de demência, devido à idade da paciente.

   a) Todos os itens estão corretos.
   b) Somente os itens III e IV estão corretos.
   c) Somente o item I está incorreto.
   d) Somente os itens I e V estão incorretos.
   e) Somente o item III está correto.

Comentários:

Níveis de HbA1c de até 8% ou mesmo 8,5% podem ser aceitáveis para idosos com baixa expectativa de vida, múltiplas comorbidades, cognição deficiente, com tendência a quedas e/ou condições que favoreçam hipoglicemias. Estas últimas podem implicar maior mortalidade cardiovascular em idosos e devem, portanto, ser evitadas. Assim, nesta paciente, a glimepirida deveria ser substituída por medicações com baixo potencial de induzir hipoglicemias (inibidores de SGLT-2, inibidores da DPP-4 e pioglitazona). No entanto, a pioglitazona não seria adequada devido aos antecedentes de EAP e fratura do colo do fêmur. De fato, o principal efeito colateral da pioglitazona é a insuficiência cardíaca congestiva (risco duas vezes maior). Pode, também, causar perda de massa óssea e fraturas.

Segundo as recentes diretrizes do ACC/AHA, todo diabético com 40 a 75 anos de idade deve receber terapia terapia com estatina (TE), mesmo em prevenção primária. Nesta situação, é recomendada TE de moderada intensidade (redução de 30% a < 50% no LDL-c). Após os 75 anos de idade, a prescrição deve ser individualizada, avaliando-se os riscos e benefícios. Existem evidências de que a TE reduz o risco de déficit cognitivo e demência em idosos.

Resposta: B.

Referências: 370, 398, 422 a 425, 455, 470 e 471.

■ CASO 28

Mulher de 30 anos de idade foi encaminhada ao endocrinologista por apresentar DM e dislipidemia, diagnosticados 3 anos antes, e suspeita de síndrome de Cushing. Nos últimos 2 anos, vem sendo tratada com gliclazida MR (60 mg/dia) e metformina (2 g/dia), sem obter controle glicêmico satisfatório. Refere irregularidades menstruais, com ciclos mestruais de duração variável (às vezes, passa de 2 a 3 meses sem menstruar). No momento, encontra-se em uso de um anticoncepcional oral. Ao *exame físico*: altura = 157 cm; IMC = 24,8 kg/m². Chamam a atenção a aparente hipertrofia muscular em tronco e membros e veias salientes (flebomegalia) nos membros superiores, além de face em lua cheia (Fig. 8.2). PA = 140 × 90 mmHg. Adicionalmente, havia acantose nigricante na região axilar direita e retrocervical. CA de 79 cm. Sem estrias violáceas ou hirsutismo.

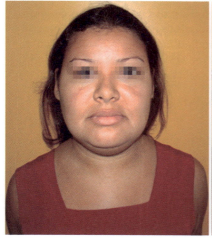
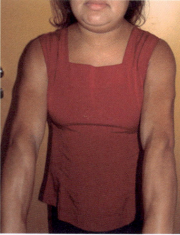

Fig. 8.2 Características fenotípicas da paciente. Além da aparente hipertrofia muscular (consequente à escassez de tecido gorduroso subcutâneo), nota-se a presença de face em lua cheia, com queixo duplo (resultante do acúmulo de gordura na face e no pescoço).

Exames laboratoriais: GJ = 190 mg/dL; HbA1c = 9,3% (VR: até 5,4); CT = 170 mg/dL; TG = 440 mg/dL; HDL-c = 36 mg/dL; TGP = 64 UI/L; TGO = 73 UI/L. Função tireoidiana, testosterona e PRL normais. Cortisol salivar à meia-noite normal. CS após supressão noturna com 1 mg de dexametasona = 4,5 µg/dL (normal, < 1,8); ACTH = 18 pg/mL (VR: até 46).

Exames de imagem: (1) esteatose hepática moderada na US abdominal; (2) ovários policísticos à US transvaginal.

■ I – Qual seria o diagnóstico mais provável?

a) Diabetes lipoatrófico por mutação no gene *LMNA*.
b) Síndrome de Cushing (SC).
c) Síndrome dos ovários policísticos (SOP).
d) Síndrome de Berardinelli.
e) Existe mais de uma opção correta.

Comentários:

As características clínicas e laboratoriais desta paciente sugerem o diagnóstico de uma síndrome lipodistrófica, mais especificamente a lipodistrofia parcial familiar (LPF), variante Dunnigan. Trata-se de uma condição herdada, autossômica dominante, mais perceptível no sexo feminino devido ao aspecto androgênico observado, resultante de mutações no gene *LMNA*. Nessa condição, a distribuição da gordura corporal é normal ao nascimento e na infância, com perda progressiva, na puberdade ou na fase adulta, do tecido subcutâneo dos membros e perda variável da gordura subcutânea no tronco. Uma característica marcante é o acúmulo excessivo de gordura na face, no queixo (promovendo o aspecto de queixo duplo) e na região supraclavicular. Pode haver, também, acúmulo adiposo na região retrocervical, a exemplo da SC.

Em estudos de imagem, observa-se acúmulo de gordura na região intra-abdominal e intramuscular, alterando a relação cintura-quadril. O achado de enzimas hepáticas alteradas e esteatose à US abdominal sugere o diagnóstico associado de doença hepática gordurosa não alcoólica, frequentemente associada às condições que cursam com resistência insulínica.

Clinicamente, a LPF assemelha-se à SC e, sobretudo, à SOP, as quais não são, contudo, doenças familiares. No caso da SC, o diagnóstico se estabelece pela demonstração de níveis elevados de cortisol livre urinário e cortisol salivar no final da noite. A confirmação da LPF se dá pelo estudo genético. No diagnóstico diferencial, devem ser ressaltadas, ainda, as formas adquiridas de lipodistrofia, particularmente aquela relacionada com a infecção pelo HIV e seu tratamento com inibidores de protease.

■ II – Qual seria a melhor conduta para melhorar o controle glicêmico nesta paciente?

a) Aumentar a dose da metformina para 2 g/dia.
b) Adicionar pioglitazona (30 a 45 mg/dia).
c) Adicionar insulina Glargina.
d) Acrescentar um análogo do GLP-1.
e) Existe mais de uma opção correta.

Comentários:

Em casos de LPF, o desenvolvimento de DM geralmente está associado a um prognóstico reservado. O controle glicêmico agressivo é de fundamental importância na prevenção primária e secundária das complicações crônicas. Em virtude da intensa resistência à insulina, presente na maioria dos pacientes, há necessidade de sensibilizadores de insulina. Entretanto, os agentes disponíveis são capazes apenas de melhorar o controle metabólico, com pouco efeito sobre a apresentação fenotípica ou a evolução da doença. Nessa evolução, normoglicemia raramente é atingida. Insulinoterapia intensiva pode ser necessária, muitas vezes com doses extremamente elevadas.

No caso em questão, normalização da GJ e da HbA1c foi obtida pela combinação de metformina (2 g/dia), pioglitazona (45 mg/dia) e liraglutida (1,2 mg/dia).

☑ **Respostas: (I) A e (II) E.**

Referências: 422, 423, 430 e 435.

■ CASO 29

Paciente do sexo masculino descobriu ter DM à idade de 18 anos, quando, na ocasião, glicemia de 340 mg/dL foi detectada na investigação de poliúria, polidipsia e nictúria. Desde então, ele vem sendo tratado com insulinas NPH e Regular. Aos 28 anos de idade, foi diagnosticada perda auditiva neurossensorial bilateral, e nos últimos meses passou a usar aparelho auditivo. O paciente tem 1,60 m e IMC de 22,5 kg/m^2. Duas de suas irmãs também têm surdez, mas não há outros casos de surdez ou diabetes na família. Sua mãe morreu aos 60 anos de idade, por complicações de carcinoma mamário metastático.

Últimos *exames laboratoriais*: GJ = 130 mg/dL; GPP = 163 mg/dL; HbA1c = 7,5% (VR: até 5,4); creatinina = 1,2 mg/dL (VR: 0,6-1,3); CT = 220 mg/dL; HDL-c = 40 mg/dL; LDL-c = 130 mg/dL; TG = 250 mg/dL; função tireoidiana, creatinina, potássio e hemograma normais. A avaliação oftalmológica também foi normal.

■ Qual seria o diagnóstico etiológico mais provável?

a) Síndrome DIDMOAD.
b) Diabetes mitocondrial.
c) Diabetes por mutação no gene *LMNA*.
d) Diabetes Flatbush.
e) Leprechaunismo.

Comentários:

O paciente tem diabetes mitocondrial (MIDD), que é uma forma rara de diabetes monogênico resultante, na maioria dos casos, da mutação mitocondrial A3243G. Esta condição é caracterizada por diabetes de transmissão materna e surdez neurossensorial (presente em cerca de 75% dos casos). Outras possíveis manifestações incluem baixa estatura, bem como distúrbios cardíacos (p. ex., hipertrofia ventricular esquerda, arritmias etc.), musculares (p. ex., câimbras e mialgias), oculares (p. ex., distrofia macular retiniana) e renais (p. ex., insuficiência renal) e transtornos psiquiátricos (p. ex., depressão, esquizofrenia e fobias).

Embora a idade de início do diabetes seja variável, muitos pacientes são jovens. Em estudo multicêntrico, Guillausseau et al. evidenciaram uma média de idade, no momento do diagnóstico de diabetes, de 38,8 ± 9,6 anos, variando de 12 a 67 anos, e que a doença se apresentava como DM1 ou DM2. No tipo 2 com fenótipo similar ao DM2, os pacientes podem ser tratados inicialmente com dieta ou sulfonilureia, mas podem desenvolver dependência de insulina. Os mecanismos moleculares responsáveis pelo desenvolvimento do diabetes insulino-requerente são complexos e parecem estar relacionados com disfunção de células β, perda da massa de células β e deficiência de insulina.

Uma característica das citopatias mitocondriais é o envolvimento multissistêmico progressivo, com desenvolvimento de mais sintomas durante o curso da doença. Além do DM e da surdez, as principais características do MIDD, outros órgãos podem estar envolvidos, como músculos, retina, miocárdio, cóclea, rins e cérebro. Distúrbios musculares foram observados em 43% dos pacientes com diabetes mitocondrial. Distrofia macular retiniana é a anomalia oftalmológica mais comum, observada em 86% dos pacientes com MIDD. Pacientes com MIDD também têm risco considerável de apresentar distúrbios cardíacos (p. ex., hipertrofia ventricular esquerda, síndrome de Wolff-Parkinson-White e insuficiência cardíaca). Além de diabetes, a baixa estatura é a manifestação endócrina mais comum de MIDD, e uma deficiência na liberação do GH tem sido relatada.

A síndrome DIDMOAD (síndrome de Wolfram) inclui diabetes insípido, DM, atrofia ótica e surdez. O diabetes Flatbush é atualmente mais conhecido como diabetes tipo 2 com tendência à cetose. Os pacientes abrem o quadro com cetoacidose, mas posteriormente, na maioria dos casos, passam a ser controlados apenas com dieta ou dieta e fármacos orais. Mutações no gene *LMNA* são a causa de uma das formas de diabetes lipotrófico (lipodistrofia parcial familiar). O leprechuanismo (síndrome de Donohue) é uma doença autossômica recessiva rara e letal, causada por mutações no gene do receptor de insulina (INSR), manifestando-se por intensa resistência à insulina, grave retardo de crescimento, hipertricose e propriedades dismórficas características.

☑ **Respostas: B.**

Referências: 472 a 476.

■ CASO 30

A você foi encaminhada uma mulher de 46 anos de idade com diagnóstico de DM2 há 4 anos. Ela vem em uso de metformina (1 g/dia) e vildagliptina (100 mg/dia) e encontra-se assintomática, com IMC de 25,8 kg/m². Ainda menstrua regularmente. Seu pai e um irmão também têm DM2.

Últimos *exames laboratoriais*: GJ = 120 mg/dL; GPP = 163 mg/dL; HbA1c = 6,9% (VR: até 5,4); creatinina = 1,2 mg/dL (VR: 0,6-1,3); CT = 220 mg/dL; HDL-c = 44 mg/dL; LDL-c = 98 mg/dL; TG = 200 mg/dL; função tireoidiana, creatinina, potássio e hemograma normais. A avaliação oftalmológica também foi normal.

Com relação ao tratamento desta paciente, seria recomendável:

I – Manter a terapia hipoglicemiante atual, pois a paciente está com a HbA1c dentro da meta desejada (< 7%).
II – Adicionar uma rosuvastatina (5 mg/dia) para diminuir o risco cardiovascular.
III – Adicionar AAS (100 mg/dia) para diminuir o risco cardiovascular.
IV – Intensificar MEV, almejando a perda ponderal.
   a) Todos os itens estão corretos.
   b) Somente os itens I e IV estão corretos.
   c) Somente o item I está correto.
   d) Apenas o item II está incorreto.
   e) Somente o item III está incorreto.

Comentários:

O controle glicêmico da paciente parece satisfatório; assim, a metformina e a vildagliptina deveriam ser mantidas. Segundo as recentes diretrizes do ACC/AHA, todo diabético de 40 a 75 anos de idade deve receber terapia com estatina (TE), mesmo sem fatores de risco cardiovascular adicionais. Nesta situação, é recomendada TE de moderada intensidade (redução de 30% a < 50% no LDL-c), a qual pode ser atingida com 20 a 40 mg/dia de sinvastatina, 5 a 10 mg de rosuvastatina, 10 a 20 mg/dia de atorvastatina e 2 a 4 mg/dia de pitavastatina.

Segundo as recomendações da ADA, o uso do AAS (75 a 162 mg/dia) deve ser considerado como estratégia de prevenção primária em pacientes com DM1 e DM2 que tenham risco cardivascular aumentado (risco em 10 anos > 10%). Isso inclui a maioria dos homens com idade > 50 anos e mulheres com idade > 60 anos que tenham pelo menos um importante fator de risco adicional (história familiar de DCV, hipertensão arterial, tabagismo, dislipidemia ou albuminúria). Em contraste, a terapia com AAS não deve ser recomendada para prevenção de doença cardiovascular (DCV) em adultos diabéticos com baixo risco de DCV (risco em 10 anos de 5% a 10%), como homens < 50 anos e mulheres < 60 anos sem importantes fatores de risco adicionais. Nesta situação, os potenciais efeitos adversos de sangramento possivelmente superam os eventuais benefícios. Portanto, a princípio, a terapia com AAS não estaria indicada para nossa paciente.

☑ **Resposta: E.**

Referências: 370 e 430.

Distúrbios Endócrinos e Metabólicos Variados

9

Lucio Vilar, Claudio E. Kater, Márta Korbonitz, Ana Rosa P. Quidute,
Frederico Rangel A. Filho, Orivaldo A. Barbosa, Manoel R. Martins,
Joyce S. Paiva, Herivaldo F. da Silva, Eveline Gadelha P. Fontenele,
Alberto José S. Ramos, Renan M. Montenegro Jr., Fabiano Marcel Serfaty,
Patrícia Sampaio Gadelha, Fábio Moura, María Elena Surraco,
Maria Eugenia Marquez, Karoline F. Viana, Maíra Melo da Fonseca,
Rosângela Meira R. Cisneiros, José Luciano Albuquerque,
Manuel Faria, Carolina A. M. Kulak, Larissa P. Savi,
Carolina M. Feckinghaus & Luciana A. Naves

■ CASO 1

Homem de 19 anos de idade, com ganho ponderal de 25 kg em 1 ano, gordura centrípeta, estrias, câimbras, fraqueza muscular, polaciúria, polidipsia e noctúria. *Exame físico*: fácies em lua cheia, peso = 88,8 kg; estatura = 1,67 m, índice de massa corporal (IMC) = 31,84 kg/m^2; pressão arterial (PA) = 150 × 110 mmHg; estrias escuras em tórax, abdome e membros; hiperqueratose e hiperpigmentação palmoplantar, unhas escuras; edema em membros inferiores: edema (2+/4+) (Fig. 9.1). O paciente negava o uso de glicocorticoide exógeno.

Avaliação hormonal (com ensaios de quimioluminescência): cortisol livre urinário (três amostras) = 11.939,98, 12.028,90 e 10.413,90 µg/24 h (VR: 28,5-213,7); cortisol sérico (CS) às 8 h = 47,1 µg/dL (VR: 5-25); CS após 2 mg de dexametasona (DMS) = 44,3 µg/dL (VR: < 1,8); após 8 mg de DMS = 26,1 µg/dL; CS às 23 h = 54,3 µg/dL; ACTH = 337,0 pg/dL (VR: < 46).

Avaliação bioquímica: sódio = 153 e 145 mEq/L (VR: 135-145); potássio = 1,8 e 2,2 mEq/L (VR: 3,5-5,1); gasometria venosa: pH = 7,53; HCO$_3^-$ = 50,5 e 45,8 mEq/L (VR: 22-26); glicemia de jejum (GJ) = 117 e 115 mg/dia (VR: 70-99); glicemia de 2 h no teste oral de tolerância à glicose (TOTG) = 321 mg/dL.

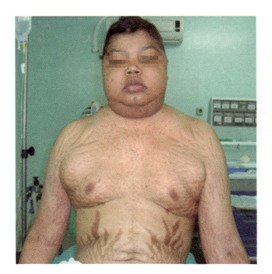

Figura 9.1 Paciente com características cushingoides clássicas. Note a face em lua cheia, estrias violáceas escuras e largas no abdome, bem como estrias purpúricas finas no tórax e nos membros superiores.

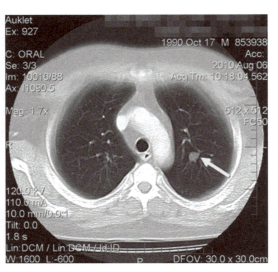

Figura 9.2 Nódulo medindo 1,3 × 1,1 cm no lobo superior do pulmão esquerdo (seta).

Biópsia cutânea: epiderme evidenciando acentuada hiperqueratose com focos de paraqueratose, discreta papilomatose e acantose; derme com infiltrado inflamatório mononuclear perivascular superficial.

Exames de imagem: à tomografia computadorizada (TC) de tórax, nódulo 1,3 × 1,1 cm no segmento apical-posterior do lobo superior do pulmão esquerdo (Fig. 9.2).

■ Em relação a este caso clínico, podemos afirmar que:

I – O distúrbio hidroeletrolítico que o paciente apresenta deve ser mais bem investigado, pois não pode ter sido provocado pelo excesso de cortisol, devendo ser buscadas outras causas.

II – A hiperceratose cutânea é manifestação clínica que sugere síndrome paraneoplásica.

III – As características bioquímicas e os dados epidemiológicos e de imagem do tumor levantam a forte suspeita de síndrome ACTH ectópico.

IV – As principais etiologias da secreção ectópica de ACTH são o carcinoma de pequenas células do pulmão e o tumor carcinoide brônquico.

    a) Apenas o item I está correto.
    b) Nenhum item está correto.
    c) Somente os itens II, III e IV estão corretos.
    d) Apenas os itens I e III estão corretos.
    e) Apenas o item III está correto.

Comentários:

A apresentação clínica da síndrome de Cushing com hipocalemia grave e persistente em homem com ACTH elevado, associado a hiperpigmentação cutânea e manifestação paraneoplásica exuberante, levantou a possibilidade diagnóstica de tumor ectópico produtor de ACTH e norteou a investigação por imagem. Lobectomia superior do pulmão esquerdo e histopatológico, bem como imuno-histoquímica, confirmaram o diagnóstico de carcinoide típico de pulmão produtor de ACTH. Após 3 meses, houve reversão completa dos achados clínicos.

A síndrome do ACTH ectópico (SAE) representa de 10% a 15% dos casos de síndrome de Cushing, sendo a principal causa o carcinoma de pequenas células do pulmão (CPCP), seguido pelos carcinoide brônquico e carcinoide tímico. Contudo, os casos atendidos pelos endocrinologistas têm como etiologia predominante o carcinoide brônquico, visto que, nos casos decorrentes do CPCP, predominam as manifestações de malignidade. A SAE leva a alterações metabólicas, hemodinâmicas, respiratórias, imunológicas e hematológicas. Hipocalemia grave ocorre em cerca de 80% dos casos da síndrome de secreção ectópica de ACTH, sendo mais intensa e mais frequente do que na doença de Cushing. Ela se deve, sobretudo, ao efeito mineralocorticoide da corticosterona, da 11-desoxicorticosterona e do próprio cortisol, quando o hipercortisolismo é acentuado.

☑ **Resposta: C.**

Referências: 477 e 478.

■ CASO 2

G.A.A., 67 anos, foi admitida no Serviço de Residência em Clínica Médica em março de 2009 com diagnóstico de hipotireoidismo primário há 4 anos, em uso de L-tiroxina (L-T$_4$), para investigação de síndrome anêmica há 2 anos. Esta última se caracterizava por astenia e dispneia em repouso, sendo conduzida, até então, com hemotransfusões repetidas. Durante o internamento, a paciente relatou que não estava utilizando L-T$_4$ havia 6 meses e as concentrações plasmáticas de T$_4$ livre (T$_4$L) e TSH foram, respectivamente, de 0,65 ng/mL (VR: 0,71-1,85) e 9,1 mUI/mL (VR: 0,47-4,64). A paciente tinha história de nove partos domiciliares laboriosos, sendo o último 30 anos atrás, quando entrou em amenorreia.

■ Diante dos achados laboratoriais, podemos afirmar que:

a) Deverão ser feitas outras dosagens hormonais para avaliação da função hipotalâmico-hipofisária.
b) A realização de ressonância magnética (RM) de hipófise não se faz necessária.
c) A avaliação da função tireoidiana sugere hipotireoidismo primário, devido à elevação do TSH.
d) Trata-se de hipotireoidismo subclínico, e a paciente deverá utilizar novamente a L-T$_4$.
e) As alternativas "a" e "c" estão corretas.

Comentários:

A paciente tem síndrome de Sheehan (SS), caracterizada por hipopituitarismo pós-parto, secundário a necrose hipofisária, consequente a hipotensão ou choque em virtude de hemorragia maciça durante ou logo após o parto. Sua frequência vem caindo em todo o mundo, principalmente em países e regiões mais desenvolvidos, em razão da melhora nos cuidados obstétricos.

Os exames adicionais confirmaram a suspeita de pan-hipopituitarismo: FSH = 3,52 mUI/mL (VR: 16,74-113,59); LH = 0,833 mUI/mL (VR: 11,3-39,8); cortisol matinal = 2,0 µg/dL (VR: 5-25). A RM da hipófise evidenciou uma sela vazia.

Para o diagnóstico correto da SS faz-se necessária a realização de RM, para excluir lesões hipofisárias de outra natureza, como adenomas, doenças granulomatosas (p. ex., histiocitose, sarcoidose e tuberculose), inflamatórias (p. ex., hipofisite linfocítica) e lesões metastáticas. Na avaliação hormonal, podemos encontrar concentrações de TSH dentro dos valores baixos, normais ou, até mesmo, um pouco elevados (geralmente até 10 mUI/L). Trata-se, contudo, de um TSH imunologicamente ativo mas biologicamente inativo, o que pode criar dificuldade no diagnóstico de disfunção hipofisária. O hipotireoidismo subclínico se manifesta por valores de TSH elevado, com T_4L normal.

Em nosso meio, bem como em outras regiões do mundo, o diagnóstico da SS é tardio, fazendo com que as manifestações das deprivações hormonais sejam tratadas de maneira inadequada, uma vez que muitas pacientes são portadoras de anemia crônica, osteoporose e dislipidemia, devido a um estado de hipopituitarismo menos intenso. A reposição de glicocorticoide deve ser realizada antes ou concomitantemente à reposição da $L-T_4$ (nunca depois!), visando a não precipitar um quadro de insuficiência adrenal aguda.

☑ **Resposta: A.**

Referências: 479 e 480.

■ CASO 3

A você foi encaminhada mulher de 35 anos de idade devido à hiperglicemia (glicemia de jejum = 163 e 172 mg/dL; HbA1c = 7,4% e 7,6%). A paciente relata crises frequentes de ansiedade, associadas a palpitação, cefaleia e sudorese há 1 ano, com piora nos últimos dias. *Antecedentes*: (1) carcinoma medular de tireoide (CMT) diagnosticado há 3 anos (desde então, vem evoluindo com calcitonemia normal após tireoidectomia total [TT]); (2) sem história familiar de diabetes, mas duas irmãs têm hipertensão e uma delas se submeteu a TT por CMT.

■ I – Entre os exames abaixo, qual seria menos útil na investigação diagnóstica adicional?

a) Dosagem de cálcio e PTH.
b) Ultrassonografia (US) pancreática endoscópica.
c) RM das adrenais.
d) Dosagem das metanefrinas plasmáticas.
e) Todos os exames citados seriam igualmente úteis.

Distúrbios Endócrinos e Metabólicos Variados

Comentários:

O CMT familiar pode se manifestar isoladamente, bem como surgir como parte da neoplasia endócrina múltipla tipo 2 (NEM-2), associada a: (1) hiperparatireoidismo primário (HPTP) e feocromocitoma (NEM-2A); ou (2) feocromocitoma (FEO), hábito marfanoide e neuromas mucosos (NEM-2B). A combinação de tumores hipofisários, pancreáticos e paratireóideos caracteriza a NEM tipo 1. Portanto, no caso em questão, a avaliação por imagem do pâncreas não seria prioritária.

Os exames adicionais da paciente revelaram: (1) cálcio e paratormônio (PTH) séricos normais; (2) níveis elevados (duas vezes o limite superior da normalidade) de metanefrinas plasmáticas e urinárias; e (3) RM com massa de 3,8 cm na adrenal esquerda, com hipersinal em T2 (Fig. 9.3).

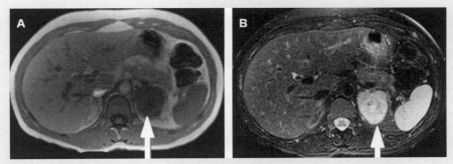

Figura 9.3 RM mostrando massa de 3,8 cm em T1 (**A**) e em T2, com hipersinal (**B**) (setas).

■ II – Com base nos resultados desses exames, analise os itens a seguir e opine:

I – Níveis normais de cálcio e PTH tornam pouco provável o diagnóstico de NEM-2A.
II – O CMT na NEM-2B é menos agressivo do que nos casos esporádicos e surge mais precocemente.
III – Diante do diagnóstico de CMT familiar, a pesquisa de FEO e de HPTP deve sempre ser realizada, antes mesmo da tireoidectomia.
IV – O FEO associado à NEM-2 geralmente é bilateral e tende a ser maligno.
V – A cintilografia das adrenais com MIBG seria de grande utilidade para confirmação de diagnóstico de FEO.
  a) Apenas os itens I e II estão corretos.
  b) Somente os itens II e III estão corretos.
  c) Apenas o item I está incorreto.
  d) Somente os itens III e V estão corretos.
  e) Todos os itens estão corretos.

Comentários:

Níveis elevados de metanefrinas em pacientes com massa adrenal confirmam o diagnóstico de FEO, tornando não obrigatória a realização de cintilografia com MIBG. Esta última tem mais valor quando a imagem com RM ou TC é duvidosa ou não conclusiva. Também é muito útil na detecção de lesões extra-adrenais ou metástases. Hipersinal em T2 na RM é observado em cerca de 80% dos casos de FEO; contudo, ocasionalmente, também é visto em outros tipos de tumores.

O paciente é portador de NEM-2A, que corresponde a 75% dos casos de NEM tipo 2. A presença de dois dos componentes da síndrome (no caso, CMT e FEO) já é suficiente para fechar o diagnóstico. O HPTP está presente em apenas 10% a 35% dos casos de NEM-2A. A retirada cirúrgica do FEO deve sempre anteceder a tireoidectomia, visto que a indução anestésica, sem o devido bloqueio alfa- e beta-adrenérgico, pode levar a grave crise hipertensiva. O CMT comporta-se de modo mais agressivo na NEM-2B. O CMT familiar tende a se manifestar mais precocemente do que o CMT esporádico. Em pacientes com NEM-2, o FEO é benigno e unilateral na maioria das vezes. No entanto, lesões bilaterais são mais comuns na NEM-2 do que em casos de FEO esporádicos.

- **III – O filho de 4 anos de idade da paciente em questão foi submetido a rastreamento genético. Na ocasião, ele apresentava bom estado de saúde, sem queixas ou alterações ao exame físico. Assinale a alternativa correta:**
    - a) Não havia necessidade da realização do rastreamento, pois apenas adultos com calcitonina elevada têm esta indicação.
    - b) O teste deveria ser realizado apenas se a criança apresentasse uma US tireoidiana sugestiva de nódulos.
    - c) Caso o teste mostre mutação no gene *RET* nos códons 883 e 918, a tireoidectomia deve ser realizada imediatamente.
    - d) Caso o teste mostre mutação no gene *RET* nos códons 883 e 918, a tireoidectomia deve ser realizada após os 5 anos de idade.
    - e) Existe mais de uma alternativa correta.

Comentários:

O rastreamento bioquímico ou, de preferência, genético deve ser realizado em todo parente de primeiro grau de pacientes com NEM-2A ou NEM-2B. Mutações nos códons 883 e 918 do gene RET implicam risco elevado de CMT precoce e agressivo, devendo a cirurgia profilática ser realizada, preferencialmente, ainda no primeiro ano de vida.

☑ **Respostas: (I) B, (II) B e (III) C.**

Referências: 481 e 482.

■ CASO 4

Homem de 24 anos de idade foi admitido na enfermaria por apresentar alteração na fisionomia e dores articulares. Seus sintomas começaram na época da puberdade, com espessamento e dobra de pele na face e no couro cabeludo (paquidermia) e espessamento dos dedos. Essas mudanças progrediram ao longo dos 5 anos seguintes. As modificações da pele incluíam importante espessamento das pregas cutâneas, separado por sulcos profundos no couro cabeludo e na fronte (*cutis verticis* e *frontitis gyrata*), em menor grau na face e no dorso das mãos e dos pés. Também surgiram intensa seborreia, hiperidrose, queratose palmoplantar linear. Posteriormente, ele desenvolveu ptose palpebral. Adicionalmente, devido às alterações ósseas, a parte inferior da perna e o antebraço tornaram-se cilindricamente espessados, mãos e pés aumentaram de tamanho e as falanges terminais dos dedos das mãos engrossaram, em associação com baqueteamento digital e unhas em forma de vidro de relógio.

As mudanças de aparência foram acompanhadas do surgimento de edema e dor articular, especialmente nos joelhos. O paciente queixava-se também de diarreia e dor abdominal. A colonoscopia revelou colite ulcerativa. Outras queixas consistiam em manifestações da síndrome do túnel do carpo e dor lombar. Esse estado foi mantido por 4 a 5 anos. Na idade de 22 anos, ele notou o desaparecimento das artralgias. Há alguns meses registrou uma lesão de pele em parte do corpo, similar a uma mancha café com leite. Seu irmão mais novo apresentou-se com sintomas semelhantes à idade de 17 anos (Fig. 9.4). Ambos os pacientes foram investigados e constatou-se que eles tinham níveis de GH suprimidos após o TOTG e seus níveis de IGF-1 estavam dentro da normalidade. A RM hipofisária não mostrou adenoma.

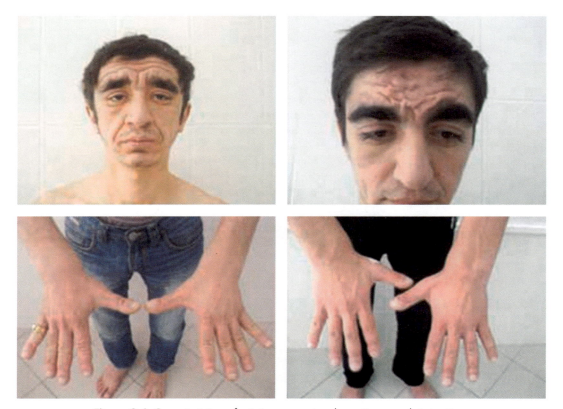

Figura 9.4 Características faciais e aspectos das mãos nos dois irmãos.

■ I – Qual é o diagnóstico mais provável?

a) Síndrome de Sotos.
b) Síndrome de McCune-Albright.
c) Complexo de Carney.
d) Paquidermoperiostose.
e) Tumor extra-hipotalâmico secretor de GHRH.

■ II – Como os pacientes deveriam ser tratados?

a) Octreotida LAR.
b) Pegvisomanto.
c) Agentes anti-inflamatórios não esteroides (AINE).
d) Cirurgia plástica para retirada das pregas cutâneas.
e) Existe mais de uma resposta correta.

Comentários:

Os pacientes foram diagnosticados como tendo "paquidermoperiostose" (PDP), também denominada osteoartropatia hipertrófica primária, osteoartropatia hipertrófica idiopática, osteoartropatia hipertrófica hereditária ou síndrome de Touraine-Solente-Golé. O diagnóstico foi baseado na presença de critérios maiores (paquidermia, periostose e baqueteamento digital) e critérios menores (seborreia, hiperidrose, artralgia, derrame articular, colite ulcerativa, ptose palpebral e *cutis verticis gyrata*).

PDP ocorre predominantemente em homens, numa proporção de 7:1, e os homens afetados apresentam quadro mais grave do que as mulheres. Em geral, começa na adolescência, e sua principal característica é o baqueteamento digital progressivo. Os sintomas progridem lentamente e tornam-se estacionários ou, até mesmo, regridem após, aproximadamente, 10 anos. A doença pode ser geneticamente heterogênea; de fato, tanto heranças dominantes como recessivas foram previamente postuladas. Mais recentemente, demonstrou-se que a doença frequentemente é causada por mutações homozigóticas no gene da 15-hidroxiprostaglandina desidrogenase (HPGD), ocasionando níveis cronicamente elevados da prostaglandina E2.

Quanto ao manejo da PDP, as artralgias podem ser tratadas com agentes AINE. Cirurgia plástica pode ser recomendada para a retirada das pregas cutâneas, mediante excisão do excesso de pele, e blefaroplastia para a ptose, enquanto um simples procedimento com toxina botulínica do tipo A pode melhorar temporariamente a aparência cosmética da paquidermia.

☑ **Respostas: (I) D e (II) E.**

Referências: 483 e 484.

■ CASO 5

Homem de 45 anos de idade procura o endocrinologista com queixas de disfunção erétil e diminuição da libido. Quatro anos antes, ele se submetera a pancreatectomia parcial para tratamento de um insulinoma. Desde então, vem sendo medicado com insulina

Glargina à noite e metformina (1 g, duas vezes ao dia). Faz uso também de escitalopram (10 mg/dia). Ao *exame físico* (*EF*): IMC = 26,8 kg/m^2; PA = 140 × 90 mmHg; circunferência abdominal (CA) = 89 cm. Restante do *EF* sem anormalidades.

O paciente trouxe *exames laboratoriais*, que mostraram: GJ = 145 mg/dL (VR: 70-99); HbA1c = 7,5% (VR: até 5,4); LDL-c = 136 mg/dL; triglicerídeos = 250 mg/dL; creatinina e transaminases normais; LH e FSH normais; testostosterona = 200 ng/dL (VR: 247-827); testosterona livre = 3,5 ng/dL (VR: 2,67-18,3); prolactina (PRL) = 50 ng/mL (VR: 2,6-18,1).

- **Sobre este caso, analise as afirmativas a seguir e opine:**

   I – A dose da Glargina deve ser aumentada.
   II – O paciente muito provavelmente tem hipogonadismo funcional, causado pelo diabetes melito (DM) e pela síndrome metabólica (SM).
   III – A elevação discreta da PRL com certeza se deve ao uso do escitalopram.
   IV – O paciente deve ser submetido à RM da sela túrcica.
   a) Todas as afirmativas estão corretas.
   b) Apenas a afirmativa IV está incorreta.
   c) Somente as afirmativas I e II estão corretas
   d) Somente as afirmativas I e IV estão corretas.
   e) Apenas a afirmativa I está correta.

Comentários:

Hiperprolactinemia induzida por inibidores seletivos da recaptação da serotonina (escitalopram, citalopram, sertralina etc.) ainda é um tópico controverso. Em alguns estudos, foi relatada prevalência de cerca de 10%, enquanto em outros os níveis de PRL mostraram-se normais.

Níveis baixos ou subnormais de testosterona têm sido descritos em cerca de um terço dos pacientes com DM tipo 2, mas não no diabetes tipo 1 ou naquele resultante de cirurgia pancreática. O mecanismo do hipogonadismo associado ao DM tipo 2 e à SM ainda não está plenamente compreendido, estando relacionado sobretudo com a presença de obesidade (particularmente, obesidade abdominal), não presente no paciente em questão. Nesses casos, a perda de peso e a melhora do controle glicêmico tendem a se acompanhar de elevação nos níveis de testosterona. A princípio, RM da sela túrcica deve ser considerada em todo paciente com hipogonadismo secundário.

☑ **Resposta: D.**

Referências: 10, 331 e 332.

O paciente em questão foi submetido a uma RM, que revelou adenoma hipofisário de 2,4 cm, com extensão suprasselar (Fig. 9.5). A dose da Glargina foi aumentada de 36 UI/dia para 40 UI/dia. Uma nova avaliação laboratorial evidenciou: glicemia = 112 mg/dL; HbA1c = 7,3%; triglicerídeos = 220 mg/dL; LH e FSH normais; testosterona =

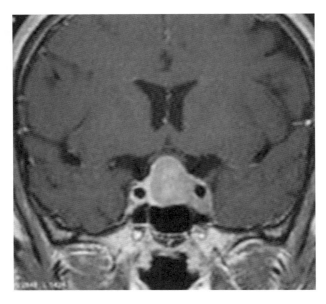

Figura 9.5 Adenoma hipofisário, de 2,4 × 2,6 cm, com extensão suprasselar e parasselar à esquerda (RM, corte coronal em T1).

210 ng/dL (VR: 247-827); testosterona livre = 4,1 ng/dL (VR: 2,67-18,3); PRL = 66 ng/mL (VR: 2,6-18,1); T_4 livre (T_4L) = 0,5 ng/dL (VR: 0,7-1,8); TSH = 0,1 µUI/mL (VR: 0,3-5); IGF-1 e PSA normais.

- **Com base nesses achados, analise as afirmativas a seguir e opine:**

I – O paciente tem adenoma hipofisário clinicamente não funcionante e deve ser submetido à cirurgia transesfenoidal.
II – Deve-se solicitar a dosagem de PTH e cálcio.
III – O paciente tem prolactinoma e deve ser tratado com cabergolina.
IV – Deve-se, de imediato, iniciar a reposição de testosterona.
   a) Todos os itens estão incorretos.
   b) Apenas o item IV está incorreto.
   c) Somente os itens I e II estão corretos.
   d) Somente os itens III e IV estão corretos.
   e) Apenas o item I está correto.

Comentários:

O achado de adenoma hipofisário em paciente com diagnóstico prévio de tumor pancreático é suficiente para confirmar o diagnóstico de NEM-1, cuja manifestação mais prevalente é o HPTP, presente em 95% dos casos. No paciente em questão, o HPTP foi descartado pela demonstração de níveis normais de PTH e cálcio. Níveis de PRL < 100 ng/mL praticamente descartam a possibilidade de o paciente ter um macroprolactinoma. Nesta situação, o esperado seriam valores > 250 ng/mL, exceto na presença de tumores císticos.

Distúrbios Endócrinos e Metabólicos Variados   367

O hipogonadismo do paciente parece ser secundário à compressão da haste e/ou dos gonadotrofos normais pelo tumor. Assim, deveria ser avaliada sua permanência após a cirurgia hipofisária, antes de ser considerada a introdução da reposição de testosterona.

☑ **Resposta: C.**

Referências: 10, 331, 332, 481 e 482.

■ CASO 6

Adolescente de 17 anos de idade procurou o endocrinologista com queixas de irregularidades menstruais e galactorreia. Quando questionada, referiu também poliúria e nictúria. Ela se encontrava em uso de risperidona e carbonato de lítio para tratamento de distúrbio bipolar. Ao *exame físico*: IMC de 26,8 kg/m^2; sem galactorreia bilateral à expressão mamilar. A avaliação hormonal mostrou: LH = 0,3 UI/L; FSH = 0,2 UI/L; testosterona = 30,4 ng/dL (VR: até 75); PRL = 77 ng/mL (VR: 1,8-29,2); TSH = 15,2 mUI/mL (VR: 0,3-5,0); T$_4$ livre = 0,8 ng/dL (VR: 0,7-1,8); anti-TPO = < 10 UI/mL (VR: < 35); densidade urinária = 1.003 (VR: 1.005-1.030). A RM de sela túrcica demonstrou hipófise difusamente aumentada, com aumento da convexidade superior (Fig.9.6).

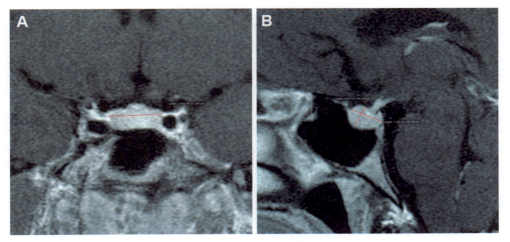

Figura 9.6 RM com contraste, cortes coronal **(A)** e sagital **(B)**, mostrando aumento difuso da hipófise, sem nenhum adenoma visível.

■ Diante desses achados, pode-se afirmar que:

I – Hipofisite linfocítica é a hipótese diagnóstica mais provável.
II – O uso do carbonato de lítio e da risperidona justificaria as queixas da paciente.
III – As alterações à RM seriam, provavelmente, decorrentes de hiperplasia hipofisária puberal.

IV – A paciente certamente tem um adenoma clinicamente não funcionante.
V – Hiperplasia hipofisária, secundária a hipotireoidismo primário, responderia pelos achados à RM.
   a) Somente o item IV está correto.
   b) Apenas os itens II e III estão corretos.
   c) Apenas o item I está correto.
   d) Somente o item III está correto.
   e) Somente os itens II e IV estão corretos.

Comentários:

A hipofisite linfocítica (HL) é uma doença autoimune que pode se manifestar por hiperprolactinemia, diabetes insípido (DI), hipopituitarismo e/ou sintomas de efeito de massa. À RM, observam-se aumento simétrico da hipófise, espessamento da haste, imagem pseudotumoral ou uma sela parcial ou completamente vazia. Raramente, a RM pode ser normal. Portanto, seria uma hipótese diagnóstica a ser considerada para a paciente em questão. No entanto, embora a HL ocorra em adolescentes, a maioria dos casos está associada à gestação, surgindo no final da gravidez ou logo após o parto. Além disso, o aspecto da hipófise à RM é mais compatível com hiperplasia hipofisária, um achado comum na puberdade, sobretudo no sexo feminino.

Risperidona é um antipsicótico atípico que frequentemente causa hiperproplactinemia, enquanto a terapia com carbonato de lítio pode levar a DI nefrogênico (causa mais comum), hipotireoidismo primário e hiperparatireoidismo primário (HPTP).

Após a suspensão da risperidona, normalizou-se a PRL, enquanto que, depois da redução da dose do carbonato de lítio, os níveis de TSH retornaram aos patamares normais e o DI reverteu.

☑ **Resposta: B.**

Referências: 10 e 485 a 488.

■ CASO 7

Mulher de 37 anos de idade é levada a um serviço de emergência com hipotensão (PA = 80 × 60 mmHg) e coma. Dois anos antes, a paciente se submetera a cirurgia transesfenoidal e radioterapia para tratamento de um adenona hipofisário clinicamente não funcionante. Como apresentava sintomas sugestivos de hipotireoidismo e função tireoidiana anormal (TSH normal, com níveis baixos de T_4 livre e T_3, um clínico geral prescreveu L-T_4 (200 μg/dia), 15 dias antes de a paciente se apresentar com o quadro atual. Os *exames laboratoriais* iniciais na emergência mostraram valores baixos de glicemia (55 mg/dL) e sódio (120 mEq/L), estando normais o hemograma, a função renal e o potássio.

■ Qual é a terapia mais apropriada para esta paciente?

   a) Hidrocortisona, 100 mg EV a cada 8 horas, associada a quantidades adequadas de solução fisiológica (SF) a 0,9%.
   b) 50 mL de glicose a 50% EV.

c) L-tiroxina (L-T$_4$), 300 μg EV.
d) L-T$_4$, 300 μg EV + hidrocortisona EV.
e) L-T$_4$, 300 μg EV + hidrocortisona EV + fludrocortisona.

Comentários:

> Insuficiência adrenal (IA) aguda deve ser sempre suspeitada em qualquer paciente que se apresente com náuseas, vômitos, hipotensão e/ou coma pouco tempo após a introdução da terapia com L-T$_4$. No caso em questão, a paciente tinha hipopituitarismo secundário a cirurgia e radioterapia hipofisárias e seria necessário que se houvesse iniciado um glicocorticoide (p. ex., prednisona) juntamente com a L-T$_4$. Além disso, a dose inicial prescrita de L-T$_4$ foi muito alta (200 μg/dia, em vez dos habituais 50 a 100 μg/dia). A paciente foi tratada com 100 mg de hidrocortisona EV a cada 8 horas por 48 horas e dentro de 1 hora recuperou a consciência, e os níveis pressóricos normalizaram. Em pacientes com IA secundária, *não* se faz necessária a reposição do mineralocorticoide fludrocortisona, visto que o sistema renina-angiotensina-aldosterona está intacto.

☑ **Resposta: A.**
Referências: 174 e 175.

■ CASO 8

Mulher de 53 anos de idade foi submetida à US abdominal por queixas de desconforto em quadrante superior do abdome. O exame evidenciou "esteatose hepática grave, sem outras alterações significativas". Como a paciente também apresentava história de glicemia de jejum (GJ) alterada, foram iniciados metformina XR (750 mg/dia) e orlistat (120 mg, duas vezes ao dia). A paciente estava na menopausa havia 2 anos e fazia uso de terapia de reposição hormonal (TRH – estrogênios e progestogênios) VO. Negava outras doenças, bem como o uso de álcool.

Ao *exame físico*: IMC = 27,8 kg/m^2; CA = 95 cm; PA = 130 × 80 mmHg. Restante do *EF* sem anormalidades.

Exames laboratoriais (em uso de metformina e orlistate): TGP = 47 UI/L (VR: 9-31); TGO = 43 UI/L (VR: 23-39); γ-GT = 71 UI/L (VR: 12-38), GJ = 105 mg/dL (VR: 70-99).

■ Diante desses achados, pode-se afirmar que:

I – Drogas, hepatites virais crônicas e álcool podem ser causa de esteatose hepática; portanto, a pesquisa de HBsAg, anti-HBc e anti-HCV torna-se obrigatória para o caso.
II – Diabetes melito tipo 2 (DM2) e pré-diabetes são fatores de risco para esteato-hepatite (NASH), forma grave da doença.
III – Apesar de a US ter evidenciado esteatose hepática grave, a biópsia hepática é o único modo de diferenciar, de maneira indubitável, esteatose hepática de NASH.
IV – A paciente está sendo adequadamente manuseada, pois a metformina e o orlistat são úteis no tratamento da NASH.
   a) Somente o item IV está incorreto.
   b) Apenas os itens II e III estão corretos.

c) Apenas os itens II e IV estão corretos.
d) Somente o item II está correto.
e) Somente os itens I e III estão corretos.

Comentários:

Esteatose hepática consiste no acúmulo de gordura no fígado, sob a forma de triglicerídeos, numa quantidade que exceda 5% do peso do órgão. Doença hepática gordurosa não alcoólica (DHGNA) é a esteatose hepática decorrente de alterações metabólicas. Seus principais diagnósticos diferenciais são com esteatose hepática alcoólica (decorrente do consumo de álcool > 30 g/dia em homens, ou 210 g/semana, e > 20 g/dia em mulheres, ou 140 g/semana), esteatose secundária a drogas (glicocorticoides, amiodarona, esteroides sexuais, tamoxifeno), esteatose secundária a hepatites crônicas (virais e autoimunes) e esteatose secundária a doenças hereditárias (hemocromatose, doença de Wilson, erros inatos do metabolismo) ou endócrinas (hipotireoidismo).

A DHGNA apresenta um grande espectro clínico, indo de esteatose hepática simples a esteato-hepatite (NASH) e cirrose hepática. O tema é de extrema relevância, pois estima-se que a DHGNA seja a principal causa de elevação de transaminases nos EUA. Além disso, de 15% a 25% dos pacientes evoluem para NASH e 5% evoluem para cirrose hepática, com aumento do risco de hepatocarcinoma. O risco de progressão para NASH é maior em pacientes com DM2, pré-diabetes ou síndrome metabólica. Os sintomas da DHGNA são inespecíficos, como dispepsia, empachamento pós-prandial, desconforto em hipocôndrio direito e astenia. Ao exame físico, o achado mais comum é hepatomegalia, sem estigmas de doença hepática crônica.

O único exame capaz de diferenciar, de maneira inquestionável, a esteatose da NASH é a biópsia hepática, a qual, por ser uma procedimento invasivo e não isento de riscos, deve ser realizada exclusivamente em pacientes de alto risco ou naqueles que vão participar de algum estudo clínico. O tratamento consiste em evitar possíveis fatores agressores (álcool, agentes hepatotóxicos) e tratar as comorbidades, como obesidade, DM2 e dislipidemia.

Alguns fármacos, como pioglitazona e vitamina E, parecem ter ação específica sobre a doença, diminuindo a inflamação e a fibrose. Outros, como a metformina e o orlistat, atuam sobre as comorbidades, mas não sobre a doença.

☑ **Resposta: A.**

Referências: 390, 391 e 489.

■ CASO 9

Homem de 47 anos de idade foi encaminhado pela urologia, pois "a testosterona estava baixa". Queixa-se de astenia, depressão, diminuição da libido e dificuldade para ter ereção há 1 ano. Tem hipertensão (em uso de losartano, 50 mg/dia), DM2 (em uso de metformina e vildagliptina, 850/50 mg, duas vezes ao dia) e dislipidemia (em uso de atorvastatina, 10 mg/dia). Usou trazadona por 1 ano, tendo parado há 5 meses.

Ao *exame físico (EF)*: IMC = 32,5 kg/m²; CA = 111 cm; PA = 140 × 80 mmHg. Restante do *EF* sem anormalidades.

Exames laboratoriais: testosterona total = 190 e 217 ng/dL (VR: 247-827); LH, FSH, PRL, PSA, função tireoidiana e hematócrito normais.

■ Sobre este caso, podemos afirmar que:

I – Os dois valores baixos de testosterona total confirmam, de modo incontestável, o diagnóstico de hipogonadismo masculino.
II – Os fármacos utilizados no caso não interferem com a dosagem da testosterona.
III – Deve-se proceder à dosagem da SHBG para a determinação da testosterona livre calculada.
IV – Dosar a testosterona em jejum ou após a alimentação não interfere significativamente com o resultado do exame.
V – Deve-se de imediato iniciar o tratamento com testosterona.
   a) Somente o item I está incorreto.
   b) Apenas os itens II e III estão corretos.
   c) Todos os itens estão corretos.
   d) Somente o item III está correto.
   e) Somente os itens III e IV estão corretos.

Comentários:

Os níveis de testosterona total dependem dos valores da SHBG, os quais podem diminuir na presença de obesidade e SM. Ademais, o uso de estatinas, particularmente a atorvastatina, pode reduzir os níveis de testosterona total, possivelmente por diminuição da SHBG. Nessas situações, é importante o cálculo da testosterona livre para confirmação do hipogonadismo.

No nosso paciente, os níveis de SHBG se revelaram baixos e os da testosterona livre, normais. Estes achados descartam o diagnóstico de hipogonadismo. Ao paciente foram orientadas modificações no estilo de vida, bem como foi prescrito um antidepressivo (bupropiona), o que resultou em melhora de suas queixas na esfera sexual. A perda de peso e a melhora no controle glicêmico comprovadamente elevam os valores de testosterona em pacientes com hipogonadismo funcional associado ao DM e à obesidade.

Dois *lembretes* importantes: (1) a testosterona deve sempre ser dosada em jejum, já que a alimentação pode reduzir seus níveis em até 25%; (2) não se pode basear numa dosagem isolada de testosterona, devido a flutuações que ocorrem em seus valores ao longo do dia e de um dia para o outro.

☑ **Resposta: D.**

Referências: 331, 332 e 335.

■ CASO 10

Em homem de 62 anos de idade, com queixas de diminuição da libido e disfunção erétil (DE), foram constatados, em duas ocasiões, níveis baixos de testosterona total, testosterona livre, LH e FSH. Outros exames revelaram PRL, glicemia, PSA (1,2 ng/mL [VR: até 4,0]), hematócrito (44,8% [VR: 38,0-52,0]) e função tireoidiana normais. A RM da sela túrcica tampouco mostrou alterações. Após discussão de riscos e benefícios com o paciente, decidiu-se iniciar o tratamento com testosterona em gel a 2%.

Ao ser reavaliado 3 meses depois, o paciente apresentava melhora dos sintomas, com aumento da libido e reversão da DE. Contudo, queixava-se de prurido no local da aplicação do gel e achava que o sono havia piorado, pois a esposa disse que ele estava roncando mais. *Exames laboratoriais*: testosterona total = 587 ng/dL (VR: 300-900); PSA = 1,8 ng/mL; hematócrito = 55%.

■ Com base nesses achados, podemos afirmar que:

I – A elevação do PSA vista neste caso implica necessidade de suspensão imediata da reposição de testosterona.

II – As formas injetáveis de reposição de testosterona, principalmente as de curta duração, apresentam menor risco de complicações, como policitemia e aumento do PSA, em comparação às formulações em gel.

III – Diante do aumento do hematócrito, a dose de testosterona deve ser diminuída ou o intervalo entre as doses deve ser aumentado.

IV – A testosterona em gel pode causar sintomas irritativos nos locais de aplicação, bem como agravamento de distúrbios do sono.

V – Além da policitemia, a reposição de testosterona é causa incontestável de câncer de próstata e apneia do sono.

    a) Todos os itens estão corretos.
    b) Apenas os itens III e IV estão corretos.
    c) Somente os itens II, III e IV estão corretos.
    d) Apenas o item V está incorreto.
    e) Somente os itens I, III e V estão corretos.

Comentários:

O envelhecimento leva à diminuição progressiva da produção de testosterona. Em alguns homens, essa diminuição seria mais intensa que o esperado, tornando-se patológica. Portanto, poderíamos definir o hipogonadismo masculino tardio (do inglês, *late onset hypogonadism* [LOH]) como o estado caracterizado por baixos níveis de testosterona (alteração laboratorial) associados a sinais e sintomas (alteração clínica) decorrentes da diminuição da testosterona, como diminuição da libido, disfunção erétil e perda de massa muscular e de massa óssea, que acomete homens com 40 anos de idade ou mais. O LOH é uma forma de hipogonadismo misto, com comprometimento tanto testicular como no eixo hipotalâmico-hipofisário. Sua prevalência varia de acordo com o grupo etário, a etnia e, principalmente, com o ponto de corte utilizado para o diagnóstico. No *Baltimore Longitudinal Aging Study*, 20% dos homens com mais de 40 anos de idade apresentavam LOH com testosterona total < 300 ng/dL. Alguns grupos apresentam risco aumentado de

LOH, como pacientes com DM2, insuficiência renal crônica ou doença pulmonar obstrutiva crônica (DPOC).

O valor utilizado para o diagnóstico de LOH ainda é alvo de divergências: a Endocrine Society sugere < 300 ng/dL, o AACE < 200 ng/dL, enquanto o consenso do ISSAM/ISA/EUA sugere que níveis > 340 ng/dL afastam o diagnóstico e < 240 ng/dL o confirmam. Valores intermediários seriam duvidosos. Algumas situações, como obesidade, medicamentos e envelhecimento, podem alterar os níveis da SHBG, o que resulta em falsas alterações da testosterona total. Neste contexto, deve-se dosar a SHBG para o cálculo da testosterona livre.

O tratamento do LOH é feito com reposição de testosterona. As formulações orais e as injetáveis de curta duração cursam com maiores oscilações dos níveis séricos de testosterona, o que aumenta os riscos de efeitos colaterais. A forma em gel, os adesivos (não disponíves no Brasil) e o undecilato de testosterona (injetável de longa duração [Nebido®]) são mais estáveis, mais previsíveis e mais seguros. A apresentação em gel e os adesivos podem causar irritação no local de aplicação. Os riscos da reposição de testosterona incluem retenção hídrica, ginecomastia e policitemia (com hiperviscosidade), bem como exacerbação de hiperplasia prostática benigna e de câncer de próstata previamente existentes. Contudo, não existem evidências convincentes de que a reposição de testosterona cause câncer de próstata. Há dados conflitantes sugerindo exacerbação da apneia do sono pela terapia de reposição androgênica. Diante de potenciais complicações da terapia androgênica, suspender o medicamento, diminuir a dose utilizada, mudar a forma de reposição ou aumentar o intervalo entre as doses são estratégias úteis e devem ser avaliadas para cada caso.

Segundo as recentes diretrizes da Endocrine Society, não se recomenda a reposição com testosterona em algumas condições: (1) câncer de mama ou próstata; (2) eritrocitose (hematócrito > 50%); (3) pacientes sem avaliação urológica adicional com nódulo ou endurecimento palpável na próstata; (4) PSA > 4 ng/mL (> 3 ng/mL em indivíduos com alto risco para câncer de próstata, como negros ou indivíduos com parentes de primeiro grau com câncer de próstata); ou (5) hipertrofia prostática benigna com escore de sintomas do *International Prostate Symptom Score* (IPSS) > 19. Tampouco se recomenda a indivíduos que desejem fertilidade, bem como naqueles com hiperviscosidade, apneia do sono obstrutiva grave não tratada e insuficiência cardíaca grave não controlada.

☑ **Resposta: B.**

Referências: 331, 332 e 335.

■ CASO 11

Mulher de 33 anos de idade, deu entrada num serviço de emergência com crise asmática, tendo sido medicada com aminofilina, hidrocortisona (200 mg EV) e nebulização. Como tratamento de manutenção, foi prescrito prednisona, 20 mg/dia por 10 dias.

■ **Como deveria ser realizada a interrupção da corticoterapia, visando a uma menor interferência sobre o eixo hipotálamo-hipófise-adrenal?**
   a) Bruscamente, sem necessidade de "desmame".
   b) Reduzir a dose gradualmente durante 10 dias.
   c) A partir do 10º dia, administrar a prednisona a cada 2 dias, suspendendo-a após 1 semana.
   d) Reduzir a dose gradualmente durante 5 dias.
   e) A partir do 10º dia, administrar a prednisona a cada 2 dias, suspendendo-a após 10 dias.

Comentários:

Pacientes que usaram prednisona em doses de até 40 mg/dia por menos de 2 semanas podem interromper a medicação sem necessidade de redução gradual da dose (Quadro 9.1).

Quadro 9.1 Esquema para redução de dose e retirada dos corticosteroides (com base na prednisona)

Dose diária	TEMPO DE USO		
	Longo (> 3 meses)	Médio (2 semanas-3 meses)	Curto (< 2 semanas)
Alta (40 a 100 mg)	↓1/5 (20%) da dose a cada 2 semanas*	↓1/4 (25%) da dose a cada semana**	↓1/3 (30%) da dose a cada 3 ou 4 dias
Média (15 a 40 mg)	↓1/4 (25%) da dose a cada 2 semanas*	↓1/3 (30%) da dose a cada semana	Não há necessidade de redução gradual
Baixa (5 a 15 mg)	↓1/4 (25%) da dose a cada semana**	↓1/3 (30%) da dose a cada 3 ou 4 dias	Não há necessidade de redução gradual

*Tentar dias alternados após 2 a 3 meses.
**Tentar dias alternados após 1 a 2 meses.
↓ Reduzir
Adaptado da referência 490.

☑ **Resposta: A.**
Referência: 490.

■ **CASO 12**

Uma mulher de 40 anos de idade, nos últimos 2 meses, foi atendida quatro vezes em serviços de emergência por apresentar episódios de cólicas nefréticas. A US revelou cálculos renais bilaterais. Duas irmãs também apresentam nefrolitíase. A paciente faz uso de cabergolina há 2 anos (no momento, 1 mg/semana) para tratamento de um macroprolactinoma, descoberto na investigação de amenorreia secundária. Ela está tomando losartano (100 mg/dia) e anlodipino

(10 mg/dia) para tratamento de hipertensão. A paciente vem menstruando normalmente. Ao *exame físico*, nada digno de nota, além de IMC de 27,2 kg/m² e PA de 140 × 90 mmHg.

Exames laboratoriais atuais: glicemia = 99 mg/dL; função tireoidiana e creatinina normais; PRL = 15,2 ng/mL (VR: 2,8-29,2); potássio = 3,3 mEq/L (VR: 3,5-5,1); cálcio sérico = 9,9 e 10,1 mg/dL (VR: 8,6-10,2); PTH = 109 e 105 pg/mL (VR: 15-65); 25(OH) vitamina D = 34 ng/mL (VR: 30-100).

Exames de imagem: a RM hipofisária mostrou uma sela vazia. A cintilografia paratireoidiana com sestamibi foi normal.

Solicitou-se uma TC de abdome, que confirmou a nefrolitíase bilateral e uma massa adrenal de 2 cm na adrenal esquerda, com densidade pré-contraste de 15 UH. Pâncreas sem anormalidades.

■ **Com base nesses dados, pode-se afirmar que:**

I – A paciente tem NEM-1, que inclui tumores hipofisários, hiperparatireoidismo primário (HPTP) e tumores pancreáticos.
II – A massa adrenal representa um incidentaloma, sem associação com a nefrolitíase e o prolactinoma.
III – A paciente não tem NEM-1, já que a TC não identificou nenhuma lesão pancreática.
IV – A paciente não tem HPTP, visto que o cálcio sérico encontra-se normal.
V – FEO deve ser obrigatoriamente investigado nesta paciente.
  a) Todos os itens estão incorretos.
  b) Apenas os itens III e IV estão corretos.
  c) Apenas os itens I e II estão corretos.
  d) Somente os itens I e V estão corretos.
  e) Existe somente um item incorreto.

Comentários:

O achado de níveis normais de cálcio e elevação do PTH, na ausência de condições que sabidamente aumentam o PTH (insuficiência renal crônica, síndromes de má absorção, deficiência de vitamina e uso de carbonato de lítio ou tiazídicos), confirmam o diagnóstico de HPTP normocalcêmico, mesmo que a cintilografia seja normal. A concomitância de um tumor hipofisário (funcionante ou não) e HPTP num mesmo paciente aponta para o diagnóstico de NEM-1. Para a confirmação desta síndrome, basta que pelo menos dois de seus componentes estejam presentes.

Outros tumores podem ser encontrados em casos de NEM-1. Tumores adrenais (funcionantes ou não) estão entre os mais prevalentes (presentes em até 40% dos casos). No caso em questão, o diagnóstico final foi NEM-1 associada a adenoma produtor de aldosterona, o qual era o determinante da hipertensão arterial sistêmica (HAS) e da hipocalemia. Feocromocitoma (FEO) deve ser pesquisado em todo paciente com incidentaloma adrenal, haja ou não hipertensão. No caso em questão, ele foi excluído pelos níveis normais de metanefrinas plasmáticas e urinárias.

☑ **Resposta: D.**

Referências: 167 a 170, 481 e 482.

■ **CASO 13**

Mulher de 37 anos de idade foi encaminhada ao endocrinologista por apresentar queixas de galactorreia e metrorragia há cerca de 1 ano. A PRL basal era de 163 ng/dL (VR: 2,8-29,2) e, após precipitação com polietilenoglicol (PEG), 136 ng/dL. A RM da sela túrcica mostrou hipófise difusamente aumentada, com volume de 800/mm^3 (VR: 300-450) (Fig. 9.7). A paciente foi tratada com cabergolina (CAB), em dose de até 2 mg/semana, por 4 meses, o que resultou em normalização da PRL (21,7 ng/mL) e desaparecimento da galactorreia, mas persistiu a metrorragia. Além disso, não houve modificação do aspecto da lesão hipofisária em nova RM.

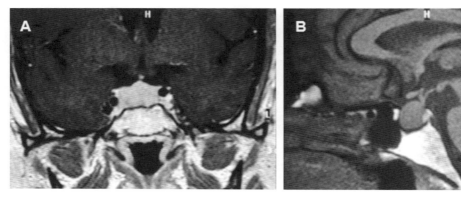

Figura 9.7 A RM da sela túrcica mostrando hipófise difusamente aumentada, com volume de 800 mm^3 – cortes coronal (**A**) e sagital (**B**).

■ **I – Qual seria a melhor conduta para este caso?**

a) Aumentar a dose da cabergolina para 3 mg/semana.
b) Submeter a paciente à cirurgia transesfenoidal.
c) Avaliar função tireoidiana.
d) Dosar GH e IGF-1.
e) Existem duas opções corretas.

Comentários:

A avaliação da função tireoidiana mostrou: TSH = 82 μUI/mL (VR: 0,3-5); T$_4$L = 0,47 ng/dL (VR: 0,7-1,8); anti-TPO = 550 UI/mL (VR: < 35). Portanto, a paciente tem hipotireoidismo primário (HTP), consequente à tireoidite de Hashimoto. Evidenciou-se, também, GH normal com IGF-1 baixo (91,0 ng/mL [VR: 109-284]).

■ **II – Com base nos novos achados hormonais, podemos afirmar que:**

a) Deve-se iniciar de imediato L-tiroxina (L-T$_4$) e reduzir a dose da CAB.
b) Deve-se iniciar de imediato L-T$_4$ e suspender a CAB.

c) Deve-se iniciar de imediato L-T$_4$ e manter a CAB.
d) A paciente tem deficiência de GH (evidenciada pelos níveis baixos de IGF-1).
e) Existe mais de uma alternativa correta.

Comentários:

Hiperprolactinemia é encontrada em cerca de 40% dos pacientes com HTP (decorrente da elevação da TRH e da redução do tônus dopaminérgico). Ela é reversível após a normalização hormonal com L-T$_4$. Os níveis de PRL geralmente são < 100 ng/mL, mas, eventualmente, podem ser maiores. No *Estudo Multicêntrico Brasileiro sobre Hiperprolactinemia*, os níveis de PRL variaram de 30 a 253 ng/mL (média de 74,6) nos pacientes com HTP (Vilar et al., 2008). Hiperprolactinemia já foi descrita, também, no hipotireoidismo subclínico. No HTP não tratado de longa duração pode surgir uma imagem hipofisária pseudotumoral à RM, inclusive com extensão suprasselar, devido à hiperplasia das células tireotróficas. Este achado pode levar ao diagnóstico errôneo de um prolactinoma ou pseudoprolactinoma. Assim, HTP deve ser descartado em todo paciente sem causa óbvia para a hiperprolactinemia.

O hipotireoidismo, a exemplo de desnutrição, DM descompensado e estrogenioterapia, causa redução dos níveis de IGF-1.

A CAB foi suspensa e a paciente tratada exclusivamente com L-T$_4$ (100 µg/dia), o que resultou em normalização da função tireoidiana e da PRL, bem como em regressão da massa hipofisária após 6 meses (Fig. 9.8). Os valores de IGF-1 também normalizaram.

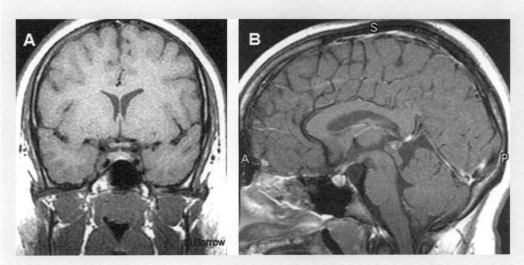

Figura 9.8 RM da sela túrcica mostrando normalização do volume hipofisário, após 6 meses de tratamento com L-T$_4$, cortes coronal (**A**) e sagital (**B**).

☑ **Respostas: (I) C e (II) B.**

Referências: 10, 28 e 60.

■ CASO 14

Mulher de 37 anos de idade, com diagnóstico de doença celíaca há 5 anos, foi encaminhada ao endocrinologista em virtude da elevação do TSH (18,2 μUI/mL). Referia, na ocasião, piora da fadiga, diminuição do apetite e perda de 8 kg nos últimos 10 meses. Vem menstruando a cada 2 meses. No *exame físico*, ela aparentava estar cronicamente enferma. A ausculta cardíaca era normal, com PA de 84 × 60 mmHg. O restante do exame era normal, exceto pela presença de vitiligo discreto nas mãos e nos pés.

Exames laboratoriais complementares: glicemia = 67 mg/dL; sódio sérico baixo (130 mEq/L [VR: 135-148]) e potássio sérico normal; TSH = 22,6 μUI/mL (VR: 0,35-5,5), T_4 livre = 0,71 ng/dL (VR: 0,7-1,8); anti-TPO = 550 UI/mL (VR: < 35); cortisol sérico (CS) às 8 h = 1,9 μg/dL (VR: 5-25); pico do CS após 0,25 mg de ACTH sintético = 8,2 pg/mL (VR: > 18); ACTH = 5,5 e 6,4 pg/mL (VR: < 46); densidade urinária, PRL e IGF-1 normais. A RM revelou sela túrcica parcialmente vazia (Fig. 9.9).

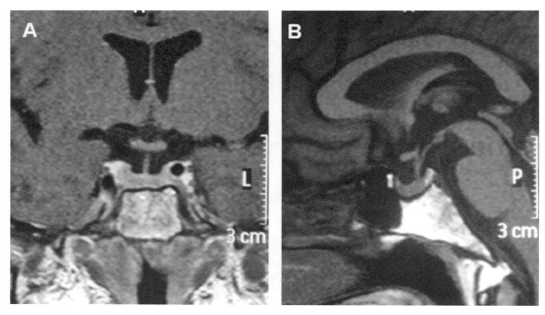

Figura 9.9 RM, em T1, cortes coronal (**A**) e sagital (**B**), revelando uma sela túrcica parcialmente vazia.

■ Diante dos achados, podemos afirmar que:

I – A paciente tem síndrome poliglandular autoimune tipo 2.
II – A insuficiência adrenal secundária da paciente não está relacionada com seus outros problemas clínicos.
III – A paciente deve obrigatoriamente ser tratada com prednisolona, fludrocortisona e L-tiroxina (L-T_4).
IV – A paciente provavelmente tem hipofisite linfocítica.

V – A possibilidade de pan-hipopituitarismo devido à síndrome de Sheehan deve ser considerada.
a) Somente os itens I e IV estão corretos.
b) Apenas os itens II, III e V estão corretos.
c) Existe apenas um item incorreto.
d) Apenas os itens II e IV estão corretos.
e) Apenas o item IV está correto.

Comentários:

A paciente tem uma síndrome autoimune manifestada por tireoidite de Hashimoto, vitiligo, doença celíaca e insuficiência adrenal (IA) secundária. A síndrome poliglandular autoimune (SPA) tipo 1 é definida pela presença de, pelo menos, dois dos seguintes componentes: candidíase mucocutânea crônica, hipoparatireoidismo e IA primária, também chamada de doença de Addison (DA). Pacientes com SPA tipo 2 têm, como manifestações principais, DA e doença tireoidiana autoimune (DTA) ou diabetes tipo 1 (ou ambos). Os critérios da SPA tipo 3 (SPA-3) incluem DTA associada a outras doenças autoimunes, com exceção da IA primária. Pode ser dividida em subgrupos, como mostrado no Quadro 9.2. A SPA-4 implica a presença de duas ou mais doenças autoimunes órgão-específicas que não estão dentro do contexto das outras variantes de SPA.

Quadro 9.2 Subtipos da SPA-3

A. Tireoidite autoimune e diabetes tipo 1
B. Tireoidite autoimune e anemia perniciosa
C. Tireoidite autoimune com vitiligo e/ou alopecia e/ou outras doenças autoimunes órgão-específicas (p. ex., hipofisite)

A deficiência isolada de ACTH é causa rara de IA secundária e componente ainda mais raro da SPA-3, como resultado de hipofisite linfocítica (HL), caracterizando a SPA-3C. Como aconteceu com a paciente em questão, a deficiência de ACTH pode ser a única anormalidade hormonal hipofisária vista na HL. Mais comumente, a aparência da HL à RM inclui espessamento da haste hipofisária, massa hipofisária simulando adenoma ou, menos comumente, uma sela vazia parcial ou completamente vazia geralmente é evidente. No entanto, em 7% a 11% dos casos, o aspecto da hipófise pode ser normal à RM. Infelizmente, os ensaios para detecção de anticorpos anti-hipofisários não estão comercialmente disponíveis e, portanto, não puderam ser realizados.

Pacientes com IA secundária tipicamente não têm deficiência mineralocorticoide, já que o sistema renina-angiotensina-aldosterona está intacto. Assim, hipercalemia é vista apenas na IA primária; contudo, hiponatremia pode ocorrer, devido à diminuição do *clearance* de água livre. A paciente em questão, após a coleta dos exames, foi tratada com prednisolona (5 mg/dia), o que resultou em melhora acentuada de seu quadro clínico e reversão da hiponatremia.

Portanto, o caso apresentado refere-se a uma SPA tipo 3, associada a deficiência isolada de ACTH por provável hipofisite linfocítica.

☑ **Resposta: E.**

Referências: 174, 175, 491 e 492.

CASO 15

Mulher de 28 anos de idade queixa-se de perda de peso e polifagia há 4 meses. Refere ainda distúrbios psiquiátricos graves, que a fizeram entrar em tratamento há cerca de 3 meses (haloperidol, biperideno e carbonato de lítio). Há 7 dias vem apresentando poliúria e polidipsia. *EF*: RCR, FC = 124 bpm; PA = 120 × 80 mmHg; IMC = 24,7 kg/m²; tireoide palpável, aumentada de volume, superfície irregular, sem nódulos palpáveis.

Exame laboratoriais: glicemia = 226 mg/dL, sumário de urina com densidade de 1.004 (VR: 1.005-1.030) e glicosúria 2+; TSH = 0,001 µUI/mL (VR: 0,35-5,5); T_4L = 3,12 ng/dL (VR: 0,7-1,8); T_3 = 244 ng/dL (VR: 60-190); anti-TPO = 523 UI/mL (VR: < 35); TRAb = 35 UI/mL (VR: < 1,75); anticorpo anti-GAD = 28 UI/mL (VR: < 1); US tireoidiana mostra glândula heterogênea, com volume aumentado em cerca de três vezes, sem nódulos.

Sobre este caso, analise os itens a seguir e opine:

I – A hipótese de diabetes insípido nefrogênico causado pelo carbonato de lítio deve ser fortemente considerada.

II – O melhor tratamento para o hipertireoidismo nesta paciente é o metimazol (30 mg/dia).

III – Devemos dar preferência ao tratamento do hipertireoidismo com ^{131}I, na dose empírica de 20 mCi.

IV – O esquema inicial ideal de insulinoterapia intensiva seria: insulina Glargina (uma vez ao dia) + insulina Lispro, Glulisina ou Aspart (antes de cada refeição).

V – A retirada do carbonato de lítio seria suficiente para reverter o hipertireoidismo.

a) Apenas os itens I, II e V estão corretos.
b) Apenas os itens II, IV e V estão corretos.
c) Somente os itens III, IV e V estão corretos.
d) Somente os itens II, IV e V estão corretos.
e) Apenas os itens II e V estão incorretos.

Comentários:

Muito provavelmente, a paciente tem diabetes insípido nefrogênico, cuja etiologia mais comum é o carbonato de lítio (CL). Assim, o CL, se possível, deveria ser substituído por outro fármaco ou ter sua dose reduzida. Outras alterações hormonais induzidas pelo CL incluem hipotireoidismo e hiperparatireoidismo primários.

A paciente tem doença de Graves (DG), confirmada pelos títulos elevados do TRAb, bem como diabetes melito tipo 1 (DM1), confirmado pela positividade do anti-GAD. Em vez de tentar tratar a DG com metimazol, seria mais lógico utilizar o ^{131}I em dose ablativa, uma vez que o tratamento do DM1 pode tornar-se extremamente difícil em pacientes tireotóxicos. Manifestações psiquiátricas podem ocorrer no hipertireoidismo (sobretudo nos casos mais graves e em idosos), como depressão, euforia, psicose etc. Assim, poderia haver um benefício secundário do tratamento com ^{131}I sobre o distúrbio psiquiátrico.

A associação de DM1 e DG não é comum. Em casos de síndrome poliglandular autoimune do tipo 2, 100% têm DA, 75% a 83%, doenças tireoidianas autoimunes (tireoidite de Hashimoto ou, menos comumente, DG), e 28% a 50%, DM1.

Distúrbios Endócrinos e Metabólicos Variados   **381**

As opções de esquemas de insulinoterapia para esta paciente seriam múltiplas. Contudo, a mais eficaz seria a insulinoterapia intensiva (p. ex., insulina Glargina, pela manhã ou à noite, associada ao uso pré-prandial das insulinas Lispro, Aspart ou Glulisina).

☑ **Resposta: E.**

Referências: *174, 175, 422, 424 e 488.*

■ CASO 16

Em mulher de 38 anos de idade foi casualmente diagnosticado um nódulo misto, hipoecoico, com 1,8 × 1,2 cm e calcificações finas. Negava passado de tratamento radioterapêutico em região cervical, bem como história familiar de doença neoplásica da tireoide. A função tireoidiana (FT) estava normal. A avaliação citológica, realizada por uma médica muito experiente, foi compatível com bócio adenomatoso com degeneração cística. Uma nova US, realizada 6 meses depois, revelou um nódulo com as mesmas características e tamanho de 1,6 × 1,2 cm.

■ Com relação a este caso, analise os itens a seguir e opine:

I – Não há necessidade de uma nova PAAF no momento, visto que o diagnóstico citológico obtido torna inquestionável a benignidade do nódulo.
II – Deve-se repetir a PAAF de 6 a 12 meses após o procedimento inicial.
III – Deve-se repetir a PAAF 6 a 12 meses após o procedimento inicial somente se houver crescimento do nódulo.
IV – É prudente que, num caso como este, repita-se a PAAF pelo menos duas vezes nos primeiros 3 anos após a PAAF inicial.
   a) Somente o item I está correto.
   b) Somente os itens I e III estão corretos.
   c) Apenas o item III está correto.
   d) Apenas o item II está correto.
   e) Somente os itens I e IV estão corretos.

Comentários:

Ainda que o grau de acerto da citologia, em relação ao diagnóstico do nódulo tireoidiano, esteja em torno de 95%, não se pode inferir, com 100% de certeza, que se trata de um tumor benigno. Assim, o item I não estaria correto, especialmente se o nódulo apresentar alguma característica sugestiva de malignidade.

Embora o crescimento ou a redução do tamanho de um nódulo não diferencie definitivamente se o nódulo é benigno ou maligno, existe um consenso de que, se um nódulo crescer mais do que 50% do volume inicial ou pelo menos 20% do volume em pelo menos duas dimensões, em nódulos sólidos ou na porção sólida do nódulo misto, está indicada nova punção. Neste caso não houve crescimento do nódulo em 6 meses, o que poderia nos levar a adiar a repetição do procedimento.

Por outro lado, outras características também devem ser consideradas ao avaliarmos um nódulo tireoidiano. Calcificações dentro do nódulo podem sugerir, também, risco maior para malignidade (microcalcificações dispersas sugerem carcinoma papilífero) ou menor (calcificações do tipo "casca de ovo"). No referido caso, foi descrito apenas como calcificações finas, não especificando o tipo de calcificação. Apesar de o nódulo estar estável, sem crescimento nos últimos 6 meses, a presença de calcificações em seu interior torna prudente que repitamos uma segunda PAAF no intervalo de 6 meses a 1 ano.

☑ **Resposta: D.**
Referência: 74.

■ CASO 17

Uma mulher de 20 anos de idade, nascida de pais consanguíneos, procurou o endocrinologista porque estava sem menstruar havia 1 ano, motivo pelo qual foi-lhe prescrito, 6 meses antes um contraceptivo oral. Como antecedentes, ela apresentava história de episódios repetidos de candidíase ungueal, oral e vaginal desde a infância. Já teve, também, candidíase esofágica. Nos últimos 3 anos passou a apresentar parestesias e câimbras musculares, associadas a diarreia e fraqueza. Na época, foi atendida por um clínico geral em sua cidade do interior, o qual lhe prescreveu tratamento para verminose (nitazoxanida [Annita®]) e anemia (sulfato ferrroso e complexo vitamínico).

Ao *exame físico*, eram dignos de nota: (1) IMC = 19,9 kg/m²; (2) candidíase ungueal e oral, bem como hipoplasia do esmalte dentário (Fig. 9.10); (3) sinal de Trousseau positivo; (4) mucosas hipocoradas. Restante do *exame físico* sem anormalidades.

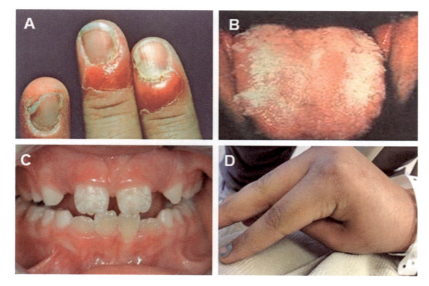

Figura 9.10 Ao exame físico, era notável a presença de candidíase ungueal (**A**) e oral (**B**), bem como de hipoplasia do esmalte dentário (**C**) e sinal de Trousseau (**D**).

Exames laboratoriais: glicemia = 99 mg/dL (VR: 70-99); TSH = 10,5 µUI/mL (VR: 0,35-5,5); T_4 = 14,5 µg/dL (VR: 4,0-11,0); anti-TPO = 334 UI/mL (VR: < 35); cortisol = 26,5 µg/dL (VR: 5-25); PRL = 70 ng/dL (VR: 2,8-29,2); cálcio (Ca^+) sérico = 7,5 mg/dL (VR: 8,6-10,3); PTH = 5,5 pg/mL (VR: 15-65); ionograma, 25(OH) vitamina D (25-OHD) = 17,5 ng/mL (VR: 30-100); ferro sérico = 37 a 145 µg/dL (VR: 37 a 145); estradiol = 12 pg/mL; FSH = 77 UI/L; LH = 55 UI/L; anticorpos antigliadina e antiendomísio positivos; ionograma normal.

- **Com relação a este caso, analise os itens a seguir e opine:**

I – A paciente deveria ser submetida à avaliação por imagem da região selar para que seja descartado tumor hipofisário, em razão da elevação do TSH, T_4 e cortisol.
II – A correção da hiperprolactinemia, muito possivelmente, restaurará o ciclo menstrual normal.
III – A paciente tem risco aumentado para diabetes melito tipo 1 (DM1).
IV – A doença celíaca justificaria os sintomas da paciente, bem como os níveis baixos de Ca^+, ferro, 25-OHD e PTH.
  a) Todos os itens estão incorretos.
  b) Somente os itens II e III estão corretos.
  c) Apenas o item III está correto.
  d) Apenas o item II está incorreto.
  e) Somente os itens III e IV estão corretos.

Comentários:

A paciente tem a síndrome poliglandular autoimune tipo 1 (SPA-1), que é herdada com padrão autossômico recessivo e resulta de mutações no gene *AIRE* (*autoimmune regulator*), localizado no braço longo do cromossomo 21 (21q22.3). Trata-se de condição muito rara, exceto nos habitantes da Finlândia e da Sardenha, e em judeus iranianos. Habitualmente, manifesta-se na infância (90% com idade média de 7,4 anos), e apenas 10% dos casos ocorrem na vida adulta. A proporção mulheres:homens varia, em diferentes publicações, de 0,8 a 2,4. A síndrome pode ocorrer esporadicamente ou de modo familiar. Tem como tríade principal hipoparatireoidismo (HPT), doença de Addison (DA) e candidíase mucocutânea crônica (CMC), além de queratoconjuntivite, distrofia ungueal e formação defeituosa do esmalte dentário. A CMC, geralmente, é a manifestação inicial e envolve mucosa oral, unhas e, menos comumente, pele e esôfago. Entre 68 pacientes finlandeses, todos apresentavam CMC, 79% HPT e 72% DA, enquanto 57% tinham os três componentes. Outras condições autoimunes encontradas na SPA-1 incluem hipogonadismo primário, doenças tireoidianas, DM1, anemia perniciosa, hepatite crônica ativa, síndrome de má absorção, queratite etc.

Na SPA-1, a DA é vista em 60% a 100% dos casos. Em geral, ocorre após a candidíase crônica e o hipoparatireoidismo. A idade de surgimento, contudo, é bastante variável – entre 6 meses e 41 anos –, com pico em torno dos 13 anos de idade.

A hiperprolactinemia, assim como a elevação tanto do cortisol como do T_4, é consequência do uso do contraceptivo oral. Como bem demonstrado, a estrogenioterapia estimula a síntese de PRL, transcortina (CBG) e TBG. Devido à ooforite autoimune, a paciente desenvolveu falência ovariana precoce; daí, a amenorreia com estradiol (E_2) baixo e LH e

FSH elevados. Síndromes de malabsorção cursam tipicamente com diminuição do cálcio e 25-OH vitamina D (25-OHD), bem como, consequentemente, com hiperparatireodismo secundário e elevação do PTH.

☑ **Resposta: C.**

Referências: 491 a 494.

■ CASO 18

Você foi chamado para avaliar uma mulher de 60 anos de idade, ex-fumante, com hipercalcemia grave (cálcio sérico de 15,4 mg/dL [VR: 8,6-10,1]), associada a níveis baixos de PTH (14,3 pg/mL [VR: 15-65]). Exames bioquímicos adicionais mostraram de anormal apenas elevação discreta de ureia e creatinina, bem como valores de 25-OHD de 226 ng/mL (VR: 30-100). Ao *exame físico*, a paciente se apresentava torporosa e desidratada. Segundo familiares, ela ultimamente fazia uso de complexos vitamínicos prescritos por um clínico ortomolecular.

■ I – Com base nesses achados, analise os itens a seguir e opine:

I – Considerando a idade da paciente e o passado de tabagismo, uma neoplasia maligna parece ser a causa mais provável da hipercalcemia.
II – Deve-se investigar, sobretudo, carcinoma de mama e pulmão, bem como dosar o peptídeo relacionado ao PTH (PTH-rp).
III – Deve-se também excluir secreção de vitamina D por linfoma ou doença granulomatosa.
IV – Intoxicação por vitamina D parece ser o diagnóstico mais provável.
   a) Somente o item IV está incorreto.
   b) Apenas os itens II e III estão corretos.
   c) Somente o item II está correto.
   d) Somente o item IV está correto.
   e) Somente os item I e II estão corretos.

Comentários:

Ao serem checadas as medicações usadas pela paciente, verificou-se que, há cerca 2 meses, ela vinha tomando diariamente 50.000 UI de vitamina D, prescritas por um clínico ortomolecular, confirmando, assim, o diagnóstico de intoxicação por vitamina D (IVD). De acordo com a Academia Americana de Pediatria, níveis séricos de vitamina D > 100 ng/mL são considerados hipervitaminose D, ao passo que níveis séricos > 150 ng/mL estão associados à IVD.

■ II – Entre as medidas terapêuticas necessárias para esta paciente, não se inclui(em):

a) Glicocorticoides em altas doses.
b) Calcitonina.

c) Bisfosfonatos VO ou EV.
d) Diuréticos tiazídicos.
e) Existe mais de uma resposta incorreta.

Comentários:

O principal objetivo do tratamento da IVD é a correção da hipercalcemia. Em virtude de seus riscos potenciais, a hipercalcemia grave exige tratamento rápido e eficaz. Quando a concentração de cálcio > 14 mg/dL, a intervenção de emergência é necessária em razão dos efeitos adversos da hipercalcemia sobre o coração, o SNC, os rins e as funções gastrointestinais. Preservar a normocalcemia é tão importante quanto o tratamento agudo de hipercalcemia, no que se refere à prevenção do desenvolvimento da hipercalciúria e nefrocalcinose.

Após a hidratação e a administração de diuréticos de alça (p. ex., furosemida e ácido etacrínico), o uso de bisfosfonatos VO (p. ex., alendronato) ou EV (p. ex., pamidronato ou zoledronato) deve ser iniciado em casos persistentes de hipercalcemia. Os bisfosfonatos levam a apoptose dos osteoclastos através da ligação à membrana da superfície celular. Em adição a seus efeitos sobre o tempo de vida dos osteoclastos, também inibem a reabsorção óssea induzida pelos osteoclastos.

Os glicocorticoides (GC) e a calcitonina foram utilizados no passado com sucesso limitado. Os GC suprimem a atividade do calcitriol e sua produção renal, bem como reduzem a absorção intestinal de cálcio. Além disso, a reabsorção pelos túbulos renais é impedida, o que facilita a excreção renal de cálcio. Os efeitos observados ocorrem em 24 a 72 horas após o início do tratamento. Prednisolona, 1 a 2 mg/kg/dia, pode ser administrada em quatro doses VO.

Em estudo recente, Sezer et al. demonstraram, em recém-nascidos com IVD, que o tempo médio para alcançar normocalcemia sob tratamento com prednisolona foi de 14,2 ± 6,7 dias (7 a 23 dias), enquanto os pacientes tratados com alendronato alcançaram normocalcemia em 3,5 ± 1,7 dias após a administração oral única de alendronato (p < 0,01). Concluiu-se que o tratamento com alendronato alcança normocalcemia quatro vezes mais cedo do que com o uso de prednisolona.

A calcitonina inibe a atividade dos osteoclastos e diminui a reabsorção óssea, aumentando a excreção urinária de cálcio. Na dose de 2 a 4 UI/kg/dose, é administrada SC em duas a quatro doses. É eficaz ao longo de um período de 2 a 4 horas e tem baixo risco de efeitos secundários.

Os diuréticos de alça atuam aumentando a excreção tubular de cálcio. Já os tiazídicos podem causar hipercalcemia e estão contraindicados. Hemodiálise pode ser usada em pacientes com hipercalcemia grave que não respondem ao tratamento medicamentoso e reduzir rapidamente os níveis de cálcio no soro.

A vitamina D é armazenada no tecido adiposo. Sua meia-vida no tecido adiposo é de, aproximadamente, 2 meses, e de 15 dias na circulação. A hipercalcemia pode continuar por mais de 6 meses após a IVD. Assim, os pacientes com IVD devem ser acompanhados até que os séricos de 25-OHD e cálcio voltem ao normal, devido ao risco de recorrência.

☑ **Respostas: (I) D e (II) D.**

Referências: 495 a 498.

CASO 19

Mulher de 37 anos de idade, com história de cálculos renais, vem sendo tratada para refluxo gastroesofágico há 2 anos, mas continua sintomática. No momento, está em uso apenas de omeprazol (40 mg/dia, em jejum). Há 2 anos, a paciente se submeteu a uma histerectomia, por apresentar miomas uterinos.

Exames laboratoriais: glicemia, creatinina, transaminases e lipídios normais; cálcio (Ca^+) sérico = 11,8 mg/dL (VR: 8,6-10,3); PTH = 188 pg/mL (VR: 15-65). Uma esofagogastroduodenoscopia mostrou três úlceras gástricas e duas úlceras duodenais *H. pylori*-negativas, além de esofagite. Em virtude da elevação do Ca^+ sérico e do PTH, a paciente submeteu-se a uma cintilografia com sestamibi, que se mostrou normal.

Com relação a este caso, seria necessário:

I – Dosar os níveis séricos de gastrina.
II – Solicitar RM para estudo da região selar.
III – Dosar a prolactina (PRL).
IV – Submeter a paciente a uma RM abdominal.
  a) Todos os itens estão corretos.
  b) Apenas os itens I e IV estão corretos.
  c) Apenas os itens II e III estão corretos.
  d) Apenas os itens I, III e IV estão corretos.
  e) Somente o item IV está incorreto.

Comentários:

O achado de múltiplas úlceras gastroduenais em paciente com hiperparatireoidismo primário (HPTP) aponta fortemente para a possibilidade diagnóstica de NEM-1. Esta última apresenta, como tríade clássica, HPTP, tumores hipofisários e tumores pancreáticos (sobretudo gastrinomas), daí a necessidade da realização de RM das regiões selar e abdominal.

A maioria dos gastrinomas é encontrada no duodeno e na cabeça do pâncreas. Existem, contudo, relatos documentados de tumores em estômago, ovários, fígado, omento, rins, linfonodos, jejuno, esôfago e árvore biliar extra-hepática.

A síndrome de Zollinger-Ellison (SZE), principal complicação dos gastrinomas, representa a principal causa de morbimortalidade na NEM-1. Tem como achados característicos: hipersecreção ácida gástrica, úlceras pépticas únicas ou múltiplas *H. pylori*-negativas (que podem apresentar localização atípica e, usualmente, são refratárias ao tratamento medicamentoso), diarreia, esofagite e gastrina sérica elevada (em geral > 300 pg/mL e, caracteristicamente, > 1.000 pg/mL).

A avaliação hormonal mostrou níveis séricos elevados de gastrina (385 pg/mL; VR: < 100) e PRL (73 ng/mL; VR: 2,8-29,2). A SZE foi confirmada pelo teste provocativo com a secretina, que demonstrou níveis de gastrina de 410, 4.000, 3.100, 1.600, 760 e 560 pg/mL na linha de base e 2, 5, 10, 20 e 30 minutos após a administração de secretina, respectivamente. Nesse teste, o aumento da gastrina sérica em pacientes com gastrinoma é > 200 pg/mL, enquanto é mínimo (geralmente < 50 pg/mL) nos outros estados hipergastrinêmicos (hiperplasia das células G antrais, ressecção extensa do intestino delgado, obstrução gástrica, hipercalcemia ou doença ulcerosa duodenal).

A RM cranioencefálica evidenciou microadenoma hipofisário (0,8 cm). Uma RM abdominal revelou lesão sólida, oval, de 3,4 × 3 cm no lobo caudado do fígado (Fig. 9.11), a qual foi também visualizada pela OctreoScan® (Fig. 9.12). Essa tumoração foi biopsiada, e o material retirado confirmou a presença de gastrinoma primário do fígado. Com base nesses achados, ficou confirmado o diagnóstico de NEM-1, com sua tríade característica (HPTP, gastrinoma e prolactinoma).

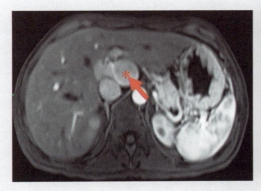

Figura 9.11 RM, imagem em T1, mostrando massa sólida, oval, com 3,4 × 3 cm (seta) no lobo caudado do fígado, representando um gastrinoma primário intra-hepático.

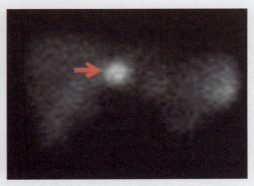

Figura 9.12 Imagem correspondente do gastrinoma pelo OctreoScan® (seta).

☑ **Resposta: A.**

Referências: 499 a 501.

■ **Ainda em relação ao caso anterior, com base nos achados clinicolaboratoriais e nos exames de imagem, podemos afirmar que:**

I – A exploração cervical para realização de paratireoidectomia está plenamente indicada.
II – A SZE deve, a priori, ser tratada clinicamente.
III – A paciente deve, de imediato, ser submetida a cirurgia abdominal para retirada do(s) gastrinoma(s).
IV – Até que se prove o contrário, a paciente tem bom prognóstico.
   a) Todos os itens estão corretos.
   b) Apenas os itens I e II estão corretos.
   c) Existe apenas um item incorreto.
   d) Apenas os itens III e IV estão corretos.
   e) Apenas os itens II e IV estão corretos.

Comentários:

Aproximadamente 50% dos gastrinomas são malignos e apresentam alta propensão para causar metástases para linfonodos locais. Em cerca de 20% dos casos, observam-se metástases para fígado e, ocasionalmente, para outros tecidos, não raramente, já presentes à ocasião do diagnóstico. Metástases hepáticas difusas implicam sobrevida em 5 anos de apenas 50%.

Os inibidores da bomba de prótons (p. ex., omeprazol, lansoprazol, pantoprazol etc.) são a terapia mais apropriada para os pacientes com gastrinomas associados à NEM-1. Quando administradas uma a duas vezes ao dia, essas medicações inibem com eficácia a secreção ácida e aliviam a sintomatologia dos pacientes. Alguns pacientes podem necessitar de terapia adicional com bloqueadores anti-H_2, como ranitidina, cimetidina ou famotidina.

Na maioria dos centros, a taxa de cura dos gastrinomas na NEM-1 pela cirurgia é quase zero (um terço dos casos é curado na ausência da síndrome). Isso se deve à multiplicidade de pequenos tumores e à elevada frequência de metástases locais. Por esta razão, gastrectomia total tende a ficar reservada para os casos não responsivos à terapia com inibidores da bomba de prótons. Entretanto, uma intervenção cirúrgica mais precoce e mais agressiva é sugerida por alguns grupos, considerando-se o mau prognóstico dos pacientes com metástases hepáticas. Também tem sido recomendada a remoção cirúrgica de toda lesão > 2,5 a 3 cm.

Como não houve resposta satisfatória ao tratamento medicamentoso (esomeprazol ou lansoprazol e famotidina), optou-se, após 4 meses, pelo tratamento cirúrgico, com retirada da lesão hepática e exploração pancreática, a qual não encontrou nenhuma tumoração adicional. Após a cirurgia, houve normalização dos níveis séricos de gastrina, bem como acentuada melhora clínica da paciente, que vem sendo mantida com esomeprazol (40 mg/dia).

Recentemente, a paciente foi submetida a exploração cervical, que evidenciou hiperplasia paratireóidea. Optou-se, então, por paratireoidectomia total e autotransplante de uma glândula no antebraço. Este procedimento resultou em normalização do cálcio e do PTH.

☑ **Resposta: B.**

Referências: 499 a 501.

■ CASO 20

Mulher de 51 anos de idade procurou o endocrinologista por apresentar nódulo percebido em região cervical anterior à autoinspeção. Negava rouquidão, sintomas de hipo- ou hipertireoidismo, bem como histórico de irradiação cervical ou antecedentes familiares de tireoidopatias. *Exames laboratoriais* evidenciavam: TSH = 2,56 mUI/mL (VR: 0,35-5,0), T_4L = 1,12 ng/dL (VR: 0,7-1,8), anti-TPO = < 10 UI/L negativo (VR: < 35); anticorpo antitireoglobulina negativo. US revelou nódulo sólido – 2,6 × 1,7 × 1,9 cm – em lobo direito da tireoide, com presença de microcalcificações e fluxo vascular predominantemente central. Notaram-se, ainda, dois linfonodos aumentados ipsilaterais ao nódulo, com 1,8 e 1,2 cm em seu maior diâmetro.

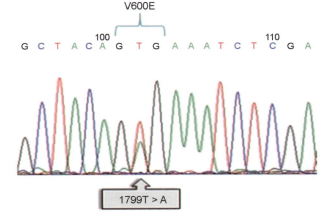

Figura 9.13 O eletroferograma mostra picos duplos na posição c.1799, que representam a mutação c.1799T > A V600E. São mostrados ambos os picos de T (*vermelho*) e A (*verde*). O pico T (*vermelho*) representa a forma selvagem (normal), enquanto o pico A (*verde*) representa o DNA mutado do tumor.

A paciente foi submetida a PAAF do nódulo tireoidiano, que revelou citologia compatível com neoplasia folicular (Bethesda IV). Foi solicitada análise da presença da mutação BRAF^{V600E} no aspirado da PAAF, que se revelou positiva (Fig. 9.13).

A paciente foi submetida a tireoidectomia total com esvaziamento de compartimento central e lateral ipsilateral. O estudo anatomopatológico indicou tratar-se de carcinoma papilífero variante folicular multifocal, com maior nódulo localizado em lobo direito e medindo 2,8 × 1,8 cm, além de pequeno nódulo, com histologia semelhante, localizado em lobo esquerdo e medindo 0,2 × 0,2 cm; o maior tumor apresentava invasão angiolinfática e extensão extracapsular. Dos linfonodos analisados, sete dos 12 do compartimento central e seis dos 13 do compartimento lateral estavam acometidos pela neoplasia. Três meses após a cirurgia, a paciente foi encaminhada à medicina nuclear para radioiodoterapia, após suspensão do uso de L-T$_4$ por 4 semanas. Os exames pré-dose revelaram: TSH = 89,3 mUI/mL e tireoglobulina (Tg) sérica = 20 ng/mL. A US da região cervical anterior não evidenciou linfonodos suspeitos. A paciente foi submetida à ablação com 150 mCi de ^{131}I e a pesquisa de corpo inteiro (PCI) pós-ablação revelou acúmulo do traçador radioativo em leito tireoidiano e em ápice pulmonar direito, sugestivo de metástase. O achado foi confirmado por meio de TC de alta resolução (TCAR), que revelou nódulo 0,8 × 0,5 × 0,6 cm em lobo superior do pulmão direito. Após 6 meses sob supressão com L-T$_4$, na dose de 2 μg/kg/dia, mantendo TSH entre 0,01 e 0,1 mUI/mL, realizou nova dosagem de Tg (98 ng/mL). US cervical revelou dois linfonodos suspeitos (0,8 e 1,1 cm) em compartimento lateral esquerdo. Nova TCAR evidenciou aumento do nódulo pulmonar (1,1 × 0,6 × 0,8 cm). Foi realizada PAAF do maior linfonodo, com dosagem de Tg no aspirado (4.150 ng/mL) e citologia compatível com carcinoma papilífero.

■ **Sobre este caso, é correto afirmar que:**

I – Segundo a classificação de Bethesda para laudo citopatológico de tireoide, a categoria IV (neoplasia folicular ou suspeita de neoplasia folicular) indica risco de malignidade > 90%, sendo mandatória a conduta cirúrgica nesses casos.

II – Estudos recentes indicam que marcadores moleculares, como a pesquisa da mutação BRAF^{V600E} e o uso de painéis genéticos, podem ser úteis em casos em que a citopatologia tireoidiana não defina o caráter benigno ou maligno do nódulo.
III – De acordo com a atualização do Consenso Brasileiro de Nódulo Tireoidiano e Câncer de Tireoide, esta paciente está classificada como de risco intermediário para recorrência da doença.
IV – A elevação progressiva dos níveis de Tg após a dose inicial de radioiodo é indicativa de pior prognóstico.
   a) Existe apenas um item incorreto.
   b) Somente o item II está correto.
   c) Somente os itens I e IV estão corretos.
   d) Somente os itens II e IV estão corretos.
   e) Somente os itens I e III estão corretos.

Comentários:

O carcinoma diferenciado de tireoide (CDT) é a principal neoplasia maligna de tecido endócrino em humanos, com diagnóstico cada vez mais frequente, sobretudo graças aos avanços das técnicas de imagem. No Brasil, representa a quarta maior causa de câncer em mulheres, demandando cada vez mais atenção no âmbito da Saúde Pública. O diagnóstico citológico, por meio da PAAF de tireoide, constitui o principal método de diagnóstico. Entretanto, a classificação atualmente em uso (Bethesda, 2009) prevê a possibilidade de dúvida diagnóstica (categorias III, IV e V). Nesses casos, técnicas de biologia molecular, como o estudo da mutação BRAF^{V600E} e, mais recentemente, o desenvolvimento de painéis genéticos, constituem abordagens de uso crescente e promissor na definição da conduta terapêutica do nódulo tireoidiano. A positividade para a mutação BRAF^{V600E} (Fig. 9.13), resultando na ativação constitutiva da via das MAP quinases, tem sido correlacionada, em muitos estudos, com pior prognóstico clínico nos pacientes com CDT, a despeito de ainda persistir algum questionamento na literatura.

A tireoidectomia (total ou subtotal) e o uso do radioiodo constituem a abordagem indicada para a maioria dos tumores, com grandes taxas de cura clínica. Em pacientes submetidos a tireoidectomia total e tratamento com radioiodo, a dosagem da Tg constitui o principal marcador de atividade da doença. Níveis elevados de Tg denotam necessidade de investigação adicional para metástases locorregionais e/ou à distância; em muitos casos, está indicada a adoção de nova conduta terapêutica, como reabordagem cirúrgica ou nova dose de radioiodo. Segundo o novo Consenso Brasileiro de Nódulo Tireoidiano e Câncer de Tireoide, a presença de metástases a distância indica risco alto de recorrência da doença. Em pacientes com resposta pobre ou refratária ao radioiodo, alternativas terapêuticas consistem no uso de radioterapia externa e no emprego de fármacos com atividade inibidora de tirosinocinases.

☑ **Resposta: D.**

Referências: 74 e 502 a 504.

CASO 21

Paciente de 35 anos de idade, do sexo feminino, portadora de infecção pelo HIV, encontra-se em uso de antirretrovirais há 1 ano e em tratamento para tuberculose pulmonar há 3 meses. Ela vem evoluindo com astenia, anorexia, perda de peso, tonturas e irregularidade menstrual. No acompanhamento, foi levantada a hipótese de insuficiência adrenal (IA) e coletado cortisol sérico (CS) às 8 h (5,5 µg/dL; VR: 5-25). *Exames laboratoriais* adicionais: hemograma, glicemia, TSH, T_4 livre, anti-TPO e PRL normais; sódio = 133 mEq/L (VR: 135-145); potássio = 5,5 mEq/L (VR: 3,5-5,1); ACTH = 66 pg/mL (VR: < 46). Ao *exame físico*, eram dignos de nota: PA = 90 × 60 mmHg; IMC = 19,5 kg/m².

- **Sobre este caso, analise as afirmativas a seguir e assinale verdadeiro (V) ou falso (F).**

I – Diante dos achados clinicolaboratoriais da paciente, o diagnóstico de IA está estabelecido.
II – A infecção pelo HIV constitui a terceira causa mais importante de IA primária, após adrenalite autoimune e tuberculose.
III – A dosagem do CS após estímulo com ACTH sintético seria de grande utilidade para confirmar a IA.
IV – A dosagem do CS e do ACTH durante o teste de tolerância à insulina (ITT) deve ser priorizada.
V – TC abdominal para estudo das adrenais seria muito útil na avaliação da etiologia da IA.
   a) V, V, V, V, V.
   b) F, F, V, F, V.
   c) F, V, V, F, V.
   d) F, F, V, V, V.
   e) V, F, V, F, F.

Comentários:

A IA primária, também denominada doença de Addison (DA), geralmente se manifesta quando há destruição de, pelo menos, 90% do córtex adrenal. A etiologia da DA tem-se modificado com o tempo. Antes da introduçãoo da quimioterapia eficaz para tuberculose (TB), esta doença constituía a causa mais comum de DA no Brasil e nos EUA (cerca de 70% dos casos). Atualmente, a adrenalite autoimune representa a principal etiologia na maioria dos países (aproximadamente, 70% a 90% dos casos), seguida pelas micoses sistêmicas e a TB. Em nosso meio, 17% a 20% dos casos ainda são secundários à TB.

Estudos de necropsia demonstraram envolvimento direto da glândula adrenal na maioria dos pacientes infectados pelo HIV. Tal fato pode resultar de acometimentos pelo próprio HIV, por infecções oportunistas (IO), como citomegalovírus (causa mais comum), TB, micoses sistêmicas (paracoccidioidomicose, coccidioidomicose, histoplasmose, criptococose etc.), toxoplasmose etc., além de neoplasias (p. ex., linfoma não Hodgkin e sarcoma de Kaposi). Neste contexto, a TC para estudos das adrenais pode ser muito útil. De fato, em casos de adrenalite autoimune, é esperada a presença de glândulas atrofiadas. Em casos de neoplasias ou infecções, aumento de volume uni- ou bilateral das adrenais, com ou sem calcificações, geralmente está presente. Raramente, pode ocorrer IA secundária por envolvimento da região selar por IO. Finalmente, o uso de derivados imidazólicos e rifampicina pode também predispor à IA em casos de baixa reserva adrenal.

Diante da suspeita de IA primária, dosagem do CS, coletado entre 8 e 9 horas, deve ser o primeiro exame a ser solicitado, juntamente com o ACTH. Tipicamente, observam-se valores baixos de CS, associados a marcante elevação do ACTH. Nos casos duvidosos, deve-se dosar o CS 30 e 60 minutos após a administração IM de 0,25 mg de ACTH sintético. Um pico de cortisol < 18 μg/dL aponta para o diagnóstico de IA. O ITT está indicado somente quando se suspeita de IA secundária.

Em pacientes infectados pelo HIV, IA franca é rara, mas uma resposta diminuída do CS no teste de estimulação rápida com ACTH é vista em, pelo menos, 10% a 15% dos pacientes. No caso em questão, o pico do CS foi de 12,2 μg/dL 30 minutos após 0,25 mg de ACTH sintético, confirmando o diagnóstico de IA primária. A TC abdominal mostrou massas adrenais bilaterais com áreas hipodensas centrais e realce periférico mínimo no contraste (5,4 × 5,0 cm à direita e 1,7 × 2,5 à esquerda) – (Fig. 9.14) As lesões foram biopsiadas e o achado citológico foi compatível com tuberculose (Fig. 9.15). Foi iniciado tratamento com prednisolona (7,5 mg/dia) e fludrocortisona (0,1 mg/dia), o que propiciou melhora das queixas da paciente, bem como normalização da PA e dos eletrólitos.

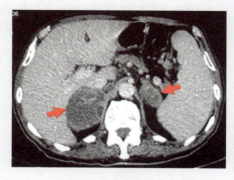

Figura 9.14 TC mostrando massas adrenais bilaterais, com discretas calcificações: 5,4 × 5 cm à direita e 1,7 × 2,5 cm à esquerda (setas).

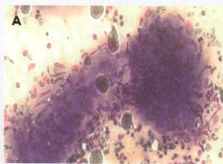 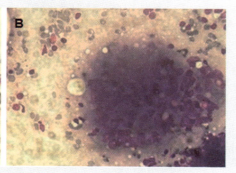

Figura 9.15 Tuberculose adrenal. Granuloma composto por células epitelioides em forma de chinelo, juntamente com linfócitos entremeados. Células gigantes multinucleadas.

☑ **Resposta: B.**

Referências: 174, 175, 505 e 506.

■ CASO 22

Uma mulher de 37 anos de idade procurou o endocrinologista por apresentar bócio e queixas de palpitações, insônia, irritabilidade e perda de peso nos últimos 3 meses. A paciente negava o uso de qualquer medicação, bem como cirurgias prévias.

Ao *exame físico*, chamava a atenção a presença de tremores finos nas mãos e tireoide aumentada (2+) à custa do lobo esquerdo. Ritmo cardíaco regular, FC de 112 bpm, PA de 120 × 80 mmHg.

Portava os seguintes *exames laboratoriais*, solicitados pelo clínico geral: glicemia = 88 mg/dL, TSH = 0,01 µUI/mL (VR: 0,3-5,0); T_4L = 2,5 ng/dL (VR: 0,7-1,8); anti-TPO = 244 UI/mL (VR: < 35); TRAb = 8,5 UI/L (VR: < 1,75). A cintilografia foi sugestiva de bócio nodular tóxico (Fig. 9.16).

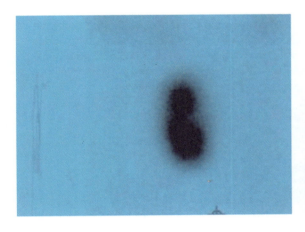

Figura 9.16 A cintilografia tireoidiana com Tc-99m mostrou captação do radioisótopo apenas no lobo esquerdo, sem visualização do lobo contralateral.

■ Diante dos achados laboratoriais, podemos afirmar que:

a) A paciente tem doença de Graves (DG) e deveria ser tratada com 15 a 20 mCi de radioiodo.
b) A paciente tem doença de Plummer (DP) e deveria ser tratada com 30 mCi de radioiodo.
c) A paciente tem a associação de DG e DP (síndrome de Marine-Lenhart) e deveria ser tratada com 30 mCi de radioiodo.
d) US da tireoide seria de grande valor na definição diagnóstica da paciente.
e) Existe mais de uma alternativa correta.

Comentários:

O papel da US da tireoide na investigação das tireopatias está bem estabelecido, sobretudo em casos de bócio nodular e tireoidite de Hashimoto. Na paciente em questão, a US possibilitou uma definição diagnóstica, visto que revelou a ausência congênita do lobo direito da tireoide (Fig. 9.17). Nesta situação, a imagem na cintilografia é similar à encontrada em casos de bócio nodular tóxico (BNT) ou DP, cuja característica principal é a hipercaptação unilateral do radioisótopo, similar ao observado em pacientes com hemiagenesia tireoidiana (HT). Esta última é um raro distúrbio congênito, com prevalência de cerca de 0,05% na população geral. Resulta da falha no desenvolvimento de um lobo (com ou sem o istmo), sendo o lobo esquerdo afetado na maioria dos casos.

Em comparação com outras formas de disgenesia congênita tireoidiana (p. ex., agenesia da tireoide, que causa hipotireoidismo congênito), pacientes com HT geralmente permanecem eutireóideos, a menos que o lobo residual se torne acometido ou danificado por processos autoimunes ou inflamatórios. Assim, pacientes com HT podem ser acometidos por qualquer tipo de doença tireoidiana. No caso em questão, o hipertireoidismo associado a títulos elevados de TRAb confirma o diagnóstico de DG, que pode ser tratada com 15 a 20 mCi de radioiodo. Em contrapartida, caso o TRAb não houvesse sido dosado e realizada a US, o paciente teria sido erroneamente diagnosticado como tendo BNT. A síndrome de Marine-Lenhart é uma rara condição que se caracteriza pela concomitância de DG e BNT.

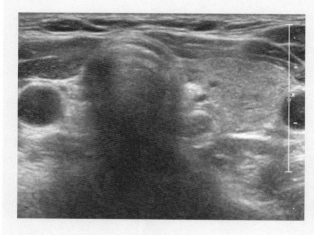

Figura 9.17 A US tireoidiana revelou um lobo direito ausente, um lobo esquerdo aumentado, bem como um fino istmo que termina na borda direita da traqueia.

☑ **Resposta: E.**

Referências: 143 a 145, 507 e 508.

■ CASO 23

Mulher de 43 anos de idade, 50 kg, IMC de 24,2 kg/m², tem diagnóstico de tireoidite de Hashimoto e HTP há 10 anos. Nos últimos 3 anos vinha em uso de 100 µg/dia de L-tiroxina (L-T$_4$), mantendo-se com níveis normais e estáveis de TSH e T$_4$ livre (T$_4$L). Volta ao consultório, após 8 meses, queixando-se de astenia, desânimo, sonolência excessiva e diarreia rara. A paciente refere estar tomando diariamente T$_4$ livre (T$_4$L) em jejum e que mantém o mesmo fabricante. Relata ainda que se separou do marido há 6 meses e que está enfrentando um processo de divórcio litigioso. Ao *exame físico*, era digno de nota um discreto edema facial e maleolar; FC = 72 bpm; PA = 120 × 80 mmHg.

Exames laboratoriais: TSH = 82 µUI/mL (VR: 0,3-5,5); T$_4$L = 0,36 ng/dL (VR: 0,7-1,8); anti-TPO = 550 UI/mL; CS às 8 h = 12,5 µg/dL (VR: 5,0-25,0); hemograma, ionograma e função renal normais; presença de cistos de *Giardia lamblia* ao exame parasitológico de fezes; coprocultura negativa.

A paciente foi orientada a aumentar a dose de L-T$_4$ para 175 µg/dia. Retornou 2 meses após, mas permanecia em hipotireoidismo: TSH = 78 µUI/mL; T$_4$L = 0,35 ng/dL. Na ocasião, assegurou estar tomando a L-T$_4$ regularmente.

■ Sobre este caso, analise os itens a seguir e opine:

I – Diante da possibilidade de resistência à L-T$_4$, esta deveria ser substituída por triiodotironina (T$_3$).
II – Existe a possibilidade de baixa adesão ao tratamento; assim, poderia ser sugerido à paciente que passasse a tomar 700 µg de L-T$_4$, uma vez por semana, na presença de seu médico.
III – A dosagem de anticorpos antiendomísio e antigliadina seria útil.
IV – O tratamento da giardíase seria útil para melhorar a resposta ao tratamento.
    a) Apenas o item I está incorreto.
    b) Somente o item II está correto.
    c) Somente os itens III e IV estão corretos.
    d) Somente os itens II e IV estão corretos.
    e) Somente o item III está incorreto.

Comentários:

Diante de uma mudança relativamente brusca na resposta à reposição de L-T$_4$, deve-se considerar, principalmente: (1) má adesão ao tratamento; (2) presença de condições que reduzam a absorção intestinal da L-T$_4$: medicações (sulfato ferroso, carbonato de cálcio, resinas, orlistat, antiácidos etc.), doença celíaca, doenças inflamatórias intestinais crônicas, intolerância à lactose, cirurgia bariátrica, giardíase crônica, outras parasitoses intestinais e obesidade grave, alta ingestão de fibra alimentar (pão de trigo integral, granola, farelo), uso de suplementos de proteína de soja etc.; (3) existência de condições que prejudiquem a secreção ácida gástrica prejudicada (acloridria, gastrite atrófica, uso de inibidores da bomba de prótons, antiácidos, infecção pelo *Helicobacter pylori*; (4) medicações que aumentem a metabolização hepática da L-T$_4$, por estímulo do CYP3A4 (rifampicina, fenobarbital, estrogênio, carbamazepina, fenitoína, sertralina etc.); e (5) condições que elevem a TBG (gravidez, estrogenioterapia, uso do tamoxifeno etc.) (Quadro 9.3).

À paciente em questão, uma vez descartadas outras condições que pudessem interferir com a absorção e a metabolização da L-T$_4$, ou elevar a TBG, prescrevemos nitazoxanida (Annita®), uma medicação que atua sobre giardíase, amebíase e helmintíases. A despeito desse tratamento e do aumento da dose de L-T$_4$ para 250 µg/dia, não houve mudança significativa nos níveis de TSH e T$_4$L. Como demonstrado por Seppel et al., giardíase crônica pode prejudicar a absorção da L-T$_4$ e determinar hipotireoidismo grave de difícil tratamento. Optamos por administrar a L-T$_4$ na dose de 700 µg uma vez por semana, o que resultou, após 8 semanas, em normalização do T$_4$L e diminuição do TSH de 70,3 µUI/mL para 9,1 µUI/mL. Esses achados indicam que a má aderência ao tratamento era o principal determinante da insuficiente resposta à L-T$_4$ em nossa paciente.

Na série de Bornschein et al., em comparação ao uso diário da L-T$_4$, sua administração semanal propiciou níveis similares de TSH, sem sinais de hipertireoidismo ou alterações cardíacas.

Quadro 9.3 Situações em que as necessidades diárias de L-T$_4$ podem estar alteradas

Necessidade aumentada
Diminuição da absorção intestinal da L-T$_4$
Doenças intestinais inflamatórias: Crohn, retocolite ulcerativa, doença celíaca etc.
Cirurgias: derivação gástrica em Y de Roux; jejunostomia etc.
Enteropatia diabética
Intolerância à lactose
Gastrite atrófica; infecção pelo H. pylori
Giardíase crônica; outras parasitoses intestinais
Síndrome do intestino curto
Fármacos: inibidores da bomba de prótons, colestiramina, sucralfato, hidróxido de alumínio ou magnésio, sulfato ferroso, carbonato de cálcio, raloxifeno, orlistat etc.
Hábitos nutricionais: dieta rica em fibras ou proteína de soja, café, suco de toranja, frutas cítricas etc.
Aumento do metabolismo hepático da L-T$_4$ (estímulo do CYP3A4)
Fármacos: rifampicina, fenobarbital, estrogênio, carbamazepina, fenitoína, sertralina etc.
Diminuição da conversão de T$_4$ em T$_3$
Fármacos: amiodarona, glicorticoides (dexametasona ≥ 4 mg/dia), betabloqueadores (propranolol > 160 mg/dia) etc.
Inibição da secreção dos hormônios tireoidianos
Fármacos: amiodarona, lítio, tionamidas, iodeto, contrastes radiológicos contendo iodo, sulfonamidas etc.
Bloqueio da síntese de deiodinases
Deficiência de selênio, cirrose
Aumento da TBG
Fármacos: estrogênio, tamoxifeno, mitotano, heroína/metadona etc.
Deiodinação do T$_4$ + aumento da TBG
Gravidez
Mecanismos desconhecidos ou complexos
Agentes antidiabéticos: metformina, meglitinidas, sulfonilureias, glitazonas, insulina
Antidepressivos: tricíclicos (p. ex., amitriptilina), ISRS (p. ex., sertralina) etc.
Anticoagulantes orais: derivados da cumarina ou da indadiona
Citocinas: α-interferon, interleucina-2
Inibidores da tirosinocinase: sunitinibe, sorafenibe
Outros: diazepam, etionamida, diuréticos tiazídicos, hrGH, simpaticomiméticos etc.

Necessidade diminuída
Envelhecimento (idade > 65 anos)
Terapia androgênica em mulheres

hrGH: hormônio do crescimento recombinante humano; ISRS: inibidores da recaptação de serotonina.
Adaptado da referência 137.

☑ **Resposta: A.**

Referências: 131, 137, 510 e 511.

■ CASO 24

Jovem branca de 12,5 anos de idade relata ter "passado mal" na escola há 40 dias, com queixas de cefaleia intensa e tonturas. Levada ao Pronto Atendimento, detectou-se PA de 200 × 130 mmHg. Medicada com captopril, não obteve melhora significativa (PA = 180 × 120 mmHg). Não sabia ser hipertensa e há relato de PA de 110 × 70 mmHg, 3 anos antes. Avó informa que sua neta (a paciente) é filha de um relacionamento ocasional da mãe (normotensa) com um rapaz (ambos com 17 anos de idade à época) que sabia ser hipertenso grave. Há história positiva de hipertensão e obesidade também no lado materno.

Exames feitos na ocasião: função tireoidiana e catecolaminas (plasmáticas e urinárias) normais; Na^+ = 144 mEq/L (VR: 135-148); K^+ = 3,9 mEq/L (VR: 3,5-5,1); cortisol = 9,2 µg/dL (VR: 5,0-25,0); ACTH: 54 pg/mL (VR: < 46); aldosterona = 16,4 ng/dL (VR: 1-10,5); atividade plasmática de renina (APR): 0,1 ng/mL/h (VR: 0,4 a 0,8); relação aldosterona/APR (RAR) = 41 (usando o valor de 0,4 para a APR).

Os níveis pressóricos não responderam à introdução de alisquireno, 150 mg/dia por 10 dias, mas normalizaram após 1 semana com anlodipino, 5 mg VO a cada 12 horas. Ao *exame físico*: peso = 72,1 kg; altura = 1,62 m; PA = 130 × 75 mmHg (em tratamento); FC = 76 bpm. Presença de acne e hirsutismo moderados em face e região dorsal. Alguma oleosidade facial. Sem estrias ou outros sinais sugestivos de hipercortisolismo.

Exames repetidos após 3 semanas, no segundo dia do ciclo menstrual, em laboratório de referência: Na^+ = 143 mEq/L; K^+ = 4,5 mEq/L; aldosterona = 25,3 ng/dL; APR: < 0,4 ng/mL/h; RAR = 63 (em pé, por 2 horas); cortisol = 14,2 µg/dL; sulfato de desoxiepiandrosterona DHEA-S = 537 µg/dL (VR: 34-280); DHEA = 2.099 ng/dL (VR: 240-1.200); testosterona total = 54 ng/dL (VR: < 63); SHBG = 28 nmol/L (22-130); testosterona livre = 37,2 ng/dL (VR: < 37).

Ecodopplercardiograma, US pélvica e US de artérias renais: sem anormalidades. US de abdome: adrenal direita com 3,9 × 3,5 × 2,3 cm (volume: 16,3 cm^3); adrenal esquerda com 3,5 × 2,7 × 1,6 cm (volume: 7,9 cm^3).

Após esses exames, a paciente foi avaliada por um endocrinologista que solicitou um teste de estímulo postural, seguido de supressão com doses baixas de dexametasona (0,5 mg VO a cada 6 horas por 2 dias):

	Aldosterona (ng/dL)	APR (ng/mL/h)	Cortisol (µg/dL)
Basal (30 minutos de repouso)	14,8	< 0,4	11,9
Após 2 horas em pé	10,3	< 0,4	6,7
Após 2 dias de dexametasona	< 2,0	< 0,4	< 0,5

■ Com esta história e o conjunto dos exames realizados até agora, qual seria sua hipótese diagnóstica e sua conduta subsequente?

a) Hiperaldosteronismo primário (HAP) por adenoma adrenal (possivelmente à direita); adrenalectomia direita.

b) HAP por hiperplasia adrenal bilateral; espironolactona.
c) Hiperplasia adrenal congênita por deficiência de 11β-hidroxilase; dexametasona.
d) Hiperaldosteronismo familiar do tipo 1 (HF-1); dexametasona.
e) Hiperaldosteronismo familiar do tipo 2 (HF-2); dexametasona.

Comentários:

Com a ausência de resposta ao teste postural e a resposta positiva da aldosterona à supressão com dexametasona; suspeitou-se do diagnóstico de hiperaldosteronismo supressível por dexametasona (remediável por glicocorticoides), também chamado de hiperaldosteronismo familiar do tipo 1 (HF-1), tendo sido solicitada a pesquisa do gene híbrido (quimera) *CYP11B1/CYP11B2* (Fig. 9.18), que foi confirmado em genotipagem realizada em laboratório de referência no exterior.

A paciente passou então a ser tratada com dexametasona (0,25 mg VO), uma vez ao dia, pela manhã. Em menos de 2 semanas, normalizou completamente a PA. Curiosamente, a acne e o hirsutismo também melhoraram gradualmente. Uma TC de adrenais mostrou hiperplasia de ambas as glândulas, sem evidência de lesão isolada.

Durante um episódio infeccioso de orofaringe, foram solicitados exames laboratoriais adicionais: cortisol = 14,8 μg/dL; ACTH = 138 pg/mL; androstenediona = 226 ng/dL; 17-OHP = 1.180 ng/dL. Estes resultados, mesmo em uso de doses baixas de dexametasona, mas durante um estresse infeccioso, confirmaram o diagnóstico adicional de deficiência de 21-hidroxilase, forma não clássica, justificando a presença dos sinais de hiperandrogenismo, que responderam satisfatoriamente ao emprego da dexametasona.

O HF-1 é a primeira forma reconhecida de hipertensão arterial monogênica (1966), associada a hiperplasia adrenocortical e resultante de herança autossômica dominante. Decorrência rara, é responsável por < 1% dos casos de HAP. O HF-1 é consequente à presença da duplicação de um gene quimérico (*CYP11B1/CYP11B2*), decorrente do cruzamento desigual entre dois genes que apresentam elevada homologia: o *CYP11B1*, que codifica a enzima 11β-hidroxilase (responsável pelos últimos passos da síntese de cortisol e corticosterona), e o *CYP11B2*, que codifica a aldosterona sintetase (responsável por catalisar os passos finais da síntese de 18-hidroxicorticosterona e aldosterona). Ambos os genes localizam-se muito próximos no cromossomo 8 e compartilham 98% de homologia.

No córtex adrenal normal, as duas enzimas são expressas em camadas distintas: a *CYP11B1* (11β-hidroxilase) na zona fasciculada, sob controle específico do ACTH, e a *CYP11B2* (aldosterona sintetase) na zona glomerulosa, sob regulação do sistema renina-angiotensina (SRA) (veja adiante). No HF-1, a formação do gene quimérico resulta da fusão da região promotora 5' responsiva ao ACTH do gene *CYP11B1* com a sequência codificadora 3' do gene *CYP11B2* (Fig. 9.18). O resultado é a produção de aldosterona na zona fasciculada (a partir da corticosterona, abundante nessa camada) sob o controle circadiano do ACTH, além da síntese adicional de esteroides anômalos, chamados "híbridos", 18-hidroxicortisol e 18-oxocortisol, ambos a partir da 18-hidroxilação e subsequente 18-desidrogenação do cortisol (Fig. 9.19). A regulação da aldosterona dependente do ACTH resulta num padrão de produção circadiano que é paralelo ao do cortisol.

Pacientes com HF-1 têm um tipo inusitado de hiperaldosteronismo, no qual a secreção de aldosterona é controlada pelo ACTH, mas apresentam todas as demais características de seu excesso: hipertensão (de moderada a grave, geralmente), supressão de renina e graus variados de hipocalemia e alcalose metabólica. Manifesta-se, em geral, na infância e adolescência e, habitualmente, quando não tratada especificamente ou tratada de maneira ineficaz, associa-se a comprometimento cardiovascular precoce e importante.

A associação com a deficiência de 21-hidroxilase, na sua forma não clássica (D21OH-FNC), vista neste caso, é aparentemente fortuita, não se conhecendo pontos comuns na fisiopatogênese. Contudo, como a D21OH-FNC é uma condição bem mais comum (prevalência de 1:50 pessoas na população geral), esse encontro não seria totalmente inesperado.

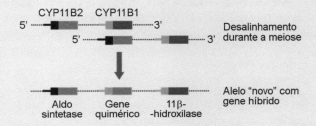

Figura 9.18 Hiperaldosteronismo familiar do tipo 1 (HF-1). Formação do gene quimérico.

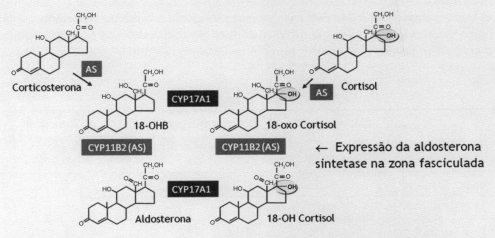

Figura 9.19 Hiperaldosteronismo familiar do tipo 1 (HF-1). Formação dos esteroides híbridos.

☑ **Resposta: D.**

Referências: 162, 163 e 179.

■ CASO 25

Homem de 56 anos de idade, advogado, é acompanhado há mais de 10 anos por cardiologista com diagnóstico de hipertensão arterial "essencial". Um gastroenterologista, consultado por queixas de gastrite e constante epigastralgia, associou a sintomatologia ao uso rotineiro de cloreto de potássio e a ingestão habitual de bebidas alcoólicas. Constatou, em exames de rotina, a presença de níveis baixos de potássio, que o paciente confirmou serem comuns, sem que isso nunca tivesse sido investigado mais detalhadamente.

No último ano, vinha usando anlodipino (5 mg, duas vezes ao dia), enalapril (10 mg, duas vezes ao dia), atenolol (25 mg, duas vezes ao dia) e hidroclorotiazida (HCT, 25 a 50 mg uma vez ao dia), com controle razoável da PA. Por conta da hipocalemia frequente, foi encaminhado a um nefrologista, que suspeitou de hiperaldosteronismo primário, e solicitou os exames seguintes, após suspender a HCT por 14 dias: Na^+ = 145 mEq/L (VR: 135-145); K^+ = 3,5 mEq/L (VR: 3,5-5,1); APR: < 0,4 ng/mL/h (VR: 0,4-0,7); aldosterona plasmática = 26,2 ng/dL (VR: 1,0-10,5); relação aldosterona/APR (RAR) = 65,5.

Sem outros exames complementares, solicitou-se uma TC abdominal, que revelou dois nódulos adrenais: um à direita, de 3,1 × 2,8 cm de diâmetro, e outro à esquerda, de 1,4 × 1,3 cm de diâmetro, ambos com baixa densidade pré-contraste, sugestivos de adenomas.

Um endocrinologista foi consultado por telefone e recomendou a realização de cateterismo seletivo bilateral de veias adrenais com coleta de sangue para dosagem de aldosterona e cortisol em ambos os efluentes e em veia periférica. Aconselhou a suspensão temporária do atenolol, do enalapril e da HCT por 2 semanas antes do procedimento, bem como a introdução de verapamil (120 mg, duas vezes ao dia), seguida de hidralazina (10 mg, duas vezes ao dia), se necessário.

O cateterismo foi realizado pela manhã, com o paciente em jejum e sem outro preparo específico, em serviço de radiologia intervencionista especializado, e não apresentou intercorrências. Os seguintes resultados foram obtidos (dosagens realizadas em laboratório de referência):

	Aldosterona (ng/dL)	Cortisol (µg/dL)	Relação aldosterona/cortisol
Veia adrenal direita	16,3	85,2	0,19
Veia adrenal esquerda	870,0	92,5	9,41
Veia cava (acima)	18,2	19,2	0,95
Veia cava (abaixo)	27,6	16,2	1,70
Veia periférica	28,8	20,9	1,38

Gradiente da relação aldosterona/cortisol entre veia adrenal esquerda e direita: 49,5 (normal: < 2)

Embora os resultados apontassem claramente a glândula adrenal esquerda como a origem da produção excessiva de aldosterona e o laudo do intervencionista fosse de que o procedimento havia sido bem-sucedido, a decisão conjunta do cardiologista e do cirurgião foi a de fazer a exérese da adrenal direita, com a argumentação de que poderia ter havido alguma troca de tubos no momento da coleta de sangue durante o cateterismo, ou mesmo durante o processamento no próprio laboratório, além do fato de que o tumor do lado direito era bem maior.

Quinze dias após a adrenalectomia direita, cujo exame anatomopatológico revelou tratar-se de um adenoma de adrenal, o paciente mantinha-se hipertenso (em uso de anlodipino e atenolol), e com um potássio sérico de 3,7 mEq/L. Novas dosagens hormonais revelaram APR < 0,4 ng/mL/h e aldosterona = 18,9 ng/dL (RAR > 47).

Nesta situação, desapontado com a conduta e a evolução de sua condição, o paciente procurou o endocrinologista que havia indicado o cateterismo.

■ **O que você faria se fosse o endocrinologista?**

a) Solicitaria revisão de lâminas e reavaliação do diagnóstico anatomopatológico.
b) Manteria o paciente indefinidamente sob tratamento clínico com antagonista de aldosterona.
c) Indicaria nova cirurgia para remoção da outra adrenal (esquerda), possível fonte do excesso de aldosterona, conforme sugeria o cateterismo.
d) Conversaria com o cirurgião sobre a possibilidade de realizar cirurgia poupadora de tecido adrenal, avaliando a possibilidade de remoção apenas do pequeno adenoma remanescente na adrenal esquerda.
e) As condutas propostas nas alternativas "b" e "d" parecem ser igualmente sensatas e eficazes.

Comentários:

O HAP resulta, mais frequentemente, de hiperplasia adrenal bilateral (HAB) ou de um adenoma produtor de aldosterona (APA). Raramente, o carcinoma adrenocortical, a hiperplasia adrenal primária e a produção ectópica de aldosterona por um tumor ovariano podem ser causas adicionais de HAP. Embora a experiência de grandes grupos internacionais mencione que a causa mais frequente de HAP seja a HAB, nossa experiência, possivelmente por um viés de referência, aponta o APA como a etiologia mais comum (> 70%).

O APA geralmente ocorre de maneira isolada (unilateral), sendo facilmente identificado à TC de abdome, com protocolo específico para o estudo das adrenais. Nos casos de HAB, a imagem adrenal é mais variada, podendo ser encontrados: HAB propriamente dita, hiperplasia uni- ou multinodular (uni- ou bilateral) e mesmo adrenais de aspecto aparentemente normal.

Embora exista uma recomendação internacional (diretrizes da Endocrine Society, JCEM, 2008) para que todo paciente diagnosticado com HAP (seja ele suspeito de ter APA ou HAB) tenha seu diagnóstico confirmado pelo cateterismo bilateral de veias adrenais com dosagem de aldosterona nos efluentes adrenais para identificação da origem do excesso de aldosterona, nosso grupo indica esse procedimento apenas nos casos em que haja incerteza diagnóstica, principalmente nos casos de imagens duvidosas (ausência de um nódulo nos casos em que se suspeita de APA e a presença de nódulos bilaterais).

O caso apresentado exemplifica uma dessas situações: o encontro à TC de abdome de dois nódulos, um maior à direita e outro, menor, à esquerda. A indicação do cateterismo seletivo de veias adrenais com amostragem de sangue para dosagem de aldosterona (e cortisol) é soberana nessa situação. Há que se certificar de que o exame seja realizado por um radiologista intervencionista ou cirurgião vascular com larga experiência com o procedimento e que um clínico esteja disponível na sala, cuidando das amostras e tubos de coleta, atentando para que sejam muito bem identificados e que o material seja bem processado e encaminhado, de preferência para um laboratório de referência.

Quando há algum tipo de desconfiança com o exame (realização do procedimento, coleta do material ou dosagens hormonais), a tendência dos menos avisados é a de sempre indicar a remoção do tumor maior. É obrigação do endocrinologista saber que o aldosteronoma tem, em média, 1,8 cm de diâmetro, raramente ultrapassando os 3 cm. Assim, em caso de dúvida, e na falta de outras opções, recomende a exérese do adenoma menor!

No caso deste paciente, como foi retirado um adenoma que possivelmente era não produtor (incidentaloma adrenal – adenoma não funcionante), a única possibilidade de "cura" definitiva seria a retirada da glândula esquerda, onde efetivamente está localizado o aldosteronoma.

Nas mãos de um cirurgião experiente, e na dependência das relações anatômicas do tumor, é possível proceder a uma nova cirurgia, procurando remover somente o adenoma (adenomectomia laparoscópica) e preservando tecido adrenocortical normal, evitando, assim, que o paciente desenvolva insuficiência adrenal pós-cirúrgica. Alternativamente, pode-se, em decisão conjunta com o paciente, mantê-lo em tratamento farmacológico contínuo com antagonistas de aldosterona (espironolactona ou eplerenona). Em tese, esta opção parece bem melhor em termos de risco-benefício, e mesmo de custo-benefício, do que uma nova adrenalectomia total esquerda e a obrigatoriedade de reposição glico- e mineralocorticoide indefinidamente, com todas as suas dificuldades e riscos.

☑ **Resposta: E.**

Referências: 162, 163 e 512.

■ CASO 26

Mulher de 40 anos de idade, portadora de infecção pelo HIV, apresenta quadro de sonolência, náuseas e vômitos, acompanhado de hiponatremia (Na^+ sérico = 125 mEq/L [VR: 135-145]) e baixa osmolalidade plasmática (262 mOsm/kg [VR: 285-295]). Ela se encontra em tratamento de tuberculose pulmonar há 3 meses e também faz uso de terapia antirretroviral (há 24 meses) e citalopram (20 mg/dia) há 6 meses. Outros exames: glicemia = 92 mg/dL (VR: 70-99); ureia = 9,4 mg/dL (VR: 13-43); creatinina = 0,5 mg/dL (VR: 0,6-1,1); ácido úrico = 1,6 mg/dL (VR: 2,4-5,7); triglicerídeos = 910 mg/dL; TSH = 2,2 mUI/mL (VR: 0,35-5,5); T_4 livre = 1,2 ng/dL (VR: 0,7-1,8); cortisol sérico (CS) às 8 h = 15,4 mUI/L (VR: 5,0-25,0); ACTH = 22,6 pg/mL (VR: < 46).

■ Em relação ao caso descrito, analise as afirmativas a seguir e opine:

I – A paciente tem a síndrome de secreção inapropriada do ADH (SIADH).
II – O uso do citalopram poderia estar causando a hiponatremia.
III – A hipertrigliceridemia poderia ser a causa ou fator agravante da hiponatremia.
IV – A tuberculose possivelmente está envolvida no surgimento da hiponatremia.
V – Até que se prove o contrário, a hiponatremia é decorrente da terapia antirretroviral.
   a) Apenas as afirmativas I e II estão corretas.

b) Somente a afirmativa II é incorreta.
c) Apenas as afirmativas I e IV são corretas.
d) Somente as afirmativas I, III e IV estão corretas.
e) Somente a afirmativa V é incorreta.

Comentários:

> A hiponatremia tem várias etiologias. No caso em questão, a tuberculose (causando SIADH), a hipertrigliceridemia e o uso do citalopram poderiam estar envolvidos. Contudo, a terapia com inibidores seletivos da recaptação da serotonina (ISRS), como citalopram, escitalopram, sertralina e fluoxetina, causa hiponatremia *quase exclusivamente* em idosos. Ademais, hipertrigliceridemia ocasionalmente leva a níveis de sódio sérico falsamente baixos (pseudo-hiponatremia).
>
> A SIADH responde por até 40% dos casos de hiponatremia e representa a causa mais comum de hiponatremia normovolêmica. Corresponde, também, ao fator etiológico mais comum de hiponatremia em pacientes hospitalizados; no entanto, seu diagnóstico é de exclusão. A manifestação mais característica da SIADH é hiponatremia associada a níveis elevados do ADH e baixa osmolalidade plasmática. Também são observados níveis baixos de creatinina, ureia e ácido úrico, bem como, caracteristicamente, aumento da excreção urinária de sódio (> 100 mEq/L). A SIADH tem como etiologia mais comum as neoplasias malignas, sobretudo o carcinoma pulmonar de células pequenas. Distúrbios do SNC, doenças pulmonares benignas (p. ex., tuberculose, pneumonias virais e bacterianas, asma, bronquiolite, DPOC avançada, pneumotórax, atelectasia, abscesso pulmonar etc.), e vários fármacos (entre eles os ISRS) respondem pela maioria dos casos restantes. Para o diagnóstico adequado da SIADH são necessárias funções adrenal e tireoidiana normais. De fato, hipotireoidismo e hipocortisolismo são causas conhecidas de hiponatremia.
>
> As complicações metabólicas da terapia antirretroviral para o HIV incluem hiperglicemia e dislipidemia (sobretudo, hipertrigliceridemia e elevação do LDL-c).

☑ **Resposta: E.**

Referências: 513 a 515.

■ CASO 27

Em mulher de 40 anos de idade foi diagnosticado carcinoma papilífero de 1,6 cm, sem comprometimento de linfonodos cervicais. Após a cirurgia, os níveis de tireoglobulina estavam < 1 ng/mL. Há cerca de 10 anos, a paciente se submetera a duas cirurgias transesfenoidais para retirada de um adenoma hipofisário clinicamente não funcionante. Desde estão, ela vem em uso de L-tiroxina (L-T$_4$), prednisolona e terapia estroprogestogênica.

■ Com relação a este caso, analise os itens a seguir e opine:

I – A paciente deve submeter-se à ablação tireoidiana com 30 mCi de ^{131}I.
II – A paciente deve submeter-se à ablação tireoidiana com 100 mCi de ^{131}I.
III – O preparo para a dose ablativa do ^{131}I deve, obrigatoriamente, ser feito com a administração de TSH recombinante humano (Thyrogen®).

IV – O preparo para a dose ablativa do ^{131}I pode ser feito com a administração de Thyrogen® ou pela interrupção da L-T$_4$.
a) Apenas o item III está incorreto.
b) Somente os itens I e III estão corretos.
c) Apenas o item IV está incorreto.
d) Apenas os itens I e IV estão corretos.
e) Somente os itens II e III estão corretos.

Comentários:

A paciente é considerada de baixo risco para doença persistente ou recidivante (jovem, sexo feminino, tumor < 2 cm e ausência de metástases locorregionais ou à distância). Existem fortes evidências de que, nesta situação, uma atividade de 30 mCi de ^{131}I é tão eficaz quanto a de 100 de ^{131}I, além de ser mais segura. Para um efeito adequado da radioiodoterapia, faz-se necessário a obtenção de nível de TSH > 30 µUI/mL. Em condições normais, isso pode ser obtido com a suspensão da L-T$_4$ ou a administração de Thyrogen®. Contudo, pacientes com hipopituitarismo *obrigatoriamente*, devem usar o Thyrogen®, visto que são incapazes de elevar a produção de endógenos de TSH, devido à destruição dos tireotrofos. Outras situações em que se impõe a administração de Thyrogen® incluem: condições potencialmente agravadas pelo hipotireoidismo, como enfermidades do coração, do pulmão ou debilitantes, doença aterosclerótica, insuficiência renal, depressão grave e idade avançada. Em contraste, em pacientes com ressecção incompleta do tumor ou metástases persistentes, a interrupção da L-T$_4$ ao longo de 3 ou 4 semanas ainda é a conduta mais adequada, na ausência de contraindicações clínicas. O mesmo se aplica a crianças e adolescentes porque, embora o uso de TSH recombinante seja seguro e aparentemente eficaz nesse grupo etário, são necessários mais estudos.

☑ **Resposta: B.**
Referência: 74.

■ CASO 28

Mulher de 64 anos de idade vem evoluindo, há 2 meses, com disfagia, tosse, dispneia aos grandes esforços, aumento do volume cervical, dor ao toque nessa região, palpitações, sudorese e febre (há 3 dias). Em virtude da piora do quadro respiratório, a paciente foi internada, apresentando estado geral regular e taquipneia. À palpação, a tireoide mostrava-se de consistência pétrea, dolorosa, com lobo esquerdo aumentado de volume, mas sem limites definidos. Palpava-se, também, linfonodo cervical de 2 cm, à esquerda. Ausculta pulmonar com roncos difusos e sibilos.

A paciente sabe ter hipotireoidismo primário, secundário à tireoidite de Hashimoto, há mais de 20 anos e faz uso de L-T$_4$ (100 µg/dia).

Exames laboratoriais: TSH = 0,73 mUI/L (VR: 0,3-5,5); T$_4$ livre = 0,82 ng/dL (VR: 0,7-1,8); anti-TPO = 820 UI/L (VR: < 35); hemograma com 12.000 leucócitos/mm³ (78% de segmentados, 2% de bastões, 10% monócitos, 5% de linfócitos, 0% de eosinófilos, 5% de basófilos); VSH = 16 mm.

Exames de imagem: (1) radiografia de tórax: desvio da traqueia para a direita e diminuição de seu calibre; (2) US cervical: nódulo de 5,2 × 3,5 cm, heterogêneo, que ocupava todo o lobo esquerdo (LE) da tireoide e se projetava para o mediastino (Fig. 9.20); (3) CT: massa tireoidiana volumosa, comprometendo sobretudo o LE, bem como alguns linfonodos cervicais; (4) 18F-FDG-PET-CT *scan:* captação aumentada do FDG na massa tumoral tireoidiana e, em menor intensidade, em linfonodos cervicais.

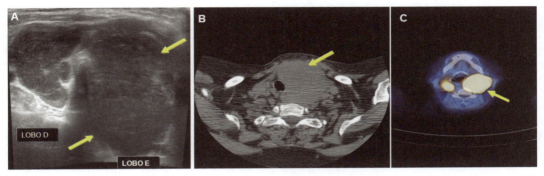

Figura 9.20 Características (*setas*) da massa tireodiana à US (**A**), à TC (**B**) e no 18F-FDG-CT-PET-CT *scan* (**C**).

- **Em relação a este caso, analise os itens a seguir e opine:**

I – Em virtude de seu grande tamanho, a lesão deve ser ressecada, sem a necessidade de PAAF prévia.
II – O diagnóstico diferencial desta paciente deve incluir tireoidite de Riedel, carcinoma anaplásico e linfoma de tireoide.
III – Devido ao quadro de crescimento rápido da massa cervical, está indicada a realização de PAAF guiada por US, independentemente de seu grande volume.
IV – O diagnóstico prévio de tireoidite de Hashimoto aumenta o risco de linfoma primário de tireoide.
V – A positividade do 18F-FDG-PET-CT *scan* confirma que se trata de lesão maligna, implicando cirurgia imediata.
    a) Somente os itens I, III e V estão corretos.
    b) Apenas o item I está incorreto.
    c) Os itens II, III e IV estão corretos.
    d) Apenas o item IV está incorreto.
    e) Apenas o item III está incorreto.

Comentários:

A paciente foi submetida à PAAF guiada por US e os achados citológicos, combinados com a imuno-histoquímica, confirmaram o diagnóstico de linfoma não Hodgkin (LNH) de tireoide, subtipo linfoma difuso de grandes células B (LDGCB). O linfoma primário de tireoide (LPT) é uma doença que representa 0,6% a 5% das neoplasias desse órgão e 1% a 2% dos linfomas malignos, com incidência anual de dois por milhão. As mulheres são mais acometidas de que os homens (2 a 8:1). A doença usualmente se manifesta entre a sexta e a sétima década de vida, mas tende a ocorrer mais cedo em homens. A grande maioria dos LPT é de LNH originários das células B. O subtipo mais comum é o LDGCB, que corresponde a 50% dos casos de LNH, seguido pelo linfoma MALT (10% a 23% dos casos), o qual é menos agressivo e mais indolente. O risco de desenvolvimento de LPT é 67 vezes maior em pacientes com tireoidite de Hashimoto (TH), em comparação àqueles sem TH. Estima-se que a transformação da TH em LPT ocorre em cerca de 0,5% dos casos. Em contrapartida, cerca de 60% a 90% dos pacientes com LPT têm TH.

Em mais de 70% dos casos, o LPT (sobretudo o LDGCB) se apresenta como massa cervical de crescimento rápido, que causa sintomas compressivos traqueoesofágicos (em cerca de um terço dos casos) e dor (em cerca de 10%).

A tireoidite de Riedel caracteriza-se por processo inflamatório fibroso crônico, podendo, em sua forma agressiva, ser confundida com neoplasia tireoidiana ou cervical.

A PAAF, além de possibilitar a definição etiológica da maioria dos nódulos tireoidianos (limitação apenas na distinção entre neoplasias foliculares benignas e malignas), tem importância na programação cirúrgica. Assim, sempre que possível, deve ser realizada para investigação de nódulos tireoidianos > 1 cm ou naqueles menores com aspectos ultrassonográficos sugestivos de malignidade.

Nem todo nódulo tireoidiano volumoso tem indicação cirúrgica, já que a maioria desses nódulos é benigna. Além disso, a quimioterapia (associada ou não à radioterapia) é o tratamento de escolha do LPT. Deve ser lembrado, também, que a hipercaptação do 18F-FDG nem sempre indica que se trata de uma doença maligna. De fato, resultados falso-positivos para o 18F-FDG-PET-CT *scan* podem ocorrer na presença de processos inflamatórios e doenças granulomatosas (p. ex., vasculite, doença inflamatória intestinal, osteomielite, tuberculose, sarcoidose etc.).

☑ **Resposta: C.**

Referências: 74, 516 e 517.

■ CASO 29

Mulher de 55 anos de idade sabe ter hipotireoidismo primário, devido à tireoidite de Hashimoto, há mais de 10 anos. Nos últimos 3 anos, ela se mantinha bem controlada com 150 μg/dia de L-T$_4$. Contudo, essa dose precisou ser progressivamente diminuída, em virtude do surgimento de sintomas de hipertireoidismo (insônia, irritabilidade e palpitações), associados à supressão do TSH e à elevação do T$_4$ livre (T$_4$L) e do T$_3$. A paciente retorna ao consultório em uso de 25 μg/dia de L-T$_4$, portando os seguintes exames: TSH = 0,01 μUI/mL (VR: 0,5-5,0); T$_4$L = 2,6 ng/dL (VR: 0,7-1,8); anti-TPO = 217 UI/mL (VR: < 35); TRAb = 12,7 UI/L (VR: < 1,75). Ao *exame físico*: ritmo cardíaco regular; FC = 120 bpm; discreta proptose à direita; tireoide aumentada difusamente (2+).

■ Com base nesses dados, pode-se afirmar que:

I – Deve ser considerada a possibilidade de tireotropinoma.
II – A dose da L-T$_4$ deve ser reduzida para 12,5 µg/dia.
III – A L-T$_4$ deveria ser suspensa e, de preferência, administrados 30 mg/dia de metimazol.
IV – A L-T$_4$ deveria ser suspensa e administrados 15 a 20 mCi de ^{131}I.
V – A possibilidade de *struma ovarii* deve ser fortemente aventada.
   a) Somente os itens III e IV estão corretos.
   b) Apenas os itens II e V estão incorretos.
   c) Os itens I, III e IV estão corretos.
   d) Apenas o item IV está correto.
   e) Apenas o item II está correto.

Comentários:

A doença tireoidiana autoimune (DAIT), que acomete 2% a 5% da população ocidental, é o transtorno autoimune órgão-específico mais frequente. Sua apresentação clínica varia do hipertireoidismo da doença de Graves (DG) ao hipotireoidismo associado à TH. Outras formas de DAIT incluem a tireoidite pós-parto, a tireoidite subaguda linfocítica, a tireoidite induzida por α-interferon e a tireoidite que acompanha as síndromes autoimunes poliglandulares. A etiologia exata da DAIT ainda é desconhecida; no entanto, estima-se que fatores genéticos responderiam por cerca de 80% da suscetibilidade à DAIT e os ambientais (p. ex., tabagismo, estresse, infecção, selênio, iodo e drogas, entre outros), pelos 20% restantes.

Na DG, há predomínio de TRAb (anticorpos contra o receptor do TSH) estimuladores, ao passo que na TH predominariam os TRAb bloqueadores. Num mesmo paciente, pode haver alternância na preponderância desses anticorpos, o que explicaria a variação na expressão dos níveis hormonais, a qual tem ocorrência e duração imprevisíveis. Assim, para esses casos, uma terapia definitiva, como o radioiodo, parece mais atraente do que o uso do metimazol.

A presença de valores suprimidos de TSH descarta o diagnóstico de tireotropinoma. O hipertireoidismo associado a esses tumores se acompanha de valores de TSH elevados (em 70% a 80% dos casos) ou normais.

O *struma ovarii* é um teratoma ovariano cujo componente principal é tecido tireoidiano. Menos de 5% dos casos se acompanham de hipertireoidismo. Mais rara ainda é a transformação maligna desse tecido tireoidiano ectópico. A presença de títulos elevados de TRAb confirma o diagnóstico de DG.

A paciente foi tratada com 20 mCi de ^{131}I e 40 dias após, como estava francamente hipotireóidea (TSH = 64 µUI/mL e T$_4$L de 0,46 ng/dL), foi reiniciada a L-tiroxina, na dose de 100 µg/dia.

☑ **Resposta: D.**

Referências: 143 a 146 e 518.

■ CASO 30

Uma mulher de 60 anos de idade, com DM2, dislipidemia e obesidade mórbida, foi submetida a gastroplastia com derivação em Y de Roux. Um ano após da cirurgia, a paciente retorna ao consultório assintomática e com melhora das comorbidades prévias. Na ocasião, fazia reposição de carbonato de cálcio, 500 mg/dia, colecalciferol (10.000 UI/semana) e polivitaminas. Sem história de dor ou fraturas em coluna.

Exames laboratoriais: 25-OHD = 23 ng/mL (VR: 30-100); PTH = 81 pg/mL (VR: 11-67); cálcio total = 8,5 mg/dL (VR: 8,6-10,3); fósforo = 4,8mg/dL (VR: 2,3-5,2); albumina: 3,1 g/dL (VR: 3,5-5,0); creatinina = 0,8 mg/dL (VR: 0,6-1,1).

A *densitometria óssea* demonstrou osteoporose com T-escore de –4,2 em L1-L4, –3,4 no colo do fêmur, –2,8 no colo total, –4,9 no rádio 33% (Figs. 9.21 e 9.22). A paciente nega fraturas e dor em coluna vertebral no período.

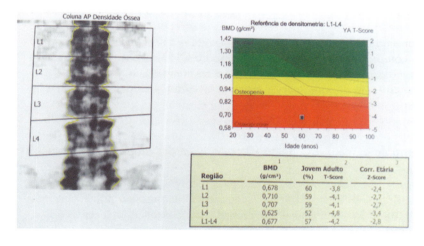

Figura 9.21 Densitometria óssea revelando osteoporose em coluna lombar (T-escore = –4,2 em L1-L4).

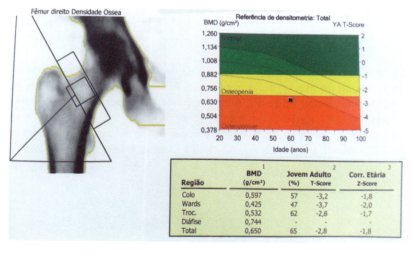

Figura 9.22 Densitometria óssea revelando osteoporose em colo femural (T-escore = –3,4 no colo do fêmur e –2,8 no colo total).

I – Antes de iniciar o tratamento propriamente dito para osteoporose, o que seria importante neste caso:

a) Substituir o carbonato por citrato de cálcio.
b) Aumentar a dose do cálcio.
c) Aumentar a dose de vitamina D.
d) Corrigir o hiperparatireoidismo com calcitriol, caso as anteriores não sejam suficientes.
e) Todas as afirmativas estão corretas.

Comentários:

Após a cirurgia bariátrica, fica prejudicada a absorção de muitos nutrientes e medicações. Esta paciente apresenta hiperparatireoidismo secundário à insuficiência de vitamina D_3 e baixa absorção de cálcio. Assim, está indicado o aumento da dose do cálcio, bem como a troca para o citrato, por ser mais bem absorvido. Além disso, é fundamental manter um nível adequado de 25-OHD, pois otimiza a absorção de cálcio, o que contribui para o controle do hiperparatireoidismo secundário. Neste caso, o uso diário, e não semanal, da vitamina D_3 parece ser uma melhor opção. Nos casos em que o hiperparatireoidismo não é controlado, mesmo com a normalização dos níveis de 25-OHD e doses adequadas de citrato de cálcio, está indicado o uso do calcitriol, que é a vitamina D ativa. Desse modo, será otimizada a absorção intestinal de cálcio, o que promoverá o *feedback* negativo na paratireoide, diminuindo os níveis de PTH.

II – Para o tratamento da osteoporose desta paciente, qual das medicações a seguir estaria menos indicada:

a) Teriparatida, 20 µg/dia SC por 2 anos.
b) Denosumabe, 60 mg SC a cada 6 meses.
c) Alendronato, 70 mg VO uma vez na semana.
d) Ácido zolendrônico, 5mg EV anualmente.
e) Ibandronato, 3 mg EV a cada 3 meses.

Comentário:

Dentre as opções citadas, a única contraindicada seria o alendronato, visto que é uma medicação oral que apresenta baixa absorção. Portanto, não é recomendado em pacientes com má absorção intestinal decorrente da cirurgia bariátrica. Além disso, pode existir o risco de ulcerações da anastomose cirúrgica com esta medicação.

☑ **Respostas: (I) E e (II) C.**
Referências: 519 e 520.

Referências

1. Jorsal T, Rørth M. Intracranial germ cell tumours: a review with special reference to endocrine manifestations. *Acta Oncol*. 2012;51:3-9.
2. Kortmann RD. Current concepts and future strategies in the management of intracranial germinoma. *Expert Rev Anticancer Ther*. 2014;14:105-19.
3. Koulouri O, Moran C, Halsall D et al. Pitfalls in the measurement and interpretation of thyroid function tests. *Best Pract Res Clin Endocrinol Metab*. 2013;27:745-62.
4. Beck-Peccoz P, Persani L, Mannavola D, Campi I. Pituitary tumours: TSH-secreting adenomas. *Best Pract Res Clin Endocrinol Metab*. 2009;23:597-606.
5. Moraes AB, Silva CM, Vieira Neto L, Gadelha MR. Giant prolactinomas: the therapeutic approach. *Clin Endocrinol (Oxf)*. 2013;79:447-56.
6. Duarte FH, Jallad RS, Salgado LR, Bronstein MD. TSH-secreting pituitary tumors: two case reports and literature review. *Arq Bras Endocrinol Metabol*. 2009;53:1157-66.
7. Birzniece V, Ho KK. Growth and development: patching up a better pill for GH-deficient women *Nat Rev Endocrinol*. 2012;8:197-8.
8. Eke Koyuncu C, Turkmen Yildirmak S, Temizel M et al. Serum resistin and insulin-like growth factor-1 levels in patients with hypothyroidism and hyperthyroidism. *J Thyroid Res*. 2013;2013:306750.
9. Vilar L, Naves LA, Freitas MC et al. Clinical and laboratory features greatly overlap in patients with macroprolactinemia or monomeric hyperprolactinemia. *Minerva Endocrinol*. 2007;2:79-86.
10. Vilar L, Fleseriu M, Bronstein MD. Challenges and pitfalls in the diagnosis of hyperprolactinemia. *Arq Bras Endocrinol Metab*. 2014;58:9-22.
11. Netea-Maier RT, van Lindert EJ, Timmers H et al. Cerebrospinal fluid leakage as complication of treatment with cabergoline for macroprolactinomas. *J Endocrinol Invest*. 2006;29:1001-5.
12. Leong KS, Foy PM, Swift AC et al. CSF rhinorrhoea following treatment with dopamine agonists for massive invasive prolactinomas. *Clin Endocrinol (Oxf)*. 2000;52:43-9.
13. Biller BM, Grossman AB, Stewart PM et al. Treatment of adrenocorticotropin-dependent Cushing's syndrome: a consensus statement. *J Clin Endocrinol Metab*. 2008;93:2454-62.
14. Moncet D, Morando DJ, Pitoia F et al. Ketoconazole therapy: an efficacious alternative to achieve eucortisolism in patients with Cushing's syndrome. *Medicina (Buenos Aires)*. 2007;67:26-31.
15. Pivonello R, De Martino MC, Cappabianca P et al. The medical treatment of Cushing's disease: effectiveness of chronic treatment with the dopamine agonist cabergoline in patients unsuccessfully treated by surgery. *J Clin Endocrinol Metab*. 2009;94:223-30.
16. Vilar L, Naves LA, Azevedo MF et al. Effectiveness of cabergoline in monotherapy and combined with ketoconazole in the management of Cushing's disease. *Pituitary*. 2010;13:123-9.
17. Czepielewski MA, Rollin GAF, Casagrande A et al. Nonpituitary tumors of the sellar region. *Arq Bras Endocrinol Metab*. 2005;49:674-90.

18. Bronstein, MD, Diane Belchior Paraiba, Andrea Glezer. Rare sellar lesions. *Endocrinol Metab Clin N Am.* 2008;37:195-211.
19. Melmed S, Casanueva FF, Klibanski A et al. A consensus on the diagnosis and treatment of acromegaly complications. *Pituitary.* 2013;16:294-302.
20. Melmed S, Colao A, Barkan A et al. Guidelines for acromegaly management: an update. *J Clin Endocrinol Metab.* 2009;94:1509-17.
21. Fleseriu M. The role of combination medical therapy in acromegaly: hope for the nonresponsive patient. *Curr Opin Endocrinol Diabetes Obes.* 2013;20:321-9.
22. Vilar L, Azevedo MF, Naves LA et al. Role of the addition of cabergoline to the management of acromegalic patients resistant to longterm treatment with octreotide LAR. *Pituitary.* 2011;14: 148-56.
23. Fleseriu M, Biller BM, Findling JW et al. On behalf of the SEISMIC Study Investigators 2012 Mifepristone, a glucocorticoid receptor antagonist, produces clinical and metabolic benefits in patients with Cushing's syndrome. *J Clin Endocrinol Metab.* 2012;97:2039-49.
24. Fleseriu M, Petersenn S. New avenues in the medical treatment of Cushing's disease: corticotroph tumor targeted therapy. *J Neurooncol.* 2013;114:1-11.
25. Fleseriu M, Molitch ME, Gross C et al. A new therapeutic approach in the medical treatment of Cushing's syndrome: glucocorticoid receptor blockade with mifepristone. *Endocr Pract.* 2013;19:313-26.
26. Dillard T, Yedinak CG, Alumkal J, Fleseriu M. Anti-CTLA-4 antibody therapy associated autoimmune hypophysitis: serious immune related adverse events across a spectrum of cancer subtypes. *Pituitary.* 2010;13:29-38.
27. Juszczak A, Gupta A, Karavitaki N et al. Ipilimumab: a novel immunomodulating therapy causing autoimmune hypophysitis: a case report and review. *Eur J Endocrinol.* 2012;167:1-5.
28. Vilar L, Naves LA. Avaliação diagnóstica da hiperprolactinemia. *In*: Vilar L et al. (eds.). *Endocrinologia Clínica.* 5ª ed., Rio de Janeiro: Guanabara Koogan, 2013:39-49.
29. Fleseriu M, Lee M, Pineyro MM et al. Giant invasive pituitary prolactinoma with falsely low serum prolactin: the significance of "hook effect". *J Neurooncol.* 2006;79:41-3.
30. Musolino NRC, Vilar L, Kodaira S, Bronstein MD. Diagnóstico diferencial das massas selares. *In*: Vilar L et al. (eds.). *Endocrinologia Clínica.* 5ª ed., Rio de Janeiro: Guanabara Koogan, 2013:3-23.
31. Vilar L, Naves LA, Vidal CHF, Bruno OD. Tratamento da acromegalia. *In*: Vilar L et al. (eds.). *Endocrinologia Clínica.* 5ª ed., Rio de Janeiro: Guanabara Koogan, 2013:86-96.
32. Assié G, Bahurel H, Coste J et al. Corticotroph tumor progression after adrenalectomy in Cushing's disease: a reappraisal of Nelson's syndrome. *J Clin Endocrinol Metab.* 2007;92:172-9.
33. Barber TM, Adams E, Ansorge O et al. Nelson's syndrome. *Eur J Endocrinol.* 2010;163:495-507.
34. Munir A, Newell-Price J. Nelson's syndrome. *Arq Bras Endocrinol Metabol.* 2007;51:1392-63.
35. Pivonello R, Faggiano A, Di Salle F et al. Complete remission of Nelson's syndrome after 1-year treatment with cabergoline. *J Endocrinol Invest.* 1999;22:860-5.
36. Katznelson L. Sustained improvements in plasma ACTH and clinical status in a patient with Nelson's syndrome treated with pasireotide LAR, a multireceptor somatostatin analog. *J Clin Endocrinol Metab.* 2013;98:1803-7.
37. Colao A, Petersenn S, Newell-Price J et al. A 12-month phase 3 study of pasireotide in Cushing's disease. *N Engl J Med.* 2012;366:914-24.
38. Jenkins PJ, Trainer PJ, Plowman PN et al. The long-term outcome after adrenalectomy and prophylactic pituitary radiotherapy in adrenocorticotropin-dependent Cushing's syndrome. *J Clin Endocrinol Metab.* 1995;80:165-71.
39. Casulari LA, Naves LA, Mello PA et al. Nelson's syndrome: complete remission with cabergoline but not with bromocriptine or cyproheptadine treatment. *Horm Res.* 2004;62:300-5.
40. Shraga-Slutzky I, Shimon I, Weinshtein R. Clinical and biochemical stabilization of Nelson's syndrome with long-term low-dose cabergoline treatment. *Pituitary.* 2006;9:151-4.

41. Pivonello R, Ferone D, de Herder WW et al. Dopamine receptor expression and function in corticotroph pituitary tumors. *J Clin Endocrinol Metab*. 2004;89:2452-62.
42. Moyes VJ, Alusi G, Sabin HI et al. Treatment of Nelson's syndrome with temozolomide. *Eur J Endocrinol*. 2009;160:115-9.
43. Gagliano T, Filieri C, Minoia M et al. Cabergoline reduces cell viability in non functioning pituitary adenomas by inhibiting vascular endothelial growth factor secretion. *Pituitary*. 2013;16:91-100.
44. Loch Batista R, Musolino R, Borba CG et al. Efetividade da cabergolina em pacientes com adenomas hipofisários clinicamente não funcionantes – resultados finais com 12 meses de tratamento. *Arq Brasil Endocrinol Metab*. 2014;58(Suppl 1):S5.
45. Gutenberg A, Hans V, Puchner MJ et al. Primary hypophysitis: clinical-pathological correlations. *Eur J Endocrinol*. 2006;155:101-7.
46. Dalan R, Leow MKS. Pituitary abscess: our experience with a case and a review of the literature. *Pituitary*. 2008;11:299-306.
47. Carpinteri R, Patelli I, Casanueva FF, Giustina A. Inflammatory and granulomatous expansive lesions of the pituitary. *Best Pract Res Clin Endocrinol Metab*. 2009;23:639-50.
48. Bronstein MD. Disorders of prolactin secretion and prolactinomas. *In*: Jameson JL, De Groot LJ (eds.). *Endocrinology*. Philadelphia: Saunders/Elsevier, 2010:333-57.
49. Bronstein MD. Prolactinomas and pregnancy. *Pituitary*. 2005;8:31-8.
50. Molitch ME. Prolactinomas and pregnancy. *Clin Endocrinol (Oxf)*. 2010;73:147-8.
51. Rivera JA. Lymphocytic hypophysitis: disease spectrum and approach to diagnosis and therapy. *Pituitary*. 2006;9:35-45.
52. Thodu E, Asa SL, Kontogeorgos G et al. Clinical case seminar: lymphocytic hypophysitis. Clinicopathological findings. *J Clin Endocrinol Metab*. 1995;80:2302-11.
53. Al-Shraim M, Asa SL. The 2004 World Health Organization classification of pituitary tumors: what is new? *Acta Neuropathol*. 2006;111:1-7.
54. Yamada S, Ohyama K, Taguchi M et al. A study of the correlation between morphological findings and biological activities in clinically nonfunctioning pituitary adenomas. *Neurosurgery*. 2007;61:580-4; discussion 4-5.
55. Fernandez A, Karavitaki N, Wass JAH. Prevalence of pituitary adenomas: a community-based cross-sectional study in Banbury (Oxfordshire, UK). *Clin Endocrinol (Oxf)*. 2010;72:377-82.
56. Barker FG II, Klibanski A, Swearingen B. Transsphenoidal surgery for pituitary tumors in the United States, 1996–2000: mortality, morbidity, and the effects of hospital and surgeon volume. *J Clin Endocrinol Metab*. 2003;88:4709-19.
57. Miyoshi T, Otsuka F, Takeda M et al. Effect of cabergoline treatment on Cushing's disease caused by aberrant adrenocorticotropin-secreting macroadenoma. *J Endocrinol Invest*. 2004; 27:1055-9.
58. Boscaro M, Arnaldi G. Approach to the patient with possible Cushing's syndrome. *J Clin Endocrinol Metab*. 2009;94:3121-31
59. Vilar L, Czepielewski MA, Naves LA et al. Substantial shrinkage of adenomas cosecreting growth hormone and prolactin with use of cabergoline therapy. *Endocr Pract*. 2007;13:396-402.
60. Vilar L, Freitas MC, Naves LA et al. Diagnosis and management of hyperprolactinemia: results of a Brazilian multicenter study with 1234 patients. *J Endocrinol Invest*. 2008;31:436-44.
61. Vilar L, Azevedo MF, Barisic G, Naves LA. Pituitary incidentalomas. *Arq Brasil Endocrinol Metab*. 2005;49:651-6.
62. Freda PU, Beckers AM, Katznelson L et al. Endocrine Society. Pituitary incidentaloma: an endocrine society clinical practice guideline. *J Clin Endocrinol Metab*. 2011;96:894-904.
63. Dekkers OM, Lagro J, Burman P et al. Recurrence of hyperprolactinemia after withdrawal of dopamine agonists: systematic review and meta-analysis. *J Clin Endocrinol Metab*. 2010;95:43-51.
64. Vilar L, Albuquerque JL, Canadas V et al. Longterm remission following withdrawal of cabergoline and bromocriptine therapy in patients with prolactinomas. *Arq Brasil Endocrinol Metab*. 2013;57(Suppl 1):S10.

65. Casanueva FF, Molitch ME, Schlechte JA et al. Guidelines of the Pituitary Society for the diagnosis and management of prolactinomas. *Clin Endocrinol (Oxf)*. 2006;65:265-73.
66. Ramírez C, Vargas G, González B et al. Discontinuation of octreotide LAR after long term, successful treatment of patients with acromegaly: is it worth trying? *Eur J Endocrinol*. 2012;166:21-6.
67. Vilar L, Fleseriu M, Naves LA et al. Can we predict long-term remission after somatostatin analog withdrawal in patients with acromegaly? Results from a multicenter prospective trial. *Endocrine*. 2013 Nov 23. [Epub ahead of print]
68. Borson-Chazot F, Garby L, Raverot G et al. Acromegaly induced by ectopic secretion of GHRH: a review 30 years after GHRH discovery. *Ann Endocrinol (Paris)*. 2012;73:497-502.
69. Isidori AM, Kaltsas G, Frajese V et al. Ocular metastases secondary to carcinoid tumors: the utility of imaging with [(123)I]meta-iodobenzylguanidine and [(111)In]DTPA pentetreotide. *J Clin Endocrinol Metab*. 2002;87:1627-33.
70. Ribeiro RS, Abucham J. Recovery of persistent hypogonadism by clomiphene in males with prolactinomas under dopamine agonist treatment. *Eur J Endocrinol*. 2009;161:163-9.
71. Mestman JH, Goodwin TM, Montoro MM. Thyroid disorders of pregnancy. *Endocrinol Metab Clin North Am*. 1995;24:41-71.
72. Moosa M, Mazzaferri EL. Outcome of differentiated thyroid cancer diagnosed in pregnant women. *J Clin Endocrinol Metab*. 1997;82:2862-6.
73. Kuy S, Roman SA, Desai R, Sosa JA. Outcomes following thyroid and parathyroid surgery in pregnant women. *Arch Surg*. 2009;144:399-406.
74. Rosario PW, Ward LS, Carvalho GA et al. Thyroid nodules and differentiated thyroid cancer: update on the Brazilian consensus. *Arq Bras Endocrinol Metabol*. 2013; 57:240-64.
75. Giovanella L, Suriano S, Maffioli M, Ceriani L. 18 FDG-positron emission tomography/computed tomography (PET/CT) scanning in thyroid nodules with nondiagnostic cytology. *Clin Endocrinol (Oxf)*. 2011; 74:644-8.
76. Cappelli C, Pirola I, Gandossi E et al. Real-time elastography: a useful tool for predicting malignancy in thyroid nodules with nondiagnostic cytologic findings. *J Ultrasound Med*. 2012;31:1777-82.
77. Samir AE, Vij A, Seale MK, Desai G et al. Ultrasound-guided percutaneous thyroid nodule core biopsy: clinical utility in patients with prior nondiagnostic fine-needle aspirate. *Thyroid*. 2012;22:461-7.
78. Rosario PW, Penna GC, Calsolari MR. Predictive factors of malignancy in thyroid nodules with repeatedly nondiagnostic cytology (Bethesda category I): value of ultrasonography. *Horm Metab Res*. 2014;46:294-8.
79. Rosario PW. Thyroid nodules with benign cytology: Is size ≥ 4 cm an indication for surgery? *World J Surg*. 2013 Nov 18. [Epub ahead of print].
80. Kim WG, Ryu JS, Kim EY et al. Empiric high-dose 131-iodine therapy lacks efficacy for treated papillary thyroid cancer patients with detectable serum thyroglobulin, but negative cervical sonography and 18F-fluorodeoxyglucose positron emission tomography scan. *J Clin Endocrinol Metab*. 2010;95:1169-73.
81. Leboulleux S, El Bez I, Borget I et al. Postradioiodine treatment whole-body scan in the era of 18-fluorodeoxyglucose positron emission tomography for differentiated thyroid carcinoma with elevated serum thyroglobulin levels. *Thyroid*. 2012;22:832-8.
82. Rosario PW, Mourão GF, Santos JBN, Calsolari MR. Is empirical radioiodine therapy still a valid approach to patients with thyroid cancer and elevated thyroglobulin? *Thyroid*. 2014;24:533-6.
83. Schlumberger M, Catargi B, Borget I et al. Strategies of radioiodine ablation in patients with low-risk thyroid cancer. *N Engl J Med*. 2012;366:1663-73.
84. Rosario PW, Xavier AC. Recombinant human thyroid stimulating hormone in thyroid remnant ablation with 1.1 GBq 131iodine in low-risk patients. *Am J Clin Oncol*. 2012;35:101-4.
85. Mallick U, Harmer C, Yap B et al. Ablation with low-dose radioiodine and thyrotropin alfa in thyroid cancer. *N Engl J Med*. 2012;366:1674-85.

86. Schlumberger M, Catargi B, Borget I et al. Strategies of radioiodine ablation in patients with low-risk thyroid cancer. *N Engl J Med*. 2012;366:1663-73.
87. Glinoer D. The regulation of thyroid function during normal pregnancy: importance of the iodine nutrition status. *Best Pract Res Clin Endocrinol Metab*. 2004;18:133-52.
88. De Groot L, Abalovich M, Alexander EK et al. Management of thyroid dysfunction during pregnancy and postpartum: an Endocrine Society Clinical Practice Guideline. *J Clin Endocrinol Metab*. 2012;97:2543-65.
89. Thienpont LM, Van Uytfanghe K, Beastall G et al.; IFCC Working Group on Standardization of Thyroid Function Tests. Report of the IFCC Working Group for Standardization of Thyroid Function Tests; part 1: thyroid-stimulating hormone. *Clin Chem*. 2010;56:902-11.
90. Nikiforov YE, Ohori NP, Hodak SP et al. Impact of mutational testing on the diagnosis and management of patients with cytologically indeterminate thyroid nodules: a prospective analysis of 1056 FNA samples. *J Clin Endocrinol Metab*. 2011;96:3390-7.
91. Ferraz C, Eszlinger M, Paschke R. Current state and future perspective of molecular diagnosis of fine-needle aspiration biopsy of thyroid nodules. *J Clin Endocrinol Metab*. 2011;96:2016-26
92. Shen R, Liyanarachchi S, Li W et al. MicroRNA signature in thyroid fine needle aspiration cytology applied to "atypia of undetermined significance" cases. *Thyroid*. 2012;22:9-16.
93. Sgarbi JA, Teixeira PF, Maciel LM et al. The Brazilian consensus for the clinical approach and treatment of subclinical hypothyroidism in adults: recommendations of the thyroid Department of the Brazilian Society of Endocrinology and Metabolism. *Arq Bras Endocrinol Metabol*. 2013;57:166-83.
94. Abalovich M, Gutierrez S, Alcaraz G et al. Overt and subclinical hypothyroidism complicating pregnancy. *Thyroid*. 2002;12:63-8.
95. Benhadi N, Wiersinga WM, Reitsma JB et al. Higher maternal TSH levels in pregnancy are associated with increased risk for miscarriage, fetal or neonatal death. *Eur J Endocrinol*. 2009;160:985-91.
96. Saleh HA, Feng J, Tabassum F et al. Differential expression of galectin-3, CK19, HBME1, and Ret oncoprotein in the diagnosis of thyroid neoplasms by fine needle aspiration biopsy. *Cytojournal*. 2009;6:18.
97. Nikiforov YE, Ohori NP, Hodak SP et al. Impact of mutational testing on the diagnosis and management of patients with cytologically indeterminate thyroid nodules: a prospective analysis of 1056 FNA samples. *J Clin Endocrinol Metab*. 2011;96:3390-7.
98. Ferraz C, Eszlinger M, Paschke R. Current state and future perspective of molecular diagnosis of fine-needle aspiration biopsy of thyroid nodules. *J Clin Endocrinol Metab*. 2011;96:2016-26.
99. Kitano M, Rahbari R, Patterson EE et al. Evaluation of candidate diagnostic microRNAs in thyroid fine-needle aspiration biopsy samples. *Thyroid*. 2012;22:285-91.
100. Alexander EK, Kennedy GC, Baloch ZW et al. Preoperative diagnosis of benign thyroid nodules with indeterminate cytology. *N Engl J Med*. 2012;367:705-15.
101. Laurberg P, Bournaud1 C, Jesper Karmisholt J, Orgiazzi J. Management of Graves' hyperthyroidism in pregnancy: focus on both maternal and foetal thyroid function, and caution against surgical thyroidectomy in pregnancy. *Eur J Endocrinol*. 2009;160:1-8.
102. De Groot L, Abalovich M, Alexander EK et al. Management of thyroid dysfunction during pregnancy and postpartum: an Endocrine Society Clinical Practice Guideline. *J Clin Endocrinol Metab*. 2012; 97:2543-65.
103. Garber JR, Cobin RH, Gharib H et al. The American Association of Clinical Endocrinologists and American Thyroid Association Taskforce On Hypothyroidism In Adults KA. Clinical practice guidelines for hypothyroidism in adults: cosponsored by the american association of clinical endocrinologists and the american thyroid association. *Thyroid*. 2012;22:1200-35.
104. Razvi S, Shakoor A, Vanderpump M et al. The influence of age on the relationship between subclinical hypothyroidism and ischemic heart disease: a metaanalysis *J Clin Endocrinol Metab*. 2008; 93:2998-3007.
105. Razvi S, Weaver JU, Vanderpump MP. The incidence of ischemic heart disease and mortality in people with subclinical hypothyroidism: reanalysis of the Whickham Survey cohort. *J Clin Endocrinol Metab*. 2010;95:1734-40.

106. Dutta D1, Kumar M, Thukral A, et al. Medical management of thyroid ectopia: report of three cases. *J Clin Res Pediatr Endocrinol*. 2013;5:212-5.
107. Negro R, Schwartz A, Gismondi R et al. Universal screening versus case finding for detection and treatment of thyroid hormonal dysfunction during pregnancy. *J Clin Endocrinol Metab*. 2010;95:1699-707.
108. Negro R, Mangieri T, Coppola L et al. Levothyroxine treatment in thyroid peroxidase antibody-positive women undergoing assisted reproduction technologies: a prospective study. *Hum Reprod*. 2005;20:1529-33.
109. Ringel MD, Nabhan F. Approach to follow-up of the patient with differentiated thyroid cancer and positive anti-thyroglobulin antibodies. *J Clin Endocrinol Metab*. 2013;98:3104-10.
110. Momesso DP, Vaisman F, Caminha LS et al. Surgical approach and radioactive iodine therapy for small well- differentiated thyroid cancer. *J Endocrinol Invest*. 2014;37:57-64.
111. McLeod DS, Sawka AM, Cooper DS. Controversies in primary treatment of low-risk papillary thyroid cancer. *Lancet*. 2013;381:1046-57.
112. Shorey S1, Badenhoop K, Walfish PG. Graves' hyperthyroidism after postpartum thyroiditis. *Thyroid*. 1998;8:1117-22.
113. Samuels MH. Subcute, silent, and postpartum thyroiditis. *Med Clin North Am*. 2012;96:223-33.
114. Freitas MCR, Torres MR, Nóbrega MBM, Ramos AJS. Tireoidites – diagnóstico e tratamento. *In*: Vilar L et al. (eds.). *Endocrinologia Clínica*. 5ª ed., Rio de Janeiro: Guanabara Koogan, 2013:366-82.
115. Cooper DS, Doherty GM, Bryan RH et al. Revised American Thyroid Association management guideline for patients with thyroid nodules and differentiated thyroid cancer. *Thyroid*. 2009;19:1-48.
116. Momesso DP, Tuttle RM. Update on differentiated thyroid cancer staging. *Endocrinol Metab Clin N Am*. 2014 (in press).
117. Shlumberger M, Catarge B, Borget I et al. Strategies of radioiodine ablation in patients with low-risk thyroid cancer. *N Engl J Med*. 2012;366:1663-73.
118. Pazin-Filho A, de Jesus AM, Magalhaes PK et al. How frequently should a patient taking amiodarone be screened for thyroid dysfunction? *Braz J Med Biol Res*. 2009;42:744-9.
119. Bogazzi F, Tomisti L, Bartalena L et al. Amiodarone and the thyroid: a 2012 update. *J Endocrinol Invest*. 2012;35:340-8.
120. Rizzo LF, Bruno OD. Amiodarone and thyroid dysfunction. *Medicina (B Aires)*. 2012;72:63-74.
121. Ramos HE, Diehl LA, Camacho CP et al. Management of Graves' orbitopathy in Latin America: an international questionnaire study compared with Europe. *Clin Endocrinol (Oxf)*. 2008;69:951-6.
122. Kahaly GJ, Bartalena L, Hegedus L. The American Thyroid Association/American Association of Clinical Endocrinologists guidelines for hyperthyroidism and other causes of thyrotoxicosis: a European perspective. *Thyroid*. 2011;21:585-91.
123. Bartalena L, Baldeschi L, Dickinson A et al. Consensus statement of the European Group on Graves' orbitopathy (EUGOGO) on management of GO. *Eur J Endocrinol*. 2008;158:273-85.
124. Ramos HE, Nesi-Franca S, Maciel RM. New aspects of genetics and molecular mechanisms on thyroid morphogenesis for the understanding of thyroid dysgenesia. *Arq Bras Endocrinol Metabol*. 2008;52:1403-15.
125. Ramos HE, Nesi-Franca S, Boldarine VT et al. Clinical and molecular analysis of thyroid hypoplasia: a population-based approach in southern Brazil. *Thyroid*. 2009;19:61-8.
126. Ramos HE, Labedan I, Carre A et al. New cases of isolated congenital central hypothyroidism due to homozygous thyrotropin beta gene mutations: a pitfall to neonatal screening. *Thyroid*. 2010;20:639-45.
127. De Marco G, Agretti P, Camilot M et al. Functional studies of new TSH receptor (TSHr) mutations identified in patients affected by hypothyroidism or isolated hyperthyrotrophinaemia. *Clin Endocrinol (Oxf)*. 2009;70:335-8.
128. Liu YY, Stokkel MP, Morreau HA et al. Radioiodine therapy after pretreatment with bexarotene for metastases of differentiated thyroid carcinoma. *Clin Endocrinol (Oxf)*. 2008;68:605-9.
129. Momesso DP, Vaisman F, Cordeiro de Noronha Pessoa CH et al. Small differentiated thyroid cancer: Time to reconsider clinical management and treatment. *Surg Oncol*. 2012;21:257-62.

130. Rosario PW, Mineiro Filho AF, Prates BS et al. Postoperative stimulated thyroglobulin of less than 1 ng/ml as a criterion to spare low-risk patients with papillary thyroid cancer from radioactive iodine ablation. *Thyroid*. 2012;22:1140-3.
131. Gadelha PS, Monalisa F, Azevedo MF, Montenegro RM. Interpretação dos testes de função tireoidiana. *In*: Vilar L et al. (eds.). *Endocrinologia Clínica*. 5ª ed., Rio de Janeiro: Guanabara Koogan, 2013:249-59.
132. Koulouri O, Moran C, Halsall D et al. Pitfalls in the measurement and interpretation of thyroid function tests. *Best Pract Res Clin Endocrinol Metab*. 2013;27:745-62.
133. Loh TP, Kao SL, Halsall DJ et al. Macro-thyrotropin: a case report and review of literature. *J Clin Endocrinol Metab*. 2012;97:1823-8.
134. Mills F, Jeffery J, Mackenzie P et al. An immunoglobulin G complexed form of thyroid-stimulating hormone (macro thyroid-stimulating hormone) is a cause of elevated serum thyroid-stimulating hormone concentration. *Ann Clin Biochem*. 2013;50:5416-420.
135. Vieira JGH, Maciel RMB, Hauache OM et al. Valores inesperadamente elevados de TSH: presença de isoformas de alto peso molecular ("macro TSH") deve ser investigada. *Arq Bras Endocrinol Metab*. 2006;50:445-49.
136. Brenta G, Vaisman M, Sgarbi JA et al.; Task Force on Hypothyroidism of the Latin American Thyroid Society (LATS). Clinical practice guidelines for the management of hypothyroidism. *Arq Bras Endocrinol Metabol*. 2013;57:265-91.
137. Freitas MCR, Lima LHC. Diagnóstico e tratamento do hipotiroidismo. *In*: Vilar L et al. (eds.). *Endocrinologia Clínica*. 5ª ed., Rio de Janeiro: Guanabara Koogan, 2013:297-309.
138. McLachlan SM, Rapoport B. Thyrotropin-blocking autoantibodies and thyroid-stimulating autoantibodies: potential mechanisms involved in the pendulum swinging from hypothyroidism to hyperthyroidism or vice versa. *Thyroid*. 2013;23:14-24.
139. De Groot L, Abalovich M, Alexander EK et al. Management of thyroid dysfunction during pregnancy and postpartum: an Endocrine Society clinical practice guideline. *J Clin Endocrinol Metab*. 2012;97:2543-65.
140. Carney LA, Quinlan JD, West JM. Thyroid disease in pregnancy. *Am Fam Physician*. 2014;89:273-8.
141. Maia AL, Scheffel RS, Meyer EL, et al. The Brazilian consensus for the diagnosis and treatment of hyperthyroidism: recommendations by the Thyroid Department of the Brazilian Society of Endocrinology and Metabolism. *Arq Bras Endocrinol Metabol*. 2013;57:205-32.
142. Morreale de Escobar G, Obregón MJ, Escobar del Rey F. Is neuropsychological development related to maternal hypothyroidism or to maternal hypothyroxinemia? *J Clin Endocrinol Metab*. 2000;85:3975-87.
143. Freitas MCR, Lima LHC. Diagnóstico e tratamento da doença de Graves. *In*: Vilar L et al. (eds.). *Endocrinologia Clínica*. 5ª ed., Rio de Janeiro: Guanabara Koogan, 2013:310-27.
144. Bahn RS, Burch HB, Cooper DS et al.; American Thyroid Association; American Association of Clinical Endocrinologists. Hyperthyroidism and other causes of thyrotoxicosis: management guidelines of the American Thyroid Association and American Association of Clinical Endocrinologists. *Endocr Pract*. 2011;17:456-520.
145. Brent GA. Clinical practice. Graves' disease. *N Engl J Med*. 2008;358:2594-605.
146. Leech NJ, Dayan CM. Controversies in the management of Graves' disease. *Clin Endocrinol (Oxf)*. 1998;49:273-80.
147. Cooper DS. Antithyroid drugs. *N Engl J Med*. 2005;352:905-17.
148. Sallum AC, Leonhardt FD, Cervantes O et al. Hyperthyroidism related to McCune-Albright syndrome: report of two cases and review of the literature. *Arq Bras Endocrinol Metab*. 2008;52:556-61.
149. Mastorakos G, Mitsiades NS, Doufas AG, Koutras DA. Hyperthyroidism in McCune-Albright syndrome with a review of thyroid abnormalities sixty years after the first report. *Thyroid*. 1997;7:433-9.
150. Cai Y, Ren Y, Shi J. Blood pressure levels in patients with subclinical thyroid dysfunction: a meta-analysis of cross-sectional data. *Hypertens Res*. 2011;34:1098-105.
151. Razvi S, Weaver JU, Butler TJ, Pearce SH. Levothyroxine treatment of subclinical hypothyroidism, fatal and nonfatal cardiovascular events, and mortality. *Arch Intern Med*. 2012;172:811-7.

152. Cooper DS, Biondi B. Subclinical thyroid disease. *Lancet*. 2012;379:1142-54.
153. Biondi B, Cooper DS. The clinical significance of subclinical thyroid dysfunction. *Endocr Rev*. 2008;29:76-131.
154. Vilar L, Coelho CE, Faria MS, Bruno OD, Kater CE. Diagnóstico e diagnóstico diferencial da síndrome de Cushing. *In*: Vilar L et al. (eds.). *Endocrinologia Clínica*. 5ª ed., Rio de Janeiro: Guanabara Koogan, 2013:436-61.
155. Pivonello R, De Martino MC, De Leo M et al. Cushing's syndrome. *Endocrinol Metab Clin North Am*. 2008;37:135-49.
156. Lima JV, Vilar L, Faria MS et al. Feocromocitoma – diagnóstico e tratamento. *In*: Vilar L et al. (eds.). *Endocrinologia Clínica*. 5ª ed., Rio de Janeiro: Guanabara Koogan, 2013:415-35.
157. Eisenhofer G. Screening for pheochromocytomas and paragangliomas. *Curr Hypertens Rep*. 2012;14:130-7.
158. Hodin R, Lubitz C, Phitayakorn R, Stephen A. Diagnosis and management of pheochromocytoma. *Curr Probl Surg*. 2014;51:151-87.
159. Lefebvre M, Foulkes WD. Pheochromocytoma and paraganglioma syndromes: genetics and management update. *Curr Oncol*. 2014;21:e8-e17.
160. Wells SA Jr., Pacini F, Robinson BG, Santoro M. Multiple endocrine neoplasia type 2 and familial medullary thyroid carcinoma: an update. *J Clin Endocrinol Metab*. 2013;98:3149-64.
161. Neres MS, Vilar L, Kater CE. Manuseio do hiperaldosteronismo Primário. *In*: Vilar L et al. (eds.). *Endocrinologia Clínica*. 5ª ed., Rio de Janeiro: Guanabara Koogan, 2013:415-35.
162. Funder JW, Carey RM, Fardella C et al. Case detection, diagnosis, and treatment of patients with primary aldosteronism: an Endocrine Society clinical practice guideline. *J Clin Endocrinol Metab*. 2008;93:3266-81.
163. Kater CE, Biglieri EG. The syndromes of low-renin hypertension: "separating the wheat from the chaff". *Arq Bras Endocrinol Metab*. 2004;48:674-81.
164. Nieman LK, Biller BM, Findling JW et al. The diagnosis of Cushing's syndrome: an Endocrine Society Clinical Practice Guideline. *J Clin Endocrinol Metab*. 2008;93:1526-40.
165. Mnif MF, Kamoun M, Kacem FH et al. Reproductive outcomes of female patients with congenital adrenal hyperplasia due to 21-hydroxylase deficiency. *Indian J Endocrinol Metab*. 2013;17:790-3.
166. Speiser PW, Azziz R, Baskin LS et al. Congenital adrenal hyperplasia due to steroid 21-hydroxylase deficiency: an Endocrine Society clinical practice guideline. *J Clin Endocrinol Metab*. 2010;95:4133-60.
167. Vilar L, Faria MS, Coelho C, Bruno OD. Incidentalomas adrenais. *In*: Vilar L et al. (eds.). *Endocrinologia Clínica*. 5ª ed., Rio de Janeiro: Guanabara Koogan, 2013:436-61.
168. Young WF Jr. The incidentally discovered adrenal mass. N Engl J Med. 2007;356:601-10.
169. Terzolo M, Stigliano A, Chiodini I et al.; Italian Association of Clinical Endocrinologists. AME position statement on adrenal incidentaloma. *Eur J Endocrinol*. 2011;164:851-70.
170. Vilar L, Freitas MC, Canadas V et al. Adrenal incidentalomas: diagnostic evaluation and long-term follow-up. *Endocr Pract*. 2008;14:269-78.
171. Mantero F, Terzolo M, Arnaldi G et al.; Study Group on Adrenal Tumors of the Italian Society of Endocrinology. A survey on adrenal incidentaloma in Italy. *J Clin Endocrinol Metab*. 2000;85:637-44.
172. Szolar DH, Korobkin M, Reittner P et al. Adrenocortical carcinomas and adrenal pheochromocytomas: mass and enhancement loss evaluation at delayed contrast-enhanced CT. Radiology. 2005; 234:479-85.
173. Wajchenberg BL, Albergaria Pereira MA, Medonca BB et al. Adrenocortical carcinoma: clinical and laboratory observations. *Cancer*. 2000;88:711-36.
174. Kater CE, Silva RC, Vilar L. Insuficiência adrenal – diagnóstico e tratamento. *In*: Vilar L et al. (eds.). *Endocrinologia Clínica*. 5a ed., Rio de Janeiro: Guanabara Koogan, 2013:399-414.
175. Husebye ES, Allolio B, Arlt W et al. Consensus statement on the diagnosis, treatment and follow-up of patients with primary adrenal insufficiency. *J Intern Med*. 2014;275:104-15.

176. Welch TJ, Sheedy PF II, Stephens DH et al. Percutaneous adrenal biopsy: review of a 10-year experience. *Radiology*. 1994;193:341-4.
177. Saeger W, Fassnacht M, Chita R et al. High diagnostic accuracy of adrenal core biopsy: results of the German and Austrian adrenal network multicenter trial in 220 consecutive patients. *Hum Pathol*. 2003;34:180-6.
178. Maher ER, Neumann HP, Richard S. von Hippel-Lindau disease: a clinical and scientific review. *Eur J Hum Genet*. 2011;19:617-23.
179. Quack I, Vonend O, Rump LC. Familial hyperaldosteronism I-III. *Horm Metab Res*. 2010;42:424-8.
180. Mussa A, Camilla R, Monticone S et al. Polyuric-polydipsic syndrome in a pediatric case of non-glucocorticoid remediable familial hyperaldosteronism. *Endocr J*. 2012;59:497-502.
181. Monticone S1, Hattangady NG, Penton D et al. A novel Y152C KCNJ5 mutation responsible for familial hyperaldosteronism type III. *J Clin Endocrinol Metab*. 2013;98:E1861-5.
182. Ballav C, Naziat A, Mihai R et al. Mini-review: pheochromocytomas causing the ectopic ACTH syndrome. *Endocrine*. 2012;42:69-73.
183. Kumar M, Kumar V, Talukdar B et al. Cushing syndrome in an infant due to cortisol secreting adrenal pheochromocytoma: a rare association. *J Pediatr Endocrinol Metab*. 2010;23:621-5.
184. Azziz R, Hincapie LA, Knochenhauer ES et al. Sceening for 21-hydroxylaser-deficient nonclassic adrenal hyperplasia among hyperandrogenic women: a prospective study. *Fertil Steril*. 1999;72: 915-25.
185. Marcondes JAM, Minanni SL, Sakamoto LC et al. O espectro clínico e laboratorial da forma não clássica de hiperplasia adrenal congênita por deficiência da 21-hidroxilase. *Arq Bras Endocrinol Metab*. 1995;39:37-43.
186. Marcondes JA. Hirsutismo: diagnóstico diferencial. *Arq Bras Endocrinol Metab*. 2006;50:1108-16.
187. Tonetto-Fernandes V, Lemos-Marini SHV, Kuperman H et al.; Brazilian Congenital Adrenal Hyperplasia Multicenter Study Group. Serum 21-deoxycortisol, 17-hydroxyprogesterone, and 11-deoxycortisol in classic congenital adrenal hyperplasia: clinical and hormonal correlations and identification of patients with 11-hydroxylase deficiency among a large group with alleged 21-hydroxylase deficiency. *J Clin Endocrinol Metab*. 2006;91:2179-84.
188. Costa-Barbosa FA, Teles-Silveira M, Kater CE. Hiperplasia adrenal congênita em mulheres adultas: manejo de antigos e novos desafios. *Arq Bras Endocrinol Metab*. 2014; 58:124-31.
189. Hohl A, Ronsoni MF, Oliveira M. Hirsutism: diagnosis and treatment. *Arq Bras Endocrinol Metab*. 2014; 58:97-107.
190. Kater CE, Caldato MCF. Hiperplasia adrenal congênita – como diagnosticar e tratar. In: Vilar L et al. (eds.). *Endocrinologia Clínica*. 5ª ed., Rio de Janeiro: Guanabara Koogan, 2013:519-32.
191. Belgini DR, Mello MP, Baptista MT et al. Six new cases confirm the clinical molecular profile of complete combined 17α-hydroxylase/17,20-lyase deficiency in Brazil. *Arq Bras Endocrinol Metabol*. 2010;54:711-6.
192. Lattin GE Jr., Sturgill ED, Tujo CA et al. From the radiologic pathology archives: adrenal tumors and tumor-like conditions in the adult: radiologic-pathologic correlation. *Radiographics*. 2014;34:805-29.
193. Erickson LA, Rivera M, Zhang J. Adrenocortical carcinoma: review and update. *Adv Anat Pathol*. 2014;21:151-9.
194. Katulski K, Podfigurna-Stopa A, Maciejewska-Jeske M et al. Cushing's syndrome in pregnancy: a case report and mini review of the literature. *Gynecol Endocrinol*. 2014;30:345-9.
195. Vilar L Freitas MC, Casulari LA et al. Síndrome de Cushing na gravidez – uma visão geral. In: Vilar L (ed.). *Doenças Endócrinas & Gravidez*. Rio de Janeiro: Medbook. 2011:77-94.
196. Vilar L, Freitas MC, Faria M et al. Pitfalls in the diagnosis of Cushing's syndrome. *Arq Brasil Endocrinol Metab*. 2007;51:1207-16.
197. Alexandraki KI, Kaltsas GA, Isidori AM et al. The prevalence and characteristic features of cyclicity and variability in Cushing's disease. *Eur J Endocrinol*. 2009;160:1011-8.

198. Fuqua JS. Treatment and outcomes of precocious puberty: an update. *J Clin Endocrinol Metab.* 2013;98:2198-207.
199. De La Mota CC, Del Valle FM, Villena AP et al. Hypothalamic hamartoma in paediatric patients: clinical characteristics, outcomes and review of the literature. *Neurología.* 2012;27:269-76.
200. Toumba M, Bacopoulou I, Savva SC, Skordis N. Efficacy of combined treatment with growth hormone and gonadotropin releasing hormone analogue in children with poor prognosis of adult height. *Ind Pediat.* 2007;44:497-502.
201. Binder G, Martin DD, Kanther I, Schwarze CP, Ranke MB. The course of neonatal cholestasis in congenital combined pituitary hormone deficiency. *J Pediatr Endocrinol Metab.* 2007;20:695-701.
202. Braslavsky D, Keselman A, Chiesa A, Bergadá I. Diagnosis of congenital endocrinological disease in newborns with prolonged jaundice and hypoglycaemia. *An Pediatr (Barc).* 2012;76:120-6.
203. Al-Hussaini A, Almutairi A, Mursi A et al. Isolated cortisol deficiency: a rare cause of neonatal cholestasis. *Saudi J Gastroenterol.* 2012;18:339-41.
204. Rosenfeld RG, Albertsson-Wikland K, Cassorla F et al. Diagnostic controversy: the diagnosis of childhood growth hormone deficiency revisited. *J Clin Endocrinol Metab.* 1995;80:1532-40.
205. Guarneri MP, Abusrewil SA, Bernasconi S et al.; International Workshop on Management of Puberty for Optimum Auxological Results. Turner's syndrome. *J Pediatr Endocrinol Metab.* 2001;14(Suppl 2):959-65.
206. Clayton PE, Cianfarani S, Czernichow P et al. Management of the child born small for gestational age through to adulthood: a consensus statement of the International Societies of Pediatric Endocrinology and the Growth Hormone Research Society. *J Clin Endocrinol Metab.* 2007;92:804-10.
207. Boguszewski MC, Mericq V, Bergada I et al. Latin American consensus: children born small for gestational age. *BMC Pediatr.* 2011;11:66.
208. Molitch ME, Clemmons DR, Malozowski S et al. Evaluation and treatment of adult growth hormone deficiency: an Endocrine Society clinical practice guideline. *J Clin Endocrinol Metab.* 2011;96:1587-609.
209. Boguszewski CL, de Lacerda CS, de Lacerda Filho L et al. Reappraisal of serum insulin-like growth factor-I (IGF-1) measurement in the detection of isolated and combined growth hormone deficiency (GHD) during the transition period. *Arq Bras Endocrinol Metabol.* 2013;57:709-16.
210. Bondy CA. Care of girls and women with Turner syndrome: a guideline of the Turner Syndrome Study Group. *J Clin Endocrinol Metab.* 2007;92:10-25.
211. Stephure DK. Impact of growth hormone supplementation on adult height in turner syndrome: results of the Canadian randomized controlled trial. *J Clin Endocrinol Metab.* 2005;90:3360-6.
212. Cohen P. Consensus statement on the diagnosis and treatment of children with idiopathic short stature. *J Clin Endocrinol Metab.* 2008;93:4210-7.
213. GH Research Society. Consensus guidelines for the diagnosis and treatment of growth hormone (GH) deficiency in childhood and adolescence. *J Clin Endocrinol Metab.* 2000;85:3990-3.
214. Rocha MGM. High prevalence of pituitary magnetic resonance abnormalities and gene mutations in a cohort of brazilian children with growth hormone deficiency and response to treatment. *J Ped Endocrinol Metab.* 2008;21:673-80.
215. Karavitaki N. Craniopharyngiomas. *Endocr Rev.* 2006;27:371-97.
216. Olsson DS. Tumour recurrence and enlargement in patients with craniopharyngioma with and without GH replacement therapy during more than 10 years of follow-up. *Eur J Endocrinol.* 2012;166:1061-8.
217. Carel JC, Leger J. Clinical practice. Precocious puberty. *N Engl J Med.* 2008;358:2366-77.
218. de Vries L, Guz-Mark A, Lazar L et al. Premature thelarche: age at presentation affects clinical course but not clinical characteristics or risk to progress to precocious puberty. *J Pediatr.* 2010;156:466-71.
219. Brito VN, Latronico AC. Manuseio da puberdade precoce. *In*: Vilar L et al. (eds.). *Endocrinologia Clínica.* 5ª ed., Rio de Janeiro: Guanabara Koogan, 2013:231-48.
220. Brito VN, Latronico AC, Arnhold IJ, Mendonça BB. Update on the etiology, diagnosis and therapeutic management of sexual precocity. *Arq Bras Endocrinol Metabol.* 2008;52:18-31.

221. Sathasivam A, Garibaldi L, Shapiro S, Godbold J, Rapaport R. Leuprolide stimulation testing for the evaluation of early female sexual maturation. *Clin Endocrinol (Oxf)*. 2010;73:375-81.
222. Thornton P, Silverman LA, Geffner ME et al. Review of outcomes after cessation of gonadotropin-releasing hormone agonist treatment of girls with precocious puberty.*Pediatr Endocrinol Rev*. 2014;11:306-17.
223. Hutson JM, Balic A, Nation T et al. Chryptorchidism. *Sem Ped Surg*. 2010;19:215-24.
224. Baek JH, Seo YH, Kim GH et al. Vitamin D levels in children and adolescents with antiepileptic drug treatment. *Yonsei Med J*. 2014;55:417-21.
225. Holick MF, Binkley NC, Bischoff-Ferrari HA et al.; Endocrine Society. Evaluation, treatment, and prevention of vitamin D deficiency: an Endocrine Society clinical practice guideline. *J Clin Endocrinol Metab*. 2011;96:1911-30.
226. Verge CF1, Mowat D. Overgrowth. *Arch Dis Child*. 2010;95:458-63.
227. Nwosu BU, Lee MM. Evaluation of short and tall stature in children. *Am Fam Physician*. 2008;78: 597-604.
228. Franklin SL, Geffner ME. Precocious puberty secondary to topic testosterone exposure. *J Ped Endocrinol Metab*. 2003;16:107-10.
229. Lim HH, Kil HR, Kim JY. Unusual presentations of a girl with Down syndrome: Van Wyk-Grumbach syndrome. *J Pediatr Endocrinol Metab*. 2012;25:1209-12.
230. Christens A, Sevenants L, Toelen J et al. Van Wyk and Grumbach syndrome: an unusual form of precocious puberty. *Gynecol Endocrinol*. 2014;30:272-6.
231. Vilar L, Naves LA, Bruno OD. Acromegalia – visão geral. *In*: Vilar L et al. (eds.). *Endocrinologia Clínica*. 5ª ed., Rio de Janeiro: Guanabara Koogan, 2013:67-82.
232. Madsen H, Borges MT, Kerr JM et al. McCune-Albright syndrome: surgical and therapeutic challenges in GH-secreting pituitary adenomas. *J Neurooncol*. 2011;104:215-24.
233. Rosenbloom AL, Almonte AS, Brown MR et al. Clinical and biochemical phenotype of familial anterior hypopituitarism from mutation of the PROP1 gene. *J Clin Endocrinol Metab*. 1999;84:50-7.
234. Şıklar Z, Berberoğlu M. Syndromic disorders with short stature. *J Clin Res Pediatr Endocrinol*. 2014;6:1-8.
235. Araújo J, Gomes B, Carmélio J et al. Investigação da criança com baixa estatura. *In*: Vilar L et al. (eds.). *Endocrinologia Clínica*. 4ª ed., Rio de Janeiro: Guanabara Koogan, 2009:180-202.
236. Proppe KH, Scully RE. Large-cell calcifying Sertoli cell tumor of the testis. *Am J Clin Pathol*. 1980;74: 607-19.
237. van Lier MG, Westerman AM, Wagner A et al. High cancer risk and increased mortality in patients with Peutz-Jeghers syndrome. *Gut*. 2011;60:141-7.
238. Lefevre H, Bouvattier C, Lahlou N et al. Prepubertal gynecomastia in Peutz-Jeghers syndrome: incomplete penetrance in a familial case and management with an aromatase inhibitor. *Eur J Endocrinol*. 2006;154:221-7.
239. Chaithongdi N, Subauste JS, Koch CA, Geraci SA. Diagnosis and management of hyperglycemic emergencies. *Hormones (Athens)*. 2011;10:250-60.
240. Ramos AJS, Trujilho FR, Coral MHC et al. Emergências em diabetes. *In*: Vilar L et al. (eds.). *Endocrinologia Clínica*. 5ª ed., Rio de Janeiro: Guanabara Koogan, 2013:779-96.
241. Kitabchi AE, Umpierrez GE, Murphy MB, Kreisberg RA. Hyperglycemic crises in adult patients with diabetes. A consensus statement from the American Diabetes Association. *Diabetes Care*. 2006;29: 2739-48.
242. Smiley D, Chandra P, Umpierrez GE. Update on diagnosis, pathogenesis and management of ketosis-prone type 2 diabetes mellitus. *Diabetes Manag* (Lond). 2011;1:589-600.
243. Goodstein G, Milanesi A, Weinreb JE. Ketosis-prone type 2 diabetes in a veteran population. *Diabetes Care*. 2014;37:e74-5.
244. American Diabetes Association. Diagnosis and classification of diabetes mellitus. *Diabetes Care*. 2012;35(Suppl 1):S64-S71.
245. Levine MA. An update on the clinical and molecular characteristics of pseudohypoparathyroidism. *Curr Opin Endocrinol Diabetes Obes*. 2012;19:443-51

246. Lee JY, So TY, Thackray J. A review on vitamin D deficiency treatment in pediatric patients. *J Pediatr Pharmacol Ther*. 2013;18:277-91.
247. Weimann E, Bergmann S, Böhles HJ. Oestrogen treatment of constitutional tall stature: a risk-benefit ratio. *Arch Dis Child*. 1998;78:148-51.
248. Rayner JA, Pyett P, Astbury J. The medicalisation of "tal" girls: A discourse analysis of medical literature on the use of synthetic oestrogen to reduce female height. *Soc Sci Med*. 2010;71:1076-83.
249. Semmler A, Köhler W, Jung HH et al. Therapy of X-linked adrenoleukodystrophy. *Expert Rev Neurother*. 2008;8:1367-79.
250. Auborg P. X-linked adrenoleukodystrophy. *Ann Endocrinol (Paris)*. 2007;68:403-11.
251. Bertorini TE, Perez A. Neurologic complications of disorders of the adrenal glands. *Handb Clin Neurol*. 2014;120:749-71.
252. Medeiros MRS, Ramos HE. Thyroid hormone cell-membrane transporters defect – a novel genetic syndrome of thyroid hormone resistance. *Braz J Med Hum Health*. 2014;2:8-11.
253. Ramos HE, Morandini M, Carre A et al. Pregnancy in women heterozygous for MCT8 mutations: risk of maternal hypothyroxinemia and fetal care. *Eur J Endocrinol*. 2011;164:309-314.
254. Dumitrescu AM, Refetoff S. The syndromes of reduced sensitivity to thyroid hormone. *Biochim Biophys Acta*. 2013;1830:3987-4003.
255. Visser WE, Friesema EC, Visser TJ. Minireview: thyroid hormone transporters: the knowns and the unknowns. *Mol Endocrinol*. 2011;25:1-14
256. Miller PD, Jamal SA, Evenepoel P et al. Renal safety in treated with bisphosphonates for osteoporosis: a review. *J Bone Miner Res*. 2013;28:2049-59.
257. Jamal SA, Ljunggren O, Stehman-Breen C et al. Effects of denosumab on fracture and bone mineral density by level of kidney function. *J Bone Miner Res*. 2011;26:1829-35.
258. Sadowski CA, Spencer T, Yuksel N. Use of oral bisphosphonates by older adults with fractures and impaired renal function. *Can J Hosp Pharm*. 2011;64:36-41.
259. Carneiro-Pla D, Solorzano C. A summary of the new phenomenon of normocalcemic hyperparathyroidism and appropriate management. *Curr Opin Oncol*. 2012;24:42-5.
260. Filopanti M, Corbetta S, Barbieri AM, Spada A. Pharmacology of the calcium sensing receptor. *Clin Cases Miner Bone Metab*. 2013;10:162-5.
261. Kunstman JW, Kirsch JD, Mahajan A, Udelsman R. Parathyroid localization and implications for clinical management. *J Clin Endocrinol Metab*. 2013; 98:902-12.
262. Bolland MJ, Avenell A, Baron JA et al. Effect of calcium supplements on risk of myocardial infarction and cardiovascular events: meta-analysis. *BMJ*. 2010;341:c3691.
263. Wang L, Manson JE, Song Y, Sesso HD. Systematic review: vitamin D and calcium supplementation in prevention of cardiovascular events. *Ann Intern Med*. 2010;152:315-23.
264. Chapuy MC, Arlot ME, Duboeuf F et al. Vitamin D3 and calcium to prevent hip fractures in elderly women. *N Engl J Med*. 1992;327:1637-42.
265. Black DM, Schwartz AV, Ensrud KE et al. FLEX Research Group. Effects of continuing or stopping alendronate after 5 years of treatment: the Fracture Intervention Trial Long-term Extension (FLEX) – a randomized trial. *JAMA*. 2006;296:2927-38.
266. Black DM, Reid IR, Eastell R et al. The effect of 3 versus 6 years of zoledronic acid treatment of osteoporosis: A randomized extension to the HORIZON-Pivotal Fracture Trial (PFT). *J Bone Miner Res*. 2012;27:243-54.
267. Saraiva G, Cendoroglo MS, Ramos LR et al. Prevalência da deficiência, insuficiência de vitamina D e hiperparatiroidismo secundário em idosos institucionalizados e moradores na comunidade da cidade de São Paulo, Brasil. *Arq Bras Endocrinol Metab*. 2007;51:437-42
268. Adams JS, Hewison M. Update in vitamin D. *J Clin Endocrinol Metab*. 2010;95:471-8.
269. Bilezikian JP, Khan AA, Potts Jr. JT. Guidelines for the management of asymptomatic primary hyperparathyroidism: summary statement from the third international workshop. *J Clin Endocrinol Metab*. 2009;94:335-39.

270. Marcocci C, Cetani F, Rubin MR et al. Parathyroid carcinoma. *J Bone Miner Res.* 2008;23:1869-80.
271. Body JJ. Hypercalcemia of malignancy. *Semin Nephrol.* 2004;24:48-54.
272. Bandeira F, Griz L, Caldas G et al. From mild to severe primary hyperparathyroidism: The Brazilian experience. *Arq Bras Endocrinol Metabol.* 2006;50:657-63.
273. Eufrazino C, Veras A, Bandeira F. Epidemiology of primary hyperparathyroidism and its non-classical manifestations in the city of Recife, Brazil. *Clin Med Insights Endocrinol Diabetes.* 2013;6:69-74.
274. Yasuda T, Okamoto Y, Hamada N. Serum vitamin D levels are decreased and associated with thyroid volume in female patients with newly onset Graves' disease. *Endocrine.* 2012;42:739-41.
275. Yasuda T, Okamoto Y, Hamada N. Serum vitamin D levels are decreased in patients without remission of Graves' disease. *Endocrine.* 2013;43:230-2.
276. Rotondi M, Chiovato L. Vitamin D deficiency in patients with Graves' disease: probably something more than a casual association. *Endocrine.* 2013;43:3-5.
277. Kulak CA, Cochenski Borba VZ, Kulak J, Ribeiro Custódio M. Osteoporosis after solid organ transplantation. *Minerva Endocrinol.* 2012;37:221-31.
278. Fraser WD. Hyperparathyroidism. *Lancet* 2009;374: 145-58.
279. KDIGO Guideline for Chronic Kidney Disease-Mineral and Bone Disorder (CKD-MBD) 2009. Kidney Int. 2009;(Suppl 113):S1-S130.
280. Gupta A. Management of osteoporosis in patients with chronic kidney disease. *Br J Hosp Med (Lond).* 2014;75:83-9.
281. Komaba H, Kakuta T, Fukagawa M. Diseases of the parathyroid gland in chronic kidney disease. *Clin Exp Nephrol.* 2011;15:797-809.
282. Griz L, Bandeira F, Modesto Filho J, Vilar L. Doença de Paget óssea. *In*: Vilar L et al. (eds.). *Endocrinologia Clínica.* 5ª ed., Rio de Janeiro: Guanabara Koogan, 2013:964-73.
283. Gruener G, Camacho P. Paget's disease of bone. *Handb Clin Neurol.* 2014;119:529-40.
284. Gennari L, Merlotti D, Mossetti G et al. The use of intravenous aminobisphosphonates for the treatment of Paget's disease of bone. *Mini Rev Med Chem.* 2009;9:1052-63.
285. Shaker JL. Paget's disease of bone: a review of epidemiology, pathophysiology and management. *Ther Adv Musculoskelet Dis.* 2009;1:107-25.
286. Bolland MJ, Cundy T. Paget's disease of bone: clinical review and update. *Postgrad Med J.* 2014;90: 328-31.
287. Ferraz-de-Souza B, Correa PH. Diagnosis and treatment of Paget's disease of bone: a mini-review. *Arq Bras Endocrinol Metabol.* 2013;57:577-82.
288. Reginato AJ, Coquia JA. Musculoskeletal manifestations of osteomalácia and rickets. *Best Pract Res Clin Rheumatol.* 2003;17:1063-80.
289. Shaw NJ. Vitamin D deficiency rickets. *Endocr Dev.* 2003;6:93-104.
290. Mantovani G. Clinical review: pseudohypoparathyroidism – diagnosis and treatment. *J Clin Endocrinol Metab.* 2011;96:3020-30.
291. Levine MA. An update on the clinical and molecular characteristics of pseudohypoparathyroidism. *Curr Opin Endocrinol Diabetes Obes.* 2012;19:443-51.
292. Bilezikian JP, Khan A, Potts Jr. JT et al. Hypoparathyroidism in the adult: epidemiology, diagnosis, pathophysiology, target organ involvement, treatment, and challenges for future research. *J Bone Miner Res.* 2011;26:2317-37.
293. Khan AA. Managing hypoparathyroidism today: an expert interview. Disponível em http://www.medscape.org/viewarticle/776277_2, consulta em 1º de março de 2014.
294. Bach AG, Lübbert C, Behrmann C, Surov A. Small bowel diverticula – diagnosis and complications. *Dtsch Med Wochenschr.* 2011;136:140-4.
295. Cundy T, Reid IR. Paget's disease of bone. *Clin Biochem.* 2012;45:43-8.
296. Rousiere M, Michou L, Cornelis F, Orcel P. Paget's disease of bone. *Best Pract Res Clin Rheumatol.* 2003;17:1019-41.

297. Campos RO, Giorelli G, Leal E, Ferreira VMS. Manuseio do hipoparatireoidismo. In: Vilar L et al. (eds.). *Endocrinologia Clínica*. 5ª ed., Rio de Janeiro: Guanabara Koogan, 2013:915-28.
298. Vilar L, Campos RO. Hiperparatireoidismo primário – diagnóstico e tratamento. In: Vilar L et al. (eds.). *Endocrinologia Clínica*. 5ª ed., Rio de Janeiro: Guanabara Koogan, 2013:895-914.
299. Shoback D. Hypoparathyroidism. *N Engl J Med*. 2008;359:391-403.
300. Lekamwasam S, Adachi JD, Agnusdei D et al. A framework for the development of guidelines for the management of glucocorticoid-induced osteoporosis. *Osteoporos Int*. 2012;23:2257-76.
301. Weinstein RS, Glucocorticoid-induced bone disease. *N Engl J Med*. 2011;365:62-70.
302. Weiler FG, Arantes HP, Lazaretti-Castro M. Osteoporose pós-menopausa: uma visão geral. *In*: Vilar L et al. (eds.). *Endocrinologia Clínica*. 5ª ed., Rio de Janeiro:Guanabara Koogan, 2013:936-950.
303. Rosen CJ. Parathyroid hormone therapy for osteoporosis. www.uptodate.com. Última atualização em 06/03/2014.
304. França TCPT, Griz L, Pinho J et al. Bisfosfonatos podem minimizar a fome óssea após paratireoidectomia em pacientes com hiperparatireoidismo primário e osteíte fibrosa cística. *Rev Bras Reumatol*. 2011;51:131-7.
305. Lee IT, Sheu WH, Tu ST et al. Bisphosphonate pretreatment attenuates hungry bone syndrome postoperatively in subjects with primary hyperparathyroidism. *J Bone Miner Metab*. 2006;24:255-8.
306. Gurevich Y, Poretsky L. Possible prevention of hungry bone syndrome following parathyroidectomy by preoperative use of pamidronate. *Otolaryngol Head Neck Surg*. 2008;138:403-4.
307. Chang WT, Radin B, McCurdy MT. Calcium, magnesium, and phosphate abnormalities in the emergency department. *Emerg Med Clin North Am*. 2014;32:349-66.
308. Pecherstorfer M, Brenner K, Zojer N. Current management strategies for hypercalcemia. *Treat Endocrinol*. 2003;2:273-92.
309. Laurent M, Gielen E, Claessens F et al. Osteoporosis in older men: recent advances in pathophysiology and treatment. *Best Pract Res Clin Endocrinol Metab*. 2013;27:527-39.
310. Banu J. Causes, consequences, and treatment of osteoporosis in men. *Drug Des Devel Ther*. 2013;22;7: 849-60.
311. Walsh JS, Eastell R. Osteoporosis in men. *Nat Rev Endocrinol*. 2013;9:637-45.
312. Mackay JD, Bladon PT. Hypomagnesaemia due to proton-pump inhibitor therapy: a clinical case series. *QJM*. 2010;103:387-95.
313. Florentin M Elisa MS. Proton pump inhibitor-induced hypomagnesemia. A new challenge. *World J Nephrol*. 2012;1:151-4.
314. Reagan P, Pani A, Rosner MH. Approach to diagnosis and treatment of hypercalcemia in a patient with malignancy. *Am J Kidney Dis*. 2014;63:141-7.
315. Italian Society of Osteoporosis, Mineral Metabolism and Skeletal Diseases (SIOMMMS); Italian Society of Rheumatology (SIR), Varenna M, Bertoldo F, Di Monaco M et al. Safety profile of drugs used in the treatment of osteoporosis: a systematical review of the literature. *Reumatismo*. 2013;65:143-66.
316. Eisenbarth GS, Gottlieb PA. Autoimmune polyendocrine syndromes. *N Engl J Med*. 2004;350:2068-79.
317. Borba VZC, Mañas NCP, Kulak CAM. Deficiência de vitamina D – Por que, quando e como tratar? In: Vilar L et al. (eds.). *Endocrinologia Clínica*. 5ª ed., Rio de Janeiro:Guanabara Koogan, 2013:1050-5.
318. Thacher TD, Clarke BL. Vitamin D insufficiency. *Mayo Clin Proc*. 2011;86:50-60.
319. Schwartz SR, Futran ND. Hypercalcemic hypocalciuria: a critical differential diagnosis for hyperparathyroidism. *Otolaryngol Clin North Am*. 2004;37:887-96.
320. Karuppiah D, Thanabalasingham G, Shine B et al. Refractory hypercalcaemia secondary to parathyroid carcinoma: response to high-dose denosumab. *Eur J Endocrinol*. 2014 Apr 17. [Epub ahead of print]
321. Vellanki P1, Lange K, Elaraj D et al. Denosumab for management of parathyroid carcinoma-mediated hypercalcemia. *J Clin Endocrinol Metab*. 2014;99:387-90.
322. Braunstein GD. Safety of testosterone treatment in postmenopausal women. *Fertil Steril*. 2007;88:1-17

323. North American Menopause Society. Estrogen and progestogen use in postmenopausal women: 2010 position statement of the North American Menopause Society. *Menopause*. 2010;17:242-55.
324. Clapauch R, Athayde A, Meirelles RM et al. Hormonal therapy of menopause: 2004 position of the Department of Female Endocrinology and Andrology of the Brazilian Society of Endocrinology and Metabolism. *Arq Bras Endocrinol Metabol*. 2005;49:449-54.
325. Santen RJ, Allred DC, Ardoin SP et al. Postmenopausal hormone therapy: an Endocrine Society scientific statement. *J Clin Endocrinol Metab*. 2010;95(Suppl 1):S1-S66.
326. Fournier A, Berrino F, Clavel-Chapelon F et al. Unequal risks for breast cancer associated with different hormone replacement therapies: result from the E3N cohort study. *Breast Cancer Res Treat*, 2008;107:103-11.
327. Spritzer PM. Polycystic ovary syndrome: reviewing diagnosis and management of metabolic disturbances. *Arq Bras Endocrinol Metabol*. 2014;58:182-7.
328. Catteau-Jonard S, Cortet-Rudelli C, Richard-Proust C, Dewailly D. Hyperandrogenism in adolescent girls. *Endocr Dev*. 2012;22:181-93.
329. Filho RB, Domingues L, Naves L et al. Polycystic ovary syndrome and hyperprolactinemia are distinct entities. *Gynecol Endocrinol*. 2007; 23:267-72.
330. Braga GC, Vieira CS. Contracepção hormonal e tromboembolismo. *Brasília Med*. 2013;50:58-62.
331. Moura F, Cruz TRP, Vilar L. Hipogonadismo masculino. *In*: Vilar L et al. (eds.). *Endocrinologia Clínica*. 5ª ed., Rio de Janeiro: Guanabara Koogan, 2013:533-56.
332. Basaria S. Male hypogonadism. *Lancet*. 2014;383:1250-63.
333. Pardini DP. Falência ovariana precoce. *In*: Clapauch R (org.). *Endocrinologia Feminina e Andrologia*. São Paulo: A.C. Farmacêutica, 2012:361-74.
334. Assumpção CRL. Falência ovariana precoce. *Arq Bras Endocrinol Metab*. 2014;58:132-43.
335. Bhasin S, Cunningham GR, Hayes FJ et al. Task force, Endocrine Society. Testosterone therapy in men with androgen deficiency syndromes: an Endocrine Society clinical practice guideline. *J Clin Endocrinol Metab*. 2010;95:2536-59.
336. Krausz C. Male infertility: pathogenesis and clinical diagnosis. *Best Pract Res Clin Endocrinol Metab*. 2011;25:271-85.
337. Valetto A, Bertini V, Rapalini E, Simi P. A 46,XX SRY-negative man with complete virilization and infertility as the main anomaly. *Fertil Steril*. 2005;83:216-9.
338. Rigola MA, Carrera M, Ribas I et al. A comparative genomic hybridization study in a 46,XX male. *Fertil Steril*. 2002;78:186-8.
339. Filippetto BM, Urbanetz AA, Reggiani C et al. Terapia não-hormonal no manejo das ondas de calor no climatério. Disponível em: http://www.febrasgo.org.br/site/wp-content/uploads/2013/0.
340. Nelson HD, Haney E, Humphrey L et al. Management of menopause-related symptoms. *Evid Rep Technol Assess (Summ)*. 2005;120:1-6.
341. MacLennan A, Lester A, Moore V. Oral oestrogen replacement therapy versus placebo for hot flushes [Cochrane Review on CD-ROM]. Oxford: Cochrane Library, Update Software, 2002.
342. Velasco G, Savarese V, Sandorfi N, et al. 46, XX SRY-positive male syndrome presenting with primary hypogonadism in the setting of scleroderma. *Endocr Pract*. 2011;17:95-8.
343. Rajender S, Rajani V, Gupta NJ et al. SRY-negative 46,XX male with normal genitals, complete masculinization and infertility. *Mol Hum Reprod*. 2006;12:341-6.
344. Yassin DJ, Doros G, Hammerer PG, Yassin AA. Long-term testosterone treatment in elderly men with hypogonadism and erectile dysfunction reduces obesity parameters and improves metabolic syndrome and health-related quality of life. *J Sex Med*. 2014 Apr 8. [Epub ahead of print]
345. Isbarn H, Pinthus JH, Marks LS et al. Testosterone and prostate cancer: revisiting old paradigms. *Eur Urol*. 2009;56:48-56.
346. Costa-Barbosa FA, Telles-Silveira M, Kater CE. Hiperplasia adrenal congênita em mulheres adultas: manejo de antigos e novos desafios. *Arq Bras Endocrinol Metab*. 2014;58:124-21.

347. Unluhizarci K, Kaltsas G, Kelestimur F. Non polycystic ovary syndrome-related endocrine disorders associated with hirsutism. *Eur J Clin Invest*. 2012;42:86-94.
348. Alpanés M, Escobar-Morreale HF. Manuseio do hirsutismo. In: Vilar L et al. (eds.). *Endocrinologia Clínica*. 5ª ed., Rio de Janeiro: Guanabara Koogan, 2013:1006-18.
349. Bachega TA, Billerbeck AE, Parente EB et al. Multicentric study of Brazilian patients with 21-hydroxylase deficiency: a genotype-phenotype correlation. *Arq Bras Endocrinol Metabol*. 2004;48:697-704.
350. Lofrano-Porto A, Barra GB, Giacomini LA et al. Luteinizing hormone beta mutation induces hypogonadism in men and women. *N Engl J Med*. 2007;357:897-904.
351. Valdes-Socin H, Salvi R, Daly AF et al. Hypogonadism in a patient with mutation in the luteinizing beta-subunit gene. *N Engl J Med*. 2004;351:2619-25.
352. Deepinder F, Braunstein GD. Drug-induced gynecomastia: an evidence-based review. *Expert Opin Drug Saf*. 2012;11:779-95.
353. Bosl GJ, Motzer RJ. Testicular germ-cell cancer. *N Engl J Med*. 1997;337:242-53.
354. Shin YS, Kim HJ. Current management of testicular cancer. *Korean J Urol*. 2013;54:2-10.
355. Ghervan C, Young J. Congenital hypogonadotropic hypogonadism and Kallmann syndrome in males. *Presse Med*. 2014;43:152-61.
356. Laitinen EM, Tommiska J, Sane T et al. Reversible congenital hypogonadotropic hypogonadism in patients with CHD7, FGFR1 or GNRHR mutations. PLoS One. 2012;7:e39450.
357. Aksglaede L, Juul A. Testicular function and fertility in men with Klinefelter syndrome: a review. *Eur J Endocrinol*. 2013;168:R67-76.
358. McCabe MJ, Bancalari RE, Dattani MT. Diagnosis and evaluation of hypogonadism. *Pediatr Endocrinol Rev*. 2014;11(Suppl 2):214-29.
359. Nicolai MP, van Bavel J, Somsen GA et al. Erectile dysfunction in the cardiology practice-a patients' perspective. *Am Heart J*. 2014;167:178-85
360. Oliveira JB, Serfaty FM, Meirino ALA. Disfunção erétil – avaliação e tratamento. In: Vilar L et al. (eds.). *Endocrinologia Clínica*. 5ª ed., Rio de Janeiro: Guanabara Koogan, 2013:557-70.
361. Escobar-Morreale HF. Diagnosis and management of hirsutism. *Ann N Y Acad Sci*. 2010;1205:166-74.
362. Salama N, El-Sawy M. Isolated low follicle stimulating hormone (FSH) in infertile males – a preliminary report. *Arch Ital Urol Androl*. 2013;85:118-24.
363. Lofrano-Porto A, Casulari LA, Nascimento PP et al. Effects of follicle-stimulating hormone and human chorionic gonadotropin on gonadal steroidogenesis in two siblings with a follicle-stimulating hormone beta subunit mutation. *Fertil Steril*. 2008;90:1169-74.
364. Kottler ML, Chou YY, Chabre O et al. A new FSHbeta mutation in a 29-year-old woman with primary amenorrhea and isolated FSH deficiency: functional characterization and ovarian response to human recombinant FSH. *Eur J Endocrinol*. 2010;162:633-41.
365. Herrera JD, Davidson JA, Jorge H, Mestman JH. Hyperandrogenism due to a testosterone-secreting Sertoli-Leydig cell tumor associated with a dehydroepiandrosterone sulfate-secreting adrenal adenoma in a postmenopausal woman: case presentation and review of literature. *Endocr Pract*. 2009;15:149-52.
366. Azziz R, Sanchez LA, Knochenhauer ES et al. Androgen excess in women: experience with over 1000 consecutive patients. *J Clin Endocrinol Metab*. 2004;89:453-62.
367. Gorgojo JJ, Almodóvar F, López E et al. Coincidental diagnosis of an occult hilar steroid cell tumor of the ovary and a cortisolsecreting adrenal adenoma in a 49-year-old woman with severe hyperandrogenism. *Fertil Steril*. 2003;80:1504-7.
368. Mattar POA, Mallmann ES, Spritzer PM. Amenorreia – etiologia, diagnóstico e tratamento. In: Vilar L et al. (eds.). *Endocrinologia Clínica*. 5a ed., Rio de Janeiro: Guanabara Koogan, 2013:595-605.
369. Xavier HT, Izar MC, Faria Neto JR et al. V Diretriz Brasileira de Dislipidemias e Prevenção da Aterosclerose. *Arq Bras Cardiol*. 2013;101:1-32.
370. Stone NJ, Robinson J, Lichtenstein AH et al. 2013 ACC/AHA Guideline on the treatment of blood cholesterol to reduce atherosclerotic cardiovascular risk in adults: a report of the American College of

Cardiology/American Heart Association Task Force on Practice Guidelines. *Circulation*. 2013 Nov 12. [Epub ahead of print]
371. Austin MA, Hutter CM, Zimmern RL, Humphries SE. Genetic causes of monogenic heterozygous familial hypercholesterolemia: a HuGE prevalence review. *Am J Epidemiol*. 2004;160:407-20.
372. Zambon A, Zhao XQ, Brown BG, Brunzell JD. Effects of niacin combination therapy with statin or bile acid resin on lipoproteins and cardiovascular disease. *Am J Cardiol*. 2014;113:1494-8.
373. Gudzune KA, Monroe AK, Sharma R et al. Effectiveness of combination therapy with statin and another lipid-modifying agent compared with intensified statin monotherapy: a systematic review. *Ann Intern Med*. 2014;160:468-76.
374. Manning S, Pucci A, Finer N. Pharmacotherapy for obesity: novel agents and paradigms. *Ther Adv Chronic Dis*. 2014;5:135-48.
375. James WP, Caterson ID, Coutinho W, et al. SCOUT investigators. Effects of sibutramine on cardiovascular outcomes in overweight and obese subjects. *N Engl J Med*. 2010; 363:905-17.
376. O'Meara S, Riemsma R, Shirran L et al. A systematic review of the clinical effectiveness of orlistat used for management of obesity. *Obes Rev*. 2004;5:51-68.
377. Astrup A, Rossner S, van Gaal L et al. Effects of liraglutide in the treatment of obesity: a randomised, double-blind, placebo-controlled study. *Lancet*. 2009;374:1606-16.
378. Chan E, He Y, Chui C et al. Efficacy and safety of lorcaserin in obese adults: a meta-analysis of 1-year randomized controlled trials (RCTs) and narrative review on short-term RCTs. *Obes Rev*. 2013;14:383-92.
379. Asranna A, Taneja RS, Kulshreshta B. Dyslipidemia in subclinical hypothyroidism and the effect of thyroxine on lipid profile. *Indian J Endocrinol Metab*. 2012;16(Suppl 2):S347-S349.
380. McKelvie PA, Dennett X. Myopathy associated with HMG-Coa reductase inhibitors (statins): a series of 10 patients and review of the literature. *J Clin Neuromuscul Dis*. 2002;3:143-8.
381. Ferns G, Keti V, Griffin B. Investigation and management of hypertriglyceridaemia. *J Clin Pathol*. 2008;61:1174-83.
382. Ferreira VMSG, Viana CFG, Gomes AV, Ibiapina GR. Investigação diagnóstica das dislipidemias. *In*: Vilar L et al. (eds.). *Endocrinologia Clínica*. 5ª ed., Rio de Janeiro: Guanabara Koogan, 2013:815-29.
383. Schippling S, Orth M, Beisiegel U et al. Severe Tangier disease with a novel ABCA1 gene mutation. *Neurology*. 2008;71:1454-5.
384. Becker D, Balcer L, Galetta IS. The neurological complications of nutritional deficiency following bariatric surgery. *J Obes*. 2012;2012:608534.
385. Fei G, Zhong C, Jin L et al. Clinical characteristics and MR imaging features of nonalcoholic Wernicke encephalopathy. *Am J Neuroradiol*. 2008;29:164-9.
386. Holman RR, Sourij H, Califf RM. Cardiovascular outcome trials of glucose-lowering drugs or strategies in type 2 diabetes. *Lancet*. 2014;383:2008-17.
387. Wilkinson MJ, Laffin LJ, Davidson MH. Overcoming toxicity and side-effects of lipid-lowering therapies. *Best Pract Res Clin Endocrinol Metab*. 2014;28:439-52.
388. Wierzbicki AS, Graham CA, Young IS, Nicholls DP. Familial combined hyperlipidaemia: under-defined and under-diagnosed? *Curr Vasc Pharmacol*. 2008;6:13-22.
389. Ejarque I, Real JT, Chaves FJ et al. Clinical and biochemical characteristics of familial ligand-defective apo B-100 in a South European population. *Med Clin* (Barc). 2004;123:456-9.
390. Barros FMR, Vilar L. Doença hepática gordurosa não alcoólica – diagnóstico e tratamento. In: Vilar L et al. (eds.). *Endocrinologia Clínica*. 5ª ed., Rio de Janeiro: Guanabara Koogan, 2013:1030-8.
391. Chalasani N, Younossi Z, Lavine JE et al. The diagnosis and management of non-alcoholic fatty liver disease: practice guideline by the American Gastroenterological Association, American Association for the Study of Liver Diseases, and American College of Gastroenterology. *Gastroenterology*. 2012;142:1592-609.
392. Lima JG, Nóbrega LHC, Oliveira LSAA. Manuseio da dislipidemia durante a gravidez. In: Vilar L (ed.) *Doenças Endócrinas & Gravidez*. 1ª ed., Rio de Janeiro: Guanabara Koogan, 2011:297-306.

393. Gillett MJ, Burnett JR. Manifestations of familial hypercholesterolaemia. *Intern Med J.* 2005;35:63-4.
394. Ginsberg HN, Elam MB, Lovato LC et al.; ACCORD Study Group. Effects of combination lipid therapy in type 2 diabetes mellitus. *N Engl J Med.* 2010;362:1563-74.
395. Petersen EE, Mitchell AA, Carey JC et al. Maternal exposure to statins and risk for birth defects: a case series approach. *Am J Med Genet A.* 2008;146A:2701-5.
396. Whitten AE, Lorenz RP, Smith JM. Hyperlipidemia-associated pancreatitis in pregnancy managed with fenofibrate. *Obstet Gynecol.* 2011;117:517-9.
397. Bar-David J, Mazor M, Leiberman JR et al. Gestational diabetes complicated by severe hypertriglyceridemia and acute pancreatitis. *Arch Gynecol Obstet.* 1996;258:101-4.
398. Jabbour SA. SGLT2 inhibitors to control glycemia in type 2 diabetes mellitus: a new approach to an old problem. *Postgrad Med.* 2014;126:111-7.
399. Fujita Y, Inagaki N. Renal sodium glucose cotransporter 2 inhibitors as a novel therapeutic approach to treatment of type 2 diabetes: clinical data and mechanism of action. *J Diabetes Investig.* 2014;5:265-75.
400. Yanovski SZ, Yanovski JA. Long-term drug treatment for obesity: a systematic and clinical review. *JAMA.* 2014;311:74-86.
401. Chan DC, Barrett PH, Watts GF. The metabolic and pharmacologic bases for treating atherogenic dyslipidaemia. *Best Pract Res Clin Endocrinol Metab.* 2014;28:369-85.
402. Campos JM, Lins DC, Silva LB et al. Metabolic surgery, weight regain and diabetes re-emergence. *Arq Bras Cir Dig.* 2013;26(Suppl 1):57-62.
403. Biebermann H, Krude H, Elsner A et al. Autosomal-dominant mode of inheritance of a melanocortin-4 receptor mutation in a patient with severe early-onset obesity is due to a dominant-negative effect caused by receptor dimerization. *Diabetes.* 2003;52:2984-8.
404. Fatima W, Shahid A, Imran M et al. Leptin deficiency and leptin gene mutations in obese children from Pakistan. *Int J Pediatr Obes.* 2011;6:419-27.
405. Peterli R, Steinert RE, Woelnerhanssen B et al. Metabolic and hormonal changes after laparoscopic Roux-en-Y gastric bypass and sleeve gastrectomy: a randomized, prospective trial. *Obes Surg.* 2012;22:740-8.
406. Schauer PR, Bhatt DL, Kirwan JP et al. Bariatric surgery versus intensive medical therapy for diabetes – 3-year outcomes. *N Engl J Med.* 2014;370:2002-13.
407. Li P, Fu P, Chen J et al. Laparoscopic Roux-en-Y gastric bypass vs. laparoscopic sleeve gastrectomy for morbid obesity and diabetes mellitus: a meta-analysis of sixteen recent studies. *Hepatogastroenterol.* 2013;60:132-7.
408. Chiang AP, Nishimura D, Searby C et al. Comparative genomic analysis identifies an ADP-ribosylation factor-like gene as the cause of Bardet-Biedl syndrome (BBS3). *Am J Hum Genet.* 2004;75:475-84.
409. Fan Y, Esmail MA, Ansley SJ et al. Mutations in a member of the Ras superfamily of small GTP-binding proteins causes Bardet-Biedl syndrome. *Nat Genet.* 2004;36:989-93.
410. Leroith D, Farkash Y, Bar-Ziev J, Spitz IM. Hypothalamic-pituitary function in the Bardet-Biedl syndrome. *Isr J Med Sci.* 1980;16:514-8.
411. Berglund L, Brunzell JD, Goldberg AC et al. Evaluation and treatment of hypertriglyceridemia: an Endocrine Society clinical practice guideline. *J Clin Endocrinol Metab.* 2012;97:2969-89.
412. Stefanutti C. Severe hypertriglyceridemia-related acute pancreatitis. *Ther Apher Dial.* 2013;17:130-7.
413. Fonseca FAH. Farmacocinética das estatinas. *Arq Bras Cardiol.* 2005; 85:9-14.
414. Hu M, Tomlinson B. Evaluation of the pharmacokinetics and drug interactions of the two recently developed statins, rosuvastatin and pitavastatin. *Expert Opin Drug Metab Toxicol.* 2014;10:51-65.
415. Fintini D, Grugni G, Brufani C et al. Use of GLP-1 receptor agonists in Prader-Willi Syndrome: report of six cases. *Diabetes Care.* 2014;37:e76-7.
416. Lu W, Qi Y, Cui B et al. Clinical and genetic features of Prader-Willi syndrome in China. *Eur J Pediatr.* 2014;173:81-6.

417. Goldstone AP. Prader-Willi syndrome: advances in genetics, pathophysiology and treatment. *Trends Endocrinol Metab*. 2004;15:12-20.
418. Emerick JE, Vogt KS. Endocrine manifestations and management of Prader-Willi syndrome. *Int J Pediatr Endocrinol*. 2013;2013:14.
419. Chauvin B, Drouot S, Barrail-Tran A, Taburet AM. Drug-drug interactions between HMG-CoA reductase inhibitors (statins) and antiviral protease inhibitors. *Clin Pharmacokinet*. 2013;52:815-31.
420. Goodstein G, Milanesi A, Weinreb JE. Ketosis-prone type 2 diabetes in a veteran population. *Diabetes Care*. 2014;37:e74-5.
421. Smiley D, Chandra P, Umpierrez GE. Update on diagnosis, pathogenesis and management of ketosis-prone Type 2 diabetes mellitus. Diabetes *Manag (Lond)*. 2011;1:589-600.
422. Mattheus DW, Lyra R, Cavalcanti N, Vilar L. Tratamento farmacológico do diabetes tipo 2. *In*: Vilar L et al. (eds.). *Endocrinologia Clínica*. 5ª ed., Rio de Janeiro: Guanabara Koogan, 2013:633-60.
423. Canadian Diabetes Association Clinical Practice Guidelines Expert Committee, Harper W, Clement M, Goldenberg R et al. Pharmacologic management of type 2 diabetes. *Can J Diabetes*. 2013;37(Suppl 1):S61-S68.
424. Wallia A, Molitch ME. Insulin therapy for type 2 diabetes mellitus. *JAMA*. 2014;311:2315-25.
425. Mizuno CS, Chittiboyina AG, Kurtz TW et al. Type 2 diabetes and oral antihyperglycemic drugs. *Curr Med Chem*. 2008;15:61-74.
426. Singh R, Barden A, Mori T, Beilin L. Advanced glycation and products: a review. *Diabetologia*. 2001;44:129-46.
427. Kempler P, Amarenco G, Freeman R et al. Management strategies for gastrintestinal, erectil, bladder, and sudomotor dysfunction in patients with diabetes. *Diabetes Metab Res Rev*. 2011;27:665-77.
428. Boulton AJM, Pedrosa HC. Manuseio da neuropatia diabética. *In*: Vilar L et al. (eds.). *Endocrinologia Clínica*. 5ª ed., Rio de Janeiro: Guanabara Koogan, 2013:741-63.
429. Thompson AM, Linnebur SA, Vande Griend JP, Saseen JJ. Glycemic targets and medication limitations for type 2 diabetes mellitus in the older adult. *Consult Pharm*. 2014;29:110-23.
430. American Diabetes Association. Standards of medical care in diabetes – 2014. *Diabetes Care*. 2014;37(Suppl 1):S14-S80.
431. Thompson A, Vande Griend JP, Linnebur SA, Saseen JJ. Evaluation of type 2 diabetes mellitus medication management and control in older adults. *Consult Pharm*. 2013;28:296-306.
432. Montenegro Jr. RM, Almeida SL, Forti A, Gusmão A, Vilar L. Diabetes mellitus – classificação e diagnóstico. *In*: Vilar L et al. (eds.). *Endocrinologia Clínica*. 5ª ed., Rio de Janeiro: Guanabara Koogan, 2013:617-32.
433. Pichardo-Lowden A, Gabbay RA. Management of hyperglycemia during the perioperative period. *Curr Diab Rep*. 2012;12:108-18.
434. Umpierrez GE, Isaacs SD, Bazargan N et al. Hyperglycemia: an independent marker of in-hospital mortality in patients with undiagnosed diabetes. *J Clin Endocrinol Metab*. 2002;87:978-82.
435. Schott M, Scherbaum WA, Bornstein SR Acquired and inherited lipodystrophies. *N Engl J Med*. 2004;351:103-4.
436. Newell-Price J, Trainer P, Besser M, Grossman A. Insulinoma with normal plasma insulin concentrations and insulin/glucose ratios during hypoglycemic episodes. *Intern Med*. 1994;33:813-6.
437. Okabayashi T, Shima Y, Sumiyosky T. Diagnosis and management of insulinoma. *World J Gastroenterol*. 2013;19:829-37.
438. Vilar L, Gomes V, Caldas G, Lima J. Manuseio da hipoglicemia em não diabéticos. In: Vilar L et al. (eds.). *Endocrinologia Clínica*. 5ª ed., Rio de Janeiro: Guanabara Koogan, 2013:797-811.
439. Schwenger KJ, Allard JP. Clinical approaches to non-alcoholic fatty liver disease. *World J Gastroenterol*. 2014;20:1712-23.
440. Corrado RL, Torres DM, Harrison SA. Review of treatment options for nonalcoholic fatty liver disease. *Med Clin North Am*. 2014;98:55-72.

441. Redmond JB, Nuttal FQ. Autoimmune hypoglycemia. *Endocrinol Metab Clin North Am*. 1999;28:603-18.
442. Vilar L, Gomes W, Caldas G, Lima JG. Manuseio da hipoglicemia em não diabéticos. *In*: Vilar L et al. (eds.). *Endocrinologia Clínica*. 5ª ed., Rio de Janeiro: Guanabara Koogan, 2013: 797-814.
443. Goldfine AB, Mun E, Patti ME. Hyperinsulinemic hypoglycemia following gastric bypass surgery for obesity. *Curr Opin Endocrinol Diabetes*. 2006;13:419-24.
444. Varma V, Tariciotti L, Coldham C et al. Preoperative localisation and surgical management of insulinoma:single centre experience. *Dig Surg*. 2011;28:63-73.
445. Guseva V, Phillips D, Mordes JP. Successful treatment of persistent hyperinsulinemic hypoglycemia with nifedipine in an adult patient. *Endocr Pract*. 2010;16:107-11.
446. Lambert K, Holt RI. The use of insulin analogues in pregnancy. *Diabetes Obes Metab*. 2013;15:888-900.
447. Pantalone KM, Faiman C, Olansky L. Insulin glargine use during pregnancy. *Endocr Pract*. 2011;17:448-55.
448. Bolli GB. Prevention and treatment of hypoglycaemia unawareness in type 1 diabetes mellitus. *Acta Diabetol*. 1998;35:183-93.
449. Sawka AM, Burgart V, Zimmerman D. Loss of hypoglycemia awareness in an adolescent with type 1 diabetes mellitus during treatment with fluoxetine hydrochloride. *J Pediatr*. 2000;136:394-6
450. Ratner RE, Gough SC, Mathieu C et al. Hypoglycaemia risk with insulin degludec compared with insulin glargine in type 2 and type 1 diabetes: a pre-planned meta-analysis of phase 3 trials. *Diabetes Obes Metab*. 2013;15:175-84.
451. Ramos AJS, Trujilho FR, Coral MHC et al. Emergências em Diabetes. *In*: Vilar L et al. (eds.). *Endocrinologia Clínica*. 5ª ed., Rio de Janeiro: Guanabara Koogan, 2013:779-96.
452. McCall AL. Insulin therapy and hypoglycemia. *Endocrinol Metab Clin North Am*. 2012;41:57-87.
453. Unger J, Parkin C. Recognition, prevention, and proactive management of hypoglycemia in patients with type 1 diabetes mellitus. *Postgrad Med*. 2011;123:71-80.
454. Høi-Hansen T, Pedersen-Bjergaard U, Thorsteinsson B. The Somogyi phenomenon revisited using continuous glucose monitoring in daily life. *Diabetologia*. 2005;48:2437-8.
455. McGill JB. Anti-diabetes therapy: safety considerations for patients with impaired kidney function. *Postgrad Med*. 2014;126:161-71.
456. Mattheus D, Lyra R, Vilar L. Pr-e-diabetes: diagnóstico e tratamento. *In*: Vilar L et al. (eds.). *Endocrinologia Clínica*. 5ª ed., Rio de Janeiro: Guanabara Koogan, 2013:668-74.
457. Vilar L, Freitas MC, Lima LHC, Naves L. Prevenção do diabetes mellitus. In: Lyra R, Cavalcanti N (eds.). *Diabetes Mellitus*. 3ª ed., Rio de Janeiro: A.C. Farmacêutica, 2013:405-15.
458. Kahn R, Davidson MB. The reality of type 2 diabetes prevention. *Diabetes Care*. 2014;37:943-9.
459. Faillie JL, Babai S, Crépin S et al. Pancreatitis associated with the use of GLP-1 analogs and DPP-4 inhibitors: a case/non-case study from the French Pharmacovigilance Database. *Acta Diabetol*. 2014;51:491-7.
460. Cryer PE, Axelrod L, Grossman AB et al. Evaluation and management of adult hypoglycemic disorders: an Endocrine Society clinical practice guideline. *J Clin Endocrinol Metab*. 2009;94:709-28.
461. Sibley T1, Jacobsen R, Salomone J. Successful administration of intranasal glucagon in the out-of-hospital environment. *Prehosp Emerg Care*. 2013;17:98-102.
462. Glatstein M, Scolnik D, Bentur Y. Octreotide for the treatment of sulfonylurea poisoning. *Clin Toxicol (Phila)*. 2012;50:795-804.
463. Thanabalasingham G, Owen KR. Diagnosis and management of maturity onset diabetes of the young MODY. *BMJ*. 2011;343:d6044.
464. Oliveira SV, Furuzawa GK, Reis AF. Diabetes mellitus do tipo MODY. *Arq Bras Endocrinol Metab*. 2002;46:186-92.
465. Bansal N, Manocha D, Madhira B. Life-threatening metabolic coma caused by levofloxacin. *Am J Ther*. 2013 Jul 26. [Epub ahead of print]
466. LeBlanc M, Bélanger C, Cossette P. Severe and resistant hypoglycemia associated with concomitant gatifloxacin and glyburide therapy. *Pharmacotherapy*. 2004;24:926-31.

467. Micheli L, Sbrilli M, Nencini C. Severe hypoglycemia associated with levofloxacin in type 2 diabetic patients receiving polytherapy: two case reports. *Int J Clin Pharmacol Ther*. 2012;50:302-6.
468. Kitabchi AE, Umpierrez GE, Murphy MB, Kreisberg RA. Hyperglycemic crises in adult patients with diabetes. A consensus statement from the American Diabetes Association. *Diabetes Care*. 2006;29:2739-48.
469. Wolfsdorf J, Glaser N, Sperling MA. Diabetic ketoacidosis in infants, children, and adolescents: a consensus statement from the American Diabetes Association. *Diabetes Care*. 2006;29:1150-9.
470. Tesfaye S, Boulton AJ, Dyck PJ et al. On behalf of the Toronto Diabetic Neuropathy Expert Group. Diabetic neuropathies: update on definitions, diagnostic criteria and estimation of severity. *Diabetes Care*. 2010;33:2285-93.
471. Tesfaye S, Vileikyte L, Rayman G et al. Painful diabetic peripheral neuropathy: consensus recommendations on diagnosis, assessment and management. *Diab Metab Res Rev*. 2011;27:629-38.
472. Mory PB, Santos MC, Kater CE, Moisés RS. Maternally-inherited diabetes with deafness (MIDD) and hyporeninemic hypoaldosteronism. *Arq Bras Endocrinol Metabol*. 2012;56:574-7.
473. Guillausseau PJ, Massin P, Dubois-LaForgue D et al. Maternally inherited diabetes and deafness: a multicenter study. *Ann Intern Med*. 2001;134:721-8.
474. Maassen JA. Mitochondrial diabetes: pathophysiology, clinical presentation, and genetic analysis. *Am J Med Genet*. 2002;115:66-70.
475. Zmyslowska A, Borowiec M, Fichna P et al. Delayed recognition of Wolfram syndrome frequently misdiagnosed as type 1 diabetes with early chronic complications. *Exp Clin Endocrinol Diabetes*. 2014;122:35-8.
476. Falik Zaccai TC, Kalfon L, Klar A et al. Two novel mutations identified in familial cases with Donohue syndrome. *Mol Genet Genomic Med*. 2014;2:64-72.
477. Salgado LR, Fragoso MC, Knoepfelmacher M et al. Ectopic ACTH syndrome: our experience with 25 cases. *Eur J Endocrinol*. 2006;155:725-33.
478. Kakade HR, Kasaliwal R, Jagtap VS et al. Ectopic ACTH-secreting syndrome: a single-center experience. *Endocr Pract*. 2013;19:1007-14.
479. Oliveira JH, Persani L, Beck-Peccoz P, Abucham J. Investigating the paradox of hypothyroidism and increased serum thyrotropin (TSH) levels in Sheehan's syndrome: characterization of TSH carbohydrate content and bioactivity. *J Cin Endocrinol Metab*. 2001;86:1694-9.
480. Soares DV, Conceição FL, Vaisman M. Aspectos diagnósticos e terapêuticos da síndrome de Sheehan. *Arq Bras Endocrinol Metab*. 2008;52:872-8.
481. Quidute AR, Souza MR, Pinheiro DP. Neoplasias endócrinas múltiplas. *In*: Vilar L et al. (eds.). *Endocrinologia Clínica*. 5ª ed., Rio de Janeiro: Guanabara Koogan, 2013:989-1005.
482. Brandi ML, Gagel RF, Angeli A et al. Guidelines for diagnosis and therapy of MEN type 1 and type 2. *J Clin Endocrinol Metab*. 2001;86:5658-71.
483. Castori M, Sinibaldi L, Mingarelli R et al. Pachydermoperiostosis: an update. *Clin Genet*. 2005;68:477-86.
484. Uthman I, Dahdah M, Kibbi AG, Rubeiz N. Treatment of pachydermoperiostosis pachydermia with botulinum toxin type A. *J Am Acad Dermatol*. 2010;63:1036-41.
485. Komossa K, Rummel-Kluge C, Schwarz S et al. Risperidone versus other atypical antipsychotics for schizophrenia. *Cochrane Database Syst Rev*. 2011;1:CD006626.
486. Gutenberg A, Hans V, Puchner MJ et al. Primary hypophysitis: clinical-pathological correlations. *Eur J Endocrinol*. 2006;155:101-7.
487. Elster AD, Chen MY, Williams 3rd DW, Key LL. Pituitary gland: MR imaging of physiologic hypertrophy in adolescence. *Radiology*. 1990;174:681-5.
488. Giusti CF, Amorim SR, Guerra RA, Portes ES. Endocrine disturbances related to the use of lithium. *Arq Bras Endocrinol Metabol*. 2012;56:153-8.
489. Machado MV, Cortez-Pinto H. Management of fatty liver disease with the metabolic syndrome. *Expert Rev Gastroenterol Hepatol*. 2014;8:487-500.

490. Kater CE, Silva RC. Aspectos práticos do manuseio dos corticosteroides. *In*: Vilar L et al. (eds.). *Endocrinologia Clínica*. 4ª ed., Rio de Janeiro: Guanabara Koogan, 2009:993-1009.
491. Anderson MS. Update in endocrine autoimmunity. *J Clin Endocrinol Metab*. 2008;93:3663-70.
492. Kahaly GJ. Polyglandular autoimmune syndrome type II. *Presse Med*. 2012;41:e663-70.
493. Eisenbarth GS, Gottlieb PA. Autoimmune polyendocrine syndromes. *N Engl J Med*. 2004;350:2068-79.
494. Ahonen P, Myllarniemi S, Sipila I, Perheentupa J. Clinical variation of autoimmune polyendocrinopathy-candidiasis-ectodermal-dystrophy. (APECED) in a series de 68 patients. *N Engl J Med*. 1990;322:1829-36.
495. Özkan B, Hatun S, Bereket A. Vitamin D intoxication. *Turk J Pediatr*. 2012;54:93-8.
496. Misra M, Pacaud D, Petryk A et al. Drug and Therapeutics Committee of the Lawson Wilkins Pediatric Endocrine Society. Vitamin D deficiency in children and its management: review of current knowledge and recommendations. *Pediatrics*. 2008;122:398-417.
497. Sezer RG, Guran T, Paketçi C et al. Comparison of oral alendronate versus prednisolone in treatment of infants with vitamin D intoxication. *Acta Paediatr*. 2012;10:122-5.
498. Maier JD, Levine SN. Hypercalcemia in the intensive care unit: a review of pathophysiology, diagnosis, and modern therapy. *J Intensive Care Med*. 2013 Oct 15. [Epub ahead of print].
499. Alexakis N, Neoptolemos JP. Pancreatic neuroendocrine tumours. *Best Pract Res Clin Gastroenterol*. 2008;22:183-205.
500. Canadas V, Barbosa F, Serfaty F, Vilar L. Neoplasias endócrinas múltiplas. *In*: Vilar L et al. (eds.). *Endocrinologia Clínica*. 4ª ed., Rio de Janeiro: Guanabara Koogan, 2009:953-68.
501. Fendrich V, Langer P, Waldmann J et al. Management of sporadic and multiple endocrine neoplasia type 1 gastrinomas. *Br J Surg*. 2007;94:1331-41.
502. Cibas ES, Ali SZ. The Bethesda system for reporting thyroid cytopathology. *Thyroid*. 2009;19:1159-65.
503. Li C, Lee KC, Schneider EB, Zeiger MA. BRAF V600E mutation and its association with clinicopathological features of papillary thyroid cancer: a meta-analysis. *J Clin Endocrinol Metab*. 2012; 97: 4559-70.
504. Carhill AA, Cabanillas ME, Jimenez C et al. The noninvestigational use of tyrosine kinase inhibitors in thyroid cancer: establishing a standard for patient safety and monitoring. *J Clin Endocrinol Metab*. 2013; 98:31-42.
505. Montenegro Jr. RM, Ponte CMM, Gurgel MHC et al. Distúrbios endócrinos e metabólicos na infecção pelo HIV. In: Vilar L et al. (eds.). *Endocrinologia Clínica*. 5ª ed., Rio de Janeiro: Guanabara Koogan, 2013:1039-49.
506. Findling JW, Buggy BP, Gilson IH et al. Longitudinal evaluation of adrenocortical function in patients infected with the human immunodeficiency virus. *J Clin Endocrinol Metab*. 1994;79:1091-6.
507. Maiorana R, Carta A, Floriddia G et al. Thyroid hemiagenesis: prevalence in normal children and effect on thyroid function. *J Clin Endocrinol Metab*. 2003;88:1534-6.
508. Cakir M, Gonen S, Dikbas O, Ozturk B. Thyroid hemiagenesis with Graves' disease, Graves' ophthalmopathy and multinodular goiter. *Intern Med*. 2009;48:1047-9.
509. Cakir M. Marine-Lenhart syndrome. *J Natl Med Assoc*. 2005;97:1036-8.
510. Seppel T, Rose F, Schlaghecke R. Chronic intestinal giardiasis with isolated levothyroxine malabsorption as reason for severe hypothyroidism – implications for localization of thyroid hormone absorption in the gut. *Exp Clin Endocrinol Diabetes*. 1996;104:180-2.
511. Bornschein A, Paz-Filho G, Graf H, Carvalho GA. Treating primary hypothyroidism with weekly doses of levothyroxine: a randomized, single-blind, crossover study. *Arq Bras Endocrinol Metabol*. 2012;56:250-8.
512. Walz MK. Extent of adrenalectomy for adrenal neoplasm: cortical sparing (subtotal) versus total adrenalectomy. *Surg Clin North Am*. 2004;84:743-53.
513. Peri A, Giuliani C. Management of euvolemic hyponatremia attributed to SIADH in the hospital setting. *Minerva Endocrinol*. 2014;39:33-41.

514. Verbalis JG, Goldsmith SR, Greenberg A et al. Diagnosis, evaluation, and treatment of hyponatremia: expert panel recommendations. *Am J Med*. 2013;126(10 Suppl 1):S1-S42.
515. Casulari LA, Naves LA, Vilar L. Síndrome da secreção inapropriada do hormônio antidiurético. *In*: Vilar L et al. (eds.). *Endocrinologia Clínica*. 4ª ed., Rio de Janeiro: Guanabara Koogan, 2009:158-68.
516. Stein SA, Wartofsky L. Primary thyroid lymphoma: a clinical review. *J Clin Endocrinol Metab*. 2013;98:3131-8.
517. Basu S, Kumar R, Alavi A. PET and PET-CT imaging in infection and inflammation: Its critical role in assessing complications related to therapeutic interventions in patients with cancer. *Indian J Cancer*. 2010;47:371-9.
518. Sgarbi JA, Maciel RMB. Patogênese das doenças tiroidianas autoimunes. *Arq Bras Endocrinol Metab*. 2009;53:5-14.
519. Mechanick JI, Youdim A, Jones DB et al. Clinical Practice Guidelines for the perioperative nutritional, metabolic, and nonsurgical support of the bariatric surgery patient – 2013 update: co sponsored by American Association of Clinical Endocrinologists, The Obesity Society, and American Society for Metabolic & Bariatric Surgery. *Surg Obes Rel Dis*. 2013;9:159-91.
520. Heber D, Greenway FL, Kaplan LM et al. Endocrine and nutritional management of the post-bariatric surgery patient: an Endocrine Society Clinical Practice Guideline. *J Clin Endocrinol Metab*. 2010;95:4823-43.

Índice Remissivo

A
Acidente vascular encefálico (AVE), 289
Ácido
- tióctico, 349
- zoledrônico, 192
Acromegalia, 9, 26, 45
- ectópica, 52
- secreção ectópica de GHRH, 52
- terapia, 17
Adeno-hipofisite linfocítica (LAH), 38
Adenoma(s)
- adrenocorticais produtores de cortisol, 108
- clinicamente não funcionante (ACNF), 31, 42
- hipofisário, 15, 366
- - crianças e adolescentes, 171
- - produtor de TSH (TSHoma), 4
- paratireoide, 200
- secretores de GH, 173
Adrenais, distúrbios, 101-148
- doença de Addison, 140
- estado de pseudo-Cushing (EPC), 118
- feocromocitoma (FEO), 103, 122, 134, 143
- - bilateral, 126
- gravidez na síndrome de Cushing, 145
- HAP, 106, 131, 139
- hipercortisolismo ACTH-dependente, 118
- hiperglicemia, 132
- hiperplasia adrenal congênita (HAC), 109, 135
- hipotireoidismo central, 128
- incidentaloma adrenal (IA), 110, 124
- síndrome
- - Cushing, 102, 108, 113, 114, 119, 123, 129, 148
- - ovários policísticos, 115, 137
- - pseudo-hermafroditismo masculino, 138
- tumores adrenais, 117
Adrenoleucodistrofia (ALD), 186
- cerebral, 186
Adrenomieloneuropatia, 186
Alendronato (ALN), 195
Alta estatura, 182
Amenorreia, 22
Amiodarona, 77
Apoproteína-B100 defeituosa familiar, 297
Aterosclerose, 284

B
Baixa estatura idiopática, 158
Bisfosfonatos, 191, 222

C
Cálcio, ingestão, 194
Calcitriol, 204
Câncer
- mama, 41
- pulmão, 41
Carcinoma(s)
- adrenais, 265
- tireoide
- - diferenciado, 390
- - folicular, 85
- - medular (CMT), 360
- - papilífero, 55, 58
Cateterismo seletivo das veias ovarianas, 281
Cefaleia, 11, 13, 22, 33, 36
Cetoacidose diabética, 178, 348
Cetoconazol, 19
Cinacalcet, 193
Cirurgia bariátrica, 311, 409
Citrato de clomifeno, 54
Climatério, 246
Coma hipoglicêmico, 343
Cordoma, 14
Craniofaringiomas, 14, 41
- crianças e adolescentes, 160
Criptorquidia, 165
Crises
- adrenal, 141
- convulsivas, 15

D
D21OH, 135
Deficiência
- 21-hidroxilase, 269
- GH, 156

- seletiva de FSH, 276
- tiamina, 295
Densitometria (DXA), 194
Derivação gástrica em Y de Roux, 335
Diabetes
- atípico (flatbush), 180
- gestacional, 336
- insípido, 23, 24
- - nefrogênico, 380
- melito, 18
- mitocondrial, 354
Disbetalipoproteinemia familiar, 296, 300, 304
Disfunção erétil, 259, 273
Dislipidemia, 283
- diabética, 306
- mista, 286
- secundária, 291
Distúrbios
- adrenais, 101-148
- - doença de Addison, 140
- - estado de pseudo-Cushing (EPC), 118
- - feocromocitoma (FEO), 103, 122, 134, 143
- - - bilateral, 126
- - gravidez na síndrome de Cushing, 145
- - HAP, 106, 131, 139
- - hipercortisolismo ACTH-dependente, 118
- - hiperglicemia, 132
- - hiperplasia adrenal congênita (HAC), 109, 135
- - hipotireoidismo central, 128
- - incidentaloma adrenal (IA), 110, 124
- - síndrome
- - - Cushing, 102, 108, 113, 114, 119, 123, 129, 148
- - - ovários policísticos, 115, 137
- - - pseudo-hermafroditismo masculino, 138
- - tumores adrenais, 117
- endócrinos em crianças e adolescentes, 149-189
- - adenomas secretores de GH, 173
- - adrenoleucodistrofia (ALD), 186
- - alta estatura, 182
- - - cetoacidose diabética (CAD), 178
- - baixa estatura idiopática, 158
- - craniofaringioma (CF), 160
- - criptorquidia, 165
- - deficiência de GH, 156
- - doença
- - - Cushing, 163
- - - Graves, 161, 169
- - epilepsia, 166
- - hiperplasia adrenal congênita (HAC), 152
- - hipotireoidismo primário (HTP), 180
- - icterícia, 152
- - MODY tipo 2, 179
- - mutações no gene do PROP-1, 175
- - pan-hipopituitarismo, 175
- - PIG (pequeno para a idade gestacional), 153
- - prolactinomas, 171
- - pseudo-hipoparatireoidismo (PHP), 181
- - puberdade
- - - fisiológica, 167
- - - precoce, 150, 164, 183
- - - precocidade sexual, 168
- - síndrome
- - - Allan-Herndon-Dudley), 188
- - - Down, 170, 171
- - - McCune-Albright (SMA), 169, 173
- - - Noonan (SN), 176
- - - Peutz-Jeghers (SPJ), 177
- - - Turner, 153, 156, 185
- - - van Wyk-Grumbach (VWGS), 171
- - telarca precoce isolada (TPI), 160
- - testotoxicose familiar, 174
- - tumores testiculares, 174
- gonadais, 241-282
- - adrenalectomia, 280
- - anomalias dos cromossomos sexuais, 253, 254
- - carcinoma adrenal, 280
- - deficiência
- - - 21-hidroxilase, 269
- - - seletiva de FSH, 276
- - - seletiva de LH, 267
- - déficit estrogênico, 245
- - diminuição da libido, 241
- - disfunção erétil, 258, 273
- - doença de Cushing, 279
- - falência ovariana precoce, 250, 257
- - ginecomastia, 267, 268
- - hiperandrogenismo, 244
- - hiperplasia adrenal congênita por deficiência da 21-hidroxilase (D21OH), 266
- - hipodesenvolvimento somatopuberal, 282
- - hipogonadismo
- - - hipogonadotrófico congênito, 270
- - - início tardio, 252
- - - masculino tario, 262
- - - primário, 250
- - hirsutismo, 274
- - infertilidade masculina, 253
- - menopausa, 256
- - microprolactinoma, 260
- - síndrome
- - - climatérica, 246
- - - homem XX, 255, 261
- - - Klinefelter, 272
- - - metabólica, 264
- - - ovário policístico, 248, 274
- - terapia de reposição hormonal (TRH), 243, 247, 256

Índice Remissivo

- - tumores de Sertoli-Leydig, 244, 281
- Doença(s)
- - Addison, 391
- - arterial coronariana, 285, 287
- - aterosclerótica, 290
- - Cushing, 12, 18, 163, 279
- - Graves, 67, 75, 94, 95
- - - crianças e adolescentes, 161, 169
- - - metimazol, uso, 91, 92
- - hepática gordurosa não alcoólica (DHGNA), 332, 333, 370
- - osteometabólicas, 191-239
- - - alendronato (ALN), uso, 195
- - - bisfosfonatos, uso, 222
- - - colite, 197
- - - diabetes tipo 2, 191, 193
- - - doença de Paget óssea, 198
- - - gastrectomia, 197
- - - hipercalcemia, 199
- - - - associada com malignidade, 225
- - - - dependente de PTH, 219
- - - - grave, 238
- - - hiperparatireoidismo
- - - - primário (HPTP), 193, 199, 231, 235
- - - - secundário, 203
- - - hipocalcemia, 202, 220
- - - hipomagnesemia, 229
- - - hipoparatireoidismo pós-cirúrgico, 214, 219
- - - hipovitaminose D, 197, 237
- - - osteíte fibrosa cística (OFC), 224
- - - osteodistrofia renal, 204
- - - osteomalácia oncogênica, 198
- - - osteoporose, 194
- - - - homens, 228
- - - - induzida por glicocorticoides (OIG), 221
- - - pseudo-hipoparatireoidismo (PHP), 211, 218
- - - raquitismo
- - - - hereditário resistente à vitamina D, 210
- - - - hipofosfatêmico autossômico dominante, 198
- - - síndrome poliglandular autoimune tipo 2, 233
- - - zoledronato (ZLN), uso, 232
- - Paget óssea (DPO), 198, 208, 216, 234
- - pâncreas endócrino, 321-356
- - - cetoacidose diabética, 348
- - - coma hipoglicêmico, 343
- - - derivação gastrointestinal em Y de Roux, 334
- - - diabetes
- - - - atípico, 322
- - - - gestacional, 337
- - - - idosos, 324
- - - - melito 2, 322
- - - - mitocondrial, 354
- - - HbA1c, elevação, 326
- - - hiperglicemia, 328
- - - hipoglicemia
- - - - assintomática, 337
- - - - autoimune, 334
- - - - uso de quinolonas, 346
- - - insuficiência renal, 340
- - - insulinomas, 331
- - - lipodistrofia parcial familiar, 353
- - - lipodistrofias, 330
- - - MODY, 344
- - - neuropatia diabética, 323
- - - pancreatite aguda, 342
- - - síndrome
- - - - Dunnigan, 330
- - - - Koberling-Dunnigan, 330
- - - - Wolfram, 355
- - renal crônica, 203
- - Tangier, 294
- - tireoide, 55-98
- - - amiodarona, uso, 77
- - - autoimue (DAIT), 407
- - - carcinoma
- - - - folicular, 84
- - - - papilífero, 55, 58, 59
- - - hipertireoidismo
- - - - não controlado durante a gestação, 91
- - - - subclínico, 61, 97
- - - - transitório da gravidez, 75
- - - hipotireoidismo, 63, 83
- - - - pimário causado pela TH, 90
- - - - subclínico (HSC), 68, 71
- - - macro-TSH, 89
- - - nódulos, 56, 58, 62, 65, 96
- - - orbitopatia de Graves, 80, 81
- - - tireoide ectópica, 70
- - - tireoidectomia, 71, 76
- - - tireoidite pós-parto (TPP), 75
- - - tireotoxicose, 80

E

Epilepsia, 166
Estado de pseudo-Cushing, 118
Estatinas, 296, 303, 306, 315, 327
Esteato-hepatite não alcoólica, 301
Esteatose hepática, 301, 370
Estrôncio, 192
Exames de função tireoidiana, 4

F

Falência ovariana precoce (FOP), 250, 257
Feocromocitoma (FEO), 104, 133, 143
- bilateral, 122, 126
Função tireoidiana, exame, 4

G

Galactorreia, 47
Gastrectomia, 197
Gastrinomas, 388
Gatifloxacino, 346

Germinoma, 2, 42
Ginecomastia, 267, 268
GnRH, 184
Gônadas, distúrbios, 241-282
- adrenalectomia, 280
- anomalias dos cromossomos sexuais, 253, 254
- carcinoma adrenal, 280
- deficiência
- - 21-hidroxilase, 269
- - seletiva de FSH, 276
- - seletiva de LH, 267
- déficit estrogênico, 245
- diminuição da libido, 241
- disfunção erétil, 258, 273
- doença de Cushing, 279
- falência ovariana precoce, 250, 257
- ginecomastia, 267, 268
- hiperandrogenismo, 244
- hiperplasia adrenal congênita por deficiência da 21-hidroxilase (D21OH), 266
- hipodesenvolvimento somatopuberal, 282
- hipogonadismo
- - hipogonadotrófico congênito, 270
- - início tardio, 252
- - masculino tardio, 262
- - primário, 250
- hirsutismo, 274
- infertilidade masculina, 253
- menopausa, 256
- microprolactinoma, 260
- síndrome
- - climatérica, 246
- - homem XX, 255, 261
- - Klinefelter, 272
- - metabólica, 264
- - ovário policístico, 248, 274
- terapia de reposição hormonal (TRH), 243, 247, 256

- tumores de Sertoli-Leydig, 244, 281
Gravidez na síndrome de Cushing, 145

H

17-hidroxilase, 138, 139
HAART, 318
Hamartomas hipotalâmicos em crianças, 151
HAP, 106, 131, 140, 401
- familiar do tipo II, 132
HbA1c, níveis, 326, 351
Hiperadosteronismo
- remediável por glicocorticoides, 131
- supressível por dexametasona, 131
Hiperaldosteronismo familiar do tipo 1, 398
Hiperandrogenismo, 244
Hipercalcemia
- ambulatorial, 199, 235
- grave, 200, 238
- humoral da malignidade, 200
- relacionada com malignidade, 225
Hipercolesterolemia, 298
- familiar, 304
Hipercortisolismo endógeno, 27
Hiperlipidemia familiar combinada, 297
Hiperparatireoidismo
- normocalcêmico (HPTNC), 193
- primário (HPTP), 193
- - carcinomas, 231
- - hipercalcemia ambulatorial, 199
- - úlceras gastroduodenais, 386
- secundário, 203
Hiperplasia adrenal congênita (HAC), 109
- crianças e adolescentes, 151

- deficiência de 21-hidroxilase (D21OH), 266
Hiperprolactinemia, 45, 377
- induzida por inibidores seletivos da recaptação da serotonina, 365
Hiperquilomicronemia familiar, 314
Hipersecreção do GH, 173
Hipertireoidismo
- não controlado na gestação, 91
- primário, 61
- subclínico, 98, 99
- transitório gestacional, 61, 75
Hipertrigliceridemia familiar, 292, 305
Hipocalcemia, 201
- redução da vitamina D, 202
Hipodesenvolvimento somatopuberal, 282
Hipofisite linfocítica, 38, 368
Hipofisite autoimune, 21
Hipoglicemia
- assintomática, 337
- autoimune, 334
Hipogonadismo
- hipogonadotrófico congênito (HHC), 270
- início tardio, 252
- masculino tardio, 262, 372
- primário, 250
Hipomagnesemia, 229
Hiponatremia, 403
Hipoparatireoidismo pós-cirúrgico, 214
Hipotireoidismo, 63, 64
- central, 128
- primário, 90
- - infância, 180
- subclínico, 68, 71
Hipovitaminose D, 237
Hiperglicemia, 328
Hirsutismo, 135
- tratamento, 275
Histerectomia, 245

I

Incidentaloma adrenal (IA), 110, 117, 121, 124
Infarto
- agudo do miocárdio, 289
- talâmico paramediano, 295
Infertilidade masculina, 253
Infundíbulo-neuro-hipofisite linfocítica (LINH), 38
Ingestão de cálcio, 194
Insuficiência
- adrenal, 369
- renal, 340
Insulina humana NPH, 338
Insulinomas, 331
Intoxicação pela vitamina D, 226
Ipilimumabe, 21

K

Kallmann, síndrome, 270
Klinefelter, síndrome, 272
Koberling-Dunnigan, síndrome, 330

L

L-T4, 88
Lesões selares, 14, 33
Libido, 241
Linfoma primário de tireoide, 405-406
Lipodistrofias, 330
- parcial familiar, 353
Liraglutida, 326

M

Macroadenoma hipofisário, 45
Macroprolactinemia, 10, 34
Macroprolactinomas, 35, 36, 49, 53
Macro-TSH, 89
Melanoma metastático, 19
Meningiomas, 42
Menopausa, 256
Metástases hipofisárias (MTH), 41

Metformina, 350
Microincidentalomas, 46
Microprolactinoma, 260
Mifepristona, 18
MODY, 344
- tipo 2, 179
Mutações no gene do PROP-1, 175

N

Nefropatia grave, 86
NEM-2A, 105
Neuroendocrinologia, 1-54
- acromegalia, 9, 15, 26, 42, 45, 50, 52
- adeno-hipofisite linfocítica (LAH), 38
- adenoma
- - clinicamente não funcionante, 31
- - hipofisário produtor de TSH (TSHoma), 4, 8
- - resistência hipofisária aos hormônios tireoidianos (RHT), 4
- - secretor de GH, 15
- diabetes insípido, 24
- doença de Cushing, 12
- germinomas, 42
- hiperprolactinemia, 45
- hipofisite
- - inflamatória, 34
- - linfocítica, 38
- infundíbulo-neuro-hipofisite infocítica (LINH), 38
- macroprolactinemia, 10
- macroprolactinomas, 35, 36, 49, 53
- melanoma metastático, 19
- meningiomas (MNG), 42
- metástases hipofisárias, 41
- microincidentalomas, 47
- prolactinomas, 6, 11, 22, 48
- síndrome
- - Nelson, 29
- - seio cavernoso, 14
- tireotropinoma, 7

- tumores de células germinativas (TCG), 2
Nódulos, tireoide, 58, 62, 65, 381

O

Obesidade, 308
OCT-LAR, 43
Oligomenorreia, 47
Orbitopatia de Graves, 80, 81
Osteíte fibrosa cística (OFC), 224
Osteodistrofia renal, 204
Osteomalácia oncogênica, 198
Osteoporose
- homens, 228
- idiopática, 228
- induzida por glicocorticoide (OIG), 221

P

Pâncreas endócrino, doenças, 321-356
- cetoacidose diabética, 348
- coma hipoglicêmico, 343
- derivação gastrointestinal em Y de Roux, 334
- diabetes
- - atípico, 322
- - gestacional, 337
- - idosos, 324
- - melito 2, 322
- - mitocondrial, 354
- HbA1c, elevação, 326
- hiperglicemia, 328
- hipoglicemia
- - assintomática, 337
- - autoimune, 334
- - uso de quinolonas, 346
- insuficiência renal, 340
- insulinomas, 331
- lipodistrofia parcial familiar, 353
- lipodistrofias, 330
- MODY, 344
- neuropatia diabética, 323
- pancreatite aguda, 342

- síndrome
- - Dunnigan, 330
- - Koberling-Dunnigan, 330
- - Wolfram, 355
Pancreatite aguda, 307, 342
Pan-hipopituitarismo, 21, 159
Paquidermoperiostose, 364
Paratireoidectomia, 200
Precocidade sexual em meninos, 168
Prolactinomas, 6, 11, 23, 48, 53
- crianças e adolescentes, 171
- esteroides sexuais, uso, 35
Pseudo-hermafroditismo masculino, 138
Pseudo-hipoparatireoidismo (PHP), 211, 218
- infância, 181
Puberdade precoce, 164
- central, 150

Q
Quinolonas, 346

R
Raquitismo
- dependente de vitamina D tipo II, 210
- hipofosfatêmico autossômico dominante, 198
Reposição androgênica, 142
Resistência hipofisária aos hormônios tireoidianos (RHT), 4
rhFSH, 276
Rosuvastatina, 327

S
Síndrome
- ACTH ectópico, 359
- Allan-Herndon-Dudley, 188
- Bardet-Biedl, 312
- Cushing, 102, 108, 113, 123
- - adenoma adrenal secretor de cortisol, 146
- - endógena, 115
- - gravidez, 145

- - hipocalemia grave, 359
- - secreção cíclica de cortisol, 148
- Down, 170, 171
- Dunnigan, 330
- homem XX, 255, 261
- Kallmann, 270
- Klinefelter, 272
- Koberling-Dunnigan, 330
- McCune-Albright (SMA), 169, 173
- metabólica, 264
- Nelson, 29
- Noonan, 176
- ovário policístico (SOP), 248
- Peutz-Jeghers, 177
- poliglandular autoimune tipo 1, 383
- Prader-Willi, 317
- seio cavernoso, 14
- Sheehan, 360
- Turner, 153, 157, 185
- van Wyk-Grumbach (VWGS), 171
- Wolfram, 355
Sinvastatina, 315
SSA (análogos da somatostatina), 43, 50

T
Telarca precoce isolada, 160
Terapia de reposição hormonal (TRH), 242, 243, 247
Teriparatida, 223
Testotoxicose familiar, 174
Tiamina, deficiência, 295
Tireoide
- ectópica, 70
- doença, 55-98
- - amiodarona, uso, 77
- - autoimue (DAIT), 407
- - carcinoma
- - - folicular, 84
- - - papilífero, 55, 58, 59
- - hipertireoidismo
- - - não controlado durante a gestação, 91

- - - subclínico, 61, 97
- - - transitório da gravidez, 75
- - hipotireoidismo, 63, 83
- - - primário causado pela TH, 90
- - - subclínico (HSC), 68, 71
- - macro-TSH, 89
- - nódulos, 56, 58, 62, 65, 96
- - orbitopatia de Graves, 80, 81
- - tireoide ectópica, 70
- - tireoidectomia, 71, 76
- - tireoidite pós-parto (TPP), 75
- - tireotoxicose, 80
Tireoidectomia, 7, 71, 76
Tireoidite pós-parto transitória, 75
Tireotoxicose central, 7
Tireotropinoma, 7
Transplante renal, 205
TSH, 84
Tumor
- adrenal, 117
- células germinativas, (TCG), 2
- hipofisários produtores de TSH (TSHomas), 4, 8
- ovarianos, 281
- Sertoli-Leydig, 244
- testiculares em crianças e adolescentes, 174

U
Úlceras gastroduodenais, 386

V
Vitamina D, redução, 202

W
Wolfram, síndrome, 355

Z
Zoledronato (ZLN), 232